BETTER BODY BETTER BRAIN

riva

Bibliografische Information der Deutschen Nationalbibliothek:
Die Deutsche Nationalbibliothek verzeichnet diese Publikation in der Deutschen Nationalbibliografie; detaillierte bibliografische Daten sind im Internet über http://d-nb.de abrufbar.

Wichtiger Hinweis
Sämtliche Inhalte dieses Buches wurden – auf Basis von Quellen, die der Autor und der Verlag für vertrauenswürdig erachten – nach bestem Wissen und Gewissen recherchiert und sorgfältig geprüft. Trotzdem stellt dieses Buch keinen Ersatz für eine individuelle Fitnessberatung und medizinische Beratung dar. Wenn Sie medizinischen Rat einholen wollen, konsultieren Sie bitte einen qualifizierten Arzt.
Der Verlag und der Autor haften nicht für nachteiligen Auswirkungen, die in einem direkten oder indirekten Zusammenhang mit den Informationen stehen, die in diesem Buch enthalten sind.

Für Fragen und Anregungen:
info@rivaverlag.de

Originalausgabe
1. Auflage 2016

Nymphenburger Straße 86
D-80636 München
Tel.: 089 651285-0
Fax: 089 652096

Lektorat: Ulrike Gonder
Umschlaggestaltung, Layout und Satz: Christoph Dirkes · mediathletic bild + design · www.mediathletic.com
Bildbearbeitung: Yorck Schultz · mediathletic bild + design · www.mediathletic.com
Bildnachweis:
Umschlagabbildungen vorne: *Hintergrundbild:* © didecs – Fotolia.com; *Illustration:* © Anna Rassadnikova – Fotolia.com, *Icons:* © Christoph Dirkes · mediathletic bild + design · www.mediathletic.com
Hintergrundbilder: Kapitelseiten (S. 10–11, 64–65, 120–121, 158–159), Kolumnen (S. 12–63, 66–119, 122–157, 160–281, 282–287): © didecs – Fotolia.com; *Illustrationen:* S. 10, 74, 119, Kolumnen (S. 12–63, 282–287): © Anna Rassadnikova – Fotolia.com, *Icons:* S. 10, Kolumnen (S. 66–119, 122–157, 160–281): © Christoph Dirkes · mediathletic bild + design · www.mediathletic.com;
Hintergrundgrafiken: S. 12/13, 16, 20/21, 26, 31/31, 41, 46/47, 51, 52, 54/55, 56/57, 63, 66/67, 72/73, 75, 78, 84/85, 90/91, 94, 98/99, 104/105, 107, 112/113, 116, 119, 120, 122–131, 133, 134, 136–158, 160: © pim – Fotolia.com;
Fotos und Grafiken: S. 9, 14, 16, 19, 50–53, 162–281: © Anja Leitz, S. 35–36, 45: © f.lux.com, S. 123, 127: © shutterstock/Alexander Raths, S. 124, 126, 142: © shutterstock/picturepartners, S. 125: © shutterstock/Alex Coan, S. 128: © shutterstock/rtem, S. 129, 137, 147, 148: © shutterstock/Edward Westmacott, S. 130: © shutterstock/Chutima Chaochaiya, S. 131: © shutterstock/Balakleypb, S. 132: © shutterstock/de2marco, S. 133: © shutterstock/Eric Isselee, S. 134: © shutterstock/Alex Staroseltsev, S. 135: © shutterstock/Krasowit, S. 136, 146: © shutterstock/JIANG HONGYAN, S. 138: © shutterstock/cameilia, S. 139: © shutterstock/Opas Chotiphantawanon, S. 140: © shutterstock/HLPhoto, S. 141: © shutterstock/QiuJu Song, S. 143: © shutterstock/cynoclub, S. 144: © shutterstock/Fleckstone, S. 145: © shutterstock/optimarc, S. 149: © shutterstock/holbox, S. 150: © shutterstock/ILYA AKINSHIN, S. 151: © shutterstock/kirillov alexey
Druck: Firmengruppe APPL, aprinta Druck, Wemding
Printed in Germany

ISBN Print 978-3-86883-798-8
ISBN E-Book (PDF) 978-3-95971-072-5
ISBN E-Book (EPUB, Mobi) 978-3-95971-073-2

Anja Leitz

BETTER BODY BETTER BRAIN

Das Handbuch zur
SELBSTOPTIMIERUNG
von Körper und Geist

riva

INHALT

DAS 4-WOCHEN-RESET-PROGRAMM

FISH BITES

REZEPTE

In großer Liebe und Dankbarkeit meinem Mann Christian und unseren beiden Kindern Barnaby und Emmeline gewidmet. Unsere gemeinsamen Gespräche am Esstisch und in der Küche haben uns immer wieder leuchten lassen.

»Der Mensch ist wie alle anderen Geschöpfe dieser Erde auf die Ressourcen seiner Umwelt angewiesen, sonst wird er krank.«

Prof. Jörg Spitz

IN EIGENER SACHE

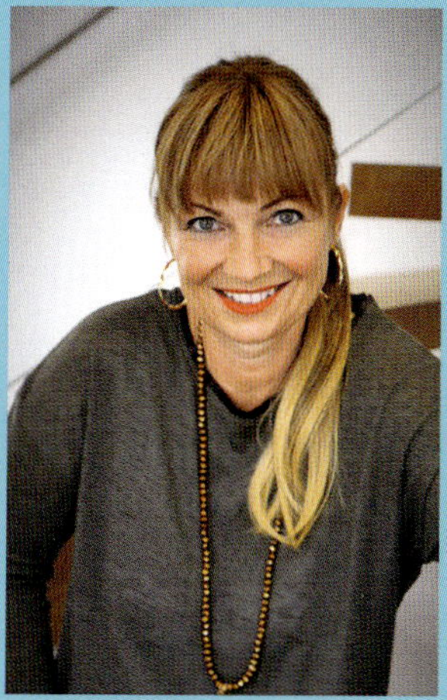

- Als ich ein kleines Mädchen war, hatte ich einen Goldfisch, den ich Harry nannte. Er lebte in einer Glaskugel und seine ganze Freude bestand darin, Fischflocken zu vertilgen – bis er platzte.
- In meiner Kindheit verbrachte ich viel Zeit auf dem Boot meines Großvaters und schipperte mit ihm auf den Seitenarmen des Rheins. Unser Essen bestand aus Rheinfischen von lokalen Anglern, die wir an Bord grillten.
- Während meiner Teenagerjahre hatte meine Familie eine Forellenzucht und versuchte sich auch an der Zucht von Flusskrebsen. Die Forellen waren köstlich, wuchsen uns aber so sehr ans Herz, dass mein Vater beim Töten der Fische jedes Mal eine Krise erlebte. Und unsere Flusskrebse waren wohl mondsüchtig; Sie verließen eines Nachts unser Grundstück und verschwanden auf Nimmerwiedersehen.
- Kurz vor dem Abitur verdiente ich mein Taschengeld auf den lokalen Fischfesten und brachte als Bedienung kiloweise Backfisch unter die Leute – und auch viel Bier, mit dem sie den Fisch hinunterspülten.
- Dann erfasste meine Familie die Leidenschaft, Koi zu halten und zu züchten. Für diese sehr wertvollen japanischen Karpfen wurden Biotope angelegt, die Qualität des Wassers und die Versorgung mit Sauerstoff und Nährstoffen wurden zum Dauerthema. So ein Prachtfisch kann nämlich nur gedeihen und seine wunderschöne Farbe behalten, wenn er hochkarätiges Futter erhält und in sehr sauerstoffreichem Wasser bester Qualität lebt. Da wurde mir zum ersten Mal bewusst, welchen Einfluss das Milieu auf die Entwicklung eines Lebewesens hat.

Biologie, Chemie, Physik, sonst nur trockener Schulstoff, waren auf einmal lebensnah, spannend, real. Es galt Tag und Nacht und die Jahreszeiten zu berücksichtigen, denn eine erfolgreiche Zucht gelingt nur, wenn die Gesetze der Natur beachtet werden. Besonders mein Bruder kennt seither jede Krankheit, weiß alles über die optimale Ernährung und kreiert mit Leidenschaft das perfekte Umfeld für die wertvollen Fische. Zu beobachten, wie mein Bruder und mein Vater optimale Verhältnisse für die Koi erschufen, wurde für mich zu einer Art Lebensschule.

Was ich daraus gelernt habe? Einfach ausgedrückt dies: Stimmt der Teich, lebt der Fisch. Bekommt er artgerechtes Futter, bleibt er gesund und aktiv. Schwimmt er in qualitativ hochwertigem Wasser mit genügend Sauerstoff, vermehrt er sich. Hat er die richtigen Nährstoffe, leuchten seine Farben. Bei perfekten Lichtverhältnissen gedeiht er prächtig. Kurz, das Biotop, die Umgebung und die Nährstoffe müssen stimmen.

Doch wandte ich dies alles bei mir selbst an? Zog ich meine Lehren und lebte nach den Gesetzen der Natur? Versorgte ich mich mit hochkarätigen Nährstoffen? Lange nicht! Erst viel später habe ich die Erkenntnisse und Beobachtungen auf mich und dann auch auf andere Menschen übertragen. Heute leite ich das Therapiezentrum Steinfels in der Schweiz und darf mich um viele große wie kleine, junge wie alte »Prachtfische« kümmern, die den Glanz in den Augen verloren haben, die in die falsche Richtung schwimmen, nahezu platzen wie mein erster Goldfisch oder gar nicht mehr wissen, dass sie Prachtfische sind.

Auch der Mensch braucht artgerechte Nahrung, sauberes Wasser, gute Luft, Tages- bzw. Sonnenlicht, kurzum eine lebens- und gesundheitsfördernde Umgebung. Stimmen das Biotop und die Nährstoffe, gedeiht auch der Mensch prächtig und bleibt gesund.

Klingt einleuchtend? Ist es auch! Lesen Sie weiter und gestalten Sie Ihr eigenes perfektes Biotop mit artgerechter Ernährung und optimalen Umweltbedingungen. Übernehmen Sie die Kontrolle über Ihr Gedeihen und fangen Sie (wieder) an zu leuchten.

Anja Leitz
Therapiezentrum Steinfels
im April 2016

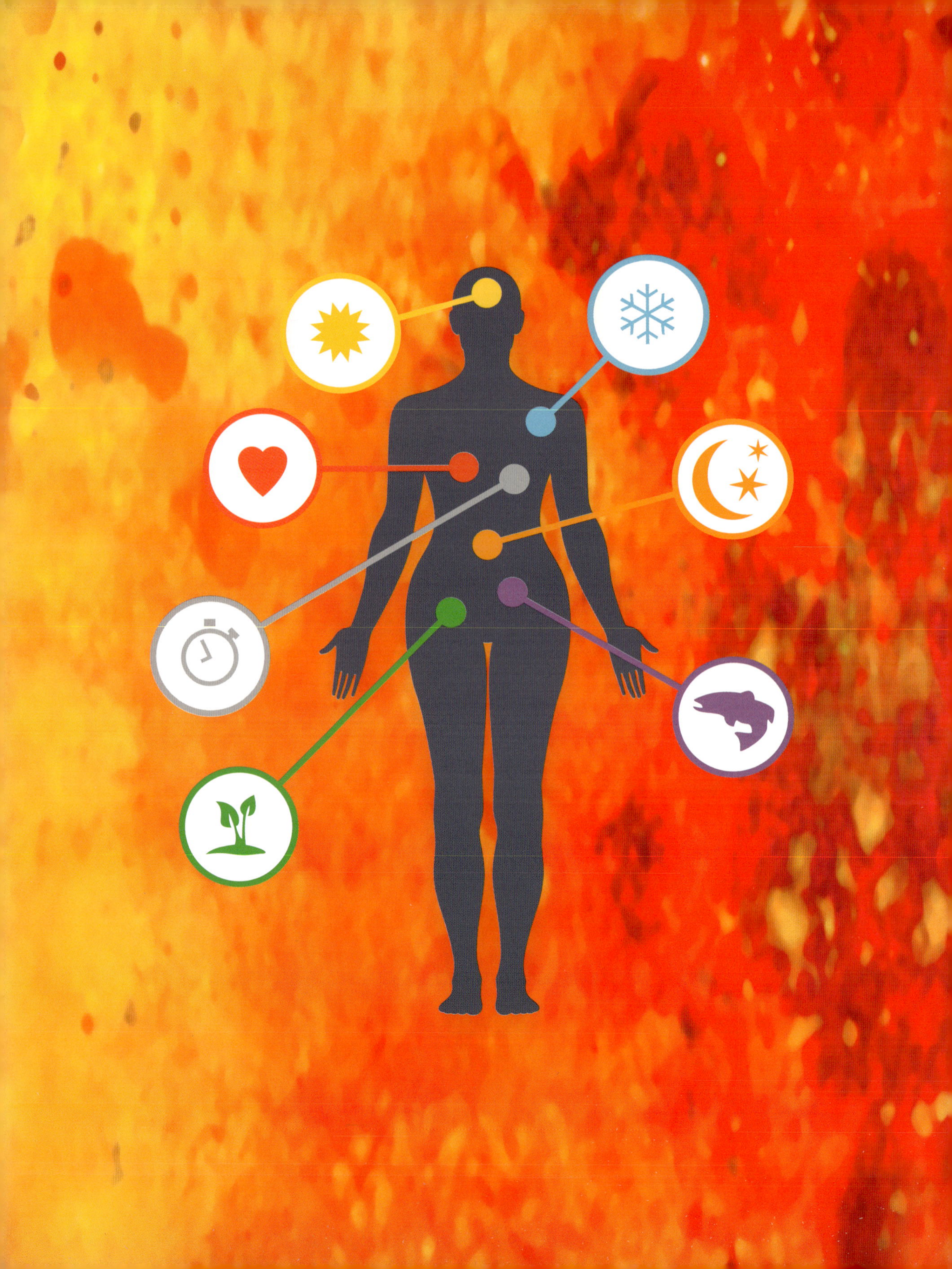

DIE ZUSAMMEN-HÄNGE

WIE SIE IHR INNERES UND ÄUSSERES MILIEU GESUND GESTALTEN

Ich gratuliere! Sie haben sich dazu entschlossen, einen wichtigen Schritt in Richtung optimierte Gesundheit zu unternehmen. Das umzusetzen, was Ihnen auf den folgenden Seiten vorgestellt wird, wird nicht immer einfach sein, denn dies ist kein bequemes Buch. Es bietet Ihnen keine Wunderdiät (den Begriff »Diät« lesen Sie hier zum letzten Mal) mit Erfolgen »über Nacht«, und es gibt auch keine Gratis-Eintrittskarte zum Club der 100-Jährigen. Vielmehr werden Sie an sich arbeiten müssen und an Ihrem Umfeld, an Ihrem gesamten Lifestyle.
Es wird sich lohnen! Das verspreche ich Ihnen. Sie werden fantastisch einfache, aber effektive Veränderungen an Ihrer Ernährung und in Ihrem Tagesablauf kennenlernen – und einige unliebsame Wahrheiten. Sie lernen, anders zu leben, natürlicher, besser orientiert an den ursprünglichen Funktionsmechanismen unseres Körpers und unseres Geistes.

Sanieren und optimieren – bevor Körper und Geist Konkurs anmelden

Viel Wissen ist in dieses Buch eingeflossen: Erkenntnisse aus der Biologie, der Chemie, der Physik, der Chronobiologie, der Quantenphysik, der Evolutionsmedizin, der Epigenetik, der Optogenetik und der Nachhaltigkeit. Hört sich komplex an? Ist es nicht. Die Erkenntnisse sind auf anschauliche und leicht verständliche Weise dargelegt. Lassen Sie sich aber nicht einfach nur durch das Buch leiten. Dieses ist als Einladung an Sie gedacht, selbst zu recherchieren und Ihren Körper und Ihr Gehirn verstehen zu lernen.

Das Sprichwort »Wer rastet, der rostet« mag alt sein, es ist aber trotzdem brandaktuell. Dies kann ich anhand meiner eigenen Arbeit bestätigen, und das gilt auch für die anderen Experten, die wichtige Beiträge zu diesem Buch geliefert haben. Nur wer selbst aktiv wird, kann sicherstellen, dass sich sein Verständnis der Gesundheit von Körper und Geist und des in diesem Buch beschriebenen Weges dahin weiterentwickelt.

In meinem Praxisalltag lerne ich beständig – zum Beispiel über das Thema Disziplin: ein oft verpönter Begriff, nicht mehr modern, für manche auch mit Militärischem behaftet. Dabei ist Disziplin eine wichtige Grundlage bei der Sanierung und Optimierung von Körper und Geist. Disziplin bedeutet »das konsequente Einhalten von Regeln«.- und genau das braucht es, wenn man sich gesundheitlich in die richtige Richtung bewegen möchte. Gesundheit ist DAS Ziel, das wir alle anstreben. Aber was bedeutet eigentlich »gesund«? Die Menschen beantworten die Frage nach ihrem Befinden oft bloß mit »gut« oder »nicht schlecht«. Auch ich erhalte diese Antworten in meinem Therapiezentrum regelmäßig. Und das, obwohl Klienten selten zu mir kommen, weil es ihnen »nicht schlecht« geht! Dazu kommt, dass die meisten glauben, gesundheitlich schon alles richtig zu machen, weil sie Bioprodukte einkaufen, sich »gesund« ernähren und ausreichend bewegen.

Anschließend nimmt das Gespräch aber vielfach eine andere Richtung an: »Ich habe nur die typischen Sachen, das ist stress- oder altersbedingt. Mein Blutdruck ist etwas hoch, ich bin öfters müde und erschöpft, ich habe oft keinen Hunger oder werde nicht satt, mein Gedächtnis war auch schon besser, meine Hormone sind etwas durcheinander, ich brauche langsam eine Lesebrille, und mein Arzt ist mit meinen Cholesterinwerten unzufrieden.« Und dann, zum Abschluss vielleicht, sogar noch: »Aber sonst ist alles gut.« Erkennen Sie sich darin wieder?

Springen wir mal einen großen Schritt zurück, zu den Anfängen der Menschheitsgeschichte. Kennen Sie Lucy? Lucy gehört zu den ersten prähistorischen »Schönheiten«, deren Entdeckung dabei half, unsere Evolution besser zu verstehen. Es handelt sich um das Teilskelett eines weiblichen Vormenschen, das 1974 in Äthiopien entdeckt wurde. Angeblich nach dem Beatles-Song »Lucy in the Sky with Diamonds« benannt und auf ein Alter von 3,2 Millionen Jahren geschätzt, war Lucy etwa einen Meter groß und hatte ein Gehirnvolumen von ca. 420 Kubikzentimetern. Das ist im Vergleich zu späteren Hominiden-Gehirnen sehr wenig. Der berühmte Neandertaler brachte es auf 1500 Kubikzentimeter. Unser Gehirn liegt bei etwa 1350 Kubikzentimetern, und es verbraucht enorm viel Energie. Ein solches Gehirnwachstum ist einzigartig in der Evolution! Was hat diese – strukturell und funktionell – fantastische Entwicklung ermöglicht?

Auf der Suche nach Antworten auf diese Frage nahmen Wissenschaftler auch aquatische Einflüsse unter die Lupe – mit der Schlussfolgerung, dass die Meere als unerschöpfliche Quelle hochpotenter Nährstoffe für die spektakuläre Entwicklung des menschlichen Gehirns höchst relevant waren. Besonderes Augenmerk lag und liegt dabei auf bestimmten Fettbausteinen, den besonders langkettigen, mehrfach ungesättigten Fettsäuren DHA, EPA und AA*. Ohne sie hätte die beeindruckende Entwicklung des menschlichen Gehirns schlicht nicht stattfinden können.

Aber nicht nur Nährstoffe aus dem Meer wurden genau untersucht, sondern auch die »Existenzkonditionen«. Seit Charles Darwin ist klar, dass Evolution die Anpassung an gegebene Bedingungen erfordert. Erst die Kombination der nötigen Nährstoffe mit den passenden Umweltbedingungen schuf günstige »Existenzkonditionen« für die Evolution zum Homo sapiens.

Kehren wir zurück ins 21. Jahrhundert. Auch wir sind verschiedensten Umweltbedingungen ausgesetzt, zu denen heute neben den ursprünglichen Faktoren wie Schwerkraft und Bewegung, Erdmagnetfeld, Sonnenlicht, Tag-Nacht-Rhythmus, Sauerstoff, Wasser und Temperatur auch das künstliche Licht, beheizte Behau-

** EPA = Eicosapentaensäure (C 20:5 n3), DHA = Docosahexaensäure (C 22:6 n3), AA = Arachidonsäure (C 20:4 n6)*

sungen sowie künstliche elektromagnetische Frequenzen zählen. Natürlich spielen auch Nahrungsfaktoren wie Mikro- und Makronährstoffe, Energiegewinnung, Symbiose sowie Nahrungskarenz respektive Fasten eine markante Rolle. Unsere Urahnen konnten sich wahrscheinlich nur deshalb zum Homo sapiens entwickeln, weil sie über lange Phasen optimale Ressourcen in einer lebensfördernden Umwelt vorfanden!
Heute leben wir in einer von künstlichen Einflüssen dominierten Umwelt und unsere Nahrung hat sich extrem verändert. Natürlich beeinflussen diese Umwelt und diese speziellen Lebensbedingungen unsere Entwicklung und unsere Gesundheit. Schauen Sie sich um! Fragen Sie Ihre Nachbarn, Freunde oder Verwandte nach deren Gesundheitszustand.
Meist wird sich bestätigen, was eine große Analyse der weltweiten Belastung durch Krankheit (»Global Burden of Disease«) 2015 aufgezeigt hat: 95 Prozent der Weltbevölkerung klagen über mindestens ein Gebrechen!

Plakativ lässt sich die (erschreckende) Situation so beschreiben:

- Immer mehr Menschen kommen mit den täglichen Anforderungen nicht zurecht. Ihnen fehlt die nötige Energie. Um das Energiedefizit auszugleichen, nimmt der Körper an Masse zu.
- Angebot und Nachfrage an Nahrungsmitteln sind nicht aufeinander abgestimmt und lassen den Stoffwechsel entgleisen. Der Körper reagiert zum Beispiel mit Diabetes.
- Die Labore der Nahrungsmittelindustrie versorgen uns nicht mit Lebensmitteln, also Mitteln zum Leben, sondern mit allerlei Produkten, die den Stoffwechsel und unsere zellulären Funktionen verändern. Der Darm wird zur Mülldeponie, der Magen verliert durch Säureverlust an Macht und das Gehirn büßt das Zeitgefühl ein.
- Der Tag wird zur Nacht, wir lieben das (Kunst-)Licht und den Lärm – und unser physiologischer Stromkreislauf wird kurzgeschlossen. Unsere Lebensbatterien, die in Jahrmillionen der Evolution entwickelten und bewährten Mitochondrien, entladen sich oder lassen sich nicht mehr aufladen.
- Veränderungen im natürlichen Umfeld (z. B. Temperatur, Licht, elektromagnetische Felder) bringen die Schilddrüse durcheinander, stören den Schlaf, führen zu Autoimmunkrankheiten oder Krebs und »verbrennen« Energie buchstäblich bis zum Burn-out.
- Die Hormone spielen verrückt und eifern mit Fremdhormonen um die Wette. Fortpflanzung wird zum Kraftakt, problemfreie Schwangerschaften und natürliche Geburten sind immer seltener.
- Unser größtes »Betriebskapital«, das Gehirn, wird konkurrenzunfähig und von neurodegenerativen Erkrankungen und neurologischen Stoffwechselentgleisungen wie Alzheimer, anderen Demenzen, Depressionen oder Parkinson heimgesucht.
- Schon Säuglinge und Kinder schlafen neben Tablets und Smartphones. Bereits in jungen Jahren und in der Schule fallen sie mit ADHS/ADS, Asperger-Syndrom oder anderen Formen von Autismus und Verhaltensstörungen auf.

Dies alles – und noch viel mehr – ist Ausdruck immenser Anpassungsprobleme an die »modernen« Umweltbedingungen und Folge einer die gesunde Entwicklung störenden Nahrungskette. Unser Körper braucht dringend Unterstützung! Hier muss von Grund auf saniert werden! Höchste Zeit also, Ihre Umwelt zuträglicher zu gestalten und jede Ihrer Zellen mithilfe jener Nährstoffe zu optimieren, die uns in grauer Vorzeit zu einem so außergewöhnlichen Erdbewohner gemacht haben. Beim Durchblättern dieses Buches werden Sie schnell feststellen, dass die Rezepte und Ernährungstipps vorwiegend auf Fisch und Meeresfrüchten basieren. Dennoch haben Sie kein traditionelles Fischkochbuch in der Hand. Mein Ziel – und das meiner Mitstreiter – ist ambitionierter! Fisch ist ein (wenn auch wichtiges) Mittel zum Zweck. Und der Zweck dieses Programms ist die Sanierung und Optimierung von Körper und Geist. Dafür stellt Fisch (und ich gebrauche den Begriff hier als Überbegriff für verschiedenste Meeres- und Süßwasserwesen) das ideale Medium dar. Sie werden also in den Genuss vieler optimierender Fischrezepte kommen, doch ich kombiniere auch gerne mal Land mit Meer, und selbst an köstlichen »Süßspeisen« mangelt es nicht.
Fisch, Muscheln und Meerespflanzen bieten DIE perfekte Kombination der insbesondere vom Gehirn benötigten (gehirnselektiven) Nährstoffe. Sie versorgen zudem den gesamten Körper perfekt und spielen daher die Hauptrolle im Reset-Programm dieses Buches. Dazu kommen saisonale Früchte, Gemüse und Pilze. Dieses Reset-Programm reaktiviert die evolutionär bewährten Abläufe im Menschen; es verhilft Ihnen zu einem deutlich verbesserten, ja optimalen Gesundheitszustand.

Sie können dieses Buch vielfältig verwenden:

- Lesen Sie sich ein, leiten Sie die vorgeschlagenen Veränderungen ein und ziehen Sie das komplette Reset-Programm (ab Seite 65) mit Elan und Tatkraft durch. Dies ist der erfolgversprechendste Weg, die Ziele dieses Buches zu erreichen.
- Sie interessieren sich für Zusammenhänge und Informationen zum Thema Gesundheit und möchten sich zu diesem Thema weiterbilden? Durchforsten Sie die ausgiebigen Quellenangaben und Vorschläge zur vertieften Lektüre (siehe Seite 282).
- Sie suchen nach Rezepten, mit denen Sie Ihre Familie oder sich selbst gesund und schnell verwöhnen können? Nutzen Sie den Rezeptteil (siehe Seite 159) wie ein traditionelles Kochbuch.
- Sie möchten das Thema Fisch und Omega-3-Fettsäuren besser verstehen und sind auf der Suche nach interessanten wie auch unterhaltsamen Details? Stöbern Sie im Teil »Fish Bites« (siehe Seite 124), den informativen Fisch-Häppchen, und erfahren Sie mehr über dieses Wunder der Natur.
- Sie wollen ein echter Biohacker werden? Dann finden Sie viele interessante »Biohacks« im Reset-Teil (Seite 65–119).
- Sie wollen einem Verwandten oder Freund einen Wink mit dem Zaunpfahl geben? Dann legen Sie das Buch demonstrativ auf Ihren Couchtisch oder noch besser auf den Couchtisch der betreffenden Person – und dazu noch eine Glühbirne! Das sorgt sicher für Gesprächsstoff.
- Sie lesen gerne in der Badewanne? Dann ist dies das perfekte Buch dafür, denn hier wird regelmäßig gebadet – und zwar kalt!

Die vier Säulen der Gesundheit

Basierend auf meiner jahrelangen Praxiserfahrung und meinen Recherchen bietet dieses Programm ein Grundgerüst für eine optimierte Gesundheit. Jeder meiner Patienten stellt zwar individuelle Anforderungen und hat seinen eigenen »Fingerabdruck«, es gibt jedoch Grundsätzliches, das für alle wichtig ist.

Der Mensch tendiert dazu, seine persönliche »Renovierung« im zweiten oder dritten Stockwerk zu beginnen, und ist dann verblüfft, wenn sein körperliches und geistiges »Gebäude« immer wieder einstürzt. Das ist jedoch kein Wunder, wenn nur Symptome behandelt werden, dem neuesten Gesundheitstrend gefolgt oder auf Tante Idas »Geheimwaffe« vertraut wird.

Dazu kommt noch die Irrflut an Gesundheitsweisheiten aus den Medien und dem Internet – und, Abrakadabra, schon kann man (angeblich) mit Getreideflocken und gefriergetrockneten Erdbeeren sein Idealgewicht inklusive superschlankem Bauch erreichen oder seinen Darm mit einem (zuckerreichen) Joghurtdrink sanieren. Die Lasagne aus dem Gefrierfach liefert (vorgeblich) essenzielle Vitalstoffe und das Rapsöl aus der Plastikflasche (vermeintlich) wertvolle Omega-3-Fette. Unsere Kinder werden dank farbenfroher Werbung schon von klein auf für Produkte voller künstlicher Aroma- und Konservierungsstoffe begeistert. Zudem definieren sich heutzutage viele Menschen gesellschaftlich über »ihre« Ernährungsphilosophie – wie man sich noch vor einigen Jahren über Marke und Typ seines Autos definierte. Wirklich sinnvoll und zielführend ist das alles nicht und so spielt die Ernährungswelt verrückt: Die Verwirrung ist groß, die Verbraucher sind verunsichert und dennoch folgen sie der Unzahl an Ernährungstrends. Nichts davon entspricht einem ursächlichen Ansatz, der die wichtigste Aufgabe der Ernährung darin sieht, den Körper ausreichend mit allen lebenswichtigen Nährstoffen und Informationen zu versorgen. Genau das geschieht in meinem Reset-Programm. Wir arbeiten zuerst an den kleinsten Bauteilen unseres Körpers – den Zellen –, um sie wieder voll funktionsfähig zu machen. Gleichzeitig erhalten Sie Anregungen, Ihr inneres »Milieu« wieder Ihrer »Art« gerechter zu gestalten – denn dieses Milieu hat einen bedeutenden Einfluss auf Ihre Gesundheit.

Unser »Tempel« für die Optimierung der Gesundheit hat vier starke Säulen, die zugleich Themen der folgenden Kapitel sind:

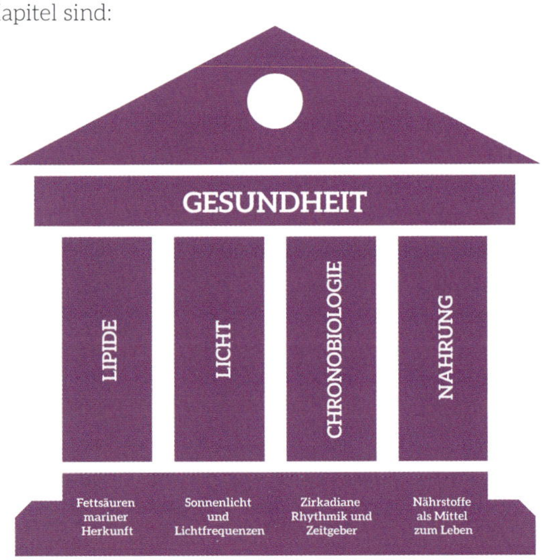

Lipide (Fette und Fettsäuren)

Um die Funktion Ihrer Zellen zu optimieren, beginnen wir mit einem »Ölwechsel«. Dazu muss man verstehen, dass jede Zelle unseres Organismus von einer ganz speziellen Membran umgeben ist, deren Beschaffenheit darüber entscheidet, wie effektiv die Zelle arbeiten und »atmen« kann. Mithilfe dieser Membran kann sich die Zelle gegen ihre Umwelt abgrenzen und ihr inneres Milieu aufrechterhalten. Zellmembranen bestehen typischerweise aus zwei Lipidschichten, die über jeweils eine wasser- und eine fettliebende Seite verfügen. Die beiden Schichten ordnen sich so gegeneinander an, dass ihre lipophilen (fettliebenden) Seiten zueinander und ihre wasserliebenden (hydrophilen) Seiten nach außen gerichtet sind. So entsteht eine doppellagige Membran, die mit der wässrigen Flüssigkeit im Zellinneren und mit dem ebenfalls wässrigen extrazellulären Raum gut kommunizieren kann. Zugleich bilden die lipophilen Anteile aus verschiedenen Fettsäuren und Cholesterin eine wasserabweisende Barriere. Im ersten Kapitel werde ich auf die enorme Bedeutung der Lipide der Zellmembranen eingehen.

Der zentrale Fokus dieses Optimierungsprogramms liegt auf einer Omega-3-Fettsäure marinen Ursprungs, der DHA (Docosahexaensäure). Die DHA ist nicht nur eine der faszinierendsten marinen Fettsäuren, sie ist auch unersetzlich. In 600 Millionen Jahren der Evolution ist sie nie ausgetauscht oder verändert worden! Dabei muss sich Mutter Natur etwas gedacht haben – und auch der moderne Mensch täte gut daran, die Zusammenstellung der »Mannschaft« bewährter Fettsäuren nicht zu ändern.

Die Fußballfans unter Ihnen kennen sicherlich den berühmten Spruch von Sir Alf Ramsey, der als Trainer die englische Fußballnationalmannschaft 1966 zum Gewinn der Weltmeisterschaft führte: »Never change a winning team!« Dieser Spruch enthält auch eine wenn nicht beabsichtigte, so doch wichtige evolutionäre Erkenntnis. Dummerweise hat aber der moderne Mensch das erfolgreiche Team seiner Membran-Fettsäuren verändert und sogar wichtige Spieler ausgewechselt! Mehr dazu im Lipid-Kapitel (ab Seite 16).

Licht

Auf der Erde gäbe es kein Leben ohne Licht. Es ist daher unsere nächste wichtige Säule bei der Optimierung. Jede Lichtquelle, ob natürlich oder künstlich, übt aufgrund ihres charakteristischen Frequenzspektrums andere biologische Wirkungen aus – im Positiven wie im Negativen. Das nächste Kapitel des Buches beschäftigt sich daher mit dem Licht und seinen gravierenden Wirkungen auf unser Wohlbefinden. Könnte es sein, dass viele unserer Zivilisationskrankheiten im Grunde Lichtmangelkrankheiten sind? Kommen unsere Zellen mit der modernen Licht-Dysbalance nicht mehr klar? Welche Wirkung hat das Licht auf unseren Stoffwechsel – und wird unser Gehirn nicht auch vom Licht reguliert?

Chronobiologie

Das Thema Licht bildet eine Brücke zum dritten Kapitel, der Chronobiologie. Hier erfahren Sie, wo und wie der Körper die Zeit misst und interpretiert, wie er die unendlich vielen kleinen »Uhren«, die in fast allen Zellen ticken, koordiniert und nach welchen Rhythmen er »tanzt«. Wie funktioniert die Master Clock, die Hauptuhr im Gehirn, für all diese kleinen Uhren? In welcher Körperregion befindet sie sich und wie wird sie jeden Tag aufs Neue perfekt eingestellt und aufgezogen? Wie können wir mit Licht und Temperatur an den Rädchen der Zeit drehen? Was lösen die nach Jahreszeiten unterschiedlichen Licht- und Temperaturverhältnisse in unserem Körper und Gehirn aus? Wie können wir die Kälte nutzen, um Muskeln, Immunsystem und mehr zu tunen? Die Antworten auf diese wichtigen und spannenden Fragen zeigen Ihnen neue Wege zur Optimierung auf.

Nahrung

Im vierten und letzten Theoriekapitel beschäftigen wir uns mit dem Werkzeug Nahrung. Wann und wie lassen sich welche Nährstoffe zur Optimierung von Körper und Geist einsetzen? Wann reagieren unsere Zellen auf welche Nährstoffe am effektivsten und warum haben saisonale Lebensmittel so einen großen Einfluss auf unser Wohlbefinden? Könnte es sein, dass auch Lebensmittel Lichtsignale geben? Ist es sinnvoll, die Gewichtung der Makronährstoffe (Eiweiß, Fett, Kohlenhydrate) an die äußeren Einflüsse wie z. B. die Jahres- oder Tageszeiten anzupassen? Gibt es eine perfekte Ernährungsweise? Welche Trends sind in unserer heutigen Umwelt überhaupt sinnvoll? Was hat die Ernährung mit Längen- und Breitengraden zu tun? Auch dies sind wichtige Fragen, wenn es um die Optimierung geht – die Antworten folgen im Kapitel über die Nahrung (siehe Seite 52)! Doch jetzt widmen wir uns erst einmal dem »Ölwechsel« in Ihren Zellmembranen.

Lipide: Fette Fische machen gesunde Zellen

»… speziell die DHA nimmt eine unersetzbare Rolle als Hirnlipid und in der Struktur der Photorezeptoren ein. … sie kann in diesen Funktionen durch keine andere … Fettsäure ersetzt werden.«

Stephen Cunnane: *Survival of the Fattest. The Key to Human Brain Evolution*. Singapur, 2010, S. 158

Schauen wir uns Ihr »winning team« an. Eine Fußballmannschaft besteht aus zehn Feldspielern und einem Torwart. Jeder Spieler hat eine ganz bestimmte Funktion, und ein cleverer Trainer stellt seine Mannschaft so zusammen, dass sie auf jedweden Gegner perfekt vorbereitet ist. Je nachdem liegt der Schwerpunkt mal im Angriff, ein andermal in der Verteidigung. Ein guter Trainier weiß auch, dass die Chemie in der Mannschaft stimmen muss: Jedes Fußballteam lebt von seinen Protagonisten (Torwart, Abwehrspieler, Mittelfeldspieler oder Stürmer) und deren Beziehungen zueinander. Bei der Zusammenstellung der Mannschaft muss der Trainer also auch wie ein Chemiker handeln: Er muss die Reaktionsfähigkeit der einzelnen Spieler vorhersehen, die Eigenschaften der zusammengemischten Individuen überblicken und das reaktive Ergebnis ihrer Kombination genauestens planen.

Welche Charaktere bilden eine harmonische und effektive Mannschaft? Das ist auch die alles entscheidende Frage bei der »Teambildung« der Fettsäuren in unserem Körper. Hier gibt es ebenfalls ganz verschiedene Spielertypen, zum Beispiel die hartgesottenen, die hinten das Feld dichtmachen können – wendig, stabil und unerlässlich, wie die einfach ungesättigten Fette. Der Torwart ist standfest wie eine Mauer und darf nichts ins Tor lassen – wie die gesättigten Fettsäuren, die isolieren und Halt geben. Dann brauchen wir einen gnadenlosen Angriff. Hier kommen die Omega-6-Fette ins Spiel. Aggressiv, clever und zerstörerisch. Und zum Schluss haben wir noch die flexiblen Flitzer, die Mittelfeldspieler. Wendig, drahtig, Energiebündel auf dem Spielfeld voller Flexibilität und Agilität. Genauso verhalten sich die Omega-3-Fette.

Klar ist, dass es die richtige Zusammenstellung braucht, um das Spiel zu gewinnen. Zu viele Spieler hier, zu wenige dort – und es besteht die Gefahr, dass das Mannschaftsgefüge aus dem Ruder läuft. Die Evolution hat das Fettsäuren-Team für das Spiel des Lebens über Millionen von Jahren getestet, kontrolliert, weiterentwickelt und je nach Saison die Spieler extrem clever zusammengestellt. Auch unser Körper stellt je nach Situation eine geeignete Mannschaft zusammen, mit gewissen Grundstrukturen und Beziehungen der Spieler untereinander. Stimmen die Beziehungen, bleibt das Team flexibel. Werden dann auch noch die Spielregeln eingehalten, haben Sie gute Chancen, das Spiel zu gewinnen, das heißt, gesund zu werden und zu bleiben.

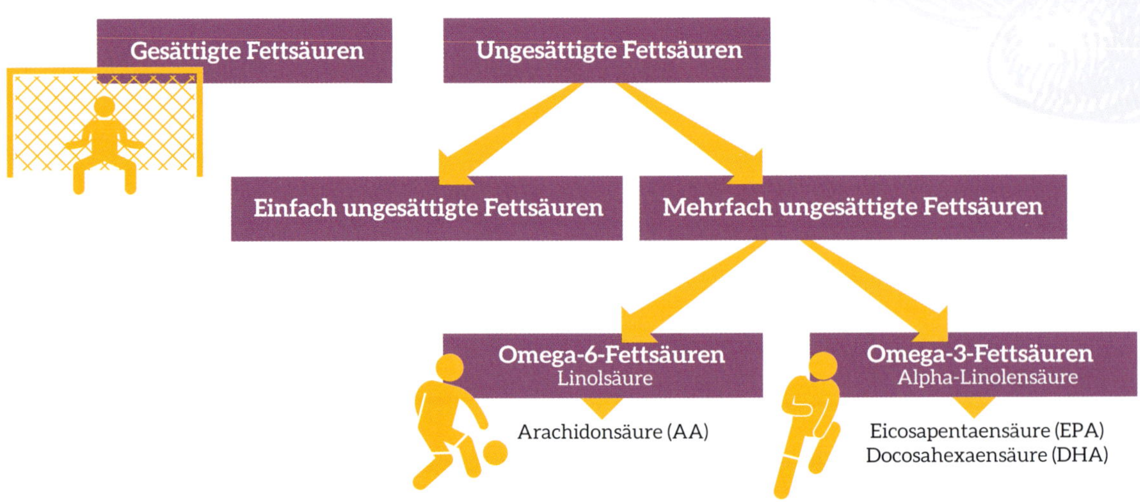

Einteilung der Fettsäuren

Fette Evolution

Wir Menschen verfügen über ein ungewöhnlich großes, ungewöhnlich leistungsfähiges und ungewöhnlich energiezehrendes Gehirn. Doch wie kam es dazu? Wie haben sich Klimaveränderungen, Nahrungsmenge und -qualität, wie hat sich die Zusammensetzung dessen, was unsere frühen Vorfahren zu essen fanden, auf unser Schicksal und auf die Entwicklung unseres Gehirns ausgewirkt? Welche unserer Ahnenlinien starben aus, welche wurden zum heutigen Homo sapiens? Evolutionswissenschaftler und Paläontologen haben diese Fragen ausgiebig untersucht, sodass wir ziemlich genau wissen, welche Nährstoffe uns zu jenen hoch entwickelten Wesen gemacht haben, die wir heute sind. Es sind vor allem spezielle mehrfach ungesättigte Fettsäuren, denen das menschliche Gehirn seine Größe und Komplexität verdankt.

In jahrzehntelangen Forschungsarbeiten gelang es Wissenschaftlern wie Michael Crawford aus Großbritannien, dem Kanadier Stephen Cunnane und der Amerikanerin Leigh Broadhurst herauszuarbeiten, dass unser menschliches Gehirn seine Entwicklung dem marinen Nahrungsnetz zu verdanken hat, das unsere Urahnen insbesondere mit der einzigartigen Omega-3-Fettsäure DHA versorgt hat. Nur durch eine regelmäßige und reichliche Versorgung mit dieser Fettsäure konnte sich unser Nervensystem auf eine derart ausgeklügelte Weise entwickeln.

Natürlich brauchte es mehr als DHA: Auch Spurenelemente wie Jod, Selen, Eisen, Zink und Kupfer waren nötig sowie ausreichend Energie. Doch ohne DHA und andere wichtige Fettsäuren (wie EPA und AA) wäre das Menschenhirn undenkbar.

DAS TEAM DER MEHRFACH UNGESÄTTIGTEN FETTSÄUREN

Fettsäuren sind wie Fußballspieler unterschiedlich gebaut: mehr oder weniger lang und mehr oder weniger gesättigt. Ihre »Körper« sind unterschiedlich lange Kohlenwasserstoffketten mit einer Säuregruppe als »Kopf«. Mehrfach ungesättigte Fettsäuren haben mindestens zwei besonders reaktionsfreudige Stellen (Doppelbindungen), die sie flexibel, beweglich, aber auch empfindlich machen (gegenüber Licht, Wärme und Luft).

Je nachdem, wo sich die erste Doppelbindung im Fettsäuremolekül befindet, spricht man von verschiedenen »Familien«. Sie werden mit dem »Vornamen« Omega bezeichnet. Ihr Nachname zeigt, aus welcher Familie sie kommen. Es gibt mehrere Omega-Familien, im Spiel des Lebens haben jedoch die Vertreter der Omega-3- und der Omega-6-Familie herausragende Positionen.

AUF DAS VERHÄLTNIS KOMMT'S AN

Bis heute brauchen wir Omega-3- und Omega-6-Fettsäuren, natürlich im richtigen Verhältnis: weil jeder »Spieler« aus diesen Familien andere Aufgaben erfüllt und weil man sich gegenseitig ergänzt, bestärkt oder auch mal zurückpfeift. Es wäre fatal, angesichts der herausragenden Bedeutung der Omega-3-Fette die Omega-6-Fettsäuren zu vergessen, denn auch sie sind essenziell. Im Laufe seiner Evolution hat der Mensch eindeutig von der richtigen Kombination beider wertvollen Fettsäurefamilien profitiert. Unter allen Säugetieren ist er privilegiert mit AA, EPA und DHA versorgt worden.

Angesichts der Entwicklung anderer Land- und der Meeresbewohner wird dieses evolutionäre Privileg deutlich: Die Landtiere haben im Verhältnis zu ihrer Körpergröße keine mit dem Menschen vergleichbare Hirnentwicklung durchlaufen. Sie bekamen zwar genug AA mit ihrer Nahrung, es gab jedoch offensichtlich zu wenig der extrem ungesättigten und langkettigen marinen Fettsäure DHA. Bei vielen Meeresbewohnern war zwar die Versorgung mit DHA reichlich, es fehlte ihnen jedoch offensichtlich an Arachidonsäure. So findet man beispielsweise beim Delfin ein dem Menschen ähnlicheres Gehirn-Körper-Verhältnis, er erreicht aber die außerordentliche Intelligenz und Gehirngröße des Menschen nicht. Einzig dem Menschen war wohl die perfekte Kombination beider Fettsäure-Familien vergönnt.

GEHIRN UND KÖRPERZELLEN BRAUCHEN EIN OPTIMALES VERHÄLTNIS VON OMEGA-6- ZU OMEGA-3-FETTSÄUREN

OPTIMAL BEDEUTET: EIN VERHÄLTNIS VON 1 : 1 BIS 3 : 1, SO WIE ES BIS IN JÜNGSTER ZEIT DIE REGEL WAR.

In unseren Breitengraden liegt das typische Verhältnis derzeit jedoch eher bei 12 : 1 und immer häufiger sogar bei 25 : 1 oder noch höher! Dieses Missverhältnis rührt daher, dass die heute übliche Ernährung von einem Überschuss an Omega-6-Fetten (LA, z. B. in Sonnenblumen-, Distel- und Maiskeimöl, und AA, z. B. in

DIE WICHTIGSTEN FAMILIEN MEHRFACH UNGESÄTTIGTER FETTSÄUREN

»HAUPTSPIELER«	»RUFNAME«	»TRIKOT-NUMMER«	BEDEUTUNG DER »TRIKOTNUMMER«	»WOHNORT«
Omega-6-Familie				
Linolsäure	LA	C18:2, Omega-6	18 Kohlenstoffatome lang, 2 Doppelbindungen, die erste am 6. Kohlenstoffatom (von unten)	v. a. in Sonnenblumen-, Maiskeim- und Distelöl und damit hergestellten Produkten
Arachidonsäure	AA	C20:4, Omega-6	20 Kohlenstoffatome, 4 Doppelbindungen, die erste am 6. Kohlenstoffatom (von unten)	v. a. in Schweinefett, aber auch im Fleischfett anderer Tiere und im Fett von Milch und Eiern
Omega-3-Familie				
alpha-Linolensäure	ALA	C18:3, Omega-3	18 Kohlenstoffatome, 3 Doppelbindungen, die erste am 3. Kohlenstoffatom (von unten)	v. a. in Lein- und Hanfsaat, Walnüssen, Rapssaat und daraus hergestellten Ölen
Eicosapentaensäure	EPA	C20:5, Omega-3	20 Kohlenstoffatome, 5 Doppelbindungen, die erste am 3. Kohlenstoffatom (von unten)	v. a. in maritimen Lebensmitteln wie Fisch, Meeresfrüchten, Muscheln
Docosahexaensäure	DHA	C22:6, Omega-3	22 Kohlenstoffatome, 6 Doppelbindungen, die erste am 3. Kohlenstoffatom (von unten)	v. a. in maritimen Lebensmitteln wie Fisch, Meeresfrüchten, Muscheln und Algen

Fleischfett) geprägt ist. Gleichzeitig sank der Verzehr mariner Omega-3-Fette dramatisch. So kommt es, dass Omega-3-Fette heutzutage hauptsächlich in Form von ALA (z. B. in Lein- oder Rapsöl) konsumiert werden. ALA wird im Körper jedoch nur in geringem Maße in EPA und so gut wie gar nicht in DHA umgewandelt. Daher zeichnet sich die westliche Ernährung durch eine suboptimale Versorgung mit EPA und DHA aus – was sich in einer direkten Korrelation zu westlichen Lifestyle-Krankheiten wie beispielsweise Typ-2-Diabetes und Herz-Kreislauf-Erkrankungen zeigt.

VERHÄLTNIS VON OMEGA-6- ZU OMEGA-3-FETTSÄUREN IM ESSEN

STEINZEIT	1:1
INUIT	1:2,5
JAPAN	4:1 (moderne Idealvorstellung)
WESTLICHE ZIVILISATION	8–20:1
IM HIRN	1:1

Schauen wir uns nun die Fettsäuren der Fische genauer an. Fische in freier Wildbahn weisen eine außerordentlich clevere Fettsäuren-Mannschaft auf. Die jeweilige Kombination sorgt dafür, dass manche Fische in den kältesten Gewässern gedeihen, lange Strecken mit hoher Geschwindigkeit zurücklegen, auch gegen den Strom schwimmen, ihre Farben anpassen, meterhoch springen oder sogar »fliegen« können. Um die 50 verschiedene Fettsäuren stecken im Fisch, doch die Hauptspieler (Durchschnittswerte, variieren je nach Fischart!) sind Omega-3-Fettsäuren mit einem Anteil von etwa 36 %. Rund 25 % der Fischfette bestehen aus gesättigten Fettsäuren, weitere 23 % entfallen auf die einfach ungesättigten Fettsäuren, und alle anderen Fettsäuren inklusive der Omega-6-Fettsäuren machen ca. 16 % des Fischfettes aus.

FISCH ODER LEINÖL?

Mit seiner Fettsäurezusammensetzung nimmt das Fischfett eine Sonderstellung ein, denn nur in der marinen Nahrungskette sind die wertvollsten Fettsäuren in dieser großen Gewichtung zu finden. Aufgrund ihres hohen Anteils an DHA und EPA wirkt sich der Verzehr dieser Lebensmittel besonders günstig auf unser zelluläres Verhältnis von Omega-6- zu Omega-3-Fettsäuren aus.

Wer keinen Fisch mag, wird sich jetzt fragen, ob es mit Leinöl nicht auch getan ist, das ja besonders reich an der pflanzlichen Omega-3-Fettsäure ALA ist. Leinöl besteht zu über 50 % aus dieser Fettsäure und weist ein hervorragendes Omega-6- zu Omega-3-Verhältnis von 1 : 6 bis 1 : 3 auf. Allerdings ist ALA nur 18 Kohlenstoffatome lang und besitzt nur drei Doppelbindungen. Prinzipiell kann der Körper aus ALA durchaus die höher ungesättigten und längerkettigen Omega-3-Fettsäuren EPA und DHA herstellen (siehe Abbildung unten). Allerdings ist dieser Umbau bei Erwachsenen sehr ineffektiv: Der größte Teil der verzehrten ALA wird zur Energiegewinnung genutzt und steht gar nicht für die Umwandlung in EPA und DHA oder den Einbau in Zellmembranen zur Verfügung. Lediglich der Stoffwechsel von Neugeborenen ist zu einer stärkeren Umwandlung von ALA in EPA und DHA fähig, da in diesem Lebensstadium alle Omega-3-Fettsäuren für die Hirnentwicklung umgewandelt werden können.
Der Körper eines Erwachsenen wandelt gerade einmal 5 % der aufgenommenen ALA in EPA um. Und noch nicht einmal 0,5 % werden weiter zu DHA umgebaut! Daher sehe ich bei Patienten, die regelmäßig Leinöl verwenden, zwar oft eine akzeptable Versor-

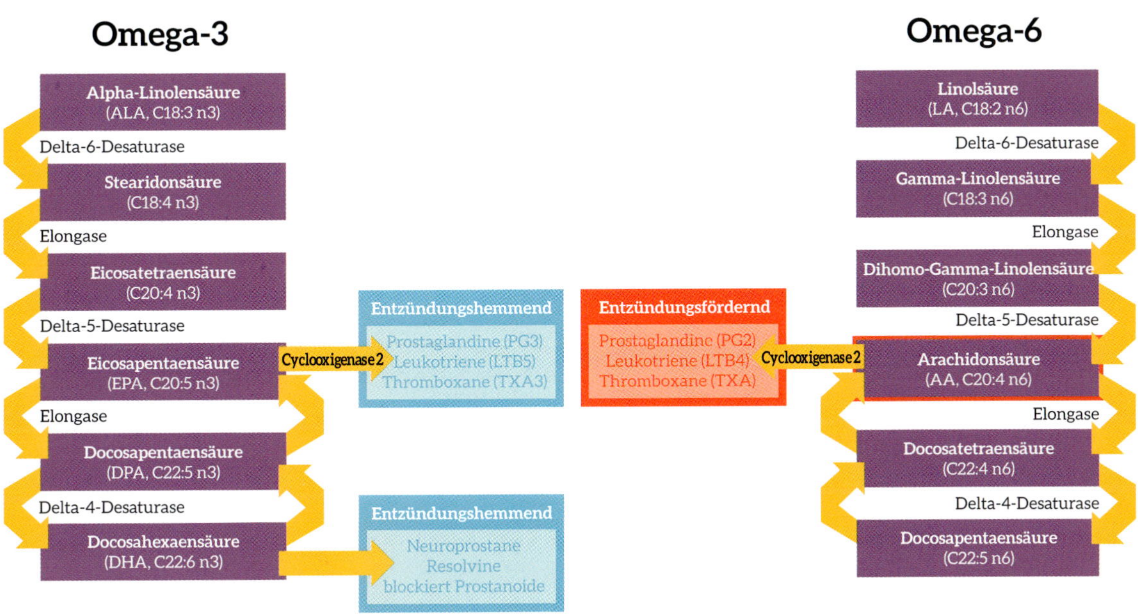

Stoffwechsel der Omega-3- und Omega-6-Fettsäuren

gung mit EPA, aber miserable DHA-Werte! Das hat auch damit zu tun, dass die beiden Enzyme, die für die Desaturierung der Vorläufer-Fettsäuren zuständig sind (Delta-6- und Delta-5-Desaturase) sowohl für die Omega-6- als auch für die Omega-3-Familie arbeiten (siehe Abbildung Seite 19). Sie können also sowohl EPA aus ALA als auch Arachidonsäure (AA) aus Linolsäure (LA) machen.
Da die heute übliche Ernährung sehr reich an Linolsäure ist, wird weniger EPA erzeugt. Bei einem ungünstigen Verhältnis der Fettsäure-Familien in der Nahrung bzw. im Blut gewinnen also immer die Omega-6-Fettsäuren den Wettlauf um die Enzymkapazitäten. Wer seine Omega-3-Versorgung über pflanzliche ALA einigermaßen sicherstellen möchte, muss auch dafür sorgen, gleichzeitig so wenig Omega-6-Fettsäuren wie möglich zu sich zu nehmen.

Was können wir daraus ableiten?

- Je länger eine Fettsäure ist und je mehr Doppelbindungen sie hat, umso mehr »Magie« kann sie in Ihrem Körper und Gehirn bewirken.
- Die beiden längsten Fettsäuren mit den meisten Doppelbindungen, EPA und DHA, findet man in relevanten Mengen nur in der marinen Nahrungskette (Fische, Muscheln, Meeresfrüchte und Algen)!
- Die längste Omega-6-Fettsäure mit den meisten Doppelbindungen, die Arachidonsäure, findet sich in erster Linie und reichlich in Lebensmitteln von Landtieren (Meerestiere enthalten nur wenig davon, Pflanzen nichts).
- Da Erwachsene die langkettigen und hoch ungesättigten Omega-3-Fettsäuren nur mühsam und in kleiner Menge aus ALA bilden können, ist es für die Optimierung unabdinglich, EPA und DHA direkt mit der Nahrung aufzunehmen.

FISCHFETT: IDEAL FÜRS GEHIRN

Wussten Sie, dass das menschliche Gehirn nur 2,3 % des Körpergewichts ausmacht, aber 23 % der täglich benötigten Energie beansprucht? Bei Kleinkindern sind es sogar 74 %! Und noch ein paar wichtige Details: Ihr Gehirn hat (nach dem Körperfett selbst) den höchsten Fettanteil aller Organe. 60 % seiner Trockenmasse bestehen aus Phospholipiden: Das sind spezielle Membranfette mit jeweils zwei Fettsäuren und einer weiteren über Phosphat angehefteten Substanz (Cholin, Serin, Ethanolamin oder Inositol). Die DHA macht wiederum mehr als 20 % der Phospholipide aus! Der mit Abstand höchste Anteil an DHA befindet sich übrigens im Auge, das eine Art Ausstülpung des Gehirns darstellt.
Ihre grauen Hirnzellen bestehen zu 40 % aus Lipiden, wobei die DHA bei Weitem den Anteil an AA überwiegt. In der weißen Substanz Ihres Gehirns ist es genau umgekehrt: Dieser Hirnteil erscheint weißlich, weil hier die langen, mit hellem Myelin isolierten Ausläufer der Nervenzellen verlaufen, die der Reizweiterleitung dienen. Deren Myelinschicht besteht zu 50–70 % aus Lipiden, in denen viel mehr AA als DHA steckt.
Wie gelangen die vielen Lipide in unser Gehirn? Sie vor Ort herzustellen, wäre zu aufwendig. Ein Grundstock wird bereits während der Schwangerschaft gelegt. Deswegen ist es für die Gehirnentwicklung eines Kindes so exorbitant wichtig, dass es im Mutterleib optimal mit DHA und AA versorgt wird. Im späteren Leben verlässt sich unser Körper auf Recycling und (natürlich!) auf Nachschub aus der Nahrung. Zwar hat die DHA eine Halbwertszeit von ungefähr zweieinhalb Jahren. Durch ungünstige Umwelteinflüsse kann diese jedoch drastisch sinken. Dann wird die Versorgung über die Nahrung umso wichtiger.
Die für das Gehirn besonders wichtigen Fettsäuren DHA und AA werden über das Blut »eingeschleust«. Dieser Vorgang läuft an der Blut-Hirn-Schranke ab, die dafür sorgt, dass möglichst nur nützliche Stoffe durchkommen. Um die Blut-Hirn-Schranke zu überwinden, ist es für die Fettsäuren entscheidend, in welcher Form sie dorthin transportiert werden: Wie alle Fette haben auch die im Blut umherschwimmenden Lipide ein Rückgrat aus Glyzerin mit drei Bindungsstellen (sn1, sn2 und sn3) für Fettsäuren und gegebenenfalls einen Phosphatester. Die mittlere Position (sn2) ist von besonderem Interesse, denn Fettsäuren, die sich hier anheften, sind nicht nur stabiler, sie gelangen auch leichter über die Blut-Hirn-Schranke ins zentrale Nervensystem und werden dort besser in die Membranen eingebaut. Auch die DHA gelangt nur dann in ausreichender Menge ins Gehirn, wenn sie an der Position sn2 sitzt. Dies ist nur beim Konsum von Fisch und anderen Meereslebewesen gewährleistet, nicht aber bei Omega-3-haltigen Nahrungsergänzungsmitteln.

Fisch essen oder Kapseln schlucken?
In tierischen Geweben befindet sich die DHA (und EPA) überwiegend in der günstigen sn2-Position. Deswegen ist der Genuss von Fisch und anderen Meeresbewohnern besonders wertvoll für die Versorgung unseres Gehirns mit DHA. Bei der Herstellung von Fischöl und anderen Omega-3-Präparaten wird die Positionierung der DHA im Molekül jedoch meist nicht beachtet oder sie ändert sich im Zuge der Verarbeitung. Das kann dazu führen, dass durch den Verzehr von Fischölkapseln zwar genug langkettige Omega-3-Fettsäuren ins Blut gelangen, diese aber nicht ausreichend ins Gehirn eingeschleust werden können.
Zudem sind EPA und DHA außerhalb eines lebenden Körpers äußerst empfindlich gegenüber Oxidation durch Licht und hohe Temperaturen. Dies ist ein weiterer Grund, warum Omega-3-Fettsäuren in Kapselform mit Vorsicht zu genießen sind.

Alles in allem agiert unsere Fettsäuren-Mannschaft auf einem äußerst komplexen Spielfeld, ihr Spiel selbst ist ebenso vielfältig wie störanfällig. Da jede Fettsäure ihre eigenen Aufgaben hat, müssen sie perfekt aufeinander abgestimmt sein. Insbesondere die hoch ungesättigten Omega-3- und Omega-6-Fettsäuren sind für die Strukturen unserer Zellen unersetzlich, und nur sie erhalten zahlreiche Stoffwechselfunktionen aufrecht. Aufgrund ihres speziellen Aufbaus ist die DHA außerdem für quantenmechanische Vorgänge verantwortlich, die mit dem Elektronenfluss über biologische Membranen, mit der Energieübertragung und -verwertung zu tun haben (siehe Seite 19).
Allein über die marinen Fettsäuren EPA und DHA gäbe es unendlich viel zu berichten. In der großen medizinischen Datenbank PubMed finden sich mehr als 400 000 Studien dazu. Um Ihnen wenigstens einen kleinen Überblick zu gewähren, habe ich die wichtigsten wissenschaftlichen Erkenntnisse stichwortartig zusammengefasst.

WAS MARINE OMEGA-3-FETTSÄUREN SONST NOCH KÖNNEN

Optimaler Schwangerschaftsverlauf

- wichtig für die Intelligenz des Ungeborenen
- reduzieren die Allergieneigung bei Neugeborenen
- fördern ein angemessenes Geburtsgewicht
- vermindern das Risiko einer Prä-Eklampsie (Schwangerschaftskomplikation)
- reduzieren das Risiko einer Wochenbettdepression

Optimale Gehirnentwicklung und -funktion

- wirken insgesamt neuroprotektiv (d. h. schützen Nervenzellen) und fördern die Neubildung von Nervenzellen (Neurogenese)
- beschleunigen die Nervenimpulse und die Reizweiterleitung
- wirken stimmungsstabilisierend, verringern das Risiko für Depressionen und wirken antidepressiv
- erhöhen die Stressresilienz
- beugen Dopaminverlust in der Substantia nigra im Gehirn vor und heben den Serotoninspiegel
- fördern das Erinnerungsvermögen im Hippocampus und steigern die Gedächtnisleistung
- wirken prophylaktisch gegen Alzheimer, Morbus Parkinson und Huntington, Schizophrenie, Psychosen und andere degenerative und altersbedingte neurologische Krankheiten
- beugen multipler Sklerose vor und unterstützen die Therapie
- wirken ausgleichend bei Konzentrationsschwierigkeiten (ADS, ADHS)
- reduzieren die Übererregbarkeit von Nervenzellen und wirken antiepileptisch
- wirken vorbeugend und schmerzlindernd bei Migräne
- verbessern den Schlaf und wirken korrigierend bei Schlaf-Apnoe (nächtlichen Atemaussetzern)

Optimale Augengesundheit und -funktion

- stärken die Sehkraft
- stärken das Immunsystem der Augen
- schützen vor grauem Star
- senken das Risiko einer altersbedingten Makuladegeneration (zentraler Sehverlust)
- verbessern und erhalten die Nervenbahnen im Sehzentrum des Gehirns (visueller Kortex)

Optimierung des Immunsystems

- wirken immunmodulierend: stärken das schwache und verhindern Entgleisungen eines überaktiven Immunsystems
- wirken antiviral und schützen vor Parasitenbefall
- stärken das Zahnfleisch und schützen vor Parodontitis und Gingivitis
- beugen Autoimmunkrankheiten wie Hashimoto und Typ-1-Diabetes vor

Optimierung des Stoffwechsels

- können oxidativen Stress reduzieren
- fördern die Insulinsensitivität und schützen so vor Diabetes mellitus
- unterstützen die Gewichtsregulation

Optimierung des Bewegungsapparates

- erhöhen den Blutfluss in der Skelettmuskulatur
- halten die Gewebe elastisch
- unterstützen das Kollagengerüst und damit die Haltekräfte der Sehnen und Bänder
- reduzieren die bei sportlicher Belastung ansteigenden Entzündungswerte (CRP, TNF alpha, PGE2 und IL-6)
- wirken ausgleichend auf den Laktatspiegel
- sorgen für einen geringeren Anstieg der Herzfrequenz bei erhöhtem Herzschlagvolumen
- reduzieren nichtentzündliche rheumatische Symptome

Schutz vor Herz-Kreislauf-Erkrankungen (Herzinfarkt, Schlaganfall, Thrombosen, koronaren Herzerkrankungen, arterieller Verschlusskrankheit, Herzschwäche)

- wirken gefäßerweiternd und damit blutdrucksenkend
- senken die Triglyzeride (Blutfette) und erhöhen das gute HDL-Cholesterin
- wirken blutverdünnend durch Verminderung der Gerinnungsneigung des Blutes
- verbessern die Durchblutung der Herzgefäße
- verbessern die Sauerstoffversorgung der Organe
- wirken dem Zusammenkleben der Blutplättchen entgegen und schützen so vor Thrombose
- machen die roten Blutkörperchen elastischer
- senken die Aktivität des Sympathikus

Schutz vor Krebs (insbesondere Brust- und Prostatakrebs) und seinen Folgen

- Anti-Krebs-Wirkung u. a., indem sie Entzündungen bremsen
- fördern den Selbstmord (Apoptose) von Krebszellen
- reduzieren Strahlenschäden durch die Krebsbehandlung
- wirken der gefürchteten Auszehrung (Kachexie) bei Krebspatienten entgegen

Schutz vor Entzündungen (die wiederum Herz-Kreislauf-Erkrankungen, Krebs und andere Krankheiten fördern)

- reduzieren akute und chronische Entzündungen
- reduzieren allergische Reaktionen
- reduzieren Symptome bei entzündlich-rheumatischen Erkrankungen
- vermindern Entzündungen der Schleimhäute im Verdauungstrakt und schützen so vor bzw. helfen bei Morbus Crohn und Colitis ulcerosa
- wirken ausgleichend bei Nervenentzündungen

Lesetipps

MEER Gesundheit! Setzen Sie auf die wichtigen Omega-3-Fettsäuren EPA und DHA *von Frank Liebke, Remerc & Lheiw Verlagskontor, Pinneberg 2007*

Sind wir morgen alle dick? 40 Jahre Ernährungslügen, 10 Kilo Übergewicht *von Pierre Weill, systemed Verlag, Lünen 2009*

Was Licht und DHA miteinander zu tun haben

Albert Einstein bekam seinen Nobelpreis für die Erkenntnis, dass sich das Licht sowohl wie eine Welle als auch wie ein Teilchen verhalten kann! Bestrahlt man beispielsweise Metallplatten mit Licht(wellen), werden Elektronen aus dem Metall herausgelöst und fliegen davon, als wären feste Teilchen aufgetroffen. Das mag paradox anmuten, doch letztlich ist alles Lebendige von diesen speziellen Eigenschaften des Lichts abhängig. Aber der Reihe nach.

Licht hat zwei wesentliche Eigenschaften – Helligkeit (Intensität) und Farbe (bestimmt durch seine Wellenlänge, siehe Seite 25). Je nachdem, welche Wellenlänge (Farbe) man bei der Bestrahlung eines Objektes wählt, reagieren dessen Elektronen unterschiedlich. Verwendet man sehr kurze Wellenlängen (z. B. UV-Strahlen), ist die Wucht auf die Elektronen größer. Größere Wellenlängen erzeugen weniger Wucht auf die Elektronen, und ab einer gewissen Schwelle sind überhaupt keine Elektronenbewegungen mehr messbar. Erstaunlicherweise spielt die Lichtintensität hierbei keine Rolle. Helleres Licht lässt zwar mehr Elektronen fließen – deren Bewegungsenergie hängt aber nur von der Wellenlänge des auftreffenden Lichts ab. Aber was, mögen Sie jetzt fragen, hat das mit der Fettsäure DHA zu tun?

Unser Energielevel und alle unsere Lebensvorgänge hängen entscheidend davon ab, wie effektiv Elektronen durch die Membranen unserer Zellen und Zellorganellen fließen. Und genau hierbei spielt die DHA eine besondere Rolle: Die vielen Doppelbindungen machen DHA-Moleküle sehr beweglich, was dafür verantwort-

lich ist, dass sie unsere Zellmembranen flexibel halten. Diese Beweglichkeit führt auch dazu, dass sich die DHA spiralig aufwinden kann. Da sich über jeder Doppelbindung Elektronen befinden, entsteht beim Aufrollen der DHA mit ihren sechs Doppelbindungen eine spezielle Elektronenwolke, die sie zu einer Fettsäure mit einzigartigen und unersetzbaren Eigenschaften macht! Tatsächlich lassen sich etliche Vorgänge in lebenden Zellen biochemisch nicht hinreichend erklären. Mithilfe der Quantenphysik konnte jedoch gezeigt werden, dass die spezielle Form und Elektronenwolke der DHA für eine Art Tunneleffekt sorgt, der den lebensnotwendigen Elektronentransport durch die Membranen extrem effektiv macht. Einfach ausgedrückt: Je mehr Doppelbindungen eine Fettsäure hat, umso größer ist ihre Elektronenwolke und umso schneller können Elektronen »tunneln«. Genau das scheint auch der Grund dafür zu sein, dass die DHA als für die Signalübertragung wichtigste Membranfettsäure in über 600 Millionen Jahren tierischer Evolution nie durch andere Fettsäuren ersetzt wurde.
Pflanzen absorbieren im Zuge der Photosynthese Lichtquanten der Sonne und bilden mithilfe der dabei »eingefangenen« Sonnenenergie aus Kohlendioxid und Wasser Zucker. Auch dies gelingt nur, weil durch das Licht Elektronen im Chlorophyll freigesetzt werden, die über membranständige Elektronentransportketten weitergeleitet und zur Zuckersynthese genutzt werden.
Beim Mensch ist es ähnlich. Auch unsere Zellen fungieren als »Lichtsammelkomplexe« und fangen Lichtquanten ein. Um deren Energie nutzen zu können, brauchen wir jedoch Unmengen an DHA in unseren Zellmembranen. Ohne DHA könnten wir die Energie des Lichts nicht zellulär nutzen. Ohne die elektronische Anregung durch Lichtquanten gäbe es keine biochemischen Reaktionen!

EXKURS: JACK KRUSE

DHA, LICHT UND QUANTENPHYSIK

Eine der bekanntesten Figuren der amerikanischen Biohacker-Szene ist der Neurochirurg Dr. Jack Kruse (siehe Seite 71). Wie kein anderer hat er sich mit den quantenphysikalischen Effekten des Lichts und der DHA befasst. Seine Blogs sind wahre Fundgruben – allerdings auch hochkomplex und sehr eigenwillig verfasst. Dennoch möchte ich Ihnen einige wertvolle Informationen daraus nicht vorenthalten. Hier also einer seiner Beiträge – etwas vereinfacht, gestrafft und sinngemäß ins Deutsche übertragen:

Als das Leben auf der Erde komplexer wurde und sich aus kernlosen (prokaryotischen) Zellen die höher entwickelten kernhaltigen (eukaryotischen) Zellen entwickelten, entstanden nach und nach auch Zellorganellen mit eigenen Membranstrukturen wie die Mitochondrien, die als Kraftwerke der Zelle fungieren und entscheidend für die Energiegewinnung und das Überleben sind. Die notwendige Kommunikation zwischen den Mitochondrien und dem Zellkern wird unmittelbar über Lichtsignale geregelt, die von den Sinnesorganen wahrgenommen und an die innere Uhr im Gehirn weitergeleitet werden. Sie kommuniziert die Umweltveränderungen in den Körper, indem sie die Pegel wichtiger Signalmoleküle (NAD$^+$ und SIRT1) verändert …
In allen tierischen Zellmembranen ist die DHA unerlässlich, und zwar aus einem spezifischen, quantenphysikalischen Grund: In der Elektronenwolke der DHA sind die Elektronen sechs Ångström voneinander entfernt. Das ermöglicht es DHA-gesättigten Membranen, Elektronen besonders schnell »tunneln« zu lassen, schneller beispielsweise als in den weniger DHA-reichen Membranen der Mitochondrien. Dieser kleine Geschwindigkeitsunterschied ist unglaublich wichtig, damit die Master Clock im Gehirn immer einen Tick schneller arbeiten kann als die Uhren in allen anderen Geweben. … Nur so kann sie ihre Steuerungsfunktion richtig ausüben – nach dem gleichen Prinzip arbeiten übrigens auch satellitengesteuerte Navigationssysteme (siehe Seite 43).
Tierische Zellmembranen besitzen dank ihrer DHA die ungewöhnliche und erstaunliche Fähigkeit, Sonnenstrahlen in Gleichstrom umzuwandeln. Dieser Gleichstrom ist die biophysische Manifestation, die tierische Lebewesen auf diesem Planeten nutzen, um ihre Gewebe zu regenerieren. …
Die DHA in der Netzhaut des Auges und in den Zellmembranen ermöglichte zum ersten Mal in der Evolution die vollständige quantenkohärente Steuerung der komplexen evolutionären Nanomaschinen aller tierischen Eukaryoten. Dadurch fiel es den Lebewesen leichter, bestimmte Energiequellen … anzuzapfen und äußerst komplex zu werden. Diese Komplexität ist heute im menschlichen Gehirn am stärksten ausgeprägt.
Je mehr DHA Ihre Gewebe enthalten, desto näher kommen Sie dem Optimum, weil Ihre mitochondrialen Kapazitäten dann am besten mit Ihren nuklearen Kapazitäten harmonieren. … Das bedeutet, dass die Signale in Ihren Zellmembranen schneller ablaufen als etwa in den Membranen der Mitochondrien oder der Ribosomen, wodurch die Zellfunktionen besser gesteuert werden können. Somit sind DHA-reiche Membranen in der Lage, mühelos alles zu regulieren,

was in einer Zelle vor sich geht. Veränderungen der natürlichen Lichtverhältnisse … stören die Synchronie, sie können die Alterung beschleunigen und Krankheiten auslösen.

So, genug mit komplizierten quantenmechanischen Tunneleffekten und Wanderungen auf der Elektronentransportkette. Wichtig ist nur, dass der Einsatz und die Wahl der Fettsäuren in allem Lebendigen physikalischen Gesetzmäßigkeiten folgt, die sich als äußerst wirksam und sinnvoll erwiesen haben und daher im Verlauf der Evolution erhalten blieben. Dies gilt in ganz besonderem Maße für die DHA und das menschliche Gehirn. Befinden Sie sich aufgrund Ihrer Ernährung in einem chronischen Omega-3-Mangel, verwehren Sie Ihrem Körper die einzigartigen quantenmechanischen Vorgänge. Langfristig resultieren daraus gesundheitliche Probleme bis hin zu schwerwiegenden Krankheiten.

Lesetipp
Der Quantenbeat des Lebens. Wie Quantenbiologie die Welt neu erklärt *von Jim Al-Khalili und Johnjoe McFadden, Ullstein Verlag, Berlin 2015*

Licht: Nahrung und Medizin

»Das Sonnensystem ist ein unbedeutender Staubhaufen. Aber zufällig ist es der Ort, an dem wir leben.«

Eugene M. Shoemaker

In der gesamten Entwicklungsgeschichte unseres Universums hat das Licht eine entscheidende Rolle gespielt, denn ohne Licht gäbe es kein Leben, weder Pflanzen noch Tiere oder Menschen. Das ist so selbstverständlich wie faszinierend. Wann haben Sie das letzte Mal über Licht nachgedacht? In der Schule vielleicht, bei einem Fotokurs oder als Kind, als Sie voller Begeisterung durch ein Kaleidoskop schauten?
In unserer modernen Gesellschaft ist Licht allgegenwärtig – und schon deshalb verdient es ein umfassenderes Verständnis, heute mehr denn je! Wir Menschen haben uns vom tagaktiven Sonnenanbeter mit nächtlicher Ruhe, von einem geregelten, lichtgesteuerten Tages- und Nachtablauf verabschiedet und sind zu »Masters of Light« geworden, zu Herrschern und Beherrschten durch künstliche Lichtquellen. Wir haben uns künstliche Sonnen in unsere Stube geholt, die wir praktisch rund um die Uhr anbeten.
Zugleich wird uns seit Jahrzehnten mit Vehemenz eingebläut, die Strahlung der natürlichen Sonne sei schädlich und für unseren Körper nur mit diversen Schutzmaßnahmen zu ertragen. Da fragt man sich, wie wir unter genau dieser Sonne ganz ohne Sonnencreme, UV-Schutzkleidung und Sonnenbrillen evolvieren konnten.
Nicht nur das Licht hat sich verändert – auch die Dunkelheit. Es gibt sie, dank künstlicher Lichtquellen, praktisch nicht mehr: Babys werden heute per Tablet mit Gute-Nacht-Geschichten in den Schlaf gelullt, Handy-Apps sollen helfen, vor dem Schlaf zur Ruhe zu kommen, unsere Smartphones begleiten uns durch die Nacht, zeichnen unsere (gestörten) Schlafrhythmen auf und wecken uns am Morgen wieder auf. Gespräche finden via Bildschirm statt, Bücher werden auf Geräten mit perfekter Hintergrundbeleuchtung gelesen, Brettspiele durch Online-Spiele ersetzt. Jeder Winkel in Haus, Garten und Nachbarschaft ist perfekt ausgeleuchtet und in Szene gesetzt und jedes Gerät sorgt mit einer kleinen Leuchtdiode dafür, dass wir jederzeit den Einschaltknopf finden.
Absolute Dunkelheit gibt es nicht mehr, weder zu Hause noch in den Städten oder den Dörfern auf dem Land. Die künstlichen Lichtquellen prägen unsere Umwelt wie nie zuvor in der Geschichte der Menschheit. Doch zu einer »artgerechten Menschenhaltung« gehören neben sauberer, sauerstoffreicher Luft, reinem Wasser und nährstoffreicher Nahrung auch natürliches Licht und Phasen der Dunkelheit! Grund genug, dieses Thema etwas genauer anzusehen.

Basics first: Was ist Licht?

Alles Tageslicht auf der Erde kommt von der Sonne. Im klassischen physikalischen Sinn kann Licht als elektromagnetische Strahlung beschrieben werden: Es besteht aus elektromagnetischen Wellen unterschiedlicher Längen und Frequenzen. Was wir gewöhnlich als »Licht« bezeichnen, ist der für uns Menschen sichtbare Bereich der von der Sonne ausgesandten elektromagnetischen Strahlung. Den Rest des Sonnenspektrums bezeichnet man als »Strahlung«, weil es für uns unsichtbar ist. Elektromagnetische Strahlung hat jedoch

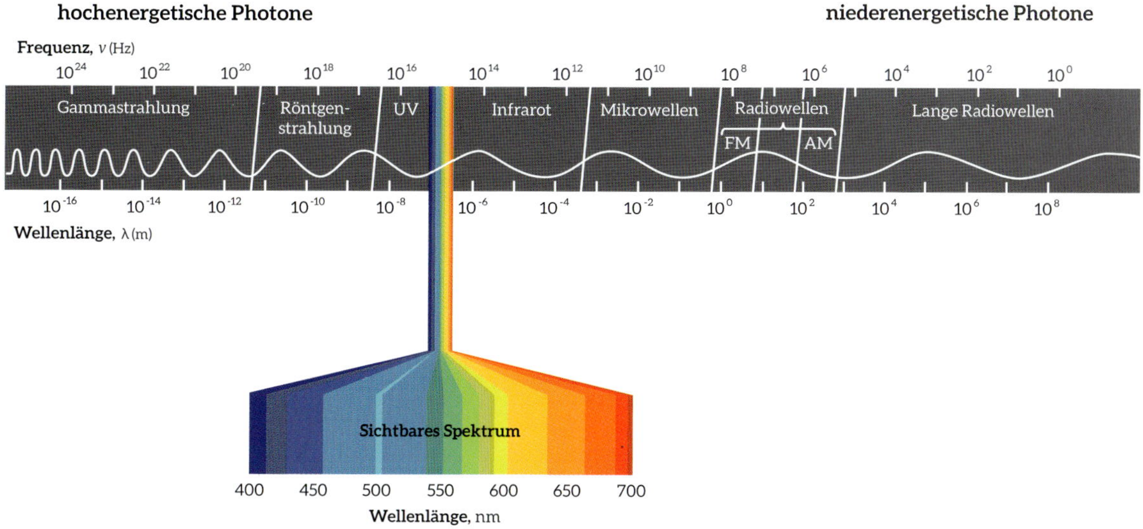

Wellenlängen des Sonnenspektrums

eine Doppelnatur, die in der Quantenphysik deutlich wird: Sie lässt sich sowohl als Welle (wie eine Welle im Ozean) als auch als Teilchenstrom (winzige hochenergetische Kieselsteine) verstehen. Licht hat also quantenmechanische Bestandteile, die Quanten oder auch Photonen, die als Welle ebenso wie als Teilchen auftreten können.

Das Strahlenspektrum der Sonne ist vielfältig, es reicht von der Röntgenstrahlung mit Wellenlängen von weniger als 0,1 Nanometer bis zu den langen Radiowellen mit mehreren Kilometern Länge. Für Ihr Selbstoptimierungsprogramm sind das UV-Spektrum, das sichtbare Spektrum und das Infrarotspektrum von besonderer Bedeutung. Zusammengefasst werden sie als optische Strahlung bezeichnet.

Zum besseren Verständnis des sichtbaren Lichtspektrums stellen Sie sich am besten einen Regenbogen vor. Er zeigt, dass »weißes« Sonnenlicht aus mehreren Farben zusammengesetzt ist: Das Violett, Indigo, Blau, Grün, Gelb, Orange und Rot des Sonnenlichts wird im Regenbogen sichtbar, wenn die Lichtstrahlen von den Regentropfen gebrochen werden. Physikalisch ist weißes Licht eine Mischung aller Wellenlängen mit gleicher Energie im sichtbaren Spektralbereich!

MASSEINHEITEN FÜR KLEINE WELLENLÄNGEN			
MASS	*SYMBOL*	*METER*	*ERKLÄRUNG*
Ångström	Å	10^{-10}	früher gebräuchliche Einheit, 1 Å = 0,1 nm
Nanometer	nm	10^{-9}	Milliardstel Meter bzw. Millionstel Millimeter, heute gebräuchlich für Wellenlängen des Lichts
Mikrometer	µm	10^{-6}	Millionstel Meter bzw. Tausendstel Millimeter, gebräuchlich z. B. für Infrarotstrahlung, 1 µm = 1000 nm

Doch nicht alles, was von der Sonne kommt, ist harmlos oder nützlich. Damit auf unserer Erde überhaupt Leben möglich ist, müssen bestimmte Wellenlängen des Sonnenspektrums von der Atmosphäre absorbiert oder reflektiert werden, andere müssen bis zur Erdoberfläche durchkommen. Beispielsweise bestimmt ein Gasgemisch aus Sauerstoff, Ozon und Stickstoff darüber, welche UV-Strahlen durch die Atmosphäre kommen. Die Ozonschicht in der Stratosphäre etwa absorbiert insbesondere UV-C-Strahlen mit Wellenlängen unterhalb von 290 nm. Und das ist auch gut so, denn UV-C-Strahlung ist gefährlich.
Für Wellenlängen im Bereich des sichtbaren Lichtes und für bestimmte Infrarotstrahlen (siehe Seite 31) ist die Atmosphäre praktisch durchlässig. Ohne diese Wellenlängenbereiche wäre keine Photosynthese möglich und es gäbe weder Pflanzen noch Pflanzenfresser auf der Erde. Schon daran sieht man, wie wichtig das Sonnenlicht für unser aller Leben ist. Letztlich ist es nur ein winziger Bruchteil der gesamten Strahlungsenergie (ca. 0,01 %), der die Erdoberfläche erreicht und von den Lebewesen als Energiequelle und zur Organisation aller körperlichen Vorgänge genutzt werden kann.
Für Ihr Selbstoptimierungsprogramm haben bestimmte Wellenlängen des Sonnenspektrums eine besondere Bedeutung und werden daher genauer besprochen. Was Sie sich aber jetzt schon merken können, sind folgende Grundprinzipien: Je kurzwelliger die Strahlung, desto energiereicher ist sie! Umgekehrt nimmt die Eindringtiefe ins Gewebe mit der Wellenlänge zu. Beispielsweise übertragen dunkelrote Photonen mit Wellenlängen von 700 nm nur etwa halb so viel Energie wie violette Photonen mit 440 nm, sie können aber tiefer in die Haut eindringen. Doch wie genau kann Licht in unserem Körper und im Gehirn wirken? Mithilfe welcher Mechanismen kann Licht bzw. Strahlung Informationen übertragen und seine biologischen Wirkungen erzielen?

Wie Licht in biologischen Systemen wirkt

In allen biologischen Systemen – und dazu gehört auch der Mensch – kann elektromagnetische Strahlung positive wie negative Wirkungen ausüben. Welche Wirkungen zum Tragen kommen, hängt davon ab, wie viele Photonen (Lichtquanten) mit welcher Wellenlänge auftreffen, welche »empfangen«, aufgenommen und verarbeitet werden können. Um Licht oder andere Strahlung empfangen zu können, verfügt auch unser Körper über spezialisierte »Antennen«: Im Grunde enthält jede unserer Zellen besondere Lichtantennen, die bestimmte Lichtfrequenzen absorbieren und verarbeiten und mit deren Energie sie sämtliche Körperfunktionen koordinieren.
Ein Großteil dieser Antennen befindet sich im menschlichen Auge, in der Netzhaut (Retina). Hier gibt es spezialisierte Ganglienzellen, die nicht zum Sehen da sind, sondern dazu dienen, eintreffende Lichtfrequenzen zu »lesen« und zu »interpretieren«. Diese Informationen werden über spezielle Nervenbahnen, den sogenannten Retino-Hypothalamischen-Trakt, an die Master Clock im Hypothalamus unseres Gehirns weitergeleitet (siehe Seite 43).
Damit die Informationen der Lichtquanten richtig gelesen und mit angemessener Geschwindigkeit in den Hypothalamus übertragen werden können und zeitgleich auch das Sehen mit Schärfe, Tiefe und allen Farben perfekt ablaufen kann, brauchen gerade Ihre Augen enorme Mengen der hoch ungesättigten Omega-3-Fettsäure DHA. Denn nur mit genügend DHA kann die Energie der eintreffenden Photonen umgewandelt werden.
Da die Wucht der eintreffenden Photonen aber auch konstant Schäden anrichtet und große Mengen an DHA verbraucht, muss das Auge immer wieder mit einer frischen Lieferung an DHA versorgt werden. Und es muss immer wieder regenerative Pausen im Photoneneinstrom bekommen. Störungen der natürlichen Abläufe wie etwa durch ein Zuviel an Blaulicht (siehe Seite 37) wirken auf zellulärer Ebene destruktiv, und sie rufen bei Exposition zu unnatürlichen Uhrzeiten Stoffwechselentgleisungen hervor. Deshalb ist der stete zyklische Wechsel von Aktivität und Ruhe, von Tag- und Nachtregulation, von Auf- und Abbau zellulärer Strukturen im Auge, im Gehirn und im gesamten Stoffwechsel so wichtig für Ihre Gesundheit.

ZELLULÄRE LICHTANTENNEN

Zu den wichtigsten Strahlungsempfängern des Körpers gehören die Fotorezeptoren, die sich sowohl in den lichtempfindlichen Sinneszellen der Augen als auch in anderen Körperzellen finden. Es handelt sich um spezialisierte, mit Pigmenten verbundene Proteine, die als Opsine bezeichnet werden. In den Augen wurden sieben verschiedene Opsine identifiziert. Jedes Opsin enthält andere Pigmente, die verschiedene Wellenlängen

NATÜRLICHE STRAHLUNGSEMPFÄNGER (CHROMOPHORE) IN MENSCHLICHEN GEWEBEN	
CHROMOPHOR	*ABSORPTIONSSPEKTRUM*
Wasser	Infrarot: 1000–1700 nm, Maxima bei 940, 1180 und 1380 nm
Proteine	UV-B: Maximum bei 270–280 nm
Nukleinsäuren	UV-B: Maximum bei 260 nm
Urocaninsäure	UV-B: 240–280 nm
Porphyrine, Hämoproteine	*Blau*: ca. 400 nm, geringer bei *Grün*: 500–560 nm und *Rot*: 620–650 nm
Flavine	*Blau*: 420–440 nm
Karotinoide, Bilirubin	*Blaugrün*: 460–500 nm
Melanin	UV- und sichtbares Spektrum, mit steigender Wellenlänge abnehmend

absorbieren und somit unterschiedliche Aufgaben erfüllen können. Von besonderem Interesse sind Melanopsin und Neuropsin. Melanopsin stellt anhand von Wellenlängen im blauen und grünen Bereich unsere zirkadianen Rhythmen ein (siehe Seite 40). Neuropsin gehört zu den jüngsten Entdeckungen der Wissenschaft. Es absorbiert Wellenlängen im UV- und violetten Bereich und kann unabhängig von anderen Informationen unsere innere Uhr stellen (siehe Seite 45).

Neben diesen Fotorezeptoren gibt es eine Anzahl weiterer Strukturen in unseren Geweben, im Blut und in der Haut, die optische Strahlung empfangen und verwerten können, die sogenannten Chromophore. Eines dieser Chromophore kennen Sie sicherlich: das Melanin. Es ist das Pigment, das für die Färbung unserer Haut, der Aderhaut und der Haare verantwortlich ist. Man findet es aber auch in der Tinte von Tintenfischen, in Pflanzen, Mikroorganismen, Insekten, Pilzen und in Wirbeltieren, denn Melanin ist nicht nur ein Farbstoff, sondern ein wichtiger Fotorezeptor für Wellenlängen im UV-Bereich. Es wird unter Sonnenbestrahlung gebildet, schützt die Haut vor zu viel UV-Strahlung und dient als eine Art Batterie: Es kann die Energie der auftreffenden Strahlung in nutzbare elektrische Energie für unsere Zellen umwandeln und speichern. Die im Melanin gespeicherte Energie wird nachts in Form extrem niederfrequenter zellulärer Infrarotstrahlung (siehe Seite 31) abgegeben. So schließt sich der 24-stündige Lichtzyklus unserer Zellen.

Der Mensch besteht zu etwa 60 % aus Wasser und hat daher eine hohe Absorptionsrate im Infrarotbereich. Proteine befinden sich in allen unseren Zellen, folglich können auch alle Zellen UV-B-Strahlen absorbieren. Wäre das nicht gut für uns, wären wir sicher anders strukturiert. Spezielle Reparaturproteine für unsere Erbsubstanz DNA, die ebenfalls in jeder Zelle vorkommen (Cryptochrome), enthalten zwei Chromophore als Strahlungsempfänger für blaues Licht und UV-Strahlung. Was nichts anderes bedeutet, als dass durch UV-Strahlung Schäden am Erbgut repariert werden können.

Jedes Mal, wenn Sie auch nur die Hand ins Licht halten, reagieren Ihre Cryptochrome. Und da es sich um Blaulichtrezeptoren handelt, finden jedes Mal physiologische Veränderungen statt, sobald Sie von Blaulichtfrequenzen umgeben sind. Und da wird es richtig spannend, denn im natürlichen Tageslicht finden sich relativ wenig blaue Wellenlängen (siehe Seite 37–38). Daher hat jede unserer Zellen spezielle Blaulicht-Antennen, um dieses seltene Licht zur Taktung unserer zirkadianen Rhythmen zu verwenden. Im Lauf der Evolution gab es – im Gegensatz zu heute – keine künstlichen Leuchtmittel mit exorbitanten Mengen an blauem Licht. So kommt es, dass unsere Blaulicht-Antennen heute oft konstant überreizt sind – bis hin zum buchstäblichen Burn-out.

Anhand dieser Beispiele und der vielfältigen Chromophore unseres Körpers lässt sich bereits erkennen, dass

der Mensch ein »Lichtsäuger« ist und dass das Licht eine bedeutende Rolle in unserer Körperbiologie spielt. Aus der ausgeklügelten Verteilung der auf bestimmte Wellenlängen spezialisierten Chromophoren kann man schließen, dass wir auf genau diese Wellenlängen angewiesen sind, um gesund und leistungsfähig zu sein. Dies wiederum legt nahe, dass viele unserer heutigen Zivilisationskrankheiten auch durch »Unterbelichtung« mit notwendigen Wellenlängen entstehen.
Bevor wir uns mit dem sichtbaren Licht befassen, beleuchten wir zunächst die gesundheitlichen Wirkungen jener Wellenlängenbereiche, die an das sichtbare Lichtspektrum angrenzen: der Ultraviolettstrahlung (unterhalb von 380 nm) auf der einen und der Infrarotstrahlung auf der anderen Seite (oberhalb von 780 nm).

Ultraviolettstrahlung

Ultraviolett bedeutet schlicht »jenseits« der Spektralfarbe Violett: Ultraviolette (UV) Strahlung ist eine für den Menschen unsichtbare elektromagnetische Strahlung, da ihre Wellenlänge kürzer ist als die des sichtbaren Lichts. Mit einer kleinen technischen Ausnahme: Das sogenannte Schwarzlicht ist eine UV-Strahlung, die auf UV-fluoreszierende Stoffe trifft und uns daher dunkellila erscheint. Das Spektrum der UV-Strahlung umfasst die Wellenlängen von 100 bis ca. 380 nm, und sie wird in UV-A, UV-B und UV-C eingeteilt.

EINTEILUNG DER UV-STRAHLUNG

NAME	*ABKÜRZUNG*	*WELLENLÄNGENBEREICH*
Nahes UV	UV-A	380–315 nm
Mittleres UV	UV-B	315–280 nm
Fernes UV	UV-C	280–200 nm
Vakuum-UV	UV-C-VUV	200–100 nm

BIOLOGISCHE WIRKUNG DER UV-STRAHLUNG

Wie bei allem im Leben kommt es auch bei der UV-Strahlung auf die Dosis an. Würde ich Ihnen in einem Gespräch erzählen, dass Sauerstoff extrem schädigend sein kann, würden Sie mich wahrscheinlich schräg anschauen. Zwar ist Sauerstoff lebensnotwendig und ein Mangel kann das Gehirn schädigen, aber eine Überdosis Sauerstoff kann Säuglinge erblinden lassen. Wir verlassen uns beim Atmen einfach auf eine geregelte Sauerstoffzufuhr. Bei der UV-Strahlung ist das genauso! Wir brauchen exakt die richtige Dosis – und zwar täglich –, um gesund existieren zu können. Ein Zuviel kann toxisch wirken und ein Zuwenig verursacht große gesundheitliche Probleme, denn jede Zelle Ihres Organismus braucht ein gewisses Maß an UV-Strahlung: für die zelluläre Signalgebung und zur Stoffwechselregulation. Natur, Tier und Mensch haben sich über Jahrmillionen unter einer natürlichen Zusammensetzung von UV-Strahlen entwickelt. Daher sollten Sie UV-Strahlung nicht meiden. Sie ist für Ihre tägliche zelluläre Optimierung von Bedeutung!
Allerdings gehören zum UV-Spektrum auch die gefährlichen UV-C-Strahlen. Sie werden aber zum größten Teil aus der Atmosphäre gefiltert und können nur dort durchdringen, wo ein Ozonloch besteht. UV-C tötet Viren, Bakterien und Infektionserreger. Man verwendet es daher gerne zur Entkeimung von Luft, Wasser und Oberflächen.
UV-B-Strahlung ist für Ihre Vitamin-D-Bildung verantwortlich und für die Aufnahme von Kalzium und anderen Mineralstoffen in Ihrem Darm (Resorption). Daher kräftigt UV-B Knochen und Muskeln. Wie viel der energiereichen UV-B-Strahlung die Erde erreicht, hängt von verschiedenen Faktoren ab: vom Zustand der Ozonschicht, dem Smog-Anteil der Luft, vom Breitengrad und vom Stand der Sonne. Je nördlicher Sie wohnen, umso weniger UV-B-Strahlung bekommen Sie im Verlauf des Jahres ab. Mithilfe des sogenannten UV-Index (siehe Seite 85) können Sie sich über die Stärke der Strahlung an Ihrem Wohn- oder Aufenthaltsort informieren und Ihren möglichen Vitamin-D-Status berechnen.
Forscher der Humboldt-Universität zu Berlin haben das Aktionsspektrum photobiologischer Einflüsse auf biologische Systeme genauer untersucht und festgestellt, dass sich deren Maxima bei 300 nm – also im UV-B-Bereich – häufen. Physiologisch ist das also ein Wellenlängenbereich von großer Bedeutung!
Obwohl die längerwellige UV-A-Strahlung die Erde nahezu vollständig erreicht, ist auch ihre Intensität und Menge von verschiedenen Faktoren abhängig. Die Sonne strahlt rund um die Welt unterschiedlich stark, denn die unsere Erde umhüllende Atmosphäre ist nicht

überall gleich aufgebaut. Die Intensität der UV-A-Einstrahlung hängt daher auch vom Breitengrad und vom Sonnenstand ab. Im Sommer ist sie stärker als im Winter und am Mittag stärker als am Morgen oder Abend. Je näher man dem Äquator kommt, desto intensiver wird die Strahlung.

Auch die Höhenlage entscheidet über die Strahlungsstärke: In den Bergen ist sie intensiver als im Flachland. Daneben reflektieren Wasser, Sand und Schnee die ultraviolette Strahlung und verstärken sie. Schnee reflektiert bis zu 80 Prozent der UV-Strahlung. Und auch die Wolkendichte spielt eine Rolle: Bei starker Bewölkung ist die UV-Strahlung schwächer als bei klarem Himmel oder leichter Bewölkung.

UV-A-Strahlen sind aufgrund ihres bräunenden Effekts bekannt. Unter ihrem Einfluss wird vermehrt Melanin (siehe Seite 27) gebildet. Die verstärkte Pigmentierung verringert die Strahlung und schützt so vor allzu schnellem Sonnenbrand. Die UV-A-Strahlung kann jedoch viel mehr: In Kombination mit UV-B-Strahlen übt sie umfangreiche physiologische Funktionen aus. Sämtliche zellulären Energieabläufe reagieren auf UV-Strahlen – ganz besonders das Gehirn, das UV-Strahlung über die Augen wahrnimmt (siehe Seiten 30, 44–46).

UV-A und UV-B werden von der Natur als »Gesamtpaket« verschickt, da sie in Kombination die beste Wirkung auf uns haben. Schließlich hat sich das Leben unter dieser speziellen Mischung kurz- und langwelliger UV-Strahlen entwickelt. UV-A-Strahlung allein, ohne UV-B, ist schädlich: Sie kann den Vitamin-D-Spiegel reduzieren und gilt als Mitverursacher des globalen Anstiegs bösartiger Hautkrebse (Melanome).

Es ist daher nicht von Vorteil für den Menschen, wenn er verschiedene Frequenzen herausfiltert. Beispiel Solarium: Hier werden hauptsächlich UV-A-Strahlung, sichtbares Licht und Wärmestrahlung erzeugt – aber nur wenig UV-B. Viele Sonnencremes und Kosmetika blockieren in erster Linie UV-B und stören nachhaltig unsere lebensnotwendige Vitamin-D-Synthese, während sie UV-A-Strahlung durchlassen. Das hat Folgen: Eine Metaanalyse von 57 Studien zu den Risiken der UV-Strahlung und der Häufigkeit von Melanomen fand ein sinkendes Melanomrisiko mit steigendem Vitamin-D-Spiegel. Menschen, die im Freien arbeiten, erkranken auch seltener an diesem besonders bösartigen schwarzen Hautkrebs als Menschen, die unter Kunstlicht arbeiten!

Es lohnt sich also für Ihre Gesundheit, das Thema Licht in allen seinen Spektralbereichen differenzierter zu betrachten. Es steckt wesentlich mehr hinter den Worten »UV-Exposition« und »UV-Schutz« als auf den ersten Blick ersichtlich. Könnte es nicht sein, dass wir dank eines »Dauerschutzprogrammes« unter chronischem UV-Mangel leiden? Warum zeigt ein Großteil der Bevölkerung einen Vitamin-D-Mangel? Wenn die Hautkrebsrate trotz verstärkter Schutzmaßnahmen ansteigt, wenn Vitamin-D-Spiegel epidemische Niedrigstwerte erreichen und schon Kleinkinder schlecht damit versorgt sind, muss man sich doch fragen, ob das der richtige Weg ist!

Wichtig: UV-Strahlen können nicht ohne Vorbehalt genossen werden. Wegen der relativ hohen Quantenenergie der UV-Strahlen muss das Sonnenbaden vernünftig angegangen werden, um Langzeitschäden zu vermeiden. Daher ist es mir ein wichtiges Anliegen, zuerst den DHA-Spiegel in Ihren Zellmembranen auf einen optimalen Wert zu erhöhen. Denn je höher Ihr Omega-3-Index (siehe Seite 111), umso effektiver können Sie die Quantenenergie der Sonne umsetzen und davon profitieren. Wenn Sie gut mit DHA versorgt sind, laufen Sie weniger Gefahr, durch UV-Licht negative zelluläre Kettenreaktionen zu provozieren. Sie werden überrascht sein, wie viel besser Ihre Hautoberfläche auf Sonne reagiert, wenn Sie genug DHA in Ihren Membranen haben. Sonnenbrand oder Sonnenallergie gehören dann, bei vernünftigem Umgang mit der Sonne, der Vergangenheit an.

EXKURS: ***SAUERSTOFF***

Sauerstoff ist das häufigste Element auf der Erde. Der farblose, gasförmige, geruch- und geschmacklose molekulare Sauerstoff besteht aus O_2-Molekülen, die sehr reaktionsfreudig sind. Als weitere natürliche Sauerstoffverbindung ist das Ozon bekannt (O_3). Molekularer Sauerstoff kann in der Erdatmosphäre aus Ozon entstehen, ebenso wie durch Photosynthese in Pflanzen und Bakterien. Letzterer verdanken wir den Sauerstoff in unserer Atemluft, ohne den wir nicht existieren könnten.

Vor rund drei Milliarden Jahren entwickelten Cyanobakterien die Fähigkeit zur Photosynthese, zum Einfangen der Energie des Sonnenlichtes. Mithilfe dieser Energie konnten sie Zucker als einfache organische Verbindung aufbauen. Bei diesem Prozess fällt – quasi als Nebenprodukt – Sauerstoff an. Je nachdem, in welchem Strahlungsumfeld er entsteht, verteilen sich die Elektronen im Sauerstoffmolekül anders, und es bilden sich verschieden »aktive« Formen: entweder das aggressive, zerstörerisch wirkende Singulett-Sauerstoffradikal oder das regenerierende und reparierende Triplett-Sauerstoffradikal.

Wir Menschen verbrauchen den durch Photosynthese in die Welt entlassenen molekularen Sauerstoff. Unser gesamter Stoffwechsel wäre ohne ihn nicht möglich, wir sind von ihm abhängig. Welche Wirkungen er in uns entfaltet, hängt jedoch von seinem Zustand ab: Der reaktive Singulett-Sauerstoff oxidiert und zerstört beispielsweise die mehrfach ungesättigten Fettsäuren in unseren Zellmembranen.

Triplett-Sauerstoff ist dagegen viel reaktionsträger und damit ungefährlich, ja nützlich für unsere Zellen. Wird ihm aber Energie zugeführt, zum Beispiel durch sichtbares Licht (ca. 450–700 nm), entsteht wiederum Singulett-Sauerstoff.

Diese molekularen Vorgänge sind der Grund dafür, dass es nicht empfehlenswert ist, unter Kunstlicht Sport zu treiben: Dies fördert die Bildung von zellschädigenden Singulett-Sauerstoffradikalen. Gegen die Zerstörung der mehrfach ungesättigten Fettsäuren durch Singulett-Sauerstoff hat der Körper keine Abwehrmechanismen.

HELIOTHERAPIE: DIE SONNE HEILT

Haben Sie schon einmal von Dr. Auguste Rollier und seiner Heliotherapie in der Schweiz gehört? Rollier nutzte die Heilkräfte der Sonnenstrahlen zur Behandlung von Tuberkulose und Rachitis. Aber auch bei anderen Krankheiten wurde die Heliotherapie erfolgreich eingesetzt. Sonnentherapien gibt es schon seit Urzeiten, und auch die Wissenschaft hat die Wirkmechanismen des UV-Spektrums ausgiebig untersucht – auf Herzinfarktraten und das Immunsystem, auf die Augengesundheit, Krebs, die Hormonregulation und vieles mehr. Im Folgenden daher ein knapper Überblick über die spannendsten wissenschaftlichen Erkenntnisse und über das, was Sie sich als Optimierer von einer täglichen UV-Exposition erhoffen können (für praktische Tipps siehe Reset-Programm ab Seite 65):

BIOLOGISCHE WIRKMECHANISMEN DER UV-STRAHLUNG UND WIE SIE VON EINER TÄGLICHEN EXPOSITION PROFITIEREN

- aktiviert die **Vitamin-D-Synthese**
- optimiert die **Nebennierenfunktion** und die Kortisolausschüttung
- reduziert und reguliert den Blutdruck und erhöht die **Herzeffizienz**
- verbessert das EKG, das **Blutprofil** und mindert **Arteriosklerose**
- reduziert erhöhte **Cholesterin-** und **Triglyzeridwerte**
- unterstützt die **Gewichtsregulation** und den Gewichtsverlust durch Stimulation der **Schilddrüse** und des **Metabolismus**, vor allem am Vormittag
- therapeutisch wirksam bei **Hautkrankheiten** wie Psoriasis (Optimum zwischen 304 und 314 nm) und Neurodermitis
- schützt vor **Osteoporose**
- therapeutisch wirksam bei **Rachitis** und **Tuberkulose**
- steigert das subjektive Wohlbefinden, wirkt stimmungsaufhellend und **antidepressiv**
- erhöht und reguliert die **Geschlechtshormone**
- reguliert die **zirkadianen Rhythmen** über Vitamin-D-Hormon und Melatonin
- verhindert, mindert und verhütet **Kurzsichtigkeit** durch Freisetzung von Dopamin in der Netzhaut
- steigert wichtige **Neurotransmitterspiegel** im Gehirn wie z. B. Dopamin
- aktiviert und stimuliert die **Pigmentepithelzellen** im Auge, die als Teil des Retino-Hypothalamischen-Traktes chemische und hormonelle Signale ins Gehirn leiten
- reguliert **neurohormonelle Beschwerden** wie u. a. Diabetes, Unfruchtbarkeit, Krebs und Schilddrüsenstörungen
- verbessert die **Durchblutung der Retina**
- beugt einer **Makuladegeneration** vor
- senkt die **Karieshäufigkeit**
- verbessert die **Zellatmung** und den Elektronenfluss in der Atmungskette durch Aktivierung des Enzyms Cytochrom C
- mindert das Wachstum von **Krebszellen**
- verbessert die **Zellaktivitäten** durch Optimierung der Eigenschaften des Zellwassers und von intrazellulären Transportproteinen (UV-Strahlen mit 270 nm)

VITAMIN D: EINNEHMEN ODER SELBER MACHEN?
Es gibt Ergänzungsmittel für alles, auch für Vitamin D! Doch wer profitiert letztendlich davon, wenn wir Vitamin-D-Kapseln schlucken, und warum ist Sonnenlicht möglicherweise die bessere Lösung? Was bedeutet der Vitamin-D_3-Spiegel im Plasma? Der amerikanische Neurologe und bekannte Biohacker Jack Kruse (siehe auch Seite 71) weiß darüber mehr:

Die Menge an Vitamin D_3 im Blutplasma sagt uns, wie viel UV-Strahlung im Gewebe gespeichert ist. Das Quantensignal – das Licht –, das vom Gewebe absorbiert wurde, manifestiert sich als die Substanz D_3. Was also bedeutet es, wenn ein Arzt dem Patienten dieses Signal in Tablettenform verabreicht und behauptet, es sei, als habe er UV-B absorbiert? Er irrt sich. Und es könnte sogar noch schlimmer sein. Ich rate von Tabletten ab und empfehle die Sonne. Keine Tablette kann es mit der Sonne aufnehmen.
Die Signalkaskaden in unseren Geweben verlaufen auf- oder absteigend, je nach dem Redoxpotenzial der Zellen, auf die das Licht trifft. Das Licht trifft unsere Oberflächen unterschiedlich. Es schiebt oder zieht die Zellmembranen, die reich oder arm an DHA sind. Und DHA und D_3 sind von Natur aus miteinander verbunden.
Kann das Licht Zellmembranen »schubsen«? Könnten dabei Photonen und Solitonen entstehen, die vom Tensegrity-System in der Zelle umgewandelt werden? Mit Sicherheit. Eine Tablette schafft das alles nicht. Eine Vitamin-D_3-Tablette ist kein Energieträger und hat keinen Impuls. Entscheidend ist, dass Tiere, zum Beispiel Fische, die photonische Energie der Sonnenstrahlen in ihren Geweben speichern.
Dank der Arbeit von Roeland van Wijk und Fritz-Albert Popp wissen wir, dass Zellen extrem niederfrequente UV-Strahlen enthalten, die wir für Signale nutzen. Deshalb entsprechen die Vitamin-D_3-Plasmaspiegel der Tiere der Lichtenergie ihres tierischen Gewebes, das wir dann essen. Wenn wir Tabletten schlucken, wird keine Lichtenergie in die Gewebe unseres Körpers geleitet, weil Tabletten keine Lichtenergie enthalten. Unser Vitamin-D_3-Plasmaspiegel ist mit der Lichtmenge, die unsere Gewebe aufnehmen, nicht kohärent. … Wenn wir eine Tablette einnehmen, erhalten wir zwar das Signal, aber weder die Energie noch den Impuls.
Wir wissen seit Langem, dass Licht sowohl Energie als auch einen Impuls hat, doch niemand scheint zu wissen, wie Impuls und Energie in Quanteninformationen für die Zelle umgewandelt werden. Biologie ist nichts weiter als das Speichern dieser Informationen in den Zellen mithilfe von Substanzen wie Vitamin D_3. Physiker können den Lichtimpuls kaum beschreiben. Neue Experimente deuten jetzt darauf hin, dass die Antwort davon abhängt, ob das Licht Flüssigkeiten in Bewegung versetzen kann oder nicht. Da alle Zellmembranen des Menschen flüssig sind, ergibt das allmählich Sinn. Wenn das Licht eine Zellmembran bewegen kann, verlangsamt es sich und sein Impuls wird schwächer, während es auf eine Zellmembran drückt.
Auf diese Weise wird auch D_3 mit UV-Strahlen gebildet. Dafür wird mit Sicherheit ein starker Impuls benötigt. Was geschieht, wenn kein UV zur Verfügung steht, weil Sie sich meist im Haus bei künstlichem Licht aufhalten? UV-B-Strahlen haben in unserem Spektrum den stärksten Impuls. LED-Licht jedoch nicht! Lichtfrequenzen, welche die Zellmembran nur schwach bewegen können, sind außerstande, das einfallende Licht an der Oberfläche zu verlangsamen, sodass es eindringt wie eine Rakete. Während der Lichtstrahl unterwegs ist, wird sein Impuls sogar stärker und schneller und dringt daher tiefer ins Gewebe ein. Dabei zerrt er an dem Gitter, das das Gewebe einhüllt. … Die Menschen müssen das Licht auf seiner fundamentalen Ebene verstehen.

Infrarotstrahlung

Infrarote (IR) Wellenlängen liegen im elektromagnetischen Spektrum zwischen dem sichtbaren Licht und dem Mikrowellenbereich. Sie werden in drei Kategorien eingeteilt: nahes, mittleres und fernes Infrarot. Infrarotstrahlung ist eine Wärmestrahlung, die wir zum Beispiel in Infrarotkabinen oder beim Sonnenbaden absorbieren. Wir strahlen sie aber auch selbst aus, wie sich mithilfe von Nachtsichtkameras zeigen lässt, die Infrarotbilder aufnehmen. Jedes Objekt mit einer Temperatur oberhalb des absoluten Nullpunkts strahlt im Infrarotbereich.

BIOLOGISCHE WIRKMECHANISMEN DER INFRAROTSTRAHLUNG UND WIE SIE VON EINER TÄGLICHEN EXPOSITION PROFITIEREN
Aufgrund ihrer geringeren Quantenenergie wirkt IR-Strahlung in erster Linie erwärmend. Ihre exakte biologische Wirkung hängt jedoch auch von der Eindringtiefe ins Gewebe und von dessen Wassergehalt ab. Da Wasser als ideales Chromophor für IR-Strahlung gilt und wir zu einem Großteil aus Wasser bestehen, kann IR-Strahlung tief ins Gewebe eindringen. IR-A dringt 40-mal tiefer in die Haut ein und ist daher die effektivste für uns nutzbare Infrarotstrahlung. Damit werden tief liegende, durchblutete Strukturen erreicht und

wir erwärmen uns ähnlich wie bei einem intensiven Sporttraining. IR-B und IR-C bewirken einen oberflächlicheren Wärmeeintrag. Für eine Wärmetherapie mit IR-Strahlung verwendet man daher Wellenlängen von 780 bis 1400 nm. Die Wärme entsteht zunächst in den feinsten Blutgefäßen (Kapillaren) direkt unter der Haut und verteilt sich dann im gesamten Körper.
Da die Energie von IR-Strahlen etwa 10 000-fach schwächer ist als die von UV-Strahlen, ist auch eine andere biologische Wirkung zu erwarten. In der Natur sind UV- und IR-Strahlen jedoch immer hoch korreliert. Das bedeutet, dass wir unter natürlicher kurzwelliger UV-Strahlung immer auch einer ausgleichenden und »besänftigenden« IR-Strahlung ausgesetzt sind. Das ist wichtig, denn UV regt zelluläre Vorgänge stark an, wohingegen IR den zellulären Ordnungszustand erhöht – ähnlich wie gute Nahrung (siehe Seite 52). Von solchen ordnungsgebenden Signalen aus der Umwelt profitieren wir zellulär und energetisch. Daher wird Infrarot in Medizin und Wellness zur Reparatur und Regeneration eingesetzt. Zellvorgänge, die mit »Beschleunigungen« einhergehen, wie etwa Entzündungen, können durch Infrarotbestrahlung reduziert bzw. »entschleunigt« werden.
Wichtig: Auch diese Strahlung muss mit Bedacht angewendet werden, denn unter IR-B und IR-C kann eine Überhitzung (Hyperthermie) auftreten. Die Folgen können Hitzeschmerz und Hitzepigmentierung sein. Wer schon einmal zu lange oder zu nah am Lagerfeuer saß, kennt das sogenannte Hitzeerythem – ein sehr starkes Erröten der Haut.

INFRAROTSTRAHLUNG

- verhindert **Tumorwachstum** und unterstützt die **Krebstherapie** durch Reparatur von Zellschäden
- leitet nach Strahlenbehandlung zelluläre **Reparaturmechanismen** ein
- unterstützt den **Wundheilungsprozess**
- unterstützt die Behandlung von **Autoimmunkrankheiten**
- wirkt **antientzündlich**
- stellt bei **Hypothyreose** die Schilddrüsenhormonproduktion wieder her
- lindert **Schmerzen**
- neutralisiert **Lippenherpes**
- hilft unterstützend gegen **Depressionen** und saisonale affektive Störungen
- hilft bei **rheumatischen Erkrankungen** und Fibromyalgie
- stärkt das **Immunsystem**
- trainiert den **Kreislauf**
- verbessert die **Beweglichkeit** der Gelenke
- stärkt das vegetative **Nervensystem**
- fördert den Abtransport von zellulären **Giftstoffen**
- unterstützt bei Sklerodermie und anderen **Kollagenosen**
- senkt den **Blutdruck**
- wirkt zusammen mit Rotlicht dem **programmierten Zelltod** durch oxidativen Stress entgegen, insbesondere nach übermäßiger Blaulichtexposition
- steigert die **Energiegewinnung** in den Mitochondrien

EINTEILUNG DER INFRAROTSTRAHLUNG

NAME	*ABKÜRZUNG*	*WELLENLÄNGE*
Nahes Infrarot	NIR/IR-A	780–1400 nm
Kurzwelliges Infrarot	SWIR/IR-B	1,4–3,0 µm
Mittleres Infrarot	MWIR/IR-C	3,0–8,0 µm
Langwelliges Infrarot	LWIR/IR-C	8,0–15,0 µm
Fernes Infrarot	FIR/IR-C	15,0–1000 µm

(1 µm = 1000 nm)

Sichtbares Licht

Nur ein schmaler Bereich des elektromagnetischen Spektrums ist für uns Menschen als Licht sichtbar: Es sind die Wellenlängen zwischen 380 und 780 nm. Kinder können meist einen größeren Wellenlängenbereich erfassen; mit zunehmendem Alter nimmt die Wahrnehmungsfähigkeit jedoch ab. Zwischen 380 und 400 nm ist die Wahrnehmung so gering, dass ein Fehlen dieser Wellenlängen von vielen Menschen gar nicht bemerkt wird. Was aber nicht bedeutet, dass sie physiologisch unbedeutend wären! Sonnenbrillen mit der Bezeichnung UV 400 filtern nicht nur UV-Strahlen, sondern auch den Bereich unterhalb von 400 nm aus. Welche Folgen das haben kann, lesen Sie im nächsten Kapitel (siehe Seite 45).

DIE ERFINDUNG DER GLÜHBIRNE UND UNSER MODERNES LICHTUMFELD

Vor ein bis zwei Millionen Jahren trat eine der ersten großen Veränderungen für die Vorfahren des modernen Menschen ein: Man begann, das Feuer als Licht- und Energiequelle zu nutzen. Licht und Energie waren für unsere Urahnen zuerst nur in Form von Blitzen, Vulkanausbrüchen und dadurch entstandenem Feuer bekannt.

Wann genau unsere Vorfahren begannen, das Feuer zu nutzen, darüber streitet die Wissenschaft noch. Fakt ist jedoch, dass dies unsere Evolution maßgeblich veränderte. Man war das erste Mal nicht mehr nur auf Tageslicht, auf das natürliche Lichtspektrum der Sonne angewiesen, sondern konnte auch in der Nacht von Wärme und Licht umgeben sein. Zuvor waren die einzigen Lichtquellen in der Nacht der Mondschein und das Leuchten der Sterne.

Über die Zeiten hinweg nutzten wir dann immer stärker das Licht des Feuers, entwickelten Öl-, Talg- und Tranlampen, genossen die ersten Kerzen, lebten unter Gaslampen – und erlebten schließlich im Jahr 1879 mit der Erfindung der Glühlampe durch Edison die wohl revolutionärste Veränderung unseres Lichtumfeldes. Mit ihr wurde es in Haushalten, Straßen und Fabriken weltweit beständig heller. Der Mensch war nun in der Lage, vollständig über die Dauer und Intensität seiner Beleuchtung zu entscheiden.

Eine weitere große Veränderung erlebten wir im letzten Jahrzehnt: 2007 kamen erstmals LED-Lampen auf den Markt, die nicht nur helleres Licht liefern, sondern auch deutlich weniger Energie dafür verbrauchen als die Glühlampe. Im Dezember 2008 beschloss die EU, Glühbirnen aufgrund ihres hohen Stromverbrauchs bis September 2012 vom Markt zu nehmen. Nach 130 Jahren wurde das Aus für Edisons revolutionäre Erfindung beschlossen, zumindest in Europa. Die Ära eines neuen Lichtspektrums begann – auch für unseren Organismus.

> *Lesetipp*
> **Lügendes Licht. Die dunklen Seiten der Energiesparlampe** *von Thomas Worm und Claudia Karstedt, Hirzel Verlag, Stuttgart 2011*

DIE SIEBEN SPEKTRALFARBEN DES LICHTES

FARBE	WELLENLÄNGEN	FREQUENZEN
rot	≈ 780–630 nm	≈ 430–480 THz
orange	≈ 630–590 nm	≈ 480–510 THz
gelb	≈ 590–560 nm	≈ 510–540 THz
grün	≈ 560–490 nm	≈ 540–610 THz
blau/indigo	≈ 490–450 nm	≈ 610–670 THz
violett	≈ 450–380 nm	≈ 670–750 THz

(nm = Nanometer, THz = Terahertz)

WELLENLÄNGEN UNSERES LICHTUMFELDES

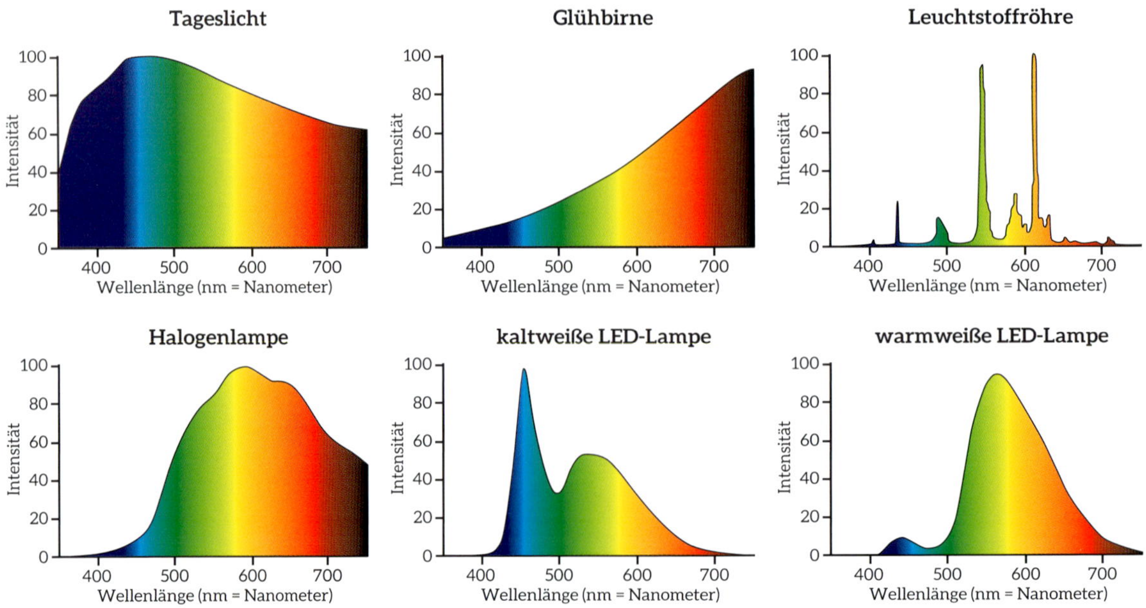

Spektralverteilung verschiedener Lichtquellen

Welche Strahlen senden künstliche Lichtquellen aus? Sind ihre Spektren genauso zusammengesetzt wie Sonnenlicht? Schaut man sich die Spektralanalysen diverser Beleuchtungssysteme an, zeigt sich ganz klar, dass es große Unterschiede in der Zusammensetzung der Wellenlängenspektren gibt.

TAGESLICHT

Es besticht durch eine gleichmäßige Verteilung aller Spektralfarben, sowohl im kurzwelligen, mittelwelligen wie auch im langwelligen Bereich. Diese ausgewogene Verteilung aller Frequenzbereiche stimuliert uns auf biologische Weise. Zudem werden die möglichen schädlichen Effekte bestimmter Frequenzen (z. B. UV) durch das Vorhandensein regulierender Frequenzen (z. B. IR) ausgeglichen.

GLÜHLAMPEN

Bei ihnen dominiert der langwellige rote Spektralbereich, sie weisen aber grundsätzlich ein kontinuierliches Spektrum ohne einzelne »Zacken« (Energiespitzen in bestimmten, eng begrenzten Wellenlängenbereichen) auf. Aus diesem Grund hat die Glühlampe nach wie vor viele Verfechter, die sie im Gegensatz zu anderen künstlichen Lichtquellen über den grünen Klee loben. Dabei darf aber nicht vergessen werden, dass schon allein die allgemeine Nutzung künstlicher Beleuchtung zu einseitigen Veränderungen unseres Lichtspektrums mit entsprechenden physiologischen Folgen führte.
Zudem kann sich auch eine einseitige Exposition im roten Spektralbereich nachteilig auswirken. So fand der amerikanische Augenarzt Dr. John Ott, einer der großen Pioniere der Lichtforschung, heraus, dass die Herzzellen von Hühnerembryos unter Rotlicht zunächst schlaff wurden und letztendlich platzten. Damit stellte sich für ihn die Frage, ob es eine Verbindung zwischen Herzgefäßkrankheiten und dem hohen Rotgehalt des Glühbirnenlichts gibt. Angesichts der Entwicklung der koronaren Herzkrankheiten in unserer Gesellschaft und der massiv erhöhten Kunstlichtexposition scheint dies plausibel – und naheliegender als die üblicherweise verdächtigten erhöhten Cholesterinspiegel.

LEUCHTSTOFFLAMPEN

Diese Leuchtmittel haben ein sehr unregelmäßiges Lichtspektrum mit problematischen Energiespitzen. Auffallend ist, dass im Vergleich zur Glühlampe die

Wellenlängen über 630 nm fehlen. Wir erhalten also unter Leuchtstofflampen ein sehr unnatürliches Spektrum, das weitreichende Auswirkungen auf unsere Körperfunktionen hat.

LED-LAMPEN

Die modernste Kunstlichtvariante ist in diversen spektralen Zusammensetzungen (Farbtemperaturen) erhältlich, doch auch sie bietet ein unter biologischen Gesichtspunkten sehr einseitiges Spektrum: Meist überwiegen die Frequenzen im Blaubereich, ganz besonders deutlich bei kaltweißem LED-Licht. Bei warmweißen LEDs überwiegen die grünen Wellenlängen. Beiden Varianten fehlt das komplette UV-Spektrum, und der Rotlichtbereich ist nur in geringem Maß vorhanden.

Nicht nur für Haushalte und Büros gibt es heute LEDs mit ganz unterschiedlicher Zusammensetzung zu kaufen. So kommen bei der Beleuchtung im kommerziellen Acker- und Gartenbau LEDs mit Lichtspitzen im gelben und grünen Bereich zum Einsatz, da sie das Pflanzenwachstum anregen. Für Reifungsprozesse in der Nahrungsmittelproduktion nutzt man ebenfalls spezielle Frequenzmuster. Und in der Tierzucht werden sie zur Wachstumsregulierung und hormonellen Steuerung eingesetzt. Den Hinweis gaben beispielsweise Studien mit männlichen Hamstern, die unter kaltweißem Licht sehr viel kleinere Geschlechtsorgane entwickelten als Tiere unter natürlichem Licht mit dem vollen Spektrum. Fische hören unter kaltweißem Licht auf zu laichen. Wählt man eine andere Wellenlängenkombination (mehr rosa) und setzt man die Fische einer geregelten Dunkelphase aus, laichen sie wieder – der Nachwuchs ist jedoch ausschließlich weiblich.

Diese eindrücklichen Erkenntnisse über die biologischen Effekte des sichtbaren Lichts sollten uns wachrütteln. Denn warum sollte ausgerechnet der menschliche Organismus nicht auf Licht reagieren? Machen wir uns also Gedanken auch um unsere Fruchtbarkeit und die unserer Kinder unter den heute üblichen, einseitigen Kunstlichtfrequenzen.

BILDSCHIRME

Auch hier stoßen wir auf einen sehr einseitigen Spektralbereich, der sich gänzlich vom natürlichen Lichtspektrum entfernt hat und mit massiven Spitzen im Bereich der blauen Wellenlängen auftrumpft. Benutzer von Smartphones, Tablets und Computern – also praktisch alle – sollten sich unbedingt mit den Spektren ihrer Geräte befassen. Eine gute Quelle ist die Internetseite www.fluxometer.com. Dort können Sie sich die Spektralverteilungen zahlreicher Produkte anschauen, hier ein paar Beispiele:

iPhone 6 ohne Filter

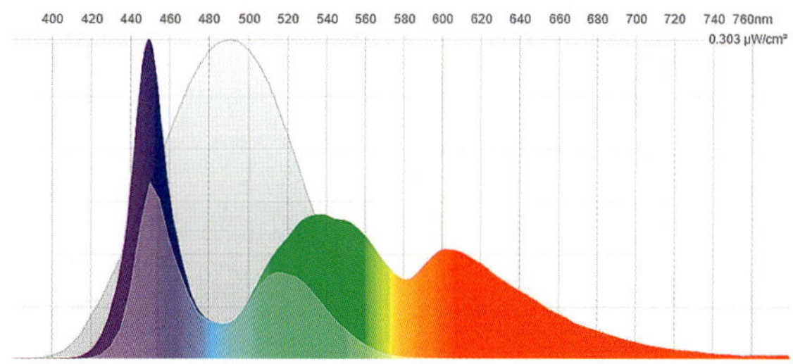

- Rotlichtspitze: 560 nm bei 0,0955 µW/cm²
- Grünlichtspitze: 531 nm bei 0,115 µW/cm²
- Blaulichtspitze: 448 nm bei 0,242 µW/cm²

iPhone 6 mit Blueblocker-Brille
(UVEX SCT orange)

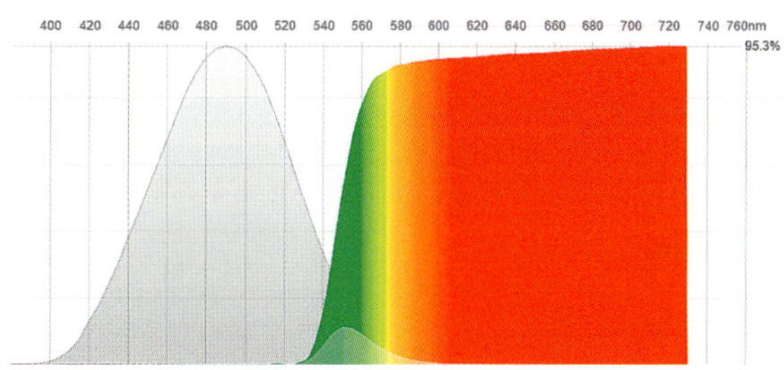

Kindle ohne Filter

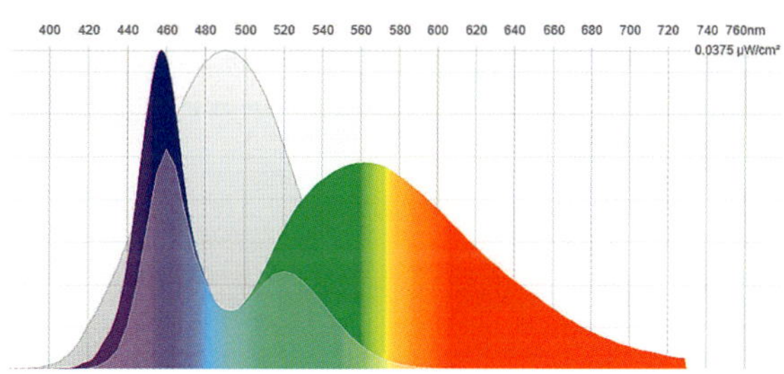

- Rotlichtspitze: 562 nm bei 0,0243 µW/cm²
- Grünlichtspitze: 559 nm bei 0,0243 µW/cm²
- Blaulichtspitze: 458 nm bei 0,0375 µW/cm²

Macbook Air ohne Filter

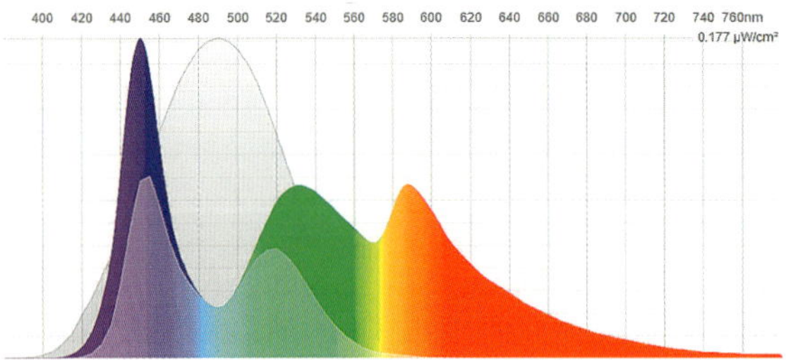

Macbook Air mit flux 1200 K

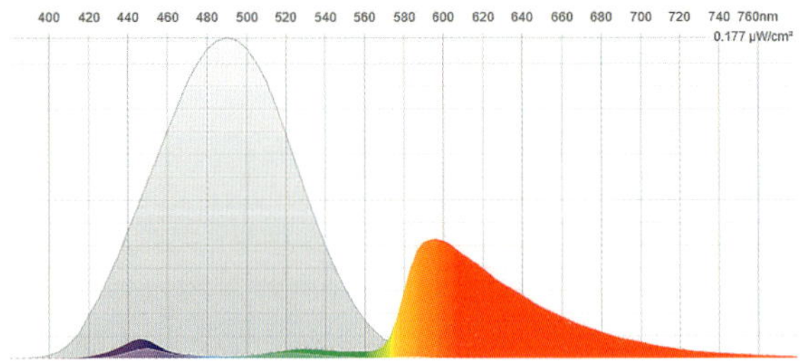

- Rotlichtspitze: 589 nm bei 0,0959 µW/cm²
- Grünlichtspitze: 532 nm bei 0,0953 µW/cm²
- Blaulichtspitze: 450nm bei 0,177 µW/cm²

Im Vergleich dazu:

Kerzenschein

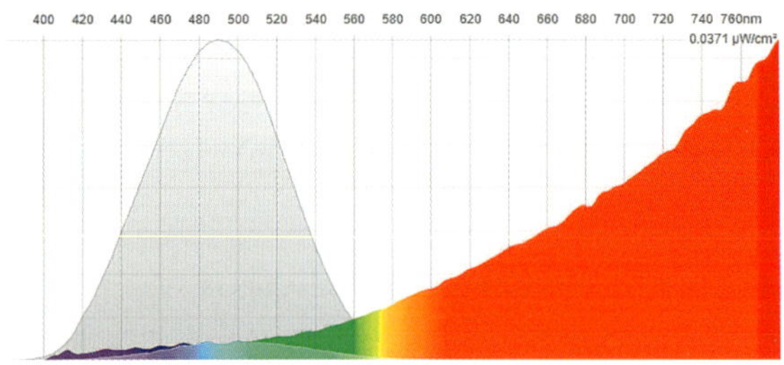

- Rotlichtspitze: 780 nm bei 0,0371 µW/cm²
- Grünlichtspitze: 559 nm bei 0,00463 µW/cm²
- Blaulichtspitze: 472 nm bei 0,00200 µW/cm²

Himalaya-Salzlampe

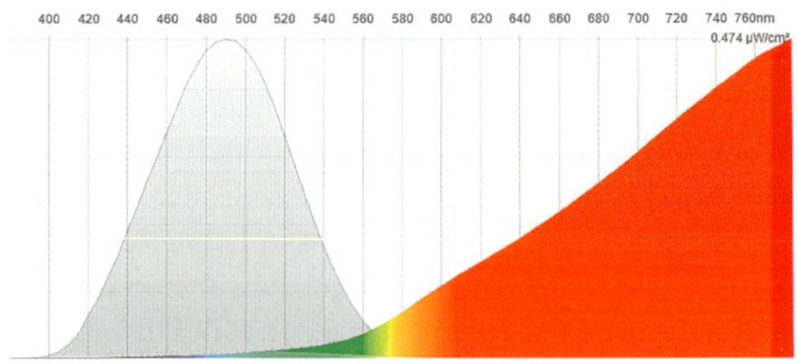

- Rotlichtspitze: 780 nm bei 0,474 µW/cm²
- Grünlichtspitze: 559 nm bei 0,0350 µW/cm²
- Blaulichtspitze: 479 nm bei 0,00564 µW/cm²

Vollmond

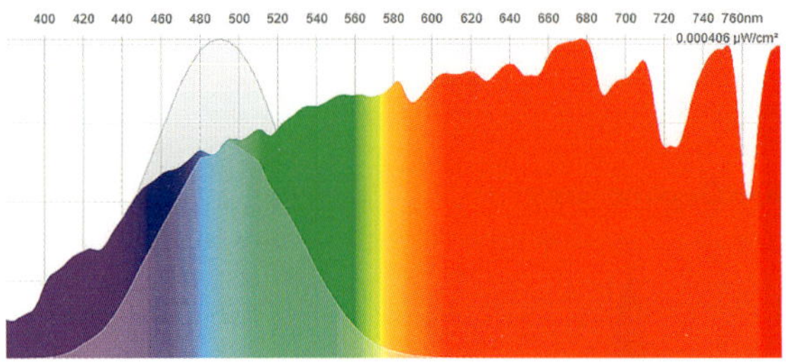

- Rotlichtspitze: 678 nm bei 0,000406 µW/cm²
- Grünlichtspitze: 554 nm bei 0,000335 µW/cm²
- Blaulichtspitze: 479 nm bei 0,000263 µW/cm²

iPhone-Taschenlampe

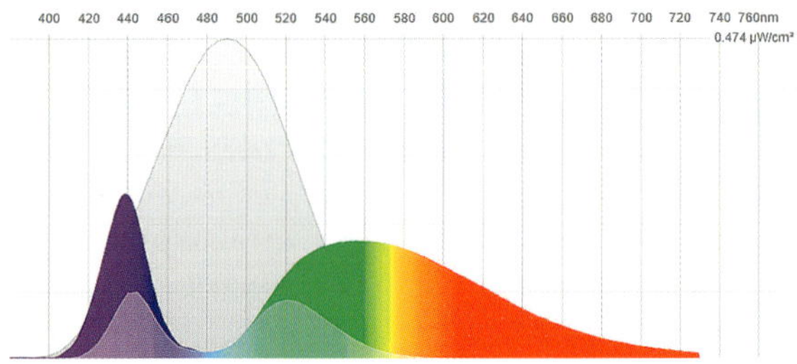

- Rotlichtspitze: 560 nm bei 0,174 µW/cm²
- Grünlichtspitze: 557 nm bei 0,175 µW/cm²
- Blaulichtspitze: 439 nm bei 0,245 µW/cm²

(Alle Grafiken und Daten mit freundlicher Genehmigung von f.lux software)

> ***Lesetipp***
> **Lights Out – Sleep, Sugar, and Survival** *von T. S. Wiley und Bent Formby, Atria Verlag, New York 2000*

Der Mensch gedeiht am besten unter dem vollen Lichtspektrum! Das optimale Lichtumfeld für unsere Gesundheit beinhaltet eine gleichmäßige Verteilung aller Wellenlängen – so wie es in der Natur immer war. Doch wie sieht es bei sogenannten Vollspektrum-Lampen aus, die in vielfacher Ausführung im Handel angeboten werden? Sie versprechen das perfekte Lichtumfeld. Allerdings senden viele Modelle keine oder nur sehr wenig UV-A-Strahlen aus und weisen unangemessene Blaulichtspitzen auf.

Ebenso werden häufig Tageslichtlampen mit hohen Blaulichtanteilen gegen die Winterdepression verkauft. Die Hersteller stützen sich hierbei auf Forschungsergebnisse, die unter Blaulicht eine Anregung der neuronalen Aktivität fanden. Da aber unser übliches Lichtumfeld längst mit blauen Lichtfrequenzen übersättigt ist, finde ich es überhaupt nicht sinnvoll, zusätzliche Blaulichtquellen therapeutisch einzusetzen. Sie verstärken das Ausmaß der Blaulichtschädigungen weiter. Meine Empfehlung ist daher, dass Sie – wie im Reset-Programm ab Seite 65 ausführlich beschrieben – eine Winterdepression mit morgendlichem Tageslicht und UV-Strahlung angehen. Außerdem empfehle ich Ihnen grundsätzlich, in Zukunft Spektralanalysen Ihrer Leuchtmittel zu verlangen und Ihre Beleuchtung so zusammenzustellen, dass sie ein ausgeglichenes, gemischtes Licht ohne einseitige Energiespitzen aufweist.

BLAULICHT: EIN ZWEISCHNEIDIGES SCHWERT

Der Mensch braucht eine gewisse Menge an blauem Licht, um wach und agil zu sein und bestimmte Stoffwechselfunktionen zu koordinieren. Am frühen Morgen, wenn die Sonne noch nicht hoch über dem Horizont steht, gelangt nur ein kleiner Teil ihrer blauen Lichtwellen durch die Atmosphäre auf die Erde, der größere Teil wird absorbiert. Daher erscheint das frühe Sonnenlicht rötlich. Mittags, wenn die Sonne im Zenit steht, erscheint uns ihr Licht intensiver, weißer und kälter, was auch daran liegt, dass der Blauanteil seinen Höchststand erreicht. Am Abend verschwindet der Blauanteil gänzlich aus dem Farbenspektrum des Sonnenlichts und der Rotanteil steigt an.

Der geringe Blauanteil des frühen Tageslichts genügt jedoch, um unser Gehirn aufzuwecken. Um wach zu werden und auf Touren zu kommen, profitieren wir also von einem gewissen Anteil Blaulicht zu Tagesbeginn. Insofern sind die sogenannten Tageslichtlampen morgens durchaus hilfreich. Aber: Im Gegensatz zu künstlichem Licht erscheint Blaulicht in der Natur immer in Kombination mit rotem Licht! Daher sind auch andere biologische Wirkungen zu erwarten.

Die zyklischen Veränderungen von Intensität und Farbanteilen des Sonnenlichts beeinflussen jede einzelne Zelle unseres Organismus – positiv wie negativ. Unser Körper ist seit Urzeiten auf die Besonderheiten und rhythmischen Veränderungen des Sonnenlichtes im Tagesverlauf getaktet, unser gesamter Stoffwechsel reagiert darauf. So beschleunigt der hohe Blauanteil in der Tagesmitte unsere zellulären Vorgänge und lässt eine Vielzahl aggressiver freier Radikale in den Mitochondrien entstehen. Ganze Kaskaden biochemischer Reaktionen finden statt, die unseren gesamten Organismus fordern wie ein Marathon. Die Veränderungen der Lichtfrequenzen zum Abend hin beruhigen dies alles wieder. Unter den vorwiegend roten Wellenlängen werden Regenerations- und Reparaturvorgänge eingeleitet, doch erst in der (möglichst) totalen Dunkelheit der Nacht laufen sie auf Hochtouren. So entstehen unsere zirkadianen Rhythmen (siehe Seite 40).

VORTEILE VON BLAULICHT

- **stoppt** frühmorgens die Bildung des Schlaf- und Reparaturhormons **Melatonin**
- macht uns **wach** und **agil**
- steigert die frühmorgendliche **Kortisolproduktion**
- vormittags richtig eingesetzt unterstützt es die **Synchronisierung unserer chronobiologischen Rhythmen** über die Augen
- wirkt vormittags **antidepressiv**

Ihr Organismus ist also ein lichtgesteuertes Orchester, und der Dirigent ist die Spektralfarbe Blau! Die Auswahl dieses Dirigenten fand jedoch zu einem Zeitpunkt in der Evolution statt, als es noch keine künstlichen Blaulichtquellen gab. Und so verwundert es kaum, dass uns die heute weitverbreitete übermäßige künstliche und einseitige Blaulichtexposition erhebliche Probleme bereitet.

NACHTEILE VON BLAULICHT

- steigert die **Kortisolproduktion** konstant, besonders am Abend, was auf Dauer die Funktion der Nebennieren stört

- fördert die **Zerstörung** (Oxidation) **wichtiger Lipide** in den Zellmembranen, z. B. der DHA in den Augen; dabei entstehen viele schädliche Radikale
- **vermindert** die **Melatoninproduktion** im Auge und somit auch in der Zirbeldrüse, was die Schlafqualität beeinträchtigt; auch die antioxidative und krebsschützenden Funktionen des Melatonins gehen verloren
- **verhindert die Produktion von Dopamin** im Auge und verringert damit auch den Dopaminspiegel im Gehirn (Frontallappen), was die Motivation, Denkprozesse, strukturiertes Denken, die Laune, das Essverhalten u. v. m. beeinträchtigt
- **schädigt die Nervenzellen** in der Netzhaut (Retina) des Auges und die zellulären Fotorezeptoren
- **vermindert die Energiegewinnung** in den Augenzellen (die oxidative Phosphorylierung in der Atmungskette der Mitochondrien)
- steigert das Risiko sämtlicher **Augenkrankheiten** wie z. B. Makuladegeneration, grauer Star, grüner Star und Kurzsichtigkeit
- erhöht das **Alterspigment Lipofuszin** im Auge
- **stört** die zellulären **Reparaturmechanismen**
- erhöht die Zuckervergärung (**Warburg-Effekt**) und damit das Risiko eines **Tumorwachstums**
- verschiebt das Zusammenspiel diverser **Hormone** und fördert so **Gewichtsprobleme**

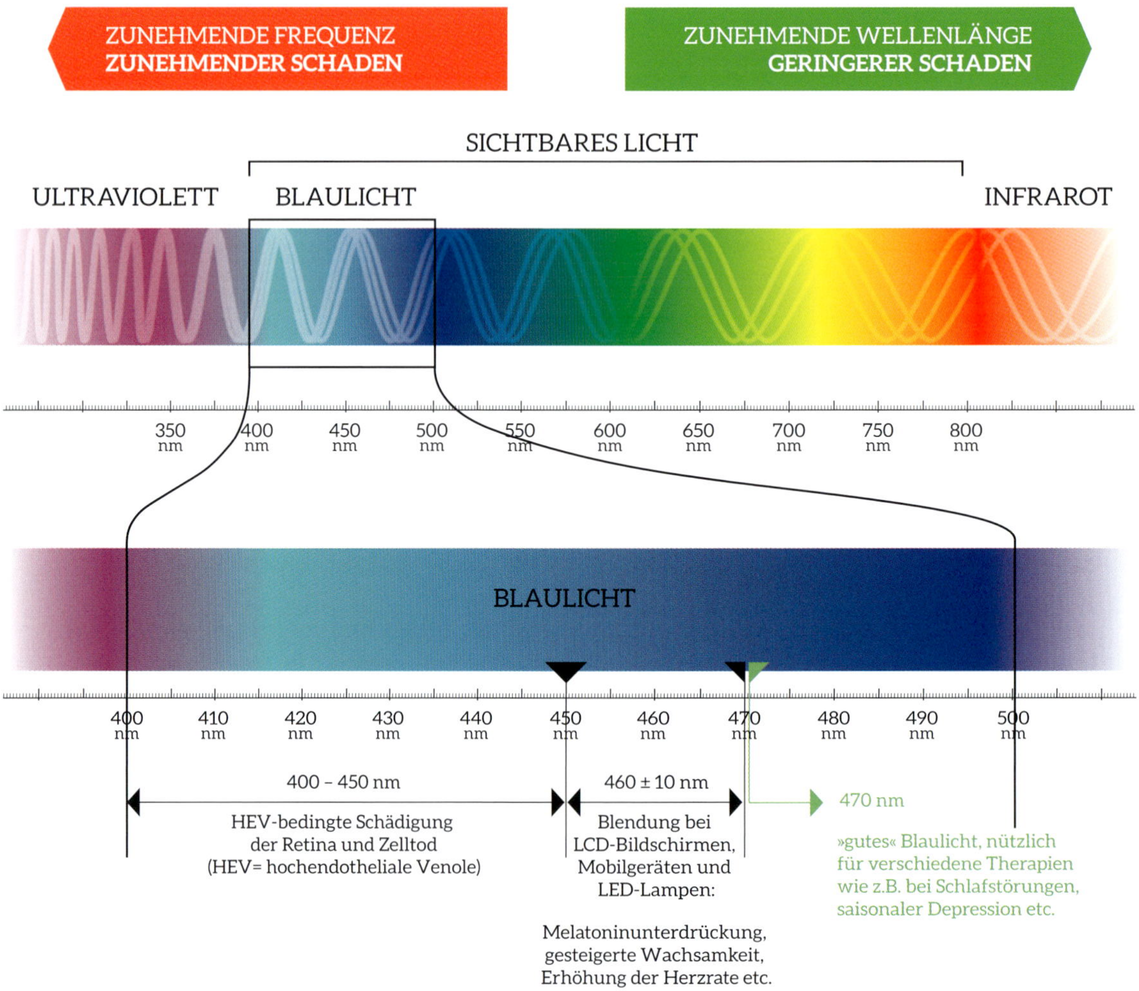

Wirkmechanismen des Blaulichts

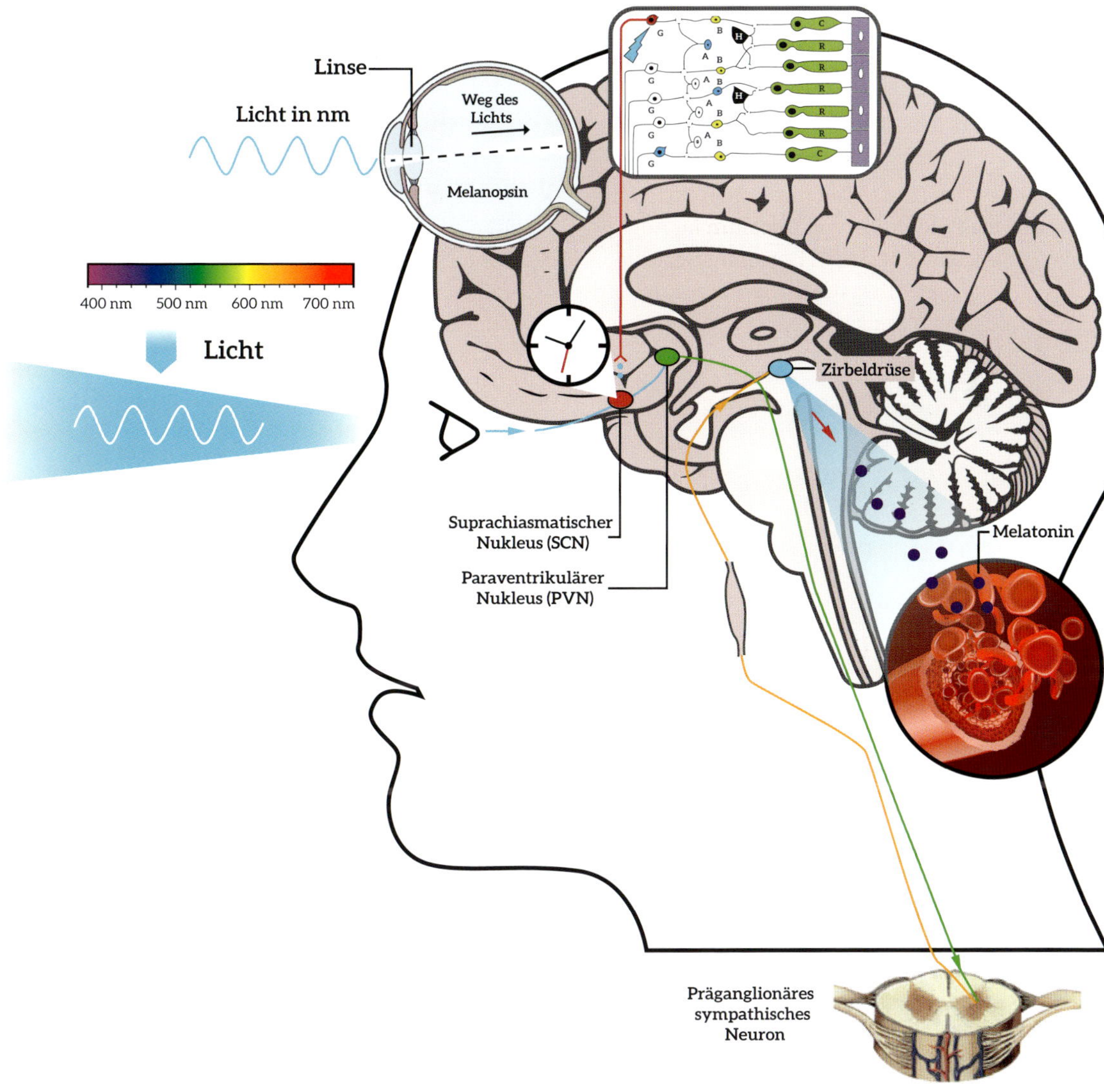

Der Weg des Lichts im menschlichen Gehirn

Nach diesem Exkurs ins Thema Licht gehören Sie zu den Lichtexperten. Viele der hier genannten Punkte sind den meisten Menschen nicht geläufig. Dieses Grundwissen zum Strahlungs- und Lichtspektrum ist jedoch von enormer Bedeutung, denn die spektrale Zusammenstellung des Lichtes ist für alle Lebensabläufe des Menschen, der Tiere und Pflanzen entscheidend! Die Natur hat ein äußerst ausgeklügeltes Zusammenspiel von Wellenlängen kreiert, das uns das Leben auf dem Planeten Erde überhaupt erst ermöglicht.

Welche spezifischen Auswirkungen verschiedene Spektren und bestimmte Kombinationen unterschiedlicher Wellenlängen zu bestimmten Tages- und Jahreszeiten auf die Funktionsweise jeder Ihrer Körperzellen haben, erfahren Sie im folgenden Kapitel über Chronobiologie!

Chronobiologie: zirkadiane Rhythmik und Zeitgeber

»Early to bed, early to rise, makes people healthy, wealthy and wise.«
(Früh zu Bett gehen und früh aufstehen macht Menschen gesund, wohlhabend und klug.)

Benjamin Franklin, 1706–1790

Zeitliche und räumliche Abläufe

Wenn Sie einen Gast abholen oder selbst mit dem Flugzeug reisen, erleben Sie am Flughafen bewusst oder unbewusst, wie Flugzeuge im Minutentakt abfliegen und landen, an unterschiedliche Hubs andocken, wie Lande- und Abflugbahnen zu ganz bestimmten Zeiten freigegeben werden, Gepäckräume beladen und entladen oder Gepäckstücke auf diverse Fließbänder verteilt werden. Es ist eine sehr zeit- und raumsensible Situation, die potenziell zu einem gefährlichen Chaos führen kann! Um dies zu vermeiden, ist es unabdinglich, die Vielzahl an Aktivitäten haargenau zu koordinieren.

Eine zentrale Rolle bei der komplexen Organisation eines Flughafens spielt die Flugverkehrskontrolle, die für die reibungslose Koordination der Maschinen am Boden und in der Luft verantwortlich ist. Sie staffelt die Flugzeuge und organisiert und beschleunigt den Verkehrsfluss. Die Piloten unterstützt sie unter anderem durch die Bereitstellung von relevanten Informationen. Zeitliche und räumliche Abläufe muss sie folglich mit großer Genauigkeit und viel Personal über ausgeklügelte Systeme abstimmen. Zudem ist die Flugverkehrskontrolle täglich mit Problemen wie dem (wachsenden) Umfang des Luftverkehrs oder prekären Wetterverhältnissen konfrontiert. Viel Geld, Zeit und Energie werden daher regelmäßig in die Entwicklung neuer Technologien investiert, um alle Prozesse so effizient wie möglich zu gestalten und sicherzustellen, dass die nötige Anpassung an sich verändernde äußere Umstände gewährleistet ist.

Die Aufgaben und Herausforderungen der Flugverkehrskontrolle bieten eine griffige Analogie zur faszinierenden Wissenschaft der Chronobiologie. Dieses Wort setzt sich aus den altgriechischen Wörtern *chronos* (Zeit), *bios* (Leben) und *logos* (Wissenschaft) zusammen. Folglich befasst sich die Chronobiologie mit den Auswirkungen der Zeit auf biologische Systeme und damit, wie diese Systeme die Zeit auf zellulärer Ebene verstehen und messen. Denn für jedes Lebewesen ist die Gewährleistung räumlicher und zeitlicher Ordnung von zentraler Bedeutung, beides muss harmonisch und in sinnvoller Weise aufeinander abgestimmt werden. Stellen Sie sich also Ihren Körper von Kopf bis Fuß als großen internationalen Flughafen vor, der konstant von der Flugverkehrskontrolle in Ihrem Gehirn räumlich wie zeitlich koordiniert werden muss: Jeder einzelnen Zelle muss zeitgerecht mitgeteilt werden, wann sie was zu tun hat. Die Verständigung untereinander und die Aktivitäten Ihrer Zellen müssen genau abgestimmt werden. Dabei werden – wie auf dem Flugplatz – externe Einflüsse registriert und entsprechende (physiologische) Reaktionen eingeleitet oder angepasst. Verlaufen diese Abgleichungen und Adaptionen reibungslos, finden sämtliche Prozesse zur richtigen Zeit am richtigen Ort statt.

GESUNDHEIT BRAUCHT RHYTHMUS

Bei Helligkeit sollten Sie wach sein und bei Dunkelheit schlafen können. Wird es Ihnen zu heiß, kühlt Ihr Körper Sie durch Schwitzen ab. Bei Kälte sollte er dagegen mit einer erhöhten Wärmeproduktion reagieren. Registriert Ihre Haut starke UV-Strahlung, wird im Normalfall die Ausschüttung des Hautpigmentes Melanin gesteigert, also Ihr persönlicher Sonnenschutz aktiviert. Reagiert Ihr System jedoch nicht zeitgerecht, weil der Abgleich mit externen Einflüssen und die Adaption daran mit Verspätung oder im schlimmsten Falle gar nicht erfolgt, ist für Chaos gesorgt. Dies kann sich auf sehr verschiedene Arten manifestieren, wobei kleinere innere Tumulte leider allzu häufig ignoriert werden. Typische »Kleinchaos«-Szenarien sind Hunger zur falschen Zeit (z. B. am späten Abend oder mitten in der Nacht), Verlust des Sättigungs- oder des Hungergefühls, kein oder zu starkes Durstgefühl, Verlangen nach Kohlenhydraten, Verdauungs- und Stoffwechselstörungen, Einschlaf-, Durchschlaf- oder Aufwachschwierigkeiten, Energiemangel am Tag, erhöhte Aktivitätslust am Abend oder nächtlicher Harn- oder Stuhldrang.

Werden derartige Szenarien über einen längeren Zeitraum ignoriert, breitet sich das Chaos großflächiger aus und der Handlungsbedarf wird dringlich! Es entstehen Verschiebungen in der Hormonproduktion, sei es beim Schlafhormon Melatonin oder beim Stresshormon Kortisol oder auch bei den Schilddrüsen- und Geschlechtshormonen. Die Gesundheit der Augen verändert sich von leichter Kurzsichtigkeit bis hin zum grauen Star oder zur Makuladegeneration, einer Netzhauterkrankung mit nachlassender zentraler Sehschärfe. Ein Diabetes mellitus (Zuckerkrankheit) schleicht sich ein, das Aktivitätsmuster des Gehirns verändert sich und unsere Körpermasse wächst oder schrumpft. Ist das Chaos schließlich in vollem Gange, kollabiert unser System. Dieser Niedergang äußert sich dann als Krebs, in Form neurodegenerativer Krankheiten wie Alzheimer, Parkinson, Demenz oder Depression, in Unfruchtbarkeit oder Zeugungsunfähigkeit. Das Herz gerät buchstäblich aus dem Takt und erkrankt und unser Kollagen- und Knochengerüst »zerbröselt«. Es ist, als hätte unser Kontrollsystem den Selbstzerstörungsschalter umgelegt.

Die Rhythmen des Lebens

Zu jedem Zeitpunkt in unserem Leben müssen wir deshalb sicherstellen, dass die zeitliche und räumliche Synchronisation unserer inneren Rhythmen mit den äußeren Einflüssen optimal unterstützt wird. Damit sind wir bei einer der grundlegendsten Erkenntnisse der Chronobiologie: **Alle Lebensvorgänge laufen in Form von Rhythmen unterschiedlicher Periodendauer ab, die als kontinuierliche Anpassungen der inneren Zustände an die äußeren Umstände zu verstehen sind.**
Da sich die Chronobiologie mit Mensch, Tier und Pflanze beschäftigt, profitieren viele unterschiedliche Disziplinen von ihren Forschungsergebnissen und Erkenntnissen. Dazu gehören die Vieh- und Pflanzenzucht, die Sozialmedizin (zum Beispiel bei Fragen zur Schichtarbeit), die Pharmakologie und die Psychiatrie wie auch die Chronomedizin einschließlich der Schlaf- und Sportmedizin sowie der Flug- und Raumfahrtmedizin. Alle diese Disziplinen befassen sich mit Periodenlängen, Rhythmen und externen Einflussfaktoren, den sogenannten Zeitgebern.
Kurzum: Anhand chronobiologischer Rhythmen und externer Faktoren (Zeitgeber) werden die mannigfaltigen physiologischen, biochemischen und metabolischen Prozesse in allen Lebewesen zeitlich optimiert. Chronobiologen nennen diesen Prozess interne Synchronisation.

PERIODENLÄNGEN UND NATÜRLICHE RHYTHMEN

Die Periodenlängen biologischer Rhythmen reichen von Millisekunden bis zu Jahren. Der **zirkalunare Rhythmus** der Mondphasen umfasst beispielsweise 29,5 Tage. Einige Untersuchungen haben Verschiebungen der Menstruationstermine anhand lunarer Rhythmen festgestellt. Andere zeigen, dass die Menstruationsrhythmen »moderner« Frauen oft nicht mehr mit äußeren Faktoren synchronisiert sind. Auch die Krankheitsanfälligkeit kann in Abhängigkeit von den Mondphasen zyklisch schwanken. So haben zum Beispiel Wissenschaftler in Bratislava dargelegt, dass infektiöse Durchfallerkrankungen seltener bei Vollmond und Neumond auftreten.
Mit Jahresrhythmen, den sogenannten **zirkannualen Rhythmen**, sind der sich verändernde Sonnenstand sowie die jahreszeitlichen Veränderungen verbunden. Zahlreiche Untersuchungen haben ergeben, dass saisonale Veränderungen einen Einfluss auf Stoffwechsel, Temperaturregulation, Kreislauf wie auch auf die Blutbildung haben. Sie kennen sicherlich das Phänomen der Frühjahrsmüdigkeit oder auch das der jährlichen Wintergrippewelle. Hier spielt die Zu- und Abnahme der UV-Strahlung eine große Rolle. Spannend ist auch die Beobachtung, dass unsere Körpertemperatur und Herzfrequenz im Februar am niedrigsten und im August am höchsten sind.
Dauert eine Schwingung bzw. ein Rhythmus deutlich länger als einen Tag, spricht man von einem **infradianen Rhythmus**. Mit diesem werden verschiedenste Entwicklungen in Verbindung gebracht, wie etwa Schwankungen der Geburtenrate, der Geburtsgewichte, psychiatrischer Krankheiten, der Herzinfarktraten, Schlaganfälle sowie Gezeiten- und Sexualrhythmen.
Ein **zirkadianer** oder **Tag-Nacht-Rhythmus** dauert zirka 24 Stunden und ist von sehr großer Bedeutung für die interne Biologie, das interne Zeitgefühl aller Lebewesen, die sich täglich aufs Neue darauf einstellen müssen. Findet diese Koordination nicht geregelt statt, erlebt der Organismus einen »Jetlag« – und das ganz ohne Flug über mehrere Zeitzonen hinweg! Zirkadiane Rhythmen regulieren den Tagesverlauf Ihrer Körpertemperatur – und anhand Ihrer Thermoregulation lässt sich messen, ob Sie zeitlich gut »eingestellt« sind. Experten sprechen hierbei von einer Homöostase oder Homöodynamik. Das (richtige) Einstellen und die Pflege

zirkadianer Rhythmen sind auch in diesem Buch von zentraler Bedeutung.
Bei Rhythmen, die deutlich kürzer als einen Tag dauern, spricht man von **ultradianen Rhythmen**. Sie beeinflussen wiederum unsere zirkadianen Rhythmen. War Ihnen zum Beispiel bewusst, dass unsere Nasenatmung einem Seitigkeitsrhythmus unterliegt, der darauf beruht, dass die Nasenschleimhäute abwechselnd durchblutet werden? Oder dass wir über einen rhythmischen Muskeltonus verfügen, der den Tonus aller Hohlorgane, der Haut und der Schleimhäute variiert? Der Tonus unserer Blutgefäße unterliegt ebenfalls kurzen Rhythmen von etwa einer Minute. Vielen dürfte besonders die rhythmische Abstimmung zwischen Atmung und Herz bekannt sein: Auf vier Herzschläge kommt bei den meisten gesunden Menschen ein Atemzug. Atmung, Herzschlag, Blutdruck, Körpertemperatur, die gesamte Gehirntätigkeit und der rhythmische Ablauf bestimmter Nervenaktionen unterliegen meist sehr kurzen Periodenlängen.
Unser Dasein und unsere Umwelt sind also von Rhythmen geprägt. Ja, wir sind durch und durch rhythmische Wesen! Das (ungute) Gefühl, »seinen Lebensrhythmus verloren zu haben«, sollte man also auch in einem chronobiologischen Kontext verstehen. Und jeder Tänzer oder Musiker weiß genau, was es bedeutet, aus dem Takt gekommen zu sein!

Periodisch einwirkende Umweltfaktoren als Zeitgeber und Rhythmusgeneratoren

Die Chronobiologie spricht von Zeitgebern, wenn sie äußere Einflüsse (exogene Komponenten) meint, die unsere innere Uhr, unser »endogenes Milieu«, mit der Umwelt synchronisieren. Zu den wichtigsten Zeitgebern gehören das Licht, die Umgebungstemperatur und die Nahrung. Sie spielen daher auch bei Ihrem Optimierungsprogramm eine zentrale Rolle.
Es gibt zwar noch ein paar andere Zeitgeber, wie Geräusche, Schwankungen des erdmagnetischen Feldes, elektromagnetische Schwingungen sowie soziale Interaktionen, sie spielen aber nur eine untergeordnete Rolle.
Licht gehört zu den wirksamsten biologischen Zeitgebern aller Lebewesen, denn es synchronisiert die »innere Uhr« von Pflanzen, Tieren und Menschen mit der tatsächlichen Tageslänge. Nicht zuletzt deswegen widmete sich das letzte Kapitel ausführlich diesem Thema. Mit Licht können Sie täglich sehr effektiv Ihre innere Uhr stellen. Licht wird über spezielle Rezeptoren im Auge absorbiert, verarbeitet und weitergeleitet. Aber auch jede Zelle in der Haut reagiert auf Lichtsignale aus Ihrer Umwelt. Selbst der Schweiß des menschlichen Körpers enthält UV-A-Strahlung absorbierende Urocaninsäure!
Als ebenfalls wichtiger Zeitgeber kann die **Umgebungstemperatur** nicht nur den Winterschlaf bei Tieren einleiten, sondern auch unseren Stoffwechsel herunterfahren, den Blutzuckergehalt senken, unsere Schlafdauer ändern, die Hautdicke anpassen oder auch unsere Wärmeregulationszentren im Gehirn aktivieren. Diesen Zeitgeber – und spezifisch das Thema Kälte – werden wir in diesem Kapitel noch genauer betrachten. Für die Lotsen der Flugverkehrskontrolle stellt Kälte ein Problem, ja eine Gefahr dar, da sie die Funktionsfähigkeit der Flugzeuge beeinträchtigen und Start- und Landevorgänge erschweren kann. Viele Menschen betrachten Kälte ebenfalls als etwas Unangenehmes und potenziell Bedrohliches. Evolutionär betrachtet ist Kälte jedoch ein sehr nützlicher Zeitgeber. Richtig eingesetzt, kann Kälte für Ihren Organismus eine positive Erfahrung bedeuten, ja sogar zum Retter in der (körperlichen) Not werden. Je mehr Sie aus dem Takt sind, je größer Ihr zelluläres Chaos, umso dringlicher brauchen Sie die Kälte!
Dann wäre da noch unser dritter wichtiger Zeitgeber, die **Nahrung**. Falls Sie vor lauter Spannung zuerst mein Reset-Programm durchgelesen haben, ist Ihnen wahrscheinlich bereits jetzt klar, warum Sie wunderbare Speisen voller wertvoller mariner Fettsäuren zu bestimmten Tageszeiten genießen sollen und wollen. Eine andere Nahrungszusammenstellung allein kann unseren Zellen schon wichtige zeitliche Informationen geben. Der Zeitpunkt der Nahrungseinnahme ist von ebenso großer Bedeutung für die Taktung Ihrer zirkadianen Rhythmen. Denn Fakt ist: Essen wir in der Nacht, muss unser Körper den Stoffwechsel wie zu Tageszeiten aktivieren und gerät in den Irrglauben, dass es in Wirklichkeit Tag ist. Schalten Sie dazu noch das Licht ein, schauen Fernsehen, surfen im Internet oder chatten in den sozialen Medien, kommen Ihre Zellen völlig durcheinander und Ihr Gehirn aus dem Takt. Dies kann so weit gehen, dass Ihre Zellen untereinander kommunizieren, als wären sie Demenzkranke. Möchten Sie jedoch ein dynamisches zelluläres »Gesprächsniveau« aufrechterhalten, müssen Sie mit den Zeitgebern richtig umgehen und die Rhythmik Ihres Lebens beachten.

Lesetipps

Wake up! Aufbruch in eine ausgeschlafene Gesellschaft *von Peter Spork, Hanser Verlag, München 2014*

Unsere innere Uhr. Natürliche Rhythmen nutzen und der Non-Stopp-Belastung entgehen *von Jürgen Zulley und Barbara Knab, Mabuse-Verlag, Frankfurt am Main 2014*

Das Einstellen chronobiologischer Rhythmen

UNSER INNERER UHRMACHER – AN WELCHEN RÄDCHEN ICH DREHEN MUSS, UM MEINE UHR PERFEKT EINZUSTELLEN

Zuerst und vor allem ist das Auge wichtig! Wer meint, dass die Augen nur zum Sehen gedacht sind, wird seine Meinung gleich revidieren müssen. Denn via Auge drehen Sie mit dem Zeitgeber Licht an den Rädchen der Zeit. Das Auge funktioniert im gleichen Maße als Uhr wie als Sehorgan. Beide Funktionen werden letztendlich im Gehirn umgesetzt, das zeitliche und visuelle Informationen verarbeitet und Ihre Master Clock, die im suprachiasmatischen Kern des Hypothalamus sitzt, genau einstellt. Sie stellt alle »Mini-Uhren« in jeder einzelnen Ihrer Zellen. In diesem ausgeklügelten System muss Ihre Master Clock nicht nur perfekt gehen, sondern auch noch etwas schneller ticken als die Mini-Uhren.

Weshalb das so ist? Denken Sie mal an das GPS in Ihrem Auto. Es liefert Ihnen regelmäßig Updates über Verkehrsstaus und Baustellen, gibt zeitgerecht Routenänderungen durch und berechnet genau die Ankunftszeit. Ihre Master Clock im Gehirn hat die gleiche Funktion wie der Satellit im All, der Ihr GPS mit den neuesten Informationen versorgt. Stellen Sie sich nun vor, der Satellit würde langsamer »laufen« als das GPS in Ihrem Auto. Mit ziemlicher Sicherheit würden Sie in jeden Stau fahren, zu spät ankommen oder sogar den Weg nicht finden. Die Aufgabe des GPS ist es ja, Ihnen rechtzeitig zu zeigen, wann Sie abbiegen oder welche Ausfahrt Sie nehmen müssen. Genauso verhält es sich mit Ihrer Master Clock und all den Mini-Uhren.

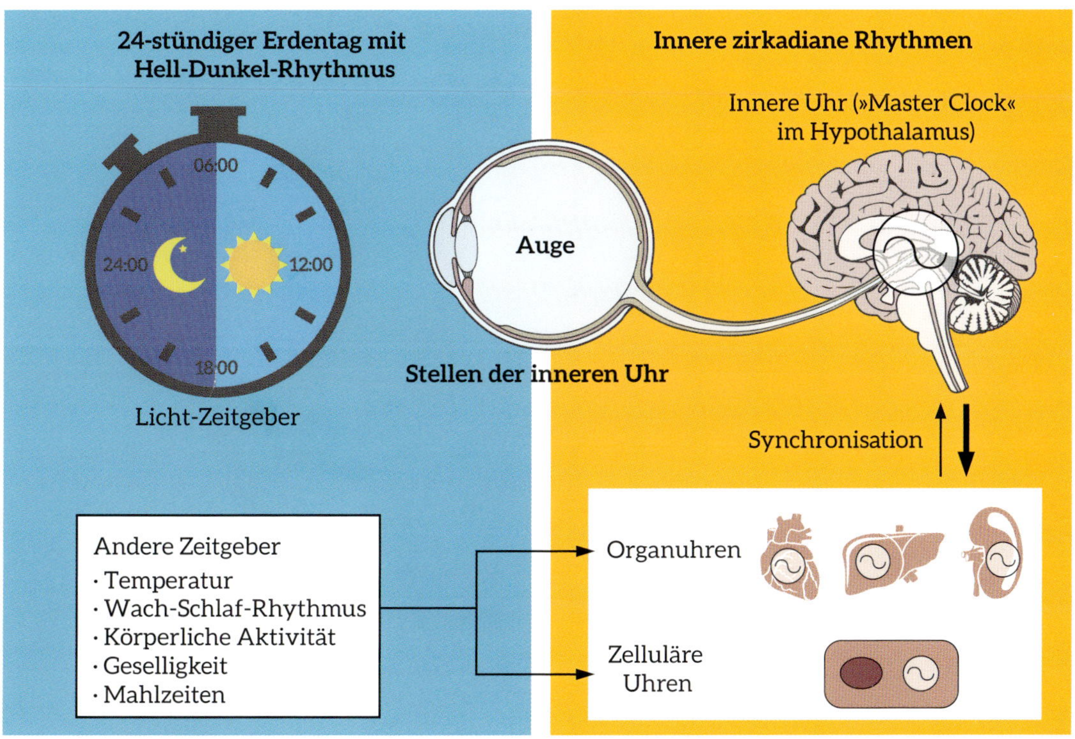

Unterschiedliche Zeitgeber wirken auf die inneren Uhren

TIMING IST ALLES!

Eingestellt wird die Master Clock über Lichtreize bzw. -informationen. Denken Sie an die Fotorezeptoren aus dem letzten Kapitel: Einige Fotorezeptorzellen in Ihrer Netzhaut (Retina) enthalten das Pigment Melanopsin und reagieren deshalb empfindlich auf Wellenlängen im Blaulichtbereich (ca. 450–470 nm). Je nach Expositionsintensität beeinflussen diese Ihr hormonelles Steuerungssystem. Über den Retino-Hypothalamischen-Trakt (RHT) gelangen Lichtinformationen direkt von der Retina zum Hypothalamus, wo lebenswichtige vegetative und hormonelle Funktionen des Körpers gesteuert werden.

Die Kommunikation zwischen Auge und Gehirn zieht aber noch wesentlich weitere Kreise: Via Hypothalamus werden auch die Hirnanhangdrüse (Hypophyse) und die Zirbeldrüse in das »Gespräch« übers Licht miteinbezogen. So werden diverse Schlüsselpunkte im Gehirn mit Lichtinformationen versorgt, was Ihre Hormonproduktion steigern, drosseln oder stoppen kann. Hier besteht ein großes Potenzial für Chaos, was am hormonellen Zustand unserer Gesellschaft leider deutlich erkennbar ist.

Eine Vielzahl an Hormonen wird zwischen Mitternacht und den frühen Morgenstunden gebildet, und auch ihre Ausschüttung muss exakt aufeinander abgestimmt sein. Die Produktion jedes einzelnen Hormons hängt dabei von einer geregelten Produktion seines zeitlichen Vorgängers ab. Wird also Ihre Melatoninbildung schon zu Anfang der Nacht durch intensiven Blaulichtkonsum reduziert oder gar gestoppt, hat das auch unangenehme Konsequenzen für andere Hormone. In Studien wurde beispielsweise gezeigt, dass bei Diabetikern nicht nur der Stoffwechsel der Hormone Insulin und Glukagon gestört ist, sondern unter anderem auch die zirkadiane Rhythmik des Melatonins. Es sollte uns daher nicht überraschen, dass Krankheiten, die von hormonellen Kreisläufen beeinflusst werden, derzeit zunehmen.

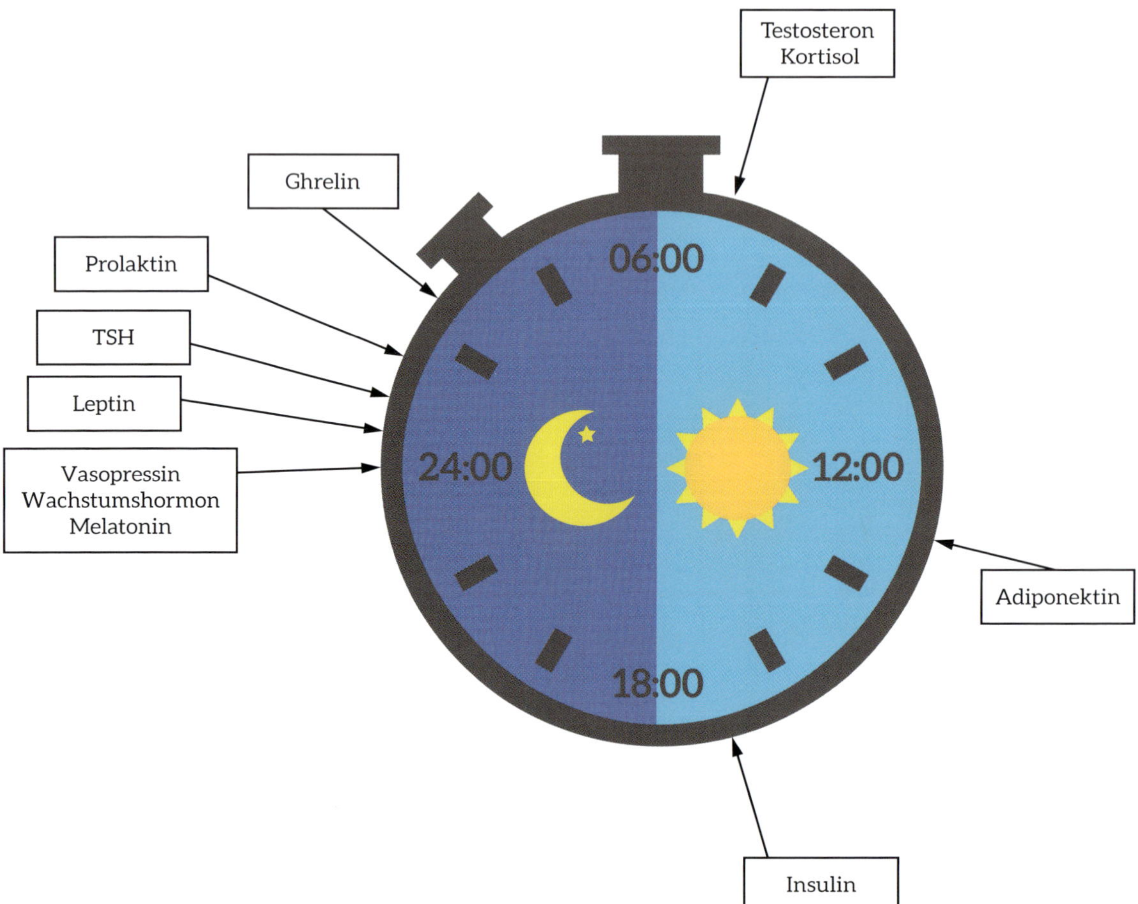

WAS DAS AUGE WAHRNIMMT

Die photometrische Maßeinheit Lux für die Beleuchtungsstärke ist allgemein geläufig. Man kann jedoch auch messen, welche Beleuchtungsstärke bei den jeweiligen Fotorezeptoren des Auges ankommt, etwa das Melanopische Lux (M-Lux) bei Melanopsin-haltigen Rezeptoren. Wissenschaftler haben festgestellt, dass nur Werte unter 5 M-Lux so gut wie keine Verschiebung zirkadianer Rhythmen bewirken. Kommen wir daher noch einmal auf das Lichtspektrum eines iPad Pro zurück. Folgende Daten bezüglich der Fotorezeptorreaktion wurden mit einem iPad Pro ohne Blueblocker-Brille gemessen:

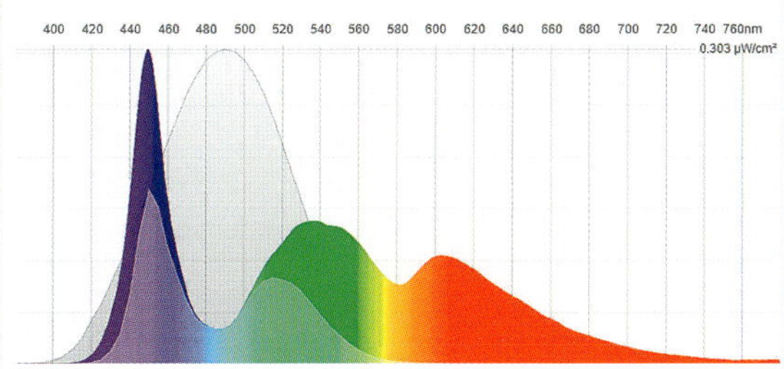

S-ZAPFEN (CYANOPISCHES LUX)	125
MELANOPISCHES LUX	**101**
STÄBCHEN (RHODOPISCHES LUX)	106
M-ZAPFEN (CHLOROPISCHES LUX)	107
L-ZAPFEN (ERYTHROPISCHES LUX)	104

Hier die Werte eines iPad Pro mit einer Blueblocker-Brille (UVEX SCT Orange):

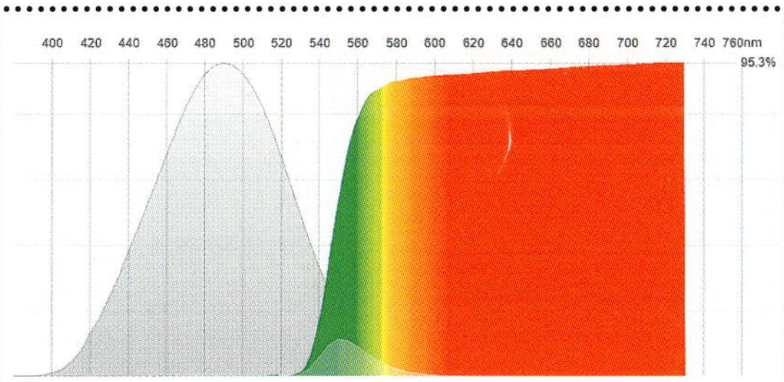

S-ZAPFEN (CYANOPISCHES LUX)	0,206
MELANOPISCHES LUX	**5,23**
STÄBCHEN (RHODOPISCHES LUX)	15,1
M-ZAPFEN (CHLOROPISCHES LUX)	38,5
L-ZAPFEN (ERYTHROPISCHES LUX)	54,6

(Daten mit freundlicher Genehmigung von f.lux software)

Trägt man also am Abend eine spezielle Blueblocker-Brille mit orangefarbenen Gläsern, kann eine Verschiebung zirkadianer Rhythmen umgangen werden und die Regulation wichtiger hormoneller Vorgänge erfolgt reibungslos und zeitgerecht!

Neu entdeckt wurde erst kürzlich das Pigment Neuropsin, das ebenfalls als Fotorezeptor zur Einstellung zirkadianer Rhythmen im Auge dient. Forscher der Universität Washington haben herausgefunden, dass dieses Pigment anhand von UV-A-Strahlung und violettem Licht einen eigenen Rhythmus innerhalb des Auges generiert. Zugleich liefert es rhythmisch Lichtinformationen ins Gehirn. Wir verfügen also über verschiedene Lichtrezeptoren und mehrere »Back-up«-Systeme zum Empfang und zur Verarbeitung spezifischer Lichtsignale.

Im Lauf der Evolution haben wir ein äußerst umfangreiches System entwickelt, um unsere inneren Uhren immer wieder neu stellen zu können. Dazu dienen Blaulichtfrequenzen, die in der Natur nur bei starker Sonnenstrahlung vorkommen, und UV-Strahlen. Anhand der Menge an UV-Strahlen kann unser System Jahreszeiten erkennen oder auch den Breitengrad feststellen. **Anhand der Farben des sichtbaren Lichts erkennt unser Auge Tages- und Nachtzeiten. Auffallend ist, dass die Fotorezeptoren auf Lichtsignale reagieren, die in der Natur nur am Tag vorhanden sind.** Daraus folgt: In der Nacht sollen unsere Augen offenbar keine Lichtsignale erhalten! Nur durch eine lang anhaltende Dunkelperiode kombiniert mit Lichtsignalen am Tag können chronobiologische Rhythmen optimal eingestellt werden.

EXKURS: ***DIE SONNENBRILLE – EINE MODEERSCHEINUNG, DIE UNSERE INNERE UHR AUS DEM TAKT BRINGT***

Im 19. Jahrhundert veränderten die Optiker Carl Zeiss und Josef Rodenstock mit Sonnenbrillen als Augenschutz die Welt. Als dann das Militär und Piloten ihre coolen Fliegerbrillen trugen, verfielen auch viele Normalbürger diesem Trend und polierten ihr Image mit dem letzten Schrei modischer Sonnenbrillen auf. Heute ist die Sonnenbrille ein Massenprodukt, von dem man verschiedene Modelle zu jedwedem Anlass und Outfit besitzt und nutzt. Mittlerweile ist es fast zu einem Automatismus geworden, die Augen mit einer Sonnenbrille abzudecken, sobald man sich ins Tageslicht begibt.

Damit verwehrt man den Augen jedoch wichtige Lichtsignale aus dem Bereich der UV-Strahlen, die dazu beitragen, unsere Master Clock im Gehirn einzustellen. Paradoxerweise bleiben die Augen aber nackt und wehrlos, wenn man sich in Innenräumen unter Kunstlicht befindet oder am Abend stundenlang vor Geräten mit hohen Blaulichtspitzen sitzt.

Gesundheitlich und chronobiologisch ergibt das überhaupt keinen Sinn. Denn unser Auge braucht am Tag das komplette Tageslichtspektrum (inklusive UV-Strahlung) und in der Nacht absolute Dunkelheit, um …

- **… die zirkadianen Rhythmen optimal einzustellen.**
- **… Melatonin zu bilden.**
  Melatonin entsteht bei Dunkelheit in der Zirbeldrüse und im Auge, seine Produktion wird durch Licht gestoppt! Das Augen-Melatonin hat mehrere Funktionen: Es reguliert nicht nur die gesamte Melatoninsynthese, sondern dient auch als wichtiges Antioxidans und wirkt der Zellschädigung und dem Zelltod entgegen. Es unterstützt die Behandlung und Vermeidung des grünen Stars (Glaukom) und der gefürchteten Makuladegeneration (zentraler Sehverlust).
- **… die Dopaminausschüttung zu regulieren.**
  Auch der Botenstoff Dopamin, der hauptsächlich der Antriebssteigerung und Motivation dient, wird im Auge und im Gehirn gebildet. Die UV-vermittelte Dopaminbildung im Auge ist jedoch von einer zeitlich geregelten Melatoninausschüttung abhängig: Wird nachts zu wenig Melatonin gebildet, ist auch die Dopaminsekretion am Tag gestört. Wird die Melatoninsynthese am Morgen nicht zeitgerecht gestoppt, wird nicht ausreichend Dopamin ausgeschüttet. Eine zeitgerechte und ausreichende Dopaminsekretion ist wiederum nötig, um die Ausschüttung des Hormons Prolaktin aus der Hirnanhangdrüse zu hemmen. In der Praxis sieht man daher oft verringerte nächtliche Melatoninwerte mit Dopaminmangel und erhöhten Prolaktinwerten am Tag. Zur Regulation der Hormonachse wie im Reset-Programm beschrieben (siehe Seite 75) ist daher eine rhythmische und lichttechnische Korrektur vonnöten.
- **… als perfekter schwarzer Körper zu funktionieren.**
  Durch die Pupille, das »Sehloch«, kann Licht das Innere des Auges erreichen. Da die Pupille den Eintritt von Licht ohne wesentliche Reflexionen ermöglicht, erscheint sie schwarz. Sie absorbiert alle Wellenlängen und emittiert Infrarotstrahlung, das heißt, sie fungiert physikalisch als perfekter schwarzer Körper. Wird diese Funktion durch Schädigung, Erkrankung oder Abdecken mit Kontaktlinsen, Brillen oder Sonnenbrillen gestört, ist die Lichtsignalgebung und Absorption der Pupille eingeschränkt und eine korrekte Einstellung chronobiologischer Rhythmen unmöglich. Perfekte Absorption, Verteilung und Emission der Strahlung ist aber unabdinglich, um unsere Augengesundheit aufrechtzuerhalten.
- **… den Augenschutz Melanin zu aktivieren.**
  Melanin schützt das Auge vor lichtinduzierten Zellschäden. Zudem absorbiert das Melanin im Auge UV-Strahlung, um sie zur Energieverwertung an die sauerstoffbindenden Strukturen (Porphyrine) in den roten Blutkörperchen und an Karotinoide weiterzuleiten. Eine gestörte Melaninproduktion kann auf einseitige Lichtexposition mit Mangel an UV-Strahlung zurückzuführen sein sowie auf gestörte chronobiologische Rhythmen – und umgekehrt.
- **… den Muskeltonus des Auges aufrechtzuerhalten.**
  Bei Erschlaffung der Augenmuskeln durch einen Mangel an UV-Strahlung in Kombination mit einer Übersättigung an Kunstlicht verlängert sich der Augapfel, es kommt zur Kurzsichtigkeit (Myopie) und wir werden zu Brillenträgern. Da Brillengläser das Licht filtern und die Fotorezeptoren im Auge mit verfälschten Lichtinformationen versorgen (z. B. trifft keine UV-Strahlung mehr auf das Neuropsin), haben Brillenträger große Schwierigkeiten, ihre zirkadianen Rhythmen korrekt einzustellen.

WAS DIE PUPILLE VERRÄT

Übrigens lässt sich Ihre tägliche Lichtexposition und somit auch Ihre chronobiologische Rhythmik über Ihre Pupillengröße überprüfen: Der Durchmesser der Pupille schwankt je nach Lichteinfall zwischen 1,5 und 8 Millimetern. Für diese Veränderung sind Kontraktionen der Augenmuskeln verantwortlich. Sie regeln die Weitstellung (Mydriasis) und die Engstellung (Miosis) der Pupille. Bei Dunkelheit sollte sich Ihre Pupille vergrößern und bei Helligkeit verkleinern. Helligkeit ist jedoch nicht gleich Helligkeit für das Auge, denn wie Sie bereits wissen, reagiert das Auge je nach Lichtfrequenz unterschiedlich. Bei Tageslicht sollte Ihre Pupille relativ klein sein.

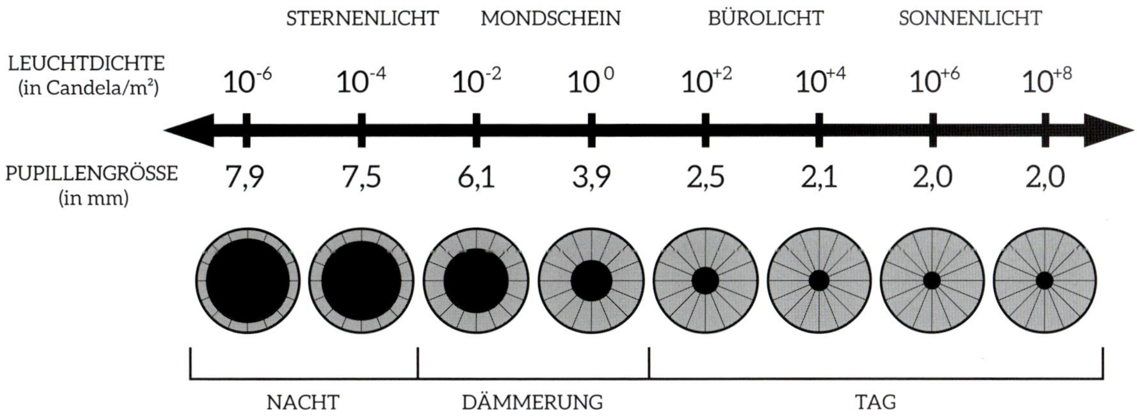

Pupillengrößen beim Nachtsehen, Dämmerungssehen und Tagsehen

Blaulicht vergrößert die Pupille, während sie durch UV-Strahlung kleiner wird. Unser parasympathisches Nervensystem, das für die Erholung und Regeneration des Körpers zuständig ist, sorgt bei UV-Bestrahlung dafür, dass ein ringförmiger Muskel im Auge die Pupille verengt. Unser sympathisches Nervensystem sorgt dagegen für Leistungssteigerung. Es aktiviert einen fächerförmigen Muskel hinter der Iris, der die Pupille erweitert. Da Blaulicht die sympathische Innervation anregt, bei übermäßiger Exposition sogar übererregt, hat dies Auswirkungen auf die Pupillengröße.
Hier besteht übrigens auch ein Zusammenhang zum Kortisolspiegel. Sind Ihre Pupillen chronisch vergrößert und sehen unter normalen Lichtverhältnissen aus, als würden Sie Drogen nehmen, haben Sie einen massiven UV-Mangel, meist kombiniert mit einer erhöhten Blaulichtexposition. Die Pupille vergrößert sich in der Hoffnung, mehr wertvolles »gutes« Licht aufnehmen zu können.
Die Weite der Pupille kann von einem Augenarzt mit einer speziellen Infrarotkamera aufgenommen und am Computer berechnet werden. Dieser Vorgang nennt sich Pupillometrie. Genutzt wird diese Größenmessung auch, um die emotionale Belastung zu bestimmen. Die Größe Ihrer Pupille gibt Auskunft über Ihren vegetativen Tonus, der durch Stresssituationen ebenso wie durch Lichteinflüsse verändert wird. Licht ist daher nicht nur ein Pupillenregulator, es beeinflusst auch indirekt Ihr emotionales Kostüm.

Lassen Sie daher Ihre Augen das richtige Licht tanken und vermeiden Sie Lichtstress wann immer möglich. Setzen wir beispielsweise eine Sonnenbrille auf, kann unser Auge nicht mehr als Uhr fungieren! Mit der Zeit wird unsere Master Clock im Gehirn zu langsam und kann unser GPS nicht mehr zeitgerecht koordinieren. Das Gleiche passiert im Übrigen auch mit gefärbten Kontaktlinsen, Linsen mit UV-Schutz und Brillengläsern, die UV-Strahlen blockieren!

Der Zeitgeber Temperatur – und wie wir Kälte als »Retter in der Not« einsetzen können

Die meisten Menschen verbinden Kälte mit Frieren oder sogar Erfrieren. Kälte wird zumeist als eine Bedrohung, eine Gefahr angesehen, selten verbindet der Mensch sie mit Genesung und Reparatur. Jedoch hat die Kälte, abgesehen von den Gefahren einer Unterkühlung, in der Evolution eine bedeutende Rolle gespielt. Mensch, Tier und Pflanze haben ihren Stoffwechsel seit Anbeginn der Entwicklungsgeschichte auf Kälteexposition eingestellt, eine evolutionäre Adaption, die über Millionen von Jahren stattgefunden hat. So haben warmblütige Tiere Methoden entwickelt, mehr Energie aufzubringen, um ihre Körpertemperatur zu erhalten und die Funktionalität lebenswichtiger Körperstrukturen zu gewährleisten. Andere bildeten als Schutz vor Kälte ein dichtes Federkleid.

Für viele Säugetiere in den gemäßigten und polaren Breiten ist der saisonale Fellwechsel wichtig, da ein dichteres Winterfell diese Tiere vor Wärmeverlust schützt. Viele Meeressäuger und Pinguine entwickeln eine spezielle Speckschicht, die sie gegen kaltes Meerwasser isoliert. Andere Tiere nutzen die Kälte, um ihren Metabolismus herunterzufahren, und fallen in einen Winterschlaf.

Auch Pflanzen haben faszinierende Schutzmechanismen gegen die Winterkälte entwickelt. Als Reaktion auf den Lichtmangel und um Energie zu sparen, stoßen Laubbäume ihre Blätter ab. Nadelbäume hingegen behalten ihre Nadeln und bilden ein Frostschutzmittel.

Es gibt unzählige Beispiele der Kälteadaption in der Natur, und so ist es nicht verwunderlich, dass auch der Mensch physiologische Anpassungsmechanismen entwickelt hat. Wir sind uns dieser jedoch heute in unseren Breitengraden meist nicht mehr bewusst und nutzen sie daher auch nicht mehr. Das ist auf mehreren Ebenen bedauerlich, denn unser Stoffwechsel erwartet – wie jede Pflanze und jedes Tier – den kalten Winter. So braucht auch der Mensch in unseren Breitengraden den Temperaturabfall mit einer Reduktion der Sonnenstrahlung, um wichtige Stoffwechselveränderungen einzuleiten, um Exzessen und zellulären Beschleunigungen des Sommers (siehe Seite 57) entgegenzuwirken. Die Temperatur als wichtiger Zeitgeber dreht über Kälterezeptoren in der Haut an den Rädchen der Zeit.

WIE KÄLTE AUF DEN ORGANISMUS WIRKT

Im Gehirn, genauer gesagt im Bereich des Hypothalamus, befindet sich unter anderem unser Temperaturzentrum. Es steuert die Wärme- und Kälteregulation sowie das Wärme- und Kälteempfinden. Neben dem Licht werden also auch Temperaturreize zum Hypothalamus kommuniziert, und zwar über die Kälterezeptoren in der Haut. Aufgrund exogener Reize wie Licht und Temperatur reguliert der Hypothalamus als »Chef« Ihres Hormonhaushalts mithilfe der Hypophyse alle hormonellen Regelkreise. Krankheitserscheinungen, die über die Hormonachse laufen, sind daher mit Licht und Temperatur verbunden.

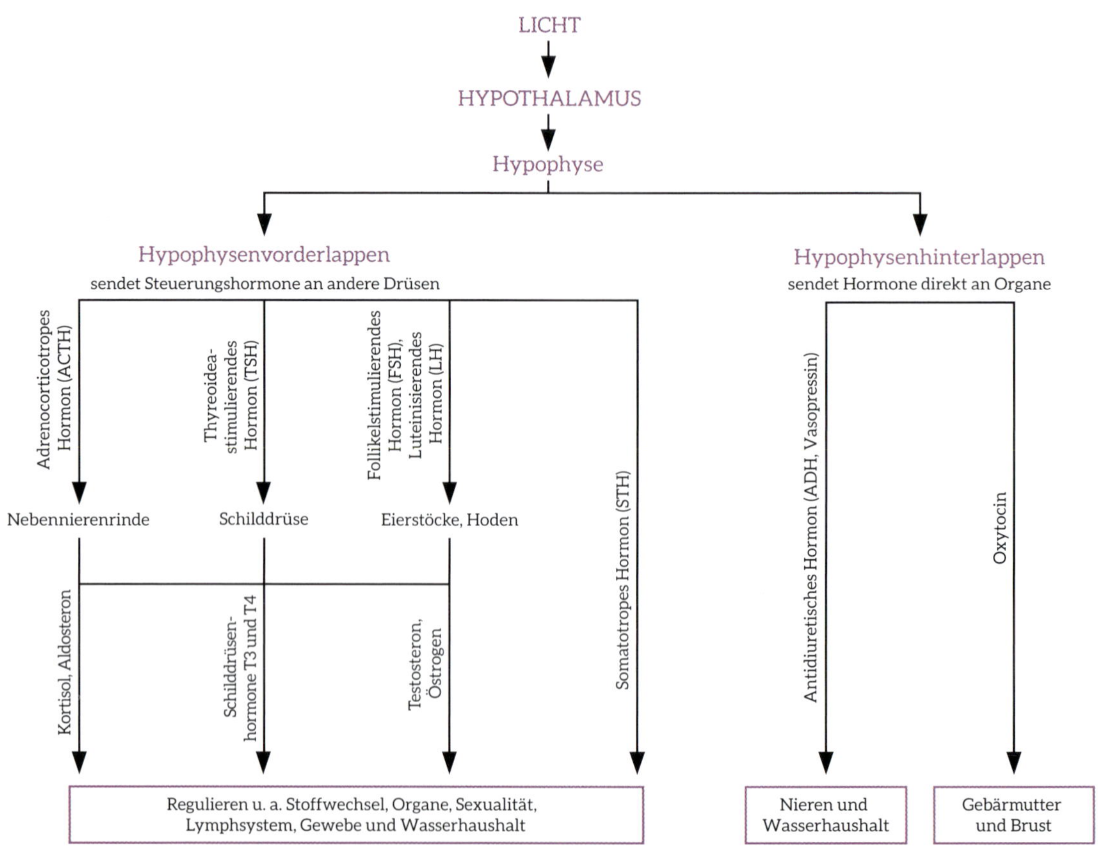

Aus unterschiedlichen Gründen setze ich Kälte das ganze Jahr über bei meinen Patienten und bei mir ein: Zum einen als Zeitgeber wichtiger zellulärer Abläufe und zur korrekten Einstellung der chronobiologischen Rhythmen. Von großer Bedeutung ist dabei, dass die saisonalen Wetter- und Temperaturinformationen mit Ihrem direkten Umfeld bei der Arbeit und zu Hause abgeglichen werden. Zum anderen können wir Kälte aber auch als sehr spezifisches Regulationswerkzeug benutzen (siehe auch die Biohacks im Reset-Programm auf Seite 78, 103 und 105).

KÄLTE

- sorgt dafür, dass weißes Speicherfettgewebe in wärmeerzeugendes **braunes Fettgewebe** umgewandelt wird. Auch die Aktivität des braunen Fettgewebes steigt durch Kälte, die Insulinsensitivität wird verbessert, der Blutzuckerspiegel sinkt. Dies alles trägt aktiv zum **Schutz vor Diabetes** und dem metabolischen Syndrom bei.
- induziert braunes Fettgewebe und wirkt so einer Gewichtszunahme entgegen, **steigert den Energieumsatz** und unterstützt insbesondere den **Verlust an weißem Speicherfett**: In einer Studie konnte der Körperfettanteil der Teilnehmer nach einer täglichen zweistündigen Kälteexposition über sechs Wochen um 5 % reduziert werden.
- steigert die **Ausschüttung von Adiponektin**, einem Peptidhormon, das in den Fettzellen gebildet wird. Es reguliert zusammen mit anderen Fettgewebshormonen (wie etwa Leptin) und zusammen mit Hormonen wie dem Insulin das Hungergefühl und die Nahrungsaufnahme und moduliert die Insulinwirkung an den Fettzellen.
- wirkt unter anderem, indem sie die **AMP-aktivierte Proteinkinase** (AMPK) anregt, ein Enzym, das eine wichtige Rolle bei der Regulation von biosynthetischen Vorgängen spielt. Seine Aufgabe besteht unter anderem darin, die Zellen vor Energiemangel (ATP-Mangel) zu schützen und die **Fettverbrennung** anzukurbeln.
- aktiviert das Membranprotein **Sarcolipin**, das ebenfalls durch Fettverbrennung Körperwärme produziert.
- steigert und optimiert den **Hormonhaushalt**.
- steigert die **Schlafqualität** und die Melatoninausschüttung.
- aktiviert das **Immunsystem**.
- steigert die **Nebennierenfunktion**. Dazu gehört, dass sie den Spiegel des Noradrenalins erhöht, das als Neurotransmitter und Hormon wirkt. Es wird im Nebennierenmark mithilfe des Enzyms Dopamin-Hydroxylase aus **Dopamin** gebildet. **Noradrenalin** ist mit dem Adrenalin verwandt und regt das Herz-Kreislauf-System an.
- führt zu einem Anstieg und einer besseren Wirkung der **Schilddrüsenhormone**.
- verbessert die sexuelle Leistungsfähigkeit und die **Fruchtbarkeit**.
- reduziert **Entzündungen**.
- trainiert bei regelmäßiger Anwendung unser antioxidatives System, indem sie den **Glutathionspiegel** steigert. Dieses wichtige Antioxidans hilft dem Körper, zelluläre Makromoleküle, wie etwa Proteine und Membranlipide, vor freien Radikalen zu schützen. Winterschwimmer zeigen eine gesteigerte Glutathionsynthese sowie insgesamt **bessere Abwehrmechanismen** gegen oxidativen Stress.
- verbessert die **kardiovaskuläre Gesundheit**. Kälteexposition soll dabei laut einiger Studien die Lebensdauer um 20 % verlängern.
- steigert die **Fitness** und sportliche **Leistungsfähigkeit**, indem sie Regenerationsmechanismen verbessert und die Muskelkapazität steigert, insbesondere die des Herzmuskels.
- hemmt ebenso wie Fasten das Enzym mTOR (mammalian Target of Rapamycin), welches das Zellwachstum steuert. Eine zu hohe mTOR-Aktivität führt zu ungebremstem Wachstum, eine verringerte Aktivität steigert dagegen die **Autophagie**, die defekte Zellen repariert und aussortiert.

***EXKURS:* KÄLTE-THERMOGENESE – WIE ICH MEINEN KÖRPER AN DIE KÄLTE GEWÖHNE UND VON DER KÄLTE ALS REGULATIONSWERKZEUG PROFITIERE**

Trinken Sie ein Glas Wasser mit Eiswürfeln. Können Sie dies tun, ohne Beschwerden zu verspüren, sind Sie bereit für die Kälte-Thermogenese, die durch Kälte induzierte Wärmebildung Ihres Körpers. Spüren Sie dagegen ein Stechen im Kopf (»Brain Freeze«) müssen Sie zuerst die überschüssigen Omega-6-Fettsäuren in Ihrem Gewebe reduzieren und Ihren Spiegel an Omega-3-Fettsäuren anheben. Verwöhnen Sie Ihre Zellen daher zuerst ausgiebig mit den Rezepten aus meinem Reset-Programm, denn um in der Kälte optimal zu funktionieren, müssen die Zellmembranen besonders flexibel sein. **Nur marine Omega-3-Fettsäuren verleihen Ihren Zellmembranen die in der Kälte nötige Flexibilität!**

Schritt 1: Beginnen Sie mit Gesichtsbädern. Füllen Sie eine Schüssel mit kaltem Wasser und tauchen Sie Ihr Gesicht ins Wasser. Bleiben Sie so lange eingetaucht, bis Sie wieder atmen müssen. Wiederholen Sie dies mehrmals hintereinander. Verwenden Sie danach jeden Tag kälteres Wasser, indem Sie Eiswürfel beifügen. Die Wassertemperatur sollte allerdings nicht unter 10° C fallen und Ihre Haut sollte zu jeder Zeit eine rosige Farbe behalten.

Effekte: Ihre Haut wirkt frischer und straffer. Ihre Augen werden klarer, Tränensäcke schrumpfen, Schlupflider verbessern sich, Licht kann effektiver absorbiert werden.

Schritt 2: Duschen Sie wie gewohnt, beenden Sie aber Ihre Dusche immer mit kaltem Wasser. Verkürzen Sie sukzessive die Warmduschphase, während Sie die Kaltduschphase verlängern.

Effekte: Ihr Hautbild verbessert sich. Sie werden wacher und erleben ein gesteigertes Energieniveau. Jegliche Raumtemperatur erscheint Ihnen nach der Dusche wärmer, Sie frösteln weniger. Die Lichtabsorption über die Haut verbessert sich, der Stoffwechsel wird angekurbelt und die Durchblutung gefördert. Vom Kaltduschen profitieren übrigens auch Prostata und Eierstöcke.

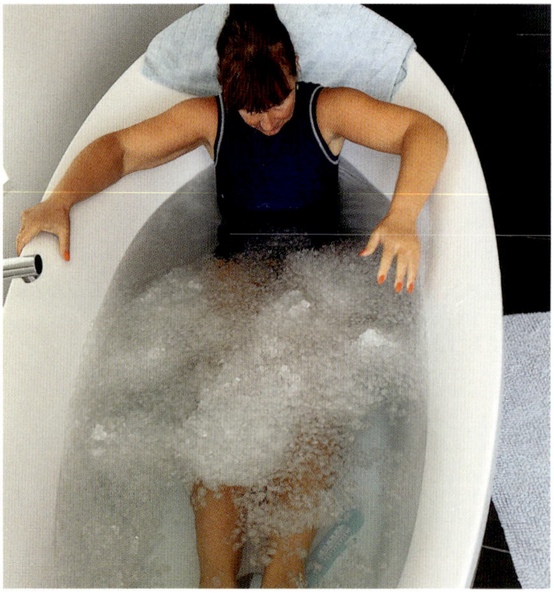

Schritt 3 (oder Schritt 4): Lassen Sie die Badewanne mit kaltem Wasser volllaufen. Trinken Sie ein Glas kaltes Wasser und essen Sie eine fettreiche Mahlzeit. Atmen Sie tief ein und setzen Sie sich in die kalte Wanne. In der ersten Minute wird Ihr Herz etwas schneller schlagen und Ihre Atmung ist aufgrund der Kälte oberflächlich und schnell. Entspannen Sie sich! Nach einer Minute ist der erste Schock vorbei.

Verweilen Sie so lange im Wasser, bis Sie zu schlottern beginnen. Ihr Körper versucht nun auf zweierlei Art, Wärme zu erzeugen: Zum einen fangen Ihre Muskeln an zu zittern und verbrennen dadurch Glykogen (besser als im Fitnessstudio!). Zum anderen verbrennen Sie jetzt Ihr eigenes Fett zur Wärmegewinnung. Steigern Sie langsam Ihre Badedauer, bis Sie ganz entspannt eine Stunde in der kalten Wanne sitzen können. Reduzieren Sie die Wassertemperatur, indem Sie Eis beifügen.

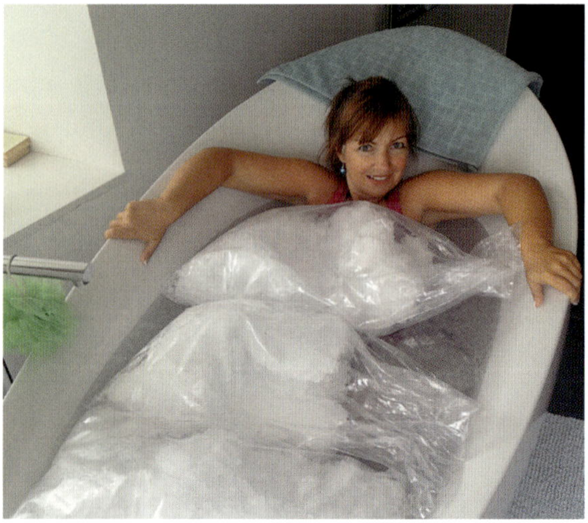

Effekte: Sie bekommen Muskeln wie Stahl. Alles wird straffer und glatter. Sie verlieren Körperfett und bauen Muskelmasse auf. Weißes Speicherfett wird in braunes, fettverbrennendes, wärmebildendes Fett umgewandelt. Ihre Körperform verändert sich, Cellulitis geht zurück oder verschwindet. Hartnäckige Fettpolster verschwinden. Ihr Gehirn wird »umprogrammiert«: Ihr Hypothalamus schaltet effektivere Regelkreise und optimiert die Ausschüttung sämtlicher Hormone. Unterschwellige, chronische wie auch akute Entzündungen werden gemildert und letztendlich gestoppt, allergische Reaktionen gedrosselt. Ihr Schlaf verbessert sich, Ihr Energieniveau steigt und Ihr Immunsystem wird gestärkt.

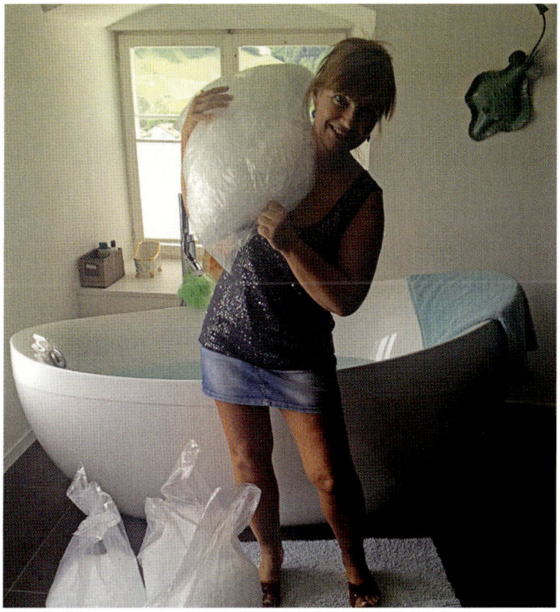

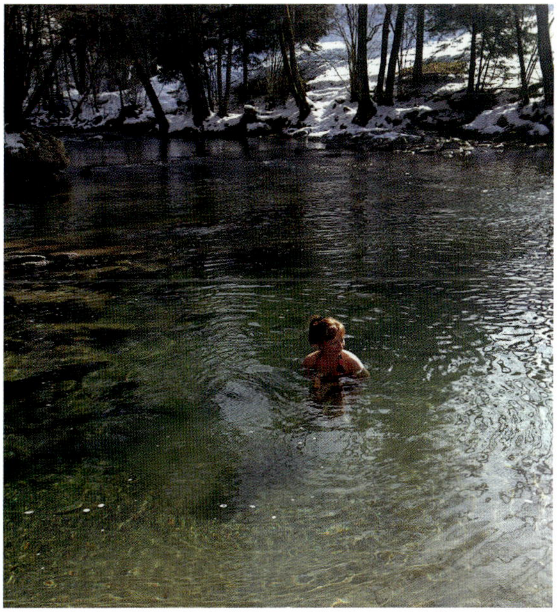

Schritt 4 (oder Schritt 3): Kaufen Sie sich ein Kompressionshemd, das die feinsten Blutgefäße Ihres Kapillarsystems komprimiert und so vor Kälteschäden schützt. Packen Sie 20 bis 40 kg Eis in Tüten ein. Legen Sie sich auf ein Bett oder Sofa und legen Sie das Eis auf Ihren Körper. Tragen Sie dazu unbedingt das Kompressionshemd. Entspannen Sie sich und kühlen Sie ab. Überprüfen Sie regelmäßig, ob Ihre Haut rosig bleibt und durchblutet ist. Sollte Ihre Haut weiß werden, brechen Sie die Sitzung ab. Sollten Quaddeln (punktförmige, rötliche Schwellungen) auftreten, haben Sie noch zu viele Omega-6-Fettsäuren im Gewebe und sollten zuerst Ihren Omega-3-Spiegel erhöhen. Beginnen Sie mit kurzen Sitzungen und steigern Sie die Dauer, bis Sie etwa eine Stunde unter dem Eis liegen bleiben können. Achten Sie auf Ihr Bauchgefühl. Oft wird man unter dem Eis müde. Das ist eine normale und gute Reaktion des Körpers. Ihr Gehirn leitet eine Art Winterschlaf ein.

Effekte: Ihr Schlaf wird tief und erholsam. Das Hungergefühl schwindet. Sie kommen mit weniger Nahrung aus, steigern aber Ihr Energieniveau. Unliebsame Fettpolster schwinden schnell. Die Schilddrüse und sämtliche Hormone arbeiten effizienter. Sie frieren selbst im Winter nicht mehr. Leptin- und Insulinresistenz verschwinden. Die Blutzuckerregulation wird verbessert.

Schritt 5: Gehen Sie so oft wie möglich in kalten Seen oder Gewässern in der Natur schwimmen. Tragen Sie gegebenenfalls eine Mütze, um den Energieverlust über die Kopfhaut zu reduzieren. Tragen Sie falls nötig Socken oder Schuhe und Handschuhe. An den Händen und Füssen friert man am schnellsten und intensivsten. Bewegung im Wasser verstärkt die Fettverbrennung und den Muskelaufbau. Am effektivsten ist dies bei Sonnenlicht, denn dann kombinieren Sie die Wirkmechanismen von Licht und Kälte. Die beste Wirkung erzielen Sie am Meer! Gehen Sie am Anfang nicht allein ins Wasser, da Sie einen Muskelkrampf bekommen könnten.

Effekte: Naturgewässer erden und befreien von elektromagnetischen Störfeldern. Wasser unter Sonneneinstrahlung ist elektronenreich und negativ geladen. Ihr Körper kann diese Ladung besser verarbeiten und Sie erleben eine optimale Tageslichtabsorption.

COOL BLEIBEN

Tragen Sie außerdem seltener warme Winterjacken. Gehen Sie so oft wie möglich im T-Shirt nach draußen. Drehen Sie Ihre Heizung runter und schlafen Sie in kalten Räumen. Lassen Sie die Heizung im Auto aus und verwenden Sie nie eine Sitzheizung. Trinken Sie immer kalte Getränke. Nach einer großen Mahlzeit hilft das Kauen von Eiswürfeln, den Stoffwechsel und die

Dopaminbildung anzuregen. Trinken Sie zu Beginn und am Ende Ihrer Mahlzeiten wann immer möglich ein Glas eiskaltes Wasser. Lesen Sie oder schauen Sie TV mit Eis-Packs im Nacken. Das fördert die Bildung von braunem Fett. Verwenden Sie bei Schmerzen immer ein Eis-Pack, das Sie in ein Stück Haushaltspapier wickeln. Und vergessen Sie nie: Eis- oder Kälteanwendungen sind wie Sport für jeden Muskel, auch für Ihren Herzmuskel! Bei diesem Muskeltraining kommt es aber weder zur Ausschüttung von freien Radikalen noch zu Verschleiß.

RESET OHNE SPORT?

Für Sportler sind Kälteanwendungen die perfekte Unterstützung der Regeneration und der Förderung ihrer Leistungsfähigkeit. Warum lesen Sie dann in diesem Buch nichts über Bewegung und Sport? Es hat seinen Grund: Bei einem Reset-Programm dreht sich alles um die Verbesserung der Energieproduktion in Ihren Zellen. Dafür sind eine optimal aufgebaute Zellmembran und ein schneller, effektiver Elektronenfluss in Ihren Mitochondrien (in der Atmungskette der inneren Mitochondrienmembran) unerlässlich. Da Ihr Körper erst wieder lernen muss, seine Energiegewinnung in der Atmungskette zu optimieren, soll während dieser Zeit jegliche schädliche Belastung vermieden werden.

In diesem Reset-Programm wird zuerst restauriert und neu aufgebaut. Zugleich wird die Widerstandskraft (Resistenz und Resilienz) jeder einzelnen Zelle durch Kältetraining gefördert. Das Schlimmste, was Personen, die nicht optimal funktionieren, wie etwa Herzpatienten, empfohlen werden kann, ist Sport im Fitnessstudio unter Kunstlicht. Bewegung ist ein wichtiger Aspekt unserer Gesundheit, sie sollte aber im Freien und bei Tageslicht stattfinden.

Es muss auch nicht immer gleich Sport sein: Bewegen Sie sich viel in der Natur, gehen Sie spazieren, laufen Sie Treppen, arbeiten Sie im Garten, steigen Sie eine Haltestation früher aus Bus oder Bahn aus. Lernen Sie, wieder regelmäßig im Freien zu laufen. Fangen Sie aber erst dann mit sportlichen Betätigungen an, wenn Sie sich optimiert fühlen. Ihr Körper wird Ihnen die Signale senden.

Nahrung: Mittel zum Leben

»Man kann es nicht oft genug betonen: Wir sind primär nicht Kalorienfresser, auch nicht Fleischfresser, Vegetarier oder Allesfresser, sondern Ordnungsräuber und Lichtsäuger.«

Prof. Fritz-Albert Popp, in: *Die Botschaft der Nahrung. Unsere Lebensmittel in neuer Sicht*, Verlag zweitausendeins, Frankfurt am Main, 2011

Kaum ein Thema wird so heiß diskutiert wie die Ernährung. Ernährungswissenschaftler und -berater, die Fachgesellschaften, Verbände, Ärzte, Therapeuten, Fitness- und Sportcoaches, aber auch Laien – sie alle haben eine (andere) Vorstellung von der »perfekten« oder »ausgewogenen« Ernährung. Schon deswegen ist es nur schwer möglich, allgemeingültige Ernährungsempfehlungen zu geben oder kategorisch zu behaupten, eine bestimmte Ernährungsform sei die effektivste.

Dazu kommt, dass wir in verschiedenen Phasen unseres Lebens unterschiedliche Bedürfnisse haben. Je nach Altersgruppe variieren die Stoffwechselraten, und auch Geschmack und Appetit verändern sich mit der Zeit. Wir benötigen daher nicht eine einzige, sondern eine den jeweiligen Bedürfnissen angepasste Ernährung. Während einer Krankheit profitiert der Körper von anderen Lebensmittelkombinationen als sonst, und auch Sportler entscheiden sich vor, während und nach Wettkämpfen für andere Zusammenstellungen. Angeblich allgemeingültige Empfehlungen sind daher mit Vorsicht zu genießen. Was dem einen guttut, kann dem anderen schaden. Wir sollten uns gerade beim Thema Ernährung vom üblichen Schubladendenken distanzieren. Nahrung, Essen, das Nähren ist etwas sehr Persönliches – nicht nur, was den Geschmack betrifft, sondern auch danach beurteilt, was jedem Individuum auf zellulärer Ebene guttut.

Vermutlich fragen Sie sich jetzt, warum ich in diesem Optimierungsbuch dennoch Ernährungsempfehlungen gebe? Salopp gesagt: weil viele Menschen ihren gesunden »Sinn« für wirklich nährendes Essen verloren haben. Hand aufs Herz: Sind Sie noch in der Lage, echte Mittel zum Leben aus der endlosen Menge der angebotenen Produkte auszuwählen? Unsere Essgewohnheiten, unser Einkaufsverhalten, aber insbesondere auch der Anbau und die Produktion unserer (sogenannten) Lebensmittel haben sich drastisch verändert – meist zum Nachteil unserer Gesundheit und unseres Wohlbefindens.

FATALER ÜBERFLUSS

Die Nahrung wird von vielen nicht mehr **gezielt** als Mittel zum Leben genutzt. Essen ist allgegenwärtig geworden. Wir sind in jeder Minute unseres Lebens von gefüllten Kühl- und Vorratsschränken und übervollen, dekorativen Obst- und Keksschalen umgeben – und verlockt. Industriell hergestellte »Kreationen« in bunten Verpackungen sind 24 Stunden und jeden Tag erhältlich.
Viele sehen es sogar als große Errungenschaft und Beleg unserer Freiheit an, dass wir inzwischen zu fast jeder Tages- und Nachtzeit einen Supermarkt, eine Tankstelle, einen Imbiss oder eine Fastfood-Bude aufsuchen können, um unsere – angeblichen – Bedürfnisse zu befriedigen.
Wie gemütlich ist es doch, während des Fernsehabends schnell einmal den Kühlschrank zu öffnen und ein paar Häppchen zusammenzustellen oder eine gefrorene Pizza in den Ofen zu schieben! Nach dem aktuellen Ernährungsreport des Bundesministeriums für Ernährung und Landwirtschaft naschen 51 % aller 30- bis 44-Jährigen gerne vor dem Fernseher oder PC. Wie schön, wenn dann noch genau das Produkt im Schrank steht, das gerade in der Werbung angepriesen wird.
Zu einer Art Masttier degradiert ernähren sich die Menschen in den Industrieländern mehrheitlich von Konserviertem und von »Mastfutter«: Produkten mit hoher Energiedichte, die den Insulinspiegel übermäßig erhöhen und so die Fetteinlagerung fördern. Die Grundzutaten sind billig und, wie wir aus der Nutztierhaltung wissen, wirkungsvolle »Masthilfen«: Getreide und Mais, Stärke und Klebermehle, Soja und raffinierte pflanzliche Fette. Angesichts solcher »Lebensmittel« sollte es niemanden wundern, dass unsere Gesundheitssysteme mit den grassierenden chronischen Krankheiten nicht mehr schritthalten können und die Kosten explodieren. So sind auch bei immer mehr Menschen Medikamente zu »Lebensmitteln« geworden.
Aber die Hoffnung stirbt ja bekanntlich zuletzt! Da Sie sich dieses Buch gekauft haben, gehe ich davon aus, dass Sie großes Interesse an einer gesunden Ernährung haben. Vielleicht haben Sie auch schon diverse Ansätze ausprobiert und sind bereit, Zeit, Geld und Energie in Ihren Körper und Geist zu investieren.
Einer Vielzahl von Menschen, die sich redlich um eine gesunde Ernährung und Lebensweise bemühen, geht es trotzdem schlecht. Wie kann es sein, dass sie trotz großer Bemühungen um ihre Gesundheit und Ernährung dennoch an Depressionen leiden oder Brustkrebs bekommen? Wieso entzündet sich die Schilddrüse und man entwickelt eine Hashimoto-Thyreoiditis, obwohl man all die Jahre bewusst eingekauft und Jodsalz verwendet hat? Wieso kriegt man sein Gewicht nicht (mehr) in den Griff? Warum haben die Kinder trotz »ausgewogener« Ernährung ADHS? Weshalb kann der Partner trotz regelmäßigen Trainings plötzlich keinen Sport mehr treiben? Wie kann es sein, dass auf einmal das Knie kaputt und die Achillessehne gerissen ist? Und wenn beim Zuknöpfen des Hemdes eine Sehne im Daumen reißt – ist das nur ein dummer »Un-Fall«?
Offensichtlich ist das, was gemeinhin als gesunde Ernährung gilt, nicht in der Lage, uns wirklich gut zu nähren und Jung und Alt gesund zu halten. Wie kann es dann gelingen? Erinnern wir uns hier noch einmal an die vier Säulen der Gesundheit, die Grundpfeiler für Ihre Optimierung.

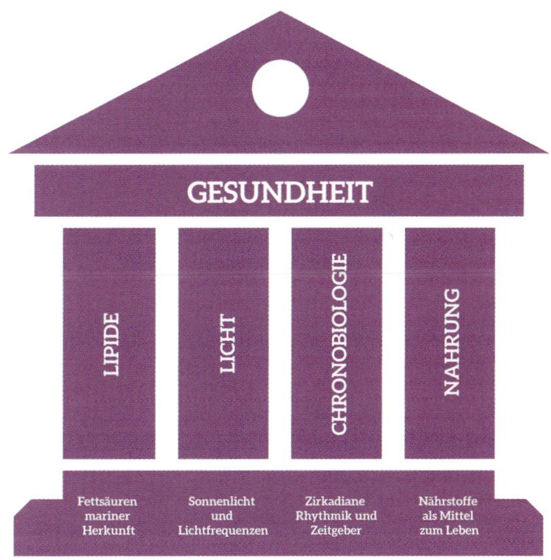

Vom richtigen Fett im wichtigsten Lebensmittel

Nicht ohne Grund bilden die Lipide die erste Säule unseres »Gesundheitstempels«: Wir müssen die essenziellen mehrfach ungesättigten Fettsäuren essen, weil der Körper sie dringend braucht, aber nicht selbst produzieren kann. Wie Sie im Lipid-Kapitel ab Seite 16 erfahren haben, können wir ohne eine gute Versorgung mit langkettigen marinen Fettsäuren auf zellulärer Ebene nie optimal funktionieren. Selbst wenn Sie nur konsequent an diesem Pfeiler arbeiten, werden Sie bereits

große gesundheitliche Fortschritte verzeichnen. Denn wenn jede einzelne Ihrer Zellen besser arbeitet, leichter Energie produziert und effektiver mit anderen Zellen kommuniziert, werden Sie körperlich und geistig fitter, flexibler und energiegeladener auftreten. Deshalb basiert das Reset-Programm fast vollständig auf dem Lebensmittel Fisch.
Fisch, besonders wenn er aus dem Meer stammt, beliefert unsere Zellen mit hochwertigen Eiweißen in erstklassiger Bioverfügbarkeit, dazu einem perfekten Mix wichtiger Fette und den wichtigsten Mikronährstoffen für die Entwicklung unseres Gehirns und die optimale Funktion der Mitochondrien.

Während des Resets lassen wir dagegen Lebensmittel weg, die reich sind an:

- **Kohlenhydraten,**
  insbesondere Getreide und Stärkeprodukte, weil sie zu viel Insulin erfordern und die Fettbildung fördern, aber auch Säfte sowie Obst im Übermaß,
- **Ballaststoffen,**
  insbesondere Vollkorn- und Kleieprodukte sowie Hülsenfrüchte, weil sie den Darm unnötig belasten können,
- **überflüssigen Omega-6-Fettsäuren,**
  insbesondere Sonnenblumen-, Maiskeim-, Distel- und Sojaöl sowie daraus hergestellte Produkte, weil sie Entzündungen fördern,
- **Alkohol,**
  weil er unter anderem das Antioxidans Glutathion vermindert, die nächtliche Wachstumshormon-Produktion bremst und so die Regeneration stört.

Dadurch kann sich unser Körper voll aufs Reparieren und Aufbauen konzentrieren.

RESET STATT JO-JO

Da wir bei jeder Ernährungsumstellung etwas weglassen, erscheinen auch klassische Abspeckkuren anfangs wirkungsvoll. Entweder wir reduzieren die Nahrungsmenge oder konzentrieren uns auf eine bestimmte Nährstoffkombination. Dies entlastet den Körper gewöhnlich erst einmal, sodass er sich regenerieren kann. Lange hält der Effekt jedoch meist nicht an, denn mit unangemessener Nahrung können die Zellen schnell in eine Mangelsituation und Informationsblockade rutschen. Dem folgt dann oft der gefürchtete Jo-Jo-Effekt oder der Körper reagiert sogar mit einer Krankheit.
Nicht jeder, der gut aussieht und schlank durch die Gegend stolziert, ist gesund. In manchem rassigen Sportwagen findet man bei näherem Hinsehen einen getunten Mofa-Motor! Auf Dauer kann kein Sportler fit und gesund bleiben, wenn seine Zellstruktur am Zerbröseln ist. Keine Frau kann gesunde Kinder mit sich wunderbar entwickelnden Gehirnen gebären, wenn den Zellen die Grundbaustoffe fehlen. Und Altern mit oxidierten Zellen ist ein sicherer Weg in die Demenz.
Mit meinem Reset-Programm reichern Sie Ihre Zellen mit wichtigen Bausteinen an, entlasten Ihren Stoffwechsel durch das Weglassen der Kohlenhydrate und bauen Ihre kleinen Ferrari-Motoren – die Mitochondrien – wieder auf. Sie müssen erneuert und regeneriert werden, damit die Energiegewinnung auf zellulärer Ebene optimal ablaufen kann. Dafür sind vier Enzymkomplexe zuständig (Cytochrome I bis IV), die in die Membran der Mitochondrien eingebettet sind. Sie bilden die sogenannte Atmungskette, durch die Elektronen fließen und Protonengradienten aufgebaut werden. Am Ende der Kette werden die Elektronen auf Sauerstoff übertragen, die Protonen fließen zurück, und es entsteht energiereiches ATP (Adenosintriphosphat), das die Körpervorgänge mit am Laufen hält. Doch nur gesunde und topfitte Mitochondrien können das bewerkstelligen.
Aber, werden Sie jetzt vermutlich fragen, lässt sich das alles in vier Wochen erreichen? Die Antwort ist: Jein. Betrachten Sie das Reset-Programm als Anfang, als Startschuss, der Ihnen den Weg zur optimalen Gesundheit ebnet. Wollen Sie sich von Grund auf oder weiter optimieren, müssen Sie Ihre Fortschritte und Veränderungen anhand von Labortests kontrollieren, wie im Reset-Teil (siehe Seite 73) beschrieben. Je nachdem, wie Ihr Omega-3-Index ausfällt und wie das Verhältnis von Omega-6- zu Omega-3-Fettsäuren in Ihrem Blut aussieht, muss das Reset-Programm noch einmal oder sogar mehrfach wiederholt werden. Bedenken Sie bitte auch, dass es für den Erhalt eines günstigen Fettsäuremusters weiterhin eines regelmäßigen Fisch-, Algen- oder Meerestierverzehrs bedarf – nicht mehr im gleichen Ausmaß wie während des Resets, aber zwei bis drei Fischmahlzeiten pro Woche werden Ihnen sehr guttun!

Essen ins rechte Licht gerückt

Rekapitulieren wir die zweite Säule – die Wirkmechanismen des Lichts. Sie entscheiden letztendlich darüber, wie effektiv Ihr Optimierungsprogramm sein wird. Licht ist auch Nahrung, und Nahrung entsteht und besteht aus Licht! Sie lesen richtig. Licht lässt sich nicht von Nahrung trennen und jede Ernährungsweise, die die Effekte des Lichts ignoriert, wird letztlich scheitern. Bauen wir nun also auf dem im Licht-Kapitel ab Seite 24 vermittelten Wissen auf und verbinden es mit der Ernährung.

Zunächst: Die Nahrung liefert uns keineswegs einfach nur Kalorien oder Nährstoffe. Nahrung ist auch Information für unsere Zellen, und so wird sie auch verarbeitet und kommuniziert. Deshalb lassen sich Lebensmittel auch nicht durch Supplemente ersetzen. Wir essen Lebensmittel nicht in erster Linie wegen ihrer chemischen Zusammensetzung, sondern weil sie Energie- und Informationsträger sind, die es dem Körper ermöglichen, seine lebendige Ordnung aufrechtzuerhalten.

In unserem Organismus sterben in jeder Sekunde zehn Millionen Zellen ab, die umgehend und mit perfekter Genauigkeit ersetzt werden. Unvorstellbar schnell müssen dazu wichtige Informationen fließen, um die Myriaden nötiger zellulärer Abläufe zu koordinieren. Aber wie schafft es der Körper, in jedem Augenblick alle wichtigen Bausteine wie Fette, Proteine, Cholesterin, Enzyme, Nukleinsäuren und Vitamine am richtigen Ort zu haben, sie exakt, im richtigen Rhythmus und Tempo zu verarbeiten? Wie gelingt es ihm so schnell, komplette Erbinformationen zu kopieren, Zellen zu reparieren oder zu ersetzen? Woher weiß eine Stammzelle, dass sie gleich zur Leberzelle werden oder eine soeben abgestorbene Schilddrüsenzelle ersetzen muss? All diese Informationen müssen geordnet und mit Überschallgeschwindigkeit kommuniziert werden. Mit Chemie allein gelingt dies nicht.

Nur Licht bietet die nötige Geschwindigkeit und Präzision: Aufgrund seiner physikalischen Eigenschaften ist es in der Lage, derart große und vielfältige Datenmengen in Lichtgeschwindigkeit zu übertragen. Und weil unsere Zellen auf extrem genaue und schnelle Reaktionen angewiesen sind, bedienen auch sie sich des Lichts.

WIE LICHT UNS NÄHRT UND ORDNET

Unsere Zellen sind lichtgesteuert, wir werden von außen über das Licht reguliert, strahlen aber auch selbst auf zellulärer Ebene Licht aus. Unser Körper besitzt ein ausgeklügeltes Fotoreparatursystem, das auf UV-Licht (380 nm) justiert ist und Signale in diesem Wellenlängenbereich erwartet und daraufhin entsprechende Reparaturen ausführt. Sind die Reparatursignale verfälscht, kann sogar Krebs entstehen. Jedes Molekül unseres Körpers absorbiert (Licht-)Strahlung bestimmter Wellenlängen, transformiert und emittiert sie wieder. Auch Sie sind wie ein leuchtender Stern, der (Strahlungs-)Energie aufnimmt und abstrahlt. Das hat nichts mit Esoterik zu tun – aber viel mit Physik. Dass sich Physiker mit dem Zusammenhang von Nahrung und Licht beschäftigen, haben wir Erwin Schrödinger zu verdanken. Der Quantenphysiker und Nobelpreisträger erkannte die Nahrung als Informationsvermittler und Ordnungsgeber für den Körper.

In seinem viel beachteten Werk *Was ist Leben?* legte er logisch-physikalisch dar, dass sich Lebewesen aufgrund ihrer permanent ablaufenden Stoffwechseltätigkeit in einem Zustand zunehmender »Unordnung« (Entropie) befinden. Dies würde unweigerlich zu Krankheit, Zerfall und Tod führen, nähmen sie nicht regelmäßig »Ordnung« (negative Entropie) aus ihrer Umwelt auf: »Wie entzieht sich der lebende Organismus dem Zerfall? Die Antwort lautet offenbar: durch Essen, Trinken, Atmen und (im Falle der Pflanzen) durch Assimilation.« (Erwin Schrödinger, *Was ist Leben?*, München, Zürich, 1987, S. 102.) Nach Schrödinger ist das, wovon sich ein Organismus ernährt, negative Entropie. Oder, um es etwas weniger sperrig auszudrücken: Das Wesentliche ist, dass es dem Organismus gelingt, der Entropie entgegenzuwirken. Gute Nahrung mit einem hohen Ordnungszustand hilft dem Körper am besten dabei, »aufzuräumen« und »in Ordnung« zu bleiben.

Dies alles läuft ab, ob Sie nun gerade essen oder nicht. Die Nahrung liefert zwar auch die Energie und die nötigen Baustoffe für die unentwegten zellulären Vorgänge. Doch damit alles zur rechten Zeit und am rechten Ort verarbeitet werden kann, muss sie den Körper auch mit ordnenden Informationen versorgen. Unsere Nahrung kann aber nur dann »Ordnung« vermitteln, unser zelluläres Reparatursystem unterstützen und wichtige Lichtinformationen kommunizieren, wenn die Lebensmittel selbst Lichtträger sind. Und genau das sind

sie auch: Der Nachweis gelang dem deutschen Physiker Fritz-Albert Popp und seinem Team mit einem äußerst empfindlichen Messgerät schon 1975: Alles Lebendige, also auch Lebensmittel, strahlt ein schwaches Licht ab, die sogenannten Biophotonen.
Diese zwar winzigen, aber messbaren Lichtquanten aller lebenden Zellen umfassen den gesamten Wellenlängenbereich zwischen 200 und 800 Nanometern, also sowohl das sichtbare Licht als auch UV- und Infrarot-Strahlung. Offenbar geben Pflanzen und Tiere also ihre von der Sonne aufgenommenen Lichtinformationen in der Nahrungskette weiter.

Alles zu seiner Zeit

Zurück zu unserem Reset-Programm und dem Thema Nahrung: Wenn jede unserer Zellen über ein Sensorium zur Erkennung von Lichtinformationen verfügt, dann fragen Sie sich doch bitte einmal, was mit Ihrer zellulären Ordnung passiert, wenn Sie im hiesigen Winter Kiwis aus Neuseeland essen. Liefern sie die gleiche Lichtinformation wie der winterliche Feldsalat vom Bauernhof nebenan? Wohl kaum. Bedenken Sie zudem, was im Licht- und Chronobiologie-Kapitel erläutert wurde: dass die Zellen Ihres Organismus die Zeit anhand des Lichts und der Temperatur in Ihrer Umgebung messen und anhand dieser Informationen Ihren Stoffwechsel, das Zellwachstum, die Autophagie und die Zellerneuerung steuern. Dass Ihr komplettes hormonelles System auf den UV-Anteil und die Spektralverteilung des sichtbaren Lichts in Ihrer Umgebung reagiert.
Die Lichtinformation Ihrer Nahrung dient der Bestätigung und Unterstützung Ihrer inneren Uhren. Genau darin liegt der Wert saisonaler Lebensmittel: Sie unterstützen die zellulären Abläufe optimal. Darum kann uns ein Salat oder Gemüse, frisch geerntet aus dem Garten, mit viel Energie versorgen. Diese Energie ist unabhängig vom Kaloriengehalt, sie entstammt nicht der chemischen Energie der Inhaltsstoffe, sondern dem passenden Informationsgehalt der Nahrung. Gute Nahrung sorgt auch für gute Lebensqualität. Qualitativ hochwertig können diese pflanzlichen Lebensmittel nur sein, wenn sie über einen geordneten und hohen Informationsgehalt verfügen und mit den Licht- und Temperaturverhältnissen unserer Umgebung übereinstimmen. Dann ist die Harmonie komplett!

Daher gilt für Ihr Reset-Programm: Jegliche saisonale Beilage, die nicht industriell produziert wurde, ist erlaubt. Sie können also im Sommer selbstverständlich Gartengemüse oder lokal geerntetes Gemüse zu den Fischgerichten essen. Auch saisonales Obst ist erlaubt. Natürlich in Maßen, weil Obst und auch Gemüse aufgrund ihres Kohlenhydratgehaltes immer nur Beilage sein sollten. Für einen effektiven Reset sollten Sie aber zuerst das Programm wie beschrieben verfolgen. Danach dürfen Sie entsprechende Anpassungen vornehmen. Wichtig ist das Einhalten der Uhrzeiten und das Abgleichen der Lichtinformation des Tageslichts über das Auge mit der Lichtinformation der saisonalen Beilagen.
Kohlenhydrate in Form von Gemüse und Obst können in unseren Breitengraden nur im Sommer, beziehungsweise wenn sie in Ihrer Region tatsächlich angebaut werden, gesundheitsförderliche Aufgaben ausüben. So führen Kohlenhydrate im Sommer, wenn ihre Abbauprodukte am Cytochrom I in die Atmungskette eintreten, zur Bildung genau jener freien Radikale, die unsere Mitochondrien erneuern (Triplett-Sauerstoff, siehe Seite 30). Im Winter, wenn in unseren Breitengraden sehr wenig wächst, entstünden die falschen, weil zerstörerischen Radikale (Singulett-Sauerstoff). Kunstlicht fördert diesen unerwünschten Effekt zusätzlich. Daher verzichten wir im Winter auf kohlenhydratreiche Lebensmittel und arbeiten mit den im Sommer optimierten Mitochondrien.

EXKURS: **LEBEN MIT DER NATUR – NAHRUNGSAUFNAHME NACH PHÄNOLOGISCHEN JAHRESZEITEN**

Die Phänologie beschäftigt sich mit den im Jahreslauf periodisch wiederkehrenden Naturerscheinungen. Im phänologischen Kalender gibt es zehn Jahreszeiten, die sich an typischen Entwicklungsstadien bestimmter Pflanzen und am Verhalten der Tiere in freier Natur orientieren, den sogenannten phänologischen Indikatoren (siehe Tabelle auf Seite 58/59).
Wichtig: Je nachdem, wo Sie wohnen, treten die phänologischen Jahreszeiten zu unterschiedlichen Kalenderdaten auf. Ich habe gelernt, mich an den Bauern in meiner Region zu orientieren, und bewirtschafte meinen Garten entsprechend den klimatischen Bedingungen meines Wohnortes. Zudem kann jedes Jahr deutlich anders ausfallen, und dementsprechend pas-

se ich auch meine Nahrungsaufnahme an. An pflanzlichen Produkten kommt bei mir nur auf den Tisch, was lokal oder im eigenen Garten angebaut werden kann. So stimmt der Informationsgehalt meiner Nahrung mit jenem meiner Umgebung überein und jede meiner Zellen kann sich mit den lokalen Zeitgebern synchronisieren.

Je höher die Lichtintensität und die Temperatur beim Wachstum der Pflanzen, umso mehr Ordnung kann über lokal angepflanzte Nahrung erreicht werden, weil sie die gleichen Lichtinformationen in sich trägt. Eigentlich darf ein Verlangen nach Südfrüchten nur in unserer Sommerzeit mit ihren hohen Lichtintensitäten gestillt werden. Im Winter leben wir unter einer geringen Photonenanregung. Und genau dann erhöhen wir den Elektronenfluss in unserer Atmungskette (siehe Seite 54) durch Kälteanwendungen und Fische aus kalten Gewässern.

Lernen auch Sie, mit Ihren lokalen phänologischen Jahreszeiten zu leben, und synchronisieren Sie sich mit den Nahrungszyklen der Natur. Orientieren Sie sich bei Ihrer persönlichen Lebensmittelzusammenstellung am Klima und am Angebot Ihrer Region. Je natürlicher und naturbelassener Ihre Nahrung ist, umso besser kann sie von Ihrem Organismus verwertet und »gelesen« werden.

Immer schön im Rhythmus bleiben

Mit dem Thema Licht eng verbunden ist als dritte Säule der Gesundheit die Chronobiologie. Wir nutzen die Art der Nahrung, ihre Zusammenstellung und ganz besonders die Uhrzeiten der Nahrungsaufnahme zur Taktung unserer chronobiologischen Rhythmen. Auch hier wirkt Nahrung unterstützend, ja sogar ordnend.

Wie der Chronobiologe Maximilian Moser von der Universität Klagenfurt in deutlichen Worten betont: »Das Schlechteste, was man der inneren Uhr antun kann, ist, permanent zu essen. Dieses sogenannte Grasen, in Analogie zum Fressverhalten der Weidetiere, nimmt in den Industrienationen jedoch zu. Das schadet der Gesundheit und kostet Lebensjahre.« Und: »Äußere Zeitgeber wie feste Mahlzeiten und Licht werden immer wichtiger, um die innere Uhr wieder zu synchronisieren.« (In: »Essens-Faustregel muss neu geschrieben werden«, *Welt online*, 3. Mai 2008.) Alles im Leben folgt Rhythmen. Die Kunst besteht darin, natürliche Rhythmen zu unterstützen und die endogenen mit den exogenen Rhythmen in Übereinstimmung zu bringen. Dazu gehört ein ganz klar definierter Tag-Nacht-Rhythmus, der sich an der saisonalen Tageslänge orientiert. Chronobiologen warnen insbesondere vor der Völlerei abends und nachts unter Kunstlicht, denn sie erhöht auf lange Sicht das Risiko für Diabetes und Übergewicht.

Auch lassen sich Krankheiten anhand verschobener Rhythmen feststellen. Bei Lichtmessungen an Tumoren konnte man beispielsweise eine Art »Erstarrung in der Lichtemission« feststellen. Ihre Emissionen waren nicht an biologische Rhythmen wie den Tag-Nacht-Rhythmus oder Monatsrhythmus gekoppelt. Hier hat der Zustand der Entropie überhandgenommen. Eine Tumorbehandlung muss daher auch eine Justierung der biologischen Rhythmen beinhalten, um das körpereigene Regulationssystem wieder zu reaktivieren. Bei gesunden Menschen ist die zelluläre Lichtemission immer an biologische Rhythmen gebunden.

Guten Appetit!

Für die Mehrheit der Bevölkerung ist nur schwer nachvollziehbar, dass unsere Nahrung mit ihrer komplexen Biochemie Auswirkungen auf die zeitliche wie auch räumliche Ordnung im menschlichen Organismus hat. Viele Wissenschaftler haben uns jedoch inzwischen aufgezeigt, dass die richtigen Lebensmittel zur richtigen Zeit chemische Reaktionen, die periodisch oszillieren, in unseren Zellen antreiben, korrigieren und regulieren können.

Nahrung, als vierte Säule unserer Gesundheit, ist also mit allen anderen Säulen eng verknüpft. Die Wechselwirkungen Ihrer Nahrung mit Ihrer Umwelt sind entscheidend für Ihre Optimierung. Nahrung hat dabei ganz individuelle Zwecke zu erfüllen – abhängig von Ihrem persönlichen Zustand. Nicht die Kalorienzahl oder die Nährstoffverteilung ist vorrangig, sondern der Informationsgehalt, den die Nahrung Ihnen übergibt. Es ist daher auch unerlässlich, einen gesunden Appetit zu schulen, denn dieser teilt Ihnen mit, welche Nahrung zu welcher Zeit für Sie ganz persönlich von Vorteil ist. Ihre Devise darf daher nicht »fünfmal täglich Obst« heißen. Vielmehr sollten Sie zu genau dem Zeitpunkt Obst essen, wenn diese Frucht den Turboschalter Ihrer Zellen einzuschalten vermag.

Wer die richtigen Nahrungsmittel zur richtigen Zeit aufnimmt, braucht weniger Nahrung. Ist das Infor-

Die phänologischen Jahreszeiten

PHÄNOLOGISCHE JAHRESZEIT	MONATE	MERKMALE IN MITTELEUROPA	NUTZBARE UV-STRAHLUNG NACH SONNENSTAND ZUR MITTAGSZEIT
VOR-FRÜHLING	Ende Februar/ Anfang März ca. 36 Tage	Schneeglöckchen und Haselnuss blühen, Kätzchen der Hasel, Winternässe im Boden verschwindet.	Sonnenstand 20 bis 30 Grad. Sonne strahlt nur schwach, UV-B wird vollständig ausgefiltert. Daher in Deutschland bis März praktisch keine Vitamin-D-Bildung in der Haut möglich.
ERST-FRÜHLING	April ca. 29 Tage	Forsythie blüht, Stachelbeere und Johannisbeere entfalten ihre Blätter.	Sonnenstand über 45 Grad kann erreicht werden. Erst dann ist die UV-B-Strahlung stark genug, um eine wirksame Vitamin-D-Bildung anzuregen. Je höher die Sonne steht, umso intensiver das UV-B. Die solare Mittagszeit zum Sonnenbaden nutzen und möglichst den ganzen Körper exponieren.
VOLL-FRÜHLING	Mai ca. 30 Tage	Apfelbaum und Flieder blühen, die Stieleiche entfaltet ihre Blätter. Der Vollfrühling beginnt meist Ende Februar im Südwesten von Portugal und erreicht ca. 90 Tage später das 3600 km entfernte Finnland.	Sonnenstand zwischen 50 und 60 Grad. UV-Index kann bis 6,3 gehen, sehr gute Vitamin-D-Bildung möglich.
FRÜH-SOMMER	Juni ca. 22 Tage Sommersonnenwende 21.6.	Schwarzer Holunder blüht, je nach Region Heuernte. Pollenallergiker leiden – es ist Heuschnupfensaison.	Sonnenhöchststand. Sonne tanken (nicht verbrennen) und Vitamin-D-Vorräte auffüllen.
HOCH-SOMMER	Ende Juni/ Anfang August ca. 42 Tage	Johannisbeeren reifen, die Sommerlinde blüht, Heu- und Getreideernte.	Hohe UV-Strahlung. Sonne tanken (nicht verbrennen) und Vitamin-D-Vorräte auffüllen.
SPÄT-SOMMER	August ca. 25 Tage	Frühe Apfelsorten werden reif, Fruchtreife der Eberesche, Winterweizen und Winterroggen werden geerntet, zweite Heuernte.	Hohe UV-Strahlung. Sonne tanken (nicht verbrennen) und Vitamin-D-Vorräte auffüllen.
FRÜH-HERBST	September ca. 23 Tage	Haupterntezeit, u. a. schwarze Holunderbeeren und Kornelkirschen, Birnen und Zwetschgen. Herbstzeitlose blüht.	Sonnenstand kann unter 45 Grad sinken. Letze Sonne tanken!
VOLL-HERBST	Ende September/ Oktober ca. 28 Tage	Früchte der Rosskastanie fallen, die Obsternte ist abgeschlossen. Quitten- und Walnussernte. Laubblätter verfärben sich, Kulturbäume werfen Blätter ab.	Ende der UV-Zeit. Praktisch keine Vitamin-D-Bildung mehr möglich.
SPÄT-HERBST	Ende Oktober/ Anfang November ca. 17 Tage	Stieleiche verfärbt sich und Wildbäume werfen Blätter ab. Mit Ende des Laubfalles beginnt der Winter.	Keine Vitamin-D-Synthese mehr möglich.
WINTER	Ende November bis Februar ca. 113 Tage Wintersonnenwende 21.12.	Nadelfall der europäischen Lärche, Winterruhe bei Pflanzen und Tieren.	Sonnentiefststand. Sonnenwinkel unter 20 Grad, keine UV-Strahlung mehr. In Norddeutschland dauert der Winter (keine UV-Strahlung) bis zu sechs Monate, in Süddeutschland ca. fünf Monate.

OPTIMALE ERNÄHRUNG/LICHT- UND KÄLTEEXPOSITION	
Ketogen oder low carb *(ketogen = ausreichend Proteine, sehr kohlenhydratarm, sehr fettreich, low carb = fett- und eiweißreich mit geringer Kohlenhydratmenge)* ▸ Reichhaltiges eiweißreiches Frühstück ▸ Fett- und eiweißreiches Mittagessen mit wenig Kohlenhydraten (low carb) ▸ Fettreiches Abendessen ohne Kohlenhydrate (ketogen)	Geeignete Fette: große Mengen DHA und EPA aus Fisch & Co. Viel DHA, um die Zellmembranen bei Kälte flexibel zu halten. Geringe Mengen Oliven- und Kokosöl sind o.k. Wenig saisonales Gemüse vorhanden: Sauerkraut, Sprossen, Pilze und Kohl können verzehrt werden. Infrarotsauna, Rotlicht, UV-Lampe am frühen Vormittag
Low carb ▸ Mahlzeiten wie im Vorfrühling Die Verzehrmenge an gesättigten Fetten (Kokosöl) kann erhöht werden.	Geeignete Fette: Olivenöl, Kokosöl und große Mengen DHA und EPA aus Fisch & Co. Frühsalate und erste Sprossen können eingeführt werden, da sie durch den Sonnenmangel wenig Zucker enthalten. Je mehr Sonne, umso eher können Kohlenhydrate verstoffwechselt werden.
Moderat low carb ▸ Frühstück und Abendessen wie im Vorfrühling ▸ Fett- und eiweißreiches Mittagessen mit saisonalen Kohlenhydraten	In südlichen Regionen erste Ernte im Garten. Ansonsten low carb bis zur ersten Ernte. Bei sonnigem Wetter langsame Erhöhung der Kohlenhydrate durch saisonal geerntete Gemüse und Salate. Geeignete Fette: Olivenöl, Kokosöl, Butter, Kakaobutter, Ghee, Avocadoöl
Medium low carb ▸ Reichhaltiges eiweißreiches Frühstück mit Kohlenhydraten in Form von saisonalem Obst und Gemüse ▸ Mittagessen mit saisonalen Kohlenhydraten ▸ Fettreiches Abendessen ohne Kohlenhydrate (ketogen)	Sommerobst und -gemüse dürfen tagsüber verzehrt werden. Am Abend keine Kohlenhydrate (= ketogen). Geeignete Fette: wie im Vollfrühling
Medium low carb ▸ Reichhaltiges eiweißreiches Frühstück mit Kohlenhydraten in Form von saisonalem Obst und Gemüse, auch Südfrüchte sind erlaubt ▸ Mittag- und Abendessen wie im Frühsommer	Sommerobst und -gemüse dürfen tagsüber verzehrt werden. Am Abend low carb bleiben. Geeignete Fette: wie im Vollfrühling
Medium low carb ▸ Reichhaltiges eiweißreiches Frühstück mit Kohlenhydraten in Form von saisonalem Obst und Gemüse, auch Südfrüchte sind erlaubt ▸ Mittagessen wie im Frühsommer ▸ Fett- oder eiweißreiches Abendessen ohne Kohlenhydrate	Sommerobst und -gemüse dürfen tagsüber verzehrt werden. Am Abend low carb bleiben. Geeignete Fette: wie im Vollfrühling
Moderat low carb ▸ Reichhaltiges eiweißreiches Frühstück ▸ Fett- und eiweißreiches Mittagessen mit weniger Kohlenhydraten ▸ Fettreiches Abendessen ohne Kohlenhydrate (ketogen)	Stärkereiche Wurzelgemüse und Kürbisarten weglassen. Pilze sammeln und frisch geerntetes Gartengemüse, das oberhalb der Erde wächst, verwerten. Geeignete Fette: wie im Vollfrühling Kälteadaption mit kaltem Duschen beginnen
Low carb ▸ Reichhaltiges eiweißreiches Frühstück ▸ Fett- und eiweißreiches Mittagessen mit wenig Kohlenhydraten ▸ Fettreiches Abendessen ohne Kohlenhydrate (ketogen)	Den Kohlenhydratverzehr weiter einschränken. Geeignete Fette: wie im Vollfrühling Die Zellen auf den Winter und die Kälte vorbereiten: Kälte-Thermogenese-Zeit beginnt (siehe Seite 49)
Ketogen ▸ Reichhaltiges eiweißreiches Frühstück ▸ Fett- und eiweißreiches Mittagessen ohne Kohlenhydrate (ketogen) ▸ Fettreiches Abendessen ohne Kohlenhydrate (ketogen)	Mehr DHA und EPA muss eingebaut werden, um die Zellstruktur wieder flexibler zu machen: Erhöhung des Fischkonsums und deutliche Reduktion der Kohlenhydrate. Geeignete Fette: Olivenöl, Kokosöl und große Mengen DHA und EPA aus Fisch & Co.
Ketogen ▸ Reichhaltiges eiweißreiches Frühstück ▸ Fett- und eiweißreiches Mittagessen ohne Kohlenhydrate (ketogen) ▸ Fettreiches Abendessen ohne Kohlenhydrate (ketogen)	Geeignete Fette: wie im Spätherbst Keine UV-Strahlung, keine Photosynthese, keine Biophotonen in Pflanzen. Der Körper lebt jetzt von Fett und Eiweiß, kombiniert mit Kälte-Thermogenese.

mationsbedürfnis einer Zelle gestillt, verebbt das Hungergefühl über Stunden. »Artgerechte« oder »personenoptimierte« Lebensmittel erlauben es uns, am Tag problemlos fasten zu können und in der Nacht in Ketose zu leben (siehe Woche 2, Tag 4 des Reset-Programms, Seite 91): In diesem Zustand produziert die Leber aus Fetten sogenannte Ketone, die Körper und Hirn schützen und optimal mit sauberer Energie versorgen. Kohlenhydrate stoppen die Ketose, eine sehr fettreiche Ernährung fördert sie.

In dem vierwöchigen Reset-Programm durchläuft Ihr Appetit eine wichtige Schulung. Danach wird es Ihnen (wieder) gelingen, auf Ihre Zellen zu hören und einen gesunden Appetit zu entwickeln. Es wird Ihnen endlich (wieder) möglich sein, instinktiv Lebensmittel auszuwählen, die für Sie optimierend sind und nicht nur Ballast darstellen oder Ihre Verdauung überfordern. Ihr Körper wird Ihnen nach dem Reset (wieder) mitteilen, ob eine Nahrungsaufnahme für Sie von Vorteil war.

Wie merken Sie, ob Sie auf dem richtigen Weg sind? Als wichtigsten Indikator werden Sie eine wohlige Wärme spüren. Hände, Füße, Ihr gesamter Körper wird intensiv Wärme abstrahlen. Diese Wärme ist kein Abfallprodukt Ihres Stoffwechsels, sondern wird immer dann frei, wenn sich Strukturen räumlich und zeitlich ordnen. Das Ausmaß Ihrer Wärmeproduktion ist also eine Art Qualitätssiegel der Nahrung, die Sie für sich ausgewählt haben.

QUALITÄTSSIEGEL WÄRME

Je mehr Wärme bei gleicher Energiezufuhr produziert wird, umso mehr Ordnung kann erzeugt werden und umso besser haben Sie Ihre Nahrung zusammengestellt. Wenn Sie also mit Ihrem Partner, Ihrer Partnerin oder Ihrer Familie am Tisch sitzen und nach Ihrer Meinung ein gesundes, ausgewogenes Essen genossen haben, vergleichen Sie die Wärmeproduktion aller am Tisch nach dem Essen. Sie werden erstaunt sein, wie unterschiedlich die Resultate ausfallen.

»Was immer auch geschieht: Sobald der Konsument zufrieden ist, sich behaglich fühlt, Wärme produziert, seine Biorhythmen einschließlich des Herzschlags stabilisiert, braucht er sich einen Teufel zu scheren um Rohkost, ökologischen Anbau, Pestizide, Frische oder Zusatzstoffe.« (Fritz-Albert Popp, *Die Botschaft der Nahrung. Unsere Lebensmittel in neuer Sicht*, S. 49.) Wir mögen mit Fritz-Albert Popps deutlichen Worten nicht ganz übereinstimmen, aber wir sollten akzeptieren, dass eine subjektive Komponente bei der Nahrungsaufnahme und Qualitätsentscheidung eine Rolle spielt.

Vermutlich kommen Ihnen nach dem Lesen dieses Kapitels viele Fragen – und das ist auch gut so. Üben Sie sich im Fragenstellen, denn nur wer fragt, erhält Antworten. Auch ich habe mir in den letzten Jahren viele Fragen gestellt:

- Was ist der eigentliche Zweck der Nahrung und sollten wir unsere Essweise den veränderten Umweltbedingungen anpassen?
- Steigt der Bedarf an ordnungsgebender Nahrung in einer Umwelt, die immer ungeordneter wird?
- Inwieweit vermögen Menschen mit großer Entropie (»Unordnung«) ordnungsgebende Nahrung instinktiv auszuwählen?
- Es gibt kaum noch Nahrungsmittel, vor denen nicht schon gewarnt wurde. Wie können wir dennoch die individuell richtige Nahrung auswählen?
- Haben wir durch die konstante Exposition künstlicher Lichtfelder verlernt, unser Auge als hochempfindsames Lichtmessgerät einzusetzen? Wenn unsere Pupille jedes Photon wahrnehmen kann, sollten wir dann nicht sogar instinktiv gute Lebensmittel anhand ihrer Biophotonen erkennen können?
- Ist es besser, eine vitaminreiche Frucht zur falschen Jahreszeit zu essen als eine saisonal, lokal angebaute Frucht zur richtigen Zeit?
- Ist es sinnvoll, das ganze Jahr über importiertes Gemüse und Südfrüchte zu essen?
- Können Ernährungsphilosophien wie Paläo, Vegetarismus, Veganismus usw. auf Dauer funktionieren, wenn die Lichtinformationen ignoriert werden?
- Ist es sinnvoll, den Körper mit Nahrungsergänzungsmitteln zu »düngen«, wenn die Qualität der Nahrungsmittel nicht stimmt?

Die Ergebnisse meiner konstanten Suche nach Antworten spiegeln sich in meinem Ansatz und wurden in diesem Buch verarbeitet.

In diesem Sinne: Schulen Sie Ihr Gespür für optimale Nahrung, erfreuen Sie sich (bald) an einem gesunden Appetit. Essen Sie Information und genießen Sie das zelluläre Geschnatter. Wiederholen und schulen Sie so lange, bis Sie ein optimierter Lichtsäuger geworden sind.

> *Lesetipps*
> **Was ist Leben? Die lebende Zelle mit den Augen des Physikers betrachtet** *von Erwin Schrödinger, Piper Verlag, München 1989*
> **Die Botschaft der Nahrung. Unsere Lebensmittel in neuer Sicht** *von Fritz-Albert Popp, Verlag zweitausendeins, Frankfurt 2011*

EXPERTENINTERVIEW MIT KYRA HOFFMANN

Bevor Sie gleich in mein Reset-Programm eintauchen, das Sie auf natürliche Weise mit allen wichtigen Nährstoffen versorgt und Ihren Zellen den Stress einer Mangelsituation erspart, möchte ich Ihnen noch Kyra Hoffmann vorstellen (siehe Seite 288). Die Heilpraktikerin ist in Deutschland unter anderem als Expertin für Jod bekannt, ein Spurenelement, das in unserem Reset eine bedeutende Rolle spielt. Im folgenden Interview beantwortet sie einige wesentliche Fragen zu diesem wichtigen Thema.

Frau Hoffmann, können Sie uns stichwortartig aufzählen, wo und wie sich ein Jodmangel bemerkbar macht?

Jod wird als Vitalstoff bis heute verkannt und unterschätzt. Den meisten Menschen – auch Ärzten und Heilpraktikern – ist Jod nur als Spurenelement für die Schilddrüse bekannt. Dabei wird es von jeder Körperzelle benötigt! Einige Organe haben sogar einen besonders hohen Bedarf an Jod, darunter das Gehirn, die Eierstöcke, die Brust, die Prostata, die Haut und die Speicheldrüsen.
Selbst die Weltgesundheitsorganisation WHO macht den Versorgungsstatus mit Jod nur am Bedarf der Schilddrüse fest. Der Gesamtbedarf ist jedoch sehr viel höher. Experten schätzen, dass die Schilddrüse nur ca. 20 % des gesamten Körperbedarfs benötigt. Nach den Untersuchungen in unseren Praxen können wir folgende Top Ten des Jodmangels aufstellen:

1. Schilddrüsenunterfunktion
2. Schilddrüsenvergrößerung (Kropf) sowie Knotenbildung
3. Fibrozystische Mastopathie (sehr häufige, gutartige Brusterkrankung)
4. Brustkrebs
5. Eierstockzysten
6. ADHS/ADS bei Kindern, Jugendlichen und Erwachsenen
7. Fruchtbarkeitsstörungen
8. Gedeihstörungen in der Kindheit
9. Prostataerkrankungen
10. Chronische Erschöpfung und Müdigkeit

Dies sind Symptome, die aus unserer Erfahrung einen genauen Blick auf die Jodversorgung rechtfertigen.

Welche gesundheitlichen Vorteile liegen in einer optimalen Jodversorgung und wie viel Jod brauchen wir wirklich?

Die gesundheitlichen Vorteile einer optimalen Jodversorgung liegen auf der Hand: ein besserer Schutz vor bzw. die Vermeidung der eben genannten Erkrankungen. Besonders im Bereich der gut- und bösartigen Brusterkrankungen sind die Wirkungen des Jods seit über 40 Jahren bekannt und wissenschaftlich gut belegt. Brustkrebs ist nach wie vor die häufigste Krebserkrankung bei Frauen, vereinzelt sind auch Männer betroffen. Jedes Jahr kommen über 70 000 Neuerkrankungen hinzu. Die gynäkologische Onkologie hat den Frauen jedoch kaum etwas zur eigenverantwortlichen Prävention anzubieten. Dabei trägt eine gute Jodversorgung einiges dazu bei, gesund zu bleiben.
Was die benötigte Jodmenge angeht, so lohnt ein Blick in andere Länder: Japanerinnen nehmen mit ihrer traditionellen Ernährung 1 bis 13 Milligramm Jod pro Tag zu sich – Frauen in Mitteleuropa nur ca. 70 Mikrogramm, das ist etwa ein Hundertstel der japanischen Menge. Zugleich hat Japan die geringste Brustkrebsrate und die höchste Lebenserwartung der Welt. Epidemiologen sehen im hohen Verzehr von Jod und Omega-3-Fettsäuren entscheidende Faktoren.
Die optimale Jodsättigung ist aber individuell sehr unterschiedlich. Es ist daher schwer, allgemeine Ernährungs- oder Aufnahmeempfehlungen auszusprechen. Nach dem, was wir heute wissen, lässt sich aber sagen, dass der Körperbedarf an Jod weit über den 150 bis 200 Mikrogramm pro Tag liegt, die von der WHO und den Ernährungsgesellschaften derzeit empfohlen werden. Um alle Zellen des Körpers optimal zu versorgen, müsste man mehr Jod zu sich nehmen.

In meinem Buch versuche ich, den Lesern eine Grundversorgung mit wichtigen Spurenelementen durch die Nahrung nahezubringen. Bei Jodmangel kann jedoch eine Substitution nötig werden. Wie findet man heraus, ob ein Mangel besteht?

Bei den wenigsten Menschen wurde jemals eine Jodmessung durchgeführt. Das liegt vor allem daran, dass viele Ärzte und Heilpraktiker noch nicht genau wissen, wie sich die Jodversorgung ermitteln lässt. Aus dieser Unkenntnis heraus wird Jod auch oft im Blut bestimmt, was jedoch keine zuverlässigen Aussagen zulässt.

Wir empfehlen, den individuellen Jodbedarf anhand eines Jodsättigungstests nach Dr. Abraham und Dr. Brownstein zu ermitteln. Hierzu bekommen die Patienten von einem jodkompetenten Therapeuten 50 mg einer Jodmischung oral verabreicht. Ab der Einnahme wird der Urin über 24 Stunden gesammelt. Aus dieser Sammelmenge werden 10 ml Urin entnommen und an ein Labor geschickt, das die wieder ausgeschiedene Jodmenge im Urin misst.

Ist der Körper gut mit dem Spurenelement gesättigt, wird er das aufgenommene Jod fast komplett wieder ausscheiden. Weist das Labor eine Jodausscheidung von mehr als 40 mg nach, kann man mit dem Ergebnis zufrieden sein. Oft wird aber viel weniger ausgeschieden, z. B. 20 mg. Das heißt, dass der Körper das restliche Jod direkt einbehalten hat. Spätestens bei einem solchen Ergebnis dürfte klar sein, dass dem Organismus Jod fehlt.

Ganz wichtig: Dieser Test darf nicht in Eigenregie durchgeführt werden, weil bestimmte Körperfunktionen (z. B. Nieren, Schilddrüse) zuvor von einem Arzt oder Heilpraktiker untersucht werden müssen.

Es ist auch wenig bekannt, dass Jod eng mit der Omega-3-Fettsäure DHA zusammenwirkt. Können Sie das kurz erklären?

DHA fördert die Entwicklung des Gehirns, des zentralen Nervensystems und des Sehvermögens, sowohl während der Schwangerschaft als auch nach der Geburt. Allerdings ist diese wichtige Membranfettsäure eher sensibel und kann durch Oxidation schnell zerstört werden. Sie benötigt daher einen Schutz vor freien Radikalen. Durch die Forschungen des italienischen Jod- und Schilddrüsenexperten Professor Sebastiano Venturi wissen wir, dass die Entwicklung des menschlichen Gehirns nicht möglich gewesen wäre, wenn Jod nicht von Beginn der Evolution an als »Beschützer« der empfindlichen Fettsäuren fungiert hätte. Venturi konnte zeigen, dass Jod das erste Antioxidans lebender Organismen war, sozusagen die Mutter aller Antioxidantien, lange bevor Vitamin C, Glutathion oder Vitamin E eine Rolle spielten.

Sie ernähren sich selbst immer wieder einmal »maritim ketogen«. Das entspricht insofern den Empfehlungen in diesem Buch, als eine ketogene Ernährung im Sommer aufgrund der natürlichen Verfügbarkeit pflanzlicher Lebensmittel dauerhaft nicht sinnvoll ist. Im Winter ist unser Organismus aus evolutionären Gründen jedoch eine ketogene Ernährung gewohnt. Welche Vorteile sehen Sie in dieser Ernährungsform?

Die maritime ketogene Ernährung basiert auf der Mittelmeerküche mit frischen, saisonalen und regionalen Lebensmitteln. Sie ist zugleich sehr reich an Lebensmitteln aus dem Meer (maritim), und sie ist kohlenhydratarm, aber sehr fettreich (ketogen). So kann die Leber Ketone aus dem Fett bilden, die insbesondere unser Gehirn optimal mit Energie versorgen, es zugleich aber auch schützen und regenerieren können.

Dies ist die einzige mir bekannte Ernährungsform, die – ohne die zusätzliche Einnahme von Nahrungsergänzungsmitteln – die erforderliche Jodmenge für den ganzen Körper sicherstellt. Zugleich versorgt sie mich auch mit all den anderen lebenswichtigen Nährstoffen, die in der »modernen« Kost häufig fehlen, wie Zink, Vitamin A, Selen und Vitamin D sowie den Fettsäuren EPA und DHA.

Wie stellen Sie sicher, dass Sie und Ihre Kinder optimal mit Nährstoffen versorgt sind?

Unser erster Sohn wurde sieben Monate voll gestillt. Bis zu seinem 2. Lebensjahr wurde er teilgestillt. Dadurch hat er in den ersten Jahren sicherlich eine sehr gute Basis erhalten, da ich in der Schwangerschaft und Stillzeit auf eine optimale Jodversorgung geachtet habe. Die Qualität der Muttermilch ist im Wesentlichen abhängig von der Grundversorgung der Mutter. Wie gut eine Schwangere oder Stillende mit Nährstoffen versorgt ist, lässt sich anhand einfacher Bluttests ermitteln und bei Bedarf entsprechend korrigieren. Hier findet seitens der Hebammen, Stillberater und Gynäkologen meiner Meinung nach noch viel zu

wenig Aufklärung statt. Nur Stillen »um jeden Preis«, wie es heute propagiert wird, ist kein Garant für die optimale Nährstoffversorgung des Säuglings.
Mit liegt sehr am Herzen, dass Frauen, die schwanger werden möchten, wissen, wie wichtig es ist, schon möglichst lange vorher auf eine optimale Mikronährstoffversorgung zu achten. Die Untersuchungsergebnisse meiner Patientinnen mit Kinderwunsch zeigen häufig dieselben Mängel auf, darunter Jod, DHA, EPA, Vitamin D und A, Zink usw. Diese Mängel können einer der Gründe sein, warum es mit dem Schwangerwerden nicht so recht klappen will.
Gerade Jod und die mehrfach ungesättigten Fettsäuren werden schon zu Beginn der Schwangerschaft in größeren Mengen benötigt, weil in den ersten Wochen das zentrale Nervensystem des Kindes angelegt wird. In dieser Zeit wissen aber die wenigsten, dass sie schwanger sind. Das ist fatal, denn ein Jodmangel der Schwangeren kann den IQ ihres Kindes um bis zu 13 Punkte reduzieren.
Noch immer kommen auch hierzulande Säuglinge mit Schilddrüsenstörungen zur Welt. Ein Jodmangel in der Schwangerschaft und in den ersten Entwicklungsjahren des Kindes führt zu Gedeihstörungen und Einschränkungen der Hirnleistung. Darunter fallen z. B. kognitive Störungen, Hörstörungen, Lern- und Verhaltensstörungen wie ADHS oder ADS. Eine Studie aus Ägypten hat Jodmangel sogar mit Autismus in Verbindung bringen können.
Mein eigener Jodtest ergab nach sechs Monaten Stillzeit, dass meine Speicher nun leer waren. Also habe ich zusätzlich zu meiner maritimen Ernährung noch Jod substituiert. Man darf nicht vergessen, dass viel Jod über die Muttermilch an den Säugling abgegeben wird. Wer da nicht genau auf seine Jodversorgung achtet, kann schnell in einen Mangel kommen.
Mittlerweile wird unser Sohn nicht mehr gestillt. Wir lassen ihn viele Speisen und Lebensmittel ausprobieren, um seinen Appetit und seinen Geschmack optimal zu schulen. Ganz im Sinne des »baby-led weaning« (vom Baby geführte schrittweise Entwöhnung von Milch zu fester Nahrung) wurde er auch komplett breifrei ernährt. Er isst gerne und meistens auch viel – sogar Meeresfrüchte und Fischgerichte. Und weil er ein so cleverer, gesunder und fröhlicher Junge ist, werden wir mit unserem zweiten Kind genauso verfahren.

Welche Anlaufstellen würden Sie empfehlen, wenn man sich intensiver mit dem Thema Jod beschäftigen will?

Leider gibt es derzeit noch wenige deutschsprachige Medien zum Thema. Mein Koautor Sascha Kauffmann und ich haben versucht, diese Lücke mit unserem neuen Buch zu schließen. Es erscheint im Juni 2016. Darüber hinaus betreiben wir für Laien und Therapeuten die Facebook-Gruppe »Jod – das unbekannte Heilmittel«, in der wir versuchen, möglichst viele Interessierte über Jod und seine gesundheitlichen Wirkungen aufzuklären.

Herzlichen Dank.

Lesetipps
Jod – Schlüssel zur Gesundheit *von Kyra Hoffmann und Sascha Kauffmann, systemed Verlag, Lünen 2016*
Die Jodkrise *von Dr. Lynne Farrow, Mobiwell Verlag, Potsdam 2015*
KetoKüche kennenlernen *von Ulrike Gonder und Anja Leitz, systemed Verlag, Lünen 2015*

So, nun sind Sie für den Reset-Teil mit allerhand theoretischem Hintergrundwissen bestens gewappnet und können sich voller Elan dem Abenteuer Lifestyle-Optimierung widmen. Gestalten Sie Ihren Tagesablauf und Ihre Umgebung für eine optimale und getaktete Funktionsweise Ihres Gehirns und Ihres Körpers um. Die Reise in ein neues »geordnetes« Bewusstsein kann beginnen.

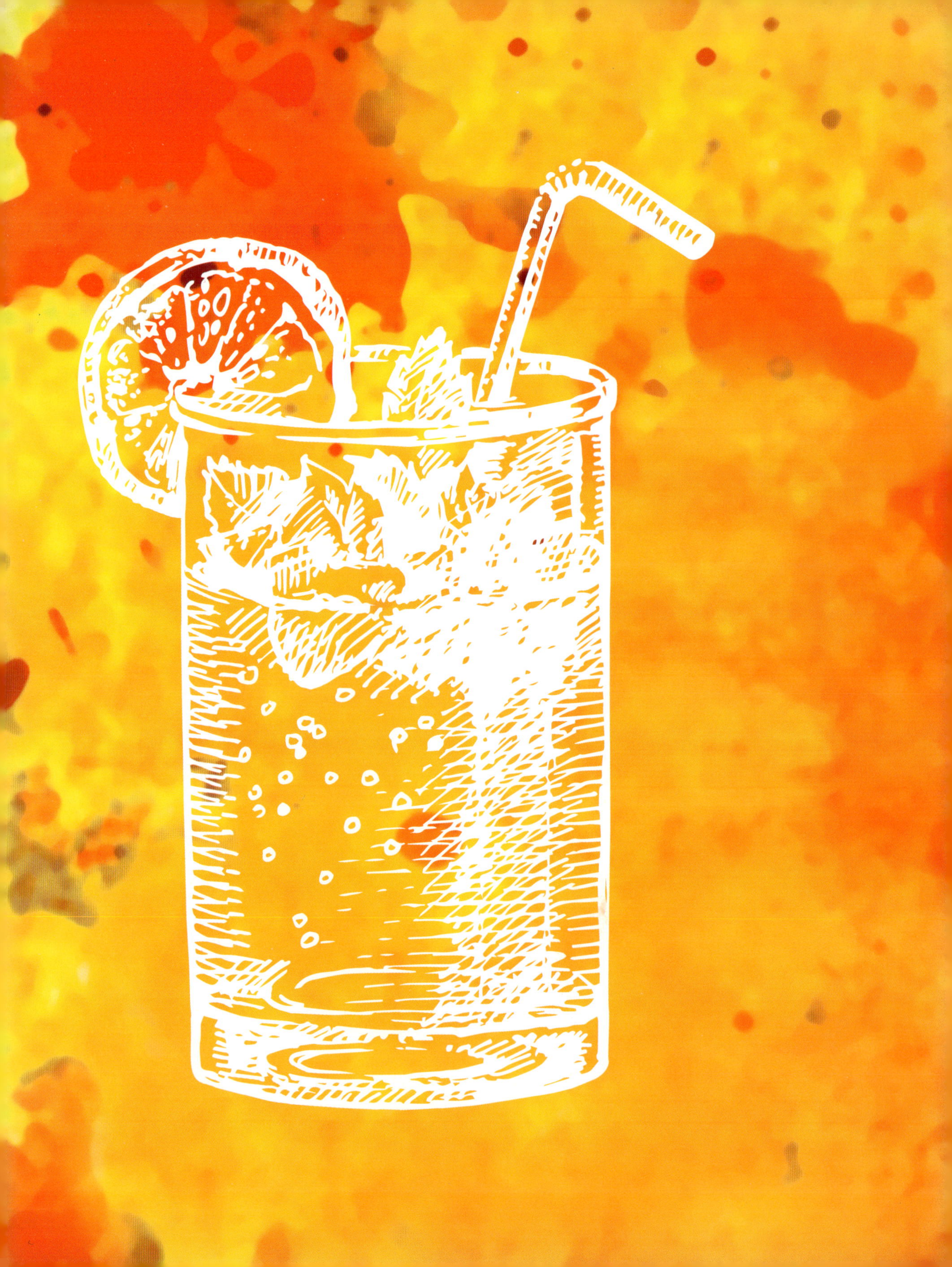

DAS 4-WOCHEN-RESET-PROGRAMM

IHR NEUSTART IN EIN BALANCIERTES LEBEN

Kommen wir zu des »Pudels Kern«, dem Reset-Programm! Dieses einmalige Programm zur Selbstoptimierung beinhaltet eine große Auswahl an unterschiedlichsten Rezepten für Ihr Frühstück, Mittag- und Abendessen. Zusätzlich finden Sie eine kleine Auswahl an Leckereien, die Ihren Alltag oder Ihr Wochenende versüßen werden. Und falls Sie viel unterwegs sind und Ideen für die optimale Lunchbox brauchen, werden Ihnen auch dafür Vorschläge präsentiert. Es gibt also für alle etwas, um regelmäßig genussvoll zu optimieren!

Wie funktioniert das Selbstoptimierungsprogramm?

Die Betonung liegt auf SELBST, das heißt, Sie sind am Steuer und lernen dabei, wie Sie Ihrem Körper und Gehirn zu einer verbesserten Funktionsfähigkeit verhelfen. Dies passiert auf mehreren Ebenen. Zum einen werden Sie mit ausgeklügelten, schmackhaften Rezepten über einen Zeitraum von vier Wochen ernährungstechnisch »umgestellt«. Diese Umstellung ist von größter Bedeutung, denn nur mit ihr können Sie den nötigen »Ölwechsel« in Ihren Zellen einleiten und konsequent jede Zelle mit den richtigen Fettsäuren und Vitalstoffen aufbauen und versorgen. Ihre Ernährungsumstellung soll Ihren Körper (und Ihren Stoffwechsel) entlasten und ihn besser funktionieren lassen. Der Fokus liegt auf wichtigen Nährstoffen – ohne jeglichen unnötigen Ballast! Daher gibt es auch nicht viele Beilagen.

Schöpfen Sie bei den Grundnahrungsmitteln aus dem Vollen und betrachten Sie Beilagen wie Salat oder Gemüse als kleine Geschmacksuntermalungen. Keine Sorge, es wird Ihnen nicht an wichtigen Vitalstoffen fehlen. Im Gegenteil – mit meinen Gerichten wird jede Zelle die geballte Nährstoffladung wesentlich besser verstoffwechseln können, denn Ihr Magen wird genug Magensäure zur Verdauung bilden können, Ihr Darm wird nicht mehr mit unnötigen oder belastenden Stoffen beschäftigt sein und Ihre Leber wird entfettet und kann dadurch aktiver zu Ihrer Gesundheit beitragen.

Bei der richtigen Ernährung hört es aber nicht auf! Gleichzeitig wird Ihnen gezeigt, wie Sie Ihre innere Uhr und den Ablauf aller zellulären Abläufe positiv beeinflussen können. Dazu werden zirkadiane Rhythmusstörungen behoben, und Ihr Gehirn wird als »Master Clock«, als Haupttaktgeber, wieder richtig eingestellt. Dann können auch alle anderen zellulären Prozesse wieder in einem geordneten zeitlichen Ablauf vonstattengehen. Mit diesem Reset-Programm machen Sie sozusagen eine Ausbildung zum »Uhrmacher«: Sie üben sich in Fehlersuche, Wartung und Pflege Ihrer inneren Uhr und lernen, wie Sie sie stellen können und welche positiven Auswirkungen innere Pünktlichkeit hat.

Als wichtigen dritten Aspekt bietet Ihnen dieses Programm ein verbessertes Verständnis Ihrer Umwelt und ihres Einflusses auf Ihre Gesundheit. Sie sollten sich der Einflüsse Ihres Wohnortes, Ihres Breiten- und Längengrades, Ihrer Lichtverhältnisse, Ihrer Nähe oder Distanz zur Natur, der Menge an Elektrosmog, der Temperaturverhältnisse und der zellulären Einflüsse moderner Kommunikationsmittel bewusst werden. Sie lernen, Ihr persönliches Umfeld an Ihre zellulären Bedürfnisse anzupassen oder umzuorganisieren. Das ist von größter Bedeutung für Ihren Weg zu Mr. oder Mrs. Optimal.

Dieser Umdenkprozess erfordert Zeit, Geduld und Einsatz. Je nachhaltiger und konsequenter Sie mitmachen, umso größer wird Ihr Erfolg sein!

Was können Sie erwarten?

- *einen optimierten Energiestoffwechsel und eine bessere Energieproduktion in den Mitochondrien*
- *einen effizienten Gehirnstoffwechsel und die Neubildung von Nervenzellen (Neurogenese)*
- *bessere Hormonregulation, Optimierung und Balance körpereigener Hormone*
- *verbesserte Schilddrüsenfunktion und Regulation der Schilddrüsenhormone*
- *verbesserten Schlaf*
- *einen optimierten Augenstoffwechsel, Minderung von Sehstörungen und Erkrankungen der Augen*
- *verbesserte körpereigene Abwehrsysteme, weniger oxidativen Stress*
- *Verbesserung von Libido und Sexualempfinden*
- *Besserung menopausaler und adrenopausaler Beschwerden*
- *Verjüngung wichtiger Gehirnstrukturen wie Zirbeldrüse und Hypophyse*
- *optimierte Melatonin-Ausschüttung*
- *Gewichtsregulation*
- *gesteigerte Leistungs- und Konzentrationsfähigkeit*
- *einen optimierten Zucker- und Fettstoffwechsel*
- *Osteoporose-Prophylaxe, Verbesserungen von Kalziumstoffwechsel und Knochendichte*
- *gesteigerte Vitamin-D-Synthese*
- *gesündere Haare, Nägel und Haut*
- *vermindertes Krebsrisiko*
- *Vorbeugung altersbedingter neurodegenerativer Krankheiten*
- *Verbesserungen bei ADS und ADHS*
- *Verbesserung des kardiovaskulären Systems, Vorbeugung von Herz-Kreislauf-Erkrankungen, Schutz der Herzkranzgefäße*
- *bessere Blutdruckregulation*
- *eine optimierte Darmflora und Schutz vor Darmerkrankungen*

Ja, die Liste der potenziellen Verbesserungen ist lang, sehr lang! Sie fragen sich daher sicher, wie das mit einem 4-Wochen-Programm möglich sein soll. Natürlich werden Sie sich in vier Wochen nicht aller degenerativer Erkrankungen entledigen können. Aber in diesem kurzen Zeitraum betätigen Sie den Optimierungsschalter in Ihren Zellen. Und dann ist es eine Frage der Ausdauer und des konsequenten Umsetzens! Dieses Programm zeigt Ihnen den Weg, gehen müssen Sie ihn selbst. Es liegt in Ihren Händen, wie intensiv und wie lange Sie sich optimieren möchten.
In meiner Praxis habe ich über die Jahre immer wieder erleben dürfen, wozu der menschliche Körper fähig ist, wenn man ihm die richtigen Werkzeuge und Nährstoffe gibt. Allerdings habe ich auch erleben müssen, wie man Körper und Gehirn durch falsche Lifestyle-Entscheidungen verschlechtern, ja sogar zerstören kann. Es liegt an Ihnen! Dieses Programm übergibt Ihnen das Zepter. Denn für den Erhalt und die Pflege Ihrer körperlichen und geistigen Funktionen sind Sie allein verantwortlich – nicht Ihr Arzt und auch sonst niemand. Dieses Programm ist sicher nicht der bequemste, aber der einzig funktionierende Weg. Es gibt Ihnen das nötige Wissen und die Werkzeuge, die nötige Eigenverantwortung und Eigeninitiative müssen Sie aufbringen. Nur Mut, es lohnt sich!

21 häufige Fragen

Bevor Sie loslegen, möchte ich auf typische Einwände und Reaktionen eingehen, die ich in der Praxis, in Foren oder bei Vorträgen immer wieder zu hören bekomme.

1. Ich mag keinen Fisch. Habe ich noch nie gerne gegessen. Das ist nichts für mich.

Ob Sie es glauben oder nicht, jeder Einzelne, den ich kenne, hatte nach ca. vier Wochen Fischkonsum ein Verlangen nach Fisch bzw. Meerestieren! Denn Ihre Gelüste, Ihr Verlangen nach bestimmten Nahrungsmitteln und Ihr Essverhalten werden durch Ihre Neurotransmitterausschüttung, Ihre Gehirnfunktion und Ihren Hormonhaushalt geregelt. Werden Sie optimal versorgt und Ihr Gehirn erfährt eine regelmäßige Versorgung mit gehirnspezifischen Nährstoffen, wird es immer wieder danach verlangen. Sie haben Ihrem Gehirn zu lange eine gehirnspezifische Ernährung versagt und daher verlangt es nun nach Lebensmitteln, die schnelle Energie liefern, aber nicht nachhaltig gesundheitsfördernd sind. Je weniger zelluläre Energie Sie haben, umso stärker das Verlangen nach Kohlenhydraten und raffinierten Produkten. Es sind zelluläre Missstände im Gehirn und in den Mitochondrien sowie Hormonverschiebungen, die Frauen zu Gemüseliebhabern und Obstvertilgern werden lassen!

2. Diese Ernährung ist mir zu teuer. Ich kann mir nicht jeden Tag Lachs, Seeteufel und Thunfisch leisten!

Es ist richtig, dass einzelne Zutaten nicht günstig sind. Aber ich habe die Rechnung mehrfach mit Patienten gemacht und letztendlich wurde das Essen nicht teurer als zuvor. Ihr Einkaufsverhalten wird sich nämlich komplett ändern. Sie werden weniger Geld im Supermarkt ausgeben und auch nicht verlockt sein, eine Unmenge an unnötigen Produkten einzukaufen. Wenn Sie wirklich nur das kaufen, was Sie brauchen, wird es sogar um einiges günstiger. Sie essen weniger und gezielter. Sie brauchen weniger Geld für Nahrungsergänzungsmittel und Therapien. Ihre Arztkosten sinken, Ihre Zahnarztkosten sinken, Ihre Kinder sind seltener krank und können regelmäßig in den Kindergarten oder die Schule gehen, wodurch weniger Arbeitsausfälle eingeplant werden müssen, etc. Es gibt natürlich auch Situationen, in denen das Haushaltsbudget sehr niedrig ist. Dann sollte man strategisch einkaufen und die Rezeptauswahl sehr gezielt treffen. Kaufen Sie auf Vorrat am Ende der Woche, wenn die Preise für Frischfisch oft reduziert werden. Frieren Sie den Fisch sofort ein. Kaufen Sie Fischkonserven, die ein sehr gutes Preis-Leistungs-Verhältnis haben. Suchen Sie nach Angeboten im Internet. Ersetzen Sie den Fisch im Rezept durch eine günstigere Fisch-Alternative. Und vergessen Sie nie: Fischstäbchen sind immer noch besser als Nudelgerichte, Dosenravioli oder Fertigpizza!

3. Wenn unser Umfeld und unser Lifestyle so schlecht sind, müsste ja jeder krank sein oder krank werden! Wir sehen alle fern, schalten das Licht ein und essen Weihnachtskekse, und das schon seit Jahrzehnten! Ich glaube nicht, dass es mir besser geht, wenn ich abends das Licht auslasse. Das macht doch schließlich keiner!

Ja, leider! Gegenfrage: Warum fühlen sich laut einer großen Studie heute 95 % der Weltbevölkerung krank?

Solche Zahlen sprechen für sich, und sie zeigen, dass es mit der Gesundheit eben nicht so gut bestellt ist, wie viele vorgeben. Wenn alle etwas (nicht) tun, heißt das noch lange nicht, dass dies unbedenklich oder günstig für Sie ist! Und: Vergessen Sie nicht, dass sich unsere Umwelteinflüsse in den letzten Jahren massiv verändert haben. Ja, in den 1960er-Jahren schauten die Menschen auch fern. Das Programm lief aber nur bis zu einer bestimmten Uhrzeit. Dann war Sendepause. Auch tagsüber wurde nur zeitweise gesendet. Smartphones und Internet gab es noch nicht. Seither hat sich unser Lifestyle, was Nutzungsdauer und -vielfalt von Kommunikationsmitteln betrifft, massiv verändert. Da wir über Licht, elektromagnetische Felder und Nährstoffe reguliert werden, ist es von großer Bedeutung, wann wir uns welchen Einflüssen aussetzen.

4. Ich komme erst spätabends von der Arbeit heim. Dann möchte ich noch meine (wenige) Freizeit genießen, denn sonst bestünde mein Leben ja nur noch aus Arbeit und Schlaf!

Das ist Einstellungssache. Jeder muss für sich die Prioritäten setzen. Selbstverständlich lässt sich der Abend bzw. die abendliche Freizeit auch ohne schädliche Auswirkungen genießen. Gehen Sie in die Natur und treiben Sie etwas Sport, führen Sie gute Gespräche bei Kerzenlicht, lesen Sie ein Buch – bei Kunstlicht jedoch immer mit einer Blueblocker-Brille. Wenn Sie morgens früh raus müssen, sollten Sie allerdings nicht allzu spät ins Bett gehen. Jeder Mensch braucht eine gewisse Menge an Schlaf, auch wenn viele das nicht wahrhaben wollen. Chronischer Schlafmangel hat ernsthafte gesundheitliche Folgen.

5. Ich habe Familie, Kinder, Teenager, Großeltern etc. im Haus. Die möchten so nicht essen. Wie kann ich das bewerkstelligen?

Entweder Sie kochen verschiedene Mahlzeiten oder Sie bereiten für die anderen zum Fischgericht auch noch Beilagen nach deren Vorlieben zu. Ich koche meist eine Fischmahlzeit, häufig auch ein Fleischgericht, bereite aber für Gäste oder Familienmitglieder gerne noch eine Beilage oder ein Dessert zu. Oft stelle ich eine Auswahl zusammen, und jeder wählt dann aus, was er möchte. Der Hauptbestandteil ist jedoch immer Fisch oder Fleisch.

6. Ich wohne in der Stadt in einer Wohnung im 5. Stock und habe keinen Balkon. Wie kann ich schon am Morgen im Tageslicht frühstücken?

Fenster blockieren das wichtige UV-Spektrum. Perfektes Tageslicht steht nur durch geöffnete Fenster für das Auge und die Haut zur Verfügung. Öffnen Sie ein Fenster der Süd- oder Ostseite und essen Sie bei offenem Fenster. Oder Sie machen einen zehnminütigen Spaziergang und essen davor oder danach. Sie können auch erst frühstücken und auf dem Arbeitsweg Tageslicht tanken. Ich frühstücke auch im Winter draußen! Zehn Minuten frische Luft bei offenem Fenster täten jedem gut. Besonders im Winter! Falls dies alles nicht möglich ist, installieren Sie eine Vollspektrum-Tageslichtlampe in Ihrer Wohnung.

7. Ich habe Kleinkinder und stille noch. Ich muss mehrmals in der Nacht aufstehen und kann mich nicht an ideale Schlaf- und Esszeiten halten. Was kann ich tun?

Die Stillzeit ist immer die anstrengendste Zeit. Jedoch haben Studien bewiesen, dass stillende Mütter mit Schlafmangel besser umgehen können als Mütter von Flaschenkindern. Das hängt mit ihrer Prolaktin-Ausschüttung zusammen. Je höher der Spiegel an Prolaktin im Körper der Mutter ist, umso geringer das individuelle Schlafbedürfnis. Zudem schüttet Ihr Gehirn beim Stillen große Mengen des Bindungshormons Oxytocin aus, das gegen erhöhten Stress hilft und Ihr Kortisol senkt. Während der Stillzeit haben Sie also einen Hormonschutz. Das Ernährungsprogramm ist gerade jetzt eine perfekte Unterstützung Ihres gesteigerten Makro- und Mikronährstoffbedarfs.

8. Mein Beruf macht dieses Programm unmöglich. Ich arbeite im Schichtdienst. Kann ich mich trotzdem optimieren?

Bei Schichtarbeit ist es besonders wichtig, zumindest zellulär optimal versorgt zu sein. Denn die Verschiebung chronobiologischer Rhythmen ist für Ihren Organismus nicht ungefährlich. Achten Sie auch darauf, dass Sie in Ihrer arbeitsfreien Zeit so viel Tages- bzw. Sonnenlicht wie möglich »tanken«. Sie sollten das Programm unbedingt anwenden und es nach Ihrem Zeitplan einrichten.

9. Wir gehen oft aus und unternehmen viel mit Freunden. Was mache ich denn im Restaurant oder bei Einladungen? Dann muss ich doch Ausnahmen machen!

Nicht unbedingt! Sie können in fast jedem Restaurant eine Low-Carb-Mahlzeit, etwas Saisonales oder eine reine Fleisch- oder Fischmahlzeit bestellen. Sie müssen nur danach fragen. Ich hatte noch nie Probleme damit. Auch Freunde haben normalerweise nichts dagegen, die Essensplanung etwas umzustellen. Sie müssen ja nicht alle angebotenen Speisen essen, können auswählen, was in Ihren Ernährungsplan passt. Informieren Sie Ihre Freunde und Bekannten rechtzeitig und erzählen Sie ihnen von Ihrem spannenden Reset-Programm. Vielleicht sind sie interessiert und schließen sich Ihnen an.

10. Das hört sich für mich viel zu sehr nach Verzicht an! Ich reagiere fast schon allergisch, wenn ich mir bewusst werde, dass ich etwas nicht essen darf. Da bleibe ich doch lieber bei meiner ausgewogenen Ernährung und manchmal schlage ich halt über die Stränge. Das ist doch nur menschlich!

Wohin Sie diese Einstellung bringen wird, wird sich zeigen. Ich möchte Sie auch nicht überreden – Sie müssen es selbst wollen. Möglicherweise kommt auch ein Zeitpunkt, an dem Sie die Situation anders einschätzen.

11. Ich habe bei dem ganzen Fisch Angst vor Schadstoffbelastungen. Man hört doch immer wieder, wie belastet Fisch ist. Das ist mir zu riskant. Da esse ich lieber Biogemüse.

Die Schadstoffbelastung und deren potenzielle Auswirkungen werden in der Presse gerne (über-)thematisiert. Sie basieren jedoch selten auf seriösen wissenschaftlichen Studien. Zudem ist meiner Meinung nach der Verzicht auf Fisch gerade nicht der richtige Weg. Vielmehr sollte Ihnen neben einem Interesse und Engagement für eine Optimierung der Meeres- und Fischgesundheit vor allem an der Stärkung der Ausleitungs- und Abwehrmechanismen Ihres Körpers gelegen sein. Die richtigen Mikronährstoffe sind hierbei von besonderer Bedeutung: Sofern Sie genug Jod und Selen haben, wird Ihnen eine mögliche Schadstoffbelastung nicht viel ausmachen. Jod bindet zum Beispiel Quecksilber, und Selen unterstützt die Ausleitung. Essen Sie wie in diesem Programm vorgeschlagen, so verbessern Sie die Entgiftungsfähigkeiten Ihres Körpers und nehmen Schadstoffe teilweise gar nicht erst auf. Fisch liefert im Vergleich zu anderen Lebensmitteln das komplette Schutzprogramm. Das wurde beispielsweise in Studien der Universität von Hawaii an schwangeren Frauen untersucht: Die Vorteile des Fischkonsums überwogen eindeutig die Nachteile einer möglichen Belastung.

12. Ich weiß ja, dass es nicht gut ist, konstant das Smartphone zu benutzen. Ich weiß auch, dass ich früher ins Bett sollte und dass Rauchen ungesund ist. Aber mein innerer Schweinehund ist zu groß, und ich akzeptiere das Risiko. Es trifft ja nicht jeden, und ich hoffe einfach, dass ich zu denjenigen gehöre, die verschont bleiben. Dann kann ich immer noch etwas ändern.

Dann kann es sehr mühsam werden oder zu spät sein. Es ist Ihre Entscheidung, ob Sie mit Ihrer Gesundheit russisches Roulette spielen wollen. Jeder ist seines Glückes Schmied.

13. Ich bin jung. Da muss man doch so richtig leben dürfen. Was kümmern mich jetzt Menopause, Altersvorsorge und Bluthochdruck? Da schluck ich doch lieber eine Pille und gebe Gas!

Die Statistiken zur Gesundheit Jugendlicher sprechen eine andere Sprache: So sind manche Alterskrankheiten wie etwa der Typ-2-Diabetes keine Alterskrankheiten mehr, sondern treten auch bei Jugendlichen auf. Der jüngste Alzheimerpatient ist nur 20 Jahre alt! Auch der plötzliche Herztod bei jungen Sportlern gibt der Medizin zu denken. Laut Statistik wird die Jugend auch immer unfruchtbarer, und die Hodenkrebsrate junger Männer ist auf einem Höchststand. Könnten der Lifestyle und die Umgebung doch eine Rolle spielen?!

14. Das Ganze überfordert mich. Ich weiß gar nicht mehr, was richtig und was falsch ist! Die ganze Planung stresst mich, und ich verstehe auch die Hintergründe nicht wirklich. Muss ich wirklich alles machen, was hier steht?

Fangen Sie einfach mit den Rezepten an. Kochen Sie sich erst mal »in Fahrt«. Dann lesen Sie immer mal wieder kleine Abschnitte durch, und sukzessive finden Sie ein Puzzleteil nach dem anderen. Lassen Sie sich Zeit.

15. Ich finde das alles sehr spannend, kann aber oft die Zutaten in meinem Umkreis nicht finden.

Das Entdecken unbekannter Zutaten im Supermarkt will geübt sein. Ich kenne das Problem, denn ich gehe regelmäßig mit Freunden, Verwandten und Kunden einkaufen. Man übersieht tatsächlich unbekannte Lebensmittel. Je größer der Supermarkt, umso schwieriger ist es, auf Anhieb alles zu finden. Am besten fragen Sie einfach nach. Mithilfe des Internets löst sich das Problem am einfachsten, denn hier kann alles Nötige bestellt werden. Sie müssen nur die Wochenplanung etwas früher starten und genug Zeit für die Lieferung einrechnen. Fragen Sie auch Nachbarn und Freunde. Jeder hat so seine speziellen Läden und Einkaufsgeheimtipps. Tauschen Sie sich mit anderen aus. Aller Anfang ist schwer. Sobald Sie aber damit begonnen und Ihre Küche mit den richtigen Zutaten ausgestattet haben, sind dies Probleme von gestern!

16. Gibt es auch »Cheat Days«? Darf man Ausnahmen machen?

Das hängt von Ihren Zielen ab. Je höher Sie sich Ihr Ziel setzen, umso konsequenter sollten Sie sein.

17. Es gibt gewisse Speisen, die ich einfach nicht herunterbringe. Kann ich in diesem Fall ein anderes Gericht auswählen?

Selbstverständlich! Das sollte natürlich nicht zu oft vorkommen, denn wir wollen ja auch Ihren Geschmackssinn trainieren, der sich mit der Zeit verändern wird.

18. Ich habe keine Zeit, jeden Tag zu kochen. Das ist mir alles zu aufwendig.

Wenn es Ihnen wichtig ist, finden Sie die Zeit dafür!

19. Ich lebe schon Paläo. Warum sollte ich denn nun auf Fisch umsteigen, und was bringt mir dieses Programm zusätzlich?

Paläo ist ein Anfang, es werden dabei jedoch weder die Chronobiologie noch die physiologischen Auswirkungen Ihrer Umwelt miteinbezogen. Darum geht es vielen Paläo-Anhängern zwar erst einmal viel besser, aber dann können sich gesundheitliche Probleme einschleichen. Achten Sie auf Ihre Omega-3-Werte, insbesondere auf Ihren DHA- und EPA-Wert, und betrachten Sie Ihre Blutwerte ehrlich. Lassen Sie die im Programm vorgeschlagenen Blut- und Urintests durchführen. Wenn alles im grünen Bereich ist, scheint Ihre Zusammenstellung zu stimmen.

20. Ich bin schwer krank. Kann ich einfach alles umstellen oder muss ich das abklären?

Am besten suchen Sie sich einen versierten Therapeuten oder Arzt, der Sie begleitet. Auch wenn dieses Programm nur von Vorteil für Sie sein sollte, kann es je nach Krankheit auch Komplikationen geben. Daher ist eine therapeutische Begleitung empfehlenswert.

21. Ich brauche Hilfe. An wen kann ich mich wenden, wenn ich Fragen habe?

Das hängt ganz von der Thematik Ihrer Fragen und Ihren Bedürfnissen ab. Lesen Sie sich ein und werden Sie, falls erwünscht, Mitglied relevanter Gruppen auf Facebook. Das Angebot ist groß (z. B. zum Thema Jod, Kälteanwendungen, Quantenphysik), sodass sich jeder das Forum aussuchen kann, das ihn bestmöglich unterstützt. Dort gibt es meist sehr viel Unterstützung und Rat sowie Empfehlungen für versierte Therapeuten und Ärzte in Ihrer Gegend.

OptiDay-Infos und Biohacks – zwei nützliche Pfeiler Ihres Optimierungsprogramms

Auf Ihrem Weg zu Mr. oder Mrs. Optimal werden Sie von den »OptiDay-Infos« begleitet: Sie informieren, motivieren, klären Sie auf und bereichern Sie mit wertvollen Hinweisen zu den Gerichten, zu Gesundheitsthemen und zu förderlichen Lifestyle-Veränderungen. Es geht um praktische Hintergrundinformationen zu Ihrem Optimierungstag – Ihrem OptiDay.

Der Begriff »Biohack« ist eine neue Wortkreation aus Biologie und Hacken, wobei das Hacken aus der Sprache der Computer-Hacker stammt. Ein Hacker beschäftigt sich mit Sicherheitsmechanismen und ihren Schwachstellen und braucht dazu breite Grundlagenkenntnisse. Ein Biohacker ist bestrebt, die Schwachstellen seines eigenen Organismus auszubessern und sich so zu optimieren. Die Faszination für dieses Wissen und die Bereitschaft, neues Wissen auch anzuwenden und umzusetzen, ist alles, was es braucht, um zum Biohacker, zum Selbstoptimierer zu werden. Sie müssen und sollen nicht alle Biohacks durchführen, probieren Sie und suchen Sie aus, was für Sie in Frage kommt. Diese Hacks sollten Sie dann aber regelmäßig anwenden. Entdecken Sie so neue Möglichkeiten, Körper und Geist auf Hochtouren zu bringen. Die »Erfinder« der Experten-Biohacks in diesem Buch stellen wir Ihnen im Anhang kurz vor (siehe Seite 288).

Auch Goethe wollte schon vor Jahrhunderten wissen, »was die Welt im Innersten zusammenhält«. Heute gibt es eine große Zahl wissbegieriger Selbstoptimierer, die ihre Blutwerte oft versierter analysieren können als ihr Arzt, die komplizierte physiologische Vorgänge bis ins Detail verstehen und sich eine Bibliothek mit Fachbüchern der Biologie, Physik, Chemie und Medizin angeschafft haben. Und weil deren Erfahrungen und Kenntnisse sehr spannend und lehrreich sind, finden Sie immer mal wieder interessante Biohacks anderer Experten in diesem Optimierungsprogramm. Äußerst anregend und aufschlussreich ist beispielsweise der Wandel des Arztes Dr. Jack Kruse aus New Orleans vom klassischen Neurochirurgen zum leidenschaftlichen Biohacker, Selbstoptimierer und Blogger. Aber lesen Sie selbst, wie Dr. Kruse durch seine Biohacks nicht nur sein Leben, sondern auch das vieler anderer Menschen positiv verändert hat.

Dr. Jack Kruse – Arzt und Biohacker aus Leidenschaft

Tagsüber bin ich Neurochirurg und in meiner Freizeit ein Biohacker. Wie ich dazu kam? Es geschah zufällig, vor zehn Jahren, als ich zum ersten Mal in meinem Leben krank wurde. Nachdem ich mich über meine Krankheiten schlaugemacht hatte, begann ich eine Serie individueller Biohacks. Dabei entwickelte ich meine »Leptin-Rezeptur« (Leptin-Rx) und lernte, die Kälte-Thermogenese (Cold Thermogenesis, CT) zu nutzen.

Die »Leptin-Rezeptur« befasst sich mit den photoelektrischen Wirkungen des Lichts auf unseren Körper. Mit der Kälte-Thermogenese beeinflusse ich die Oberflächen der Netzhaut, der Haut und der Lunge, um den Magnetsinn der Mitochondrien zu verbessern. Mit seiner Hilfe entstehen in den Mitochondrien jene freien Radikale, die unsere Gewebe regenerieren.

Die meisten Menschen glauben, gesundes Essen sei der Schlüssel zur optimalen Gesundheit. Seit meinem ersten Biohack vor zehn Jahren bin ich nicht mehr dieser Auffassung. Ich erkannte, dass alle Makronährstoffe in Elektronen umgewandelt werden und dass auch unsere Mitochondrien auf der Grundlage von Elektronenflüssen funktionieren. Es sind Elektronen, die Informationen, Lichtenergie und Impulse in die Mitochondrien bringen, denn dort läuft eine Elektronentransportkette (ETK) ab – und keine Kohlenhydrat-, Protein- oder Fetttransportkette. Am Ende dieser Kette werden die Elektronen auf Sauerstoff übertragen. Je schneller die Elektronen zum Ende der Kette fließen, desto stärker verändern sie die elektrischen und magnetischen Felder in unseren Mitochondrien.

Anstelle von »Du bist, was du isst« gilt daher eher: »Du bist, was du absorbierst, ab- und ausstößt!« Das mag radikal klingen, doch ich bin überzeugt davon, dass Fettleibigkeit mehr mit Licht als mit Makronährstoffen zu tun hat. Das wurde mir vor zehn Jahren klar, als ich mithilfe des vollen Sonnenlichtspektrums (einer bedeutenden Zutat der »Leptin-Rezeptur") und Kälte 70 Kilogramm abnahm! Da ich diese Prinzipien seither konsequent nutze, habe ich mein neues Gewicht problemlos halten können.

Als begeisterter Biohacker beließ ich es aber nicht bei dieser Erkenntnis, sondern beschloss, andere Methoden mit einem »umgekehrten« Biohack zu überprüfen. Dazu wählte ich die Paläo-Methode, da auch sie eine bessere Gesundheit verspricht. Meine Hypothese für diesen Biohack lautete, dass Paläo eine Fitnessmethode darstellt, aber keine Lösung für gesundheitliche Probleme wie etwa Fettleibigkeit bietet. Auf dieser Basis begann ich mit Paläo zu experimentieren, um etwas Fundamentales zu beweisen. Was würde passieren, wenn ich mich nach der Paläo-Diät gesund ernährte und regelmäßig Sport trieb, dabei aber gleichzeitig mein Umfeld hin zu weniger Sonnenlicht veränderte (Workouts in Gebäuden und im blauen Licht von LEDs und Neonröhren) und dazu noch intensiv moderne (Kommunikations-)Technologien nutzte und dadurch meine Verbindung zur Erdoberfläche und deren Magnetfeld störte? Wie würde sich das auf mein Gewicht auswirken? Ich nahm an, dass es meinen Mitochondrien einen Sauerstoffmangel vorgaukeln würde (Pseudo-Hypoxie) und dass ich trotz der gesunden Ernährung und der Workouts zunehmen würde.

Mein »umgekehrter« Biohack bestätigte meine Annahme total! Wie sich herausstellte, war es mir allein mit gesunder Ernährung und regelmäßigem Training nicht möglich, mein Gewicht zu halten. Aufgrund der veränderten magnetischen Verhältnisse und der Lichtverhältnisse nahm ich in neun Monaten 20 Kilogramm zu und handelte mir oben-

drein noch eine Schlafapnoe (nächtliche Atemaussetzer) ein! Viele Leute fanden es schockierend, dass jemand, der einmal so übergewichtig war, sich einem solchen »umgekehrten« (also abträglichen) Biohack aussetzt. Aber das ist ja genau das, was Biohacking so interessant macht: seine Annahmen am eigenen Körper und Geist zu testen!

Den zeitlosen Gesetzen der Physik vertrauend, war ich fest davon überzeugt, dass ich den Prozess einfach wieder umkehren könnte, indem ich mich wieder dem vollen Spektrum des Sonnenlichts aussetzte und die Kälte nutzte, um die Menge an UV-Strahlen, die mein Gewebe absorbieren kann, zu erhöhen. Innerhalb von vier Monaten hatte ich die zuvor zugelegten 20 Kilogramm wieder abgenommen, und die Schlafapnoe war verschwunden.

Mein Biohack widerlegt eindeutig die Vorstellung der meisten Menschen, dass Fettleibigkeit nur mit ungesundem Essen und fehlender Bewegung zusammenhängt. Es zeigte sich, dass das Licht, dem wir unsere Mitochondrien aussetzen, und der Ort, an dem wir körperlich aktiv sind, viel stärker beeinflussen, wie Energie und Masse in unserem Körper verarbeitet werden.

Welche Mechanismen stecken dahinter? Der von den Mitochondrien als Sauerstoffmangel empfundene Zustand der Pseudo-Hypoxie lässt das NAD^+ fallen. Dabei handelt es sich um die oxidierte Form eines wichtigen Elektronenüberträgers in unseren Zellen. Der Zustand entsteht, wenn man sich tagsüber oder nachts chronisch blauem Licht aussetzt. Dadurch werden in den Mitochondrien unserer Haut und der Netzhaut im Auge (Retina) andere freie Radikale gebildet: mehr Singulett- als Triplett-Sauerstoff. Ersterer zerstört Gewebe, Letzterer baut sie auf. Zudem kann diese Verschiebung unter anderem Gewichtszunahmen auslösen. Wird sie zum Dauerzustand, verändert sich die elektrische Ladung auf den Oberflächen unserer Zellen und Gewebe radikal.

Das Spektrum der Sonnenstrahlen lädt die Erde energetisch auf. Die Omega-3-Fettsäure DHA in unseren Zellmembranen dient als »Mittelsmann«, der die Information, die Energie und die Dynamik des Sonnenlichts mithilfe einer Gleichstromspannung an die Zellen weitergibt. Aufgrund ihrer kurzen Wellenlänge liefern UV-Strahlen eine massive Gleichstromladung. Damit lädt sich unser Gehirn wieder auf und hält uns im energetischen Gleichgewicht. Diese Ladung steckt also im lila (ultravioletten) Bereich des Lichts. Um sie zu »ernten«, nutzen wir die speziellen (Pi-)Elektronen der langkettigen, hoch ungesättigten Fettsäure DHA. So kann die Masse eines Körpers durch die An- oder Abwesenheit von DHA in den Zellmembranen verändert werden.

Die Masse eines Körpers ändert sich also mit der elektrischen Ladung auf seiner Oberfläche. Da UV-Strahlen die größte Ladung besitzen, beeinflussen sie die Masse am stärksten. Das bedeutet, dass allein die Zu- oder Abnahme von Licht den Ladungszustand unserer Zellen und Gewebe verändert und daher auch unseren BMI (Body-Mass-Index) am stärksten beeinflusst. Es sind nicht die Makronährstoffe im Essen. Entscheidend ist die Verbindung der Photonen der Sonne mit den Elektronen, die unsere Nahrung liefert. Letztere müssen unserem lokalen und saisonalen Lichtumfeld entsprechen. Alle Nahrung wird in den Mitochondrien zu Elektronen abgebaut, die freie Radikale erzeugen: entweder (schädliche) Singulett-Sauerstoffradikale oder das (regenerierende) Sauerstoff-Superoxidradikal (Triplett-Sauerstoff). Hier manifestieren sich die physikalischen Kräfte unserer Umwelt – entweder als Wohlbefinden oder als Krankheit.

Die unnatürlichen Elektromagnetfelder, die durch die ständig wachsende Zahl elektronischer Geräte in unserem Umfeld geschaffen werden, füllen heutzutage die Ionensphäre über unseren Köpfen. Dies kann zur Abstoßung und zu Wechselwirkungen mit der Ladung der Sonnenstrahlen führen und die photosynthetischen Fähigkeiten aller Lebewesen auf diesem Planeten vermindern. Die Photosynthese ist aber die Grundlage der gesamten Nahrungskette auf der Erde.

Und was tun wir?! Wir setzen uns immer häufiger übermäßig blauem Licht aus und nehmen gleichzeitig nicht genug ultraviolette (UV-) Strahlung auf. Einfach ausgedrückt, verlieren wir das »richtige« Licht und bekommen mehr Fettleibigkeit, Diabetes und Augenprobleme. Bei starkem Übergewicht treten außerdem Veränderungen im Vitamin-A-Stoffwechsel des Gehirns und der Haut auf. Bei Licht-Stress im Umfeld werden die Karotine in diesen beiden Geweben übermäßig abgebaut. Sobald sie aufgebraucht sind und nicht durch UV-Strahlen wieder aufgefüllt werden, folgen unerwünschte Effekte im Stoffwechsel, da unsere Mitochondrien dann überwiegend Singulett-Sauerstoff ausstoßen. Zugleich verringert sich in unserer Mikrowellen- und Blaulicht-Welt der Ausstoß an (förderlichem) Triplett-Sauerstoff – sofern die »schlechten« Mitochondrien nicht vorher aussortiert wurden (Mitophagie).

Zu unserem eigenen Schaden ignorieren wir, dass das energetische Aufladen unseres Körpers unmittelbar davon abhängt, wie viel oder wenig UV-Strahlen im Körper bzw.

in den Zellen vorhanden sind. Unsere Vorstellungen von Fettleibigkeit entsprechen nicht den physikalischen Gegebenheiten unserer modernen Welt. Nur wenige sind sich dessen bewusst.

So, genug der Vorrede! Nun heißt es: Loslegen!

Vorbereitung: der erste Schritt

Damit Sie die erzielten Fortschritte auch in harten Zahlen sehen und sich über die Optimierung Ihrer Stoffwechselwerte freuen können, ist es empfehlenswert, vorab den Istzustand zu ermitteln. Die gemessenen Werte ermöglichen es außerdem, gezielter zu optimieren. Vereinbaren Sie also einen Termin bei Ihrem Hausarzt und lassen Sie die unten aufgelisteten Bluttests machen. Die meisten dieser Tests werden von der Krankenkasse bezahlt, wenn sie vom Arzt verordnet wurden. Der spezielle Jodtest muss eventuell selbst bezahlt werden, da viele Ärzte ihn nicht kennen.

Notieren Sie sich die Uhrzeit der Blutentnahme, sodass Sie spätere Kontrollbluttests zur gleichen Uhrzeit ausführen können. Bei Hormontests sollten sich Frauen unbedingt auch den Zyklustag notieren. Da Cholesterinwerte nüchtern getestet werden, gehen Sie am besten früh zum Blutabnehmen und lassen an diesem Morgen sämtliche Nahrungsergänzungsmittel weg. Bitte besprechen Sie die Ergebnisse Ihrer Blutanalysen mit Ihrem Hausarzt oder Therapeuten.

Das Optimierungsprogramm kann natürlich auch ohne diese Tests durchgeführt werden. Wenn Sie aber zu jenen Menschen gehören, die gerne messbare Resultate sehen, sollten Sie die Tests durchführen lassen. Das Programm lässt sich so auch besser auf Ihre persönlichen Bedürfnisse zuschneiden und Verbesserungen lassen sich anhand der Testergebnisse klar belegen. Das motiviert und hilft beim Verständnis dessen, was in Ihrem Körper vorgeht.

1. CHOLESTERINWERTE	LDL-Cholesterin sowie HDL-Cholesterin (optimal: möglichst > 1,6 mmol/l bzw. > 60 mg/dl) und das Verhältnis von LDL/HDL (optimal: < 2)
2. TRIGLYZERIDE (BLUTFETTE)	optimal: maximal 1,2 mmol/l bzw. 100 mg/dl Das Verhältnis der Triglyzeride zum HDL-Cholesterin sollte nicht größer als 2 : 1 sein, besser bei 1 : 1 oder 1 : 2 liegen.
3. FETTSÄUREPROFIL	Fettsäureprofil der Phospholipide (ca. 17 verschiedene Fettsäuren) sowie der Omega-6- zu Omega-3-Quotient und der Omega-3-Index. Ihre DHA- und EPA-Werte sollten im hohen Bereich liegen (DHA > 250 µmol/l und EPA > 120 µmol/l). Ihr Omega-6- zu Omega-3-Quotient sollte unter 5 : 1 liegen, ideal wäre 3 : 1, und Ihr Omega-3-Index (Anteil der Omega-3-Fettsäuren EPA und DHA an allen Fettsäuren in den roten Blutkörperchen) sollte über 5 % liegen, ideal wäre über 8 %.
4. LANGZEITZUCKER	HbA1c (optimal: < 5,3 %)
5. HOMOCYSTEIN	optimal 6–9 µmol/l
6. VITAMIN D	25-Hydroxy-Vitamin D (optimal: 50–90 ng/ml oder 125–225 nmol/l)
7. VITAMIN B_{12}	optimal > 400 pmol/l, aber dies variiert von Labor zu Labor. Der Wert muss zusammen mit dem Homocystein beurteilt werden.
8. FOLSÄURE	Normwerte variieren je nach Alter und Labor.
9. SPURENELEMENTE	Magnesium, Zink, Selen, Kupfer, Chrom, Kalium

10. JOD	Urintest nach Dr. Braunstein! Optimal: 24 Std. nach einer Gabe von 50 mg Jod sollte die Jodausscheidung im Urin mindestens 45 mg betragen.
11. COENZYM Q10	optimal > 1000 µg/l
12. ENTZÜNDUNGS-MARKER	hochsensitives C-reaktives Protein (hsCRP), optimal < 0,2 mg/l
13. HORMONE	Frauen: Östradiol, Testosteron und Progesteron sowie das Verhältnis von Progesteron zu Östradiol Männer: Testosteron, Progesteron und Östradiol Beide Geschlechter zusätzlich DHEA (sollte im oberen Bereich des Normwertes liegen) und Prolaktin (optimal im unteren Bereich des Normwertes). Bei den Hormonen gibt es je nach Alter, Geschlecht, Tag der Regel etc. ganz unterschiedliche Normwerte, die von einem Fachmann ausgewertet werden müssen.
14. SCHILDDRÜSE	Die Schilddrüsenhormone (T3, T4, gebunden und frei) inklusive des rT3 (reverses T3) sowie das im Gehirn gebildete Steuerungshormon TSH. Die Werte sollten unbedingt mit einem Therapeuten oder Arzt besprochen werden, der schilddrüsenkompetent ist und auch die Bedeutung des rT3 kennt.

Vorbereitung: der zweite Schritt

Ziehen Sie sich nackt aus und stellen Sie sich vor einen großen Spiegel. Vermessen Sie den Umfang Ihrer:

1 BRUST:	**2 TAILLE:**	**3 HÜFTE:**
4 OBERARME:	*links:*	*rechts:*
5 OBERSCHENKEL:	*links:*	*rechts:*
6 UNTERSCHENKEL:	*links:*	*rechts:*
GEWICHT:		

Falls Sie eine Körperfettwaage haben, schreiben Sie Ihren Körperfettanteil und Ihre Muskelmasse auf:

KÖRPERFETTANTEIL:

MUSKELMASSE:

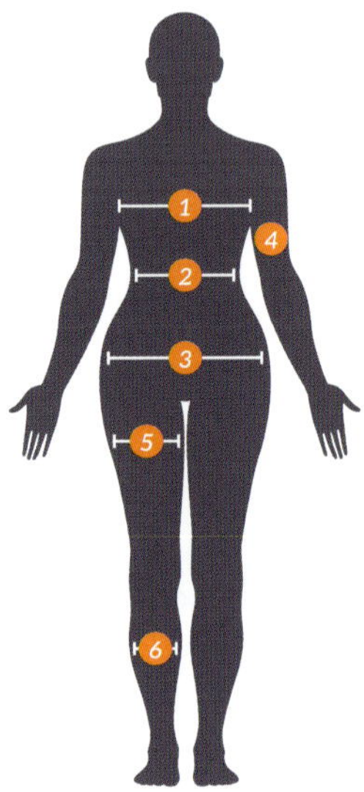

Vorbereitung: der dritte Schritt

Denken Sie darüber nach, wie hoch der Anteil an Milchprodukten in Ihrer Ernährung sein soll oder darf. Wer während der Optimierung keine Milchprodukte zu sich nehmen möchte, hält sich an die Rezepte mit der Abkürzung »LoM«. LoM bedeutet »Leute ohne Milch-

produkte«. Diese Gerichte können natürlich von allen Optimierern genossen werden. Falls jedoch das Tagesgericht nicht für LoM geeignet ist, wird eine LoM-Option für sie angeboten.
Nicht jeder verträgt Milchprodukte und nicht jedem tun sie gut. Je mehr gesundheitliche Probleme Sie haben, umso mehr rate ich dazu, das Reset-Programm ohne oder mit stark reduziertem Anteil an Milchprodukten durchzuführen. In meiner Praxis sehe ich, dass Menschen mit einer verschobenen Hormonachse zumindest von einer vorübergehenden Abstinenz von Milchprodukten profitieren. Oft werden gewisse Lebensmittel nicht mehr vertragen, da sie im Übermaß verzehrt wurden oder in Kombination mit anderen Stoffen wie Zucker oder Gluten eine Belastung darstellen. Nach einer Ernährungsumstellung kann sich das jedoch wieder geben. Auch die Qualität und Herkunft der Milchprodukte spielt eine Rolle. Vorteilhaft ist es, wenn Sie sehr gute Weidemilch und Weidebutter oder Rohmilch bekommen können. Darüber hinaus sollten Milch und Milchprodukte idealerweise saisonal genossen werden, denn am besten sind sie vom Frühjahr bis zum Herbst, wenn die Kühe auf die Weide können.
Auch Rohmilchkäse ist hochwertiger als ein Käse aus pasteurisierter oder thermisierter Milch. Am besten wählen Sie einen Käse, der aus Sommermilch von der Alp hergestellt wurde. Da durch den Reifeprozess der Milchzucker auf natürlichem Wege abgebaut wird, können die meisten Menschen gereifte Käse gut vertragen, sodass sie das ganze Jahr über genossen werden können.

Vorbereitung: der vierte Schritt

Machen Sie sich mit den Rezepten für das vierwöchige Reset-Programm vertraut (Rezeptteil siehe Seite 159), treffen Sie Ihre Auswahl für die kommenden Wochen und planen Sie Ihre Reset-Zeit. Idealerweise kaufen Sie für Ihr Reset an einem arbeitsfreien Tag, z. B. einem Samstag, ein und beginnen am folgenden Tag, in diesem Fall an einem Sonntag.
Stellen Sie sich eine Einkaufsliste für jede Woche zusammen. Werden Lebensmittel ohne Rezept genannt, wie beispielsweise beim Frühstück des ersten Tages, richtet sich deren Menge nach Ihrem Hunger. Sie dürfen in diesem Fall vom Thunfisch oder geräucherten Lachs so viel essen, bis Sie satt sind. Überprüfen Sie Ihre Vorratsschränke und richten Sie diese neu ein. Die Umsetzung fällt wesentlich leichter, wenn man die nötigen Hilfs- und Lebensmittel zur Hand hat. Eventuell müssen Sie einige Produkte im Internet bestellen. Planen Sie dies zeitlich ein.

Folgende weitere Vorbereitungen könnten noch von Nutzen sein:

- *Kaufen Sie kein neues Fernsehmagazin und werfen Sie das aktuelle weg.*
- *Überprüfen Sie, wie und wo Sie Ihre WLAN- bzw. Router-Geräte aus- und einschalten können. Stellen Sie aber sicher, dass Sie eventuell notwendige Login-Codes haben, bevor Sie Geräte ausschalten.*
- *Entrümpeln Sie Ihren Gefrierschrank und schaffen Sie Raum für Eiswürfelbehälter, Eispacks und größere Mengen an Eis.*
- *Besorgen Sie sich Baumwoll- oder Wollsocken (im Winter) und prüfen Sie nach, welche Ihrer Schuhe eine Ledersohle haben.*
- *Kaufen Sie reichlich Kerzen ein.*
- *Bestellen Sie sich im Internet eine Blueblocker-Brille oder zumindest eine günstige Uvex-Schweißerbrille.*
- *Für den Fall, dass Sie das Reset-Programm im Herbst oder Winter durchführen, wenn in unseren Breiten keine nennenswerte UV-Strahlung die Erde erreicht, besorgen Sie sich gegebenenfalls folgende Lampen:*
  - *einen 100-Watt-UVA/UVB-Strahler, z. B. die Powersun der Firma Zoo Med (in Fachgeschäften für Tierbedarf erhältlich oder bei Amazon),*
  - *einen Lampenschirm aus Aluminium, z. B. den Light Dome von Zoo Med, für die perfekte Reflexion Ihres UV-Strahlers. Starke UV-Strahler benötigen ein Keramikgewinde (alles in Fachgeschäften für Tierbedarf erhältlich oder bei Amazon),*
  - *ein günstiges Fotostativ (optional) zur senkrechten Befestigung Ihrer UV-Ausstattung. Die UV-Lampe sollte ca. 50 cm senkrecht über Ihnen hängen.*
  - *Als Rotlichtlampe empfehle ich ein 90-Watt-LED-UFO ROT, das ausschließlich 660-nm-Rotlichtdioden enthält. Diese UFOs sind in Fachgeschäften für Gärtnereibedarf zu finden, können aber auch im Internet bestellt werden. Das UFO muss ebenfalls ca. 50 cm über der zu bestrahlenden Körperstelle aufgehängt werden.*
- *Installieren Sie die kostenlose Software f.lux auf all Ihren Computern: www.justgetflux.com*

Und nun: Viel Erfolg!

WOCHE 1

TAG 1

FRÜHSTÜCK – *IMMER GLEICH NACH DEM AUFSTEHEN*		
Kürbis-Kelp-Brot (Seite 258) mit geräuchertem Lachs oder Thunfisch	*oder* Meeresteller (Seite 76)	*oder für LoM* Schottischer Lachs auf Speck (Seite 230)
MITTAGESSEN		
Seeteufel überbacken (Seite 233) und Salat	*oder* Irish Lamb (Seite 198) und Salat	
LECKEREI	Mandelbrot (Seite 276)	
ABENDESSEN – *BIS SPÄTESTENS 18:30 UHR*	Cheddar-Omelett (Seite 164)	

OptiDay-Info

Sie beginnen den Tag immer mit einem eiweißreichen Frühstück. Viele Menschen sind es nicht gewohnt, gleich nach dem Aufstehen zu frühstücken, oft fehlt der nötige Appetit. Dies kann mit einer Verschiebung der zirkadianen Rhythmen zusammenhängen: Wer abends noch einmal Hunger bekommt, nascht oder snackt, sich künstlichen Lichtquellen wie Fernseher, Smartphone, Tablet & Co. aussetzt, verschiebt die Rhythmen wichtiger Signalgeber im Gehirn.
Ghrelin ist ein appetitanregendes Hormon, das in der Magenschleimhaut und der Bauchspeicheldrüse produziert wird. Seine Ausschüttung ist rhythmisch, das heißt, es reagiert stark auf Tag- und Nachtrhythmen und wird durch den Signalgeber Licht reguliert. Um die Ghrelin-Produktion optimal zu unterstützen und das natürliche Hungergefühl an die chronobiologischen Rhythmen anzupassen, essen Sie in diesem Optimierungsprogramm nicht später als um 18:30 Uhr zu Abend, sodass zwischen der letzten Mahlzeit und dem Schlafengehen mindestens drei Stunden liegen. Um Ihrem Körper eindeutig mitzuteilen, wann der Tag beginnt, nehmen Sie direkt nach dem Aufstehen die erste Mahlzeit zu sich. Dies sollte unter dem Einfluss von Tageslicht geschehen.
Nur das volle Tageslichtspektrum – und am besten Tageslicht in der freien Natur – veranlasst eine optimale Programmierung wichtiger Areale unseres Gehirns. Gehen Sie daher mindestens 15 Minuten auf den Balkon oder in den Garten, befreien Sie Ihre Augen von Brille oder Linsen und lassen sie das volle Tageslichtspektrum von 290 bis 700 nm über Ihre Augen in Ihr Gehirn gelangen.
Morgensonne und Tageslicht vor 10 Uhr morgens sollten von nun an immer Ihren Tagesrhythmus begleiten. Hundebesitzer profitieren vom morgendlichen Spaziergang. Notfalls kann auch eine Tageslichtlampe installiert werden. Achten Sie aber darauf, dass sie über ein gleichmäßig verteiltes, volles Spektrum ab 290 nm (inklusive der UV-A- und UV-B-Strahlen) bis 700 nm verfügt und eine Lichtintensität von mindestens 2500 Lux erreicht. Besser noch bis zu 10000 Lux!
Am Sonntag bzw. an Ihrem arbeitsfreien Tag können Sie anstelle der Fischmahlzeit zur Abwechslung eine Fleischmahlzeit wählen und zusätzlich am Nachmittag eine Leckerei genießen.
Das Mandelbrot ist vielseitig einsetzbar und kann auch zum Frühstück mit einem eiweißreichen Aufstrich verzehrt werden. Sie können es auch gut als Pausenbrot mitgeben. Kinder lieben es mit Erdnussbutter oder Frischkäse.

Planen Sie die kommende Woche und bereiten Sie Brote, Müslis und Backwaren bei Bedarf schon am Wochenende vor. Auch das Kürbis-Kelp-Brot kann bereits einen Tag zuvor gebacken werden, denn es bleibt lange frisch und saftig. Falls Sie einen kleinen Haushalt haben, können Sie es auch scheibenweise einfrieren und am Abend vorher portionsweise auftauen. Es eignet sich auch wunderbar für ein Lunchpaket.

Bereiten Sie sich das Knusper-Knusper-Knäuschen-Müsli vor und bewahren Sie es verschlossen, dunkel und kühl auf.

Sollten Sie am Abend Ihres ersten Reset-Genusstags keinen Appetit verspüren, lassen Sie das Abendessen einfach ausfallen. Dann sind Sie ganz sicher am nächsten Morgen hungrig.

Genießen Sie den Abend mit guten Gesprächen, lassen Sie den Fernseher aus, machen Sie einen Spaziergang und beenden Sie den Abend bei Kerzenschein.

Biohack

Schlafen Sie im Dunkeln. Auch der kleinste Lichtstrahl eines Weckers oder eines elektronischen Gerätes stört die Ausschüttung des Schlafhormons Melatonin, was Sie ja vermeiden wollen.

Duschen Sie am Morgen kalt. Das fällt vielen am Anfang zwar schwer, aber nach kurzer Zeit werden Sie sich nach dieser kalten Dusche sehnen.

Tragen Sie tagsüber keine Sonnenbrille! Falls Sie Brillenträger sind, setzen Sie in der Sonne immer mal wieder Ihre Brille ab. Üben Sie sich in brillenlosen bzw. linsenlosen Spaziergängen.

Wer am Computer arbeitet, sollte ab 14 Uhr eine Brille mit Blaufilter, eine sogenannte Blueblocker-Brille, tragen. Sie filtert das schädliche blaue Licht aus, das unser Gehirn wach hält. Am Abend sollten Sie immer eine Blueblocker-Brille tragen und vor dem Schlafengehen künstliches Licht vermeiden.

Sobald Sie müde werden, gehen Sie ins Bett. Ihr Körper wird mit der Zeit einen für Sie geeigneten Rhythmus finden. Regulieren Sie sich über die natürlichen Lichtverhältnisse und nicht mit Kunstlicht.

Nehmen Sie jeden Tag vor dem Schlafengehen Magnesium und trinken Sie ein bis zwei Gläser kaltes Wasser dazu. Testen Sie Ihre persönliche Dosis aus: Es sollte so viel Magnesium sein, dass Sie am frühen Morgen bei Tagesbeginn dringend zur Toilette müssen. Zur Darmentleerung hilft den meisten Menschen eine Dosis zwischen 500 mg und 1000 mg Magnesiumoxid – probieren Sie aber auch gerne ein anderes Magnesium aus.

TAG 2

FRÜHSTÜCK – *IMMER GLEICH NACH DEM AUFSTEHEN*		
Knusper Knusper Knäuschen (Seite 275) mit Quark, Sahne, griechischem Joghurt oder Mandelmilch	*oder* Sesam-Erdbeer-Lachs (Seite 234, saisonal)	*oder für LoM* Spiegelei mit Dorschleber (Seite 237)
MITTAGESSEN		
Zanderlasagne (Seite 254)	*oder* Zanderbäckchen-Curry (Seite 252)	*oder für LoM* Fischpäckchen (Seite 176, Zutaten saisonal anpassen)
LUNCHBOX	Saatenbrot (Seite 262) mit Sardinenbutter (Seite 264)	
ABENDESSEN – *BIS SPÄTESTENS 18:30 UHR*		
Forellenmousse (Seite 181)	*oder für LoM* Salicornia-Salat (Seite 227)	*oder* Seeteufel mit Pesto (Seite 232)

OptiDay-Info

Sie haben sich Ihr persönliches Wochenziel gesetzt. Frühstücken Sie reichhaltig, bis Sie richtig satt sind. Sie werden überrascht sein, wie lange das Sättigungsgefühl anhält! Sparen Sie weder an Eiern, Lachs, Dorschleber noch an Sahne. Denken Sie nicht an Kalorien, sondern an Signale für Ihr Gehirn und Ihre Körperzellen. Nehmen Sie das Frühstück sommers wie winters in der freien Natur ohne Fenster vor den Augen ein. Falls es Ihnen im Winter zu kalt sein sollte, frühstücken Sie unter einer Vollspektrum-Tageslichtlampe mit UV-Licht. Jede einzelne Zelle Ihres Körpers und Gehirns wird es Ihnen danken, Sie werden sich den ganzen Tag über energiegeladen fühlen.

Beginnen Sie die Woche mit einer kalten Dusche und werden Sie dabei jeden Tag etwas wagemutiger. Kälteziele am Montag sind ein kaltes Gesichtsbad und eine kalte Dusche. Sollten Sie beim Gesichtsbad einen »Brain Freeze« verspüren, ein Stechen in der Stirn, dann hat Ihr Gehirn zu wenig Omega-3- und zu viele Omega-6-Fettsäuren. Das Stechen im Kopf meldet sich bei Omega-6-Lastigen auch gerne, wenn sie schnell etwas Kaltes trinken oder ein Eis essen. Sollte das bei Ihnen der Fall sein, müssen Sie nicht nur reichlich Fisch essen, um genug marine Omega-3-Fettsäuren (EPA und DHA) aufzunehmen. Sie müssen zudem ganz streng die Finger von Omega-6-reichen Produkten mit Sonnenblumen-, Maiskeim- und Distelöl sowie Fleisch von mit Getreide gemästeten Tieren lassen. Tasten Sie sich jeden Tag etwas mehr an die Kälte heran und reduzieren Sie so Ihre unterschwelligen Entzündungen. Mit jedem Tag kommen Sie damit einem optimalen Gehirn näher.

Falls Sie Essensreste vom Vortag haben, können Sie sie heute genießen. Kommen Sie aber nicht in Versuchung, die Reste mit Beilagen zu erweitern. Erfahrungsgemäß ist es für viele eine große Umstellung, Mahlzeiten ohne die üblichen Beilagen aufzutischen. In den meisten Haushalten besteht eine Mahlzeit aus etwas Fleisch oder Fisch und zwei bis drei Beilagen. Jetzt heißt es umdenken! Wir wollen Fisch mit wertvollen Fetten bis zur Sättigung essen und brauchen fast keine Beilagen dazu.

Natürlich können Sie gerne Gemüse oder Salat zu Ihrer Fischmahlzeit essen, diese sollten aber zur Saison passen. Wächst etwas nicht in Ihrem Garten oder auf Ihrem Balkon oder kann der Bauer in Ihrer Gegend es nicht ernten, hat es auf Ihrem Teller nichts zu suchen. Wir müssen von dem Denken wegkommen, dass der Mensch täglich unbedingt mehrere Portionen Gemüse und Obst braucht. Die Kohlenhydrate in (regionalem) Gemüse und Obst können bei langen Lichtzyklen, also vom Ende des Frühjahrs bis zum Ende des Sommers, gut verstoffwechselt werden. Bei kurzen Lichtzyklen im Winter senden kohlenhydratreiche Beilagen jedoch falsche Signale über den Darm ans Gehirn; es entstehen zirkadiane Fehleinstellungen.

Stellen Sie sich ein Tier in der Wildnis unserer Breitengrade vor. Wildtiere ernähren sich von allem, was in der Natur wächst, und sie weisen Ende Herbst den größten Körperfettanteil auf, weil sie dann insulinresistent sind. Das bedeutet, dass sie Kohlenhydrate bevorzugt in Fett umwandeln. Wenn die Nächte länger und die Temperaturen kälter werden, gibt es nur wenig Nahrung, sodass die Tiere über Winter von ihren Fettvorräten zehren. Diese Eigenfett-Diät lässt sie den nächsten Frühling wieder schlank und insulinsensitiv beginnen. Also Finger weg von kohlenhydratreichen Beilagen im Winter, sie würden die Insulinresistenz nur verlängern!

Wer sich ein Kürbis-Kelp-Brot gebacken hat, kann die Lunchbox natürlich auch damit füllen.

Falls Sie Gewicht verlieren wollen, versuchen Sie, die Mahlzeiten etwas auseinanderzuziehen, sodass Sie mit zwei Mahlzeiten täglich auskommen. Chronobiologisch funktioniert das am besten, wenn Sie ein großes Frühstück essen und das Mittagessen erst einnehmen, wenn Sie wieder Hunger verspüren. Vielleicht kommen Sie gut bis 14 Uhr oder auch deutlich länger über die Runden. Dann können Sie das Abendessen ausfallen lassen und Ihren Körper über Nacht durch die Verbrennung Ihrer Fettpolster mit Energie versorgen.

Biohack

Machen Sie den Brain-Freeze-Test: Trinken Sie ein ganzes Glas Wasser mit drei Eiswürfeln. Spüren Sie ein Stechen im Kopf? Falls ja, ist das Verhältnis von Omega-6- zu Omega-3-Fettsäuren in Ihrem Gehirn ungünstig. Ab einem Verhältnis von 10 : 1 kommt es nicht nur zum Brain Freeze, auch Ihre Gesundheit ist gefährdet.

Installieren Sie das Programm f.lux auf Ihrem Computer (kostenlos unter https://justgetflux.com). Es passt

Ihren Computer automatisch an die Lichtverhältnisse Ihres Längen- und Breitengrades an und filtert schädliche Blaulichtfrequenzen heraus. Ihr Bildschirm wird zwar nicht mehr »farbecht« sein, aber dafür werden Ihr Gehirn, Ihre Melatonin-Ausschüttung und Ihre Augen geschützt.
Kaufen Sie sich Kerzen, die Sie künftig am Abend zur Beleuchtung nutzen können.

Gehen Sie eine halbe Stunde barfuß im Garten oder in einem Park spazieren. Probieren Sie das unbedingt auch im Winter. Am Anfang wird es Ihnen vielleicht unerträglich kalt erscheinen, aber es wird von Woche zu Woche einfacher werden. Nehmen Sie sich vorsichtshalber Schuhe mit und ziehen Sie sie an, sobald es Ihnen zu unangenehm wird. Versuchen Sie, jeden Tag etwas länger durchzuhalten.

TAG 3

FRÜHSTÜCK – *IMMER GLEICH NACH DEM AUFSTEHEN*		
Mandelbrot (Seite 276) mit Butter, Kokosöl oder Mandelmus	*oder* Geräucherter Wildlachs (Seite 189) mit oder ohne eine Scheibe Saatenbrot (Seite 262)	*oder* Thunfisch mit Südfrüchten (Seite 245, saisonal)

MITTAGESSEN	
Gegrillte Dorade (Seite 186) mit oder ohne gefüllte Champignons (Seite 185)	*oder für LoM* Pulpo in Tomatensugo (Seite 222, ohne Crème fraîche servieren)
LUNCHBOX	Thunfisch mit Südfrüchten (Seite 245; falls es keine Papaya gibt oder Herbst, Winter oder Frühling ist, eine Avocado und Sprossen verwenden)

ABENDESSEN – *BIS SPÄTESTENS 18:30 UHR*	
Thunfisch-Bruschetta (Seite 240)	*oder für LoM* Reste vom Pulpo in Tomatensugo (Seite 222, ohne Crème fraîche servieren)

OptiDay-Info

Wenn Sie sich bisher genau an Ihr Reset-Programm gehalten haben, sollten Sie langsam eine Umstellung Ihres Tages- und Nachtrhythmus spüren: Sie werden etwas früher müde und wachen etwas früher auf.
Je früher Sie das Abendessen einnehmen, umso regelmäßiger und gesünder wird Ihr Hungergefühl am Morgen sein. Falls Sie noch Schwierigkeiten haben, helfen eine kalte Dusche nach dem Aufstehen und ein kurzer Spaziergang in der Natur. Spätestens danach sollte Ihre Ghrelin-Produktion eingesetzt haben.

Die Thunfisch-Bruschetta gehört zu den Lieblingsgerichten meiner Familie. Vielleicht weil sie ein wenig an Fast Food erinnert und ungemein befriedigend ist. Sollten Sie Kinder haben, kommen Sie mit diesem Gericht immer gut an. Backen Sie gleich eine größere Portion der Parmesan-Cracker, die gut verschlossen problemlos ein bis zwei Wochen aufbewahrt werden können.
Frischer roher Thunfisch lässt sich in Scheiben einfrieren und kann am Vorabend zum Auftauen in den Kühlschrank gelegt werden. Roher Thunfisch ist relativ

geschmacksneutral und kann wunderbar mit fast allem kombiniert werden. Er schmeckt einfach herrlich mit Papaya, was allerdings nur im Sommer ins Reset-Programm passt. Im Winter können Sie Thunfisch gut mit Taramas (der würzigen rosafarbenen Creme aus Fischrogen, die man vom griechischen oder türkischen Vorspeisenteller kennt), Avocado, Ei, Omega-3-Mayonnaise und selbst mit Leberwurst und Gürkchen kombinieren. Nicht nur heute finden Sie den Pulpo bzw. Oktopus in Ihrem Optimierungsprogramm. Für mich gehört dieses Weichtier zu den schönsten und intelligentesten Meeresbewohnern, zudem ist es ein ausgezeichneter Kupfer- und B-Vitamin-Lieferant. Mit nur vier Armen decken Sie zudem Ihren Tagesbedarf an Omega-3-Fettsäuren und nehmen große Mengen an gut verwertbarem Eiweiß auf. So ein Oktopus hat übrigens drei Herzen und neun Gehirne – eines in jedem der acht Arme und ein Zentralgehirn! Angst vor Gräten brauchen Sie beim Oktopus nicht zu haben, und für Kleinkinder lässt er sich gut pürieren. Daher gibt es während des Reset-Programms Oktopus in vielen Variationen, und ich hoffe, dass auch Sie dieses Wunderwerk der Natur lieben lernen. Kaufen Sie ganze gefrorene Oktopusse ein und entfernen Sie vor oder nach dem Kochen die Arme ganz einfach mit einer Schere vom Kopf.

Falls Sie zum Frühstück häufig Müsli oder Brote auswählen, müssen Sie unbedingt sicherstellen, dass Sie genügend Eiweiß zu sich nehmen. Wer es gewohnt war, Brötchen mit Marmelade zu frühstücken, dem steht natürlich eine große Veränderung bevor. Die Umstellung auf ein eiweißreiches Fischfrühstück lässt sich aber durch einen kleinen Blutzuckertest erleichtern: Falls Sie ein Blutzuckermessgerät haben oder jemanden kennen, der eines hat, messen Sie Ihren Blutzuckerspiegel nach einem Frühstück mit Marmeladenbrötchen und einem mit rohem Thunfisch, Austern oder einer Eierspeise. Sie werden erstaunt sein!

Ein regelmäßig erhöhter Blutzuckerspiegel ist der sichere Weg in die gesundheitliche Sackgasse. Beispielsweise sorgt er dafür, dass sich Zuckermoleküle unkontrolliert mit körpereigenen Proteinen verbinden. Der Vorgang heißt Glykierung, es entstehen dabei die sogenannten AGEs (Advanced Glycation Endproducts), denen eine Beteiligung an unterschiedlichen Alterserkrankungen, darunter Typ-2-Diabetes und Herz-Kreislauf-Erkrankungen, zugeschrieben wird. Aufgrund der heute üblichen kohlenhydratreichen Ernährung sind diese jedoch schon bei jungen Menschen auf dem Vormarsch! Auch die Nervenzellen im Gehirn können geschädigt werden, womit letztlich sogar einer Alzheimererkrankung Vorschub geleistet wird. Das Ziel dieses Optimierungsprogrammes ist es, Ihren Blutzucker- und Insulinstoffwechsel wieder ins Lot zu bringen und alle Ihre Zellen mit den richtigen Bausteinen zu versorgen. AGEs gehören sicher nicht dazu!

Biohack

Zeig mir deine Hände, und ich sage dir, wer du bist: Braune Flecken auf dem Handrücken oder an anderen Körperstellen werden auch gerne als Altersflecken bezeichnet. Sie deuten auf unerwünschte Oxidationsvorgänge hin. Sicher haben Sie schon einmal einen rostigen Nagel entfernt. Rost ist nichts anderes als das Ergebnis einer Oxidation. Auch der menschliche Körper oxidiert: Proteine und Fette können oxidieren und vernetzen sich dann zu dunklen Pigmenten – den bereits erwähnten braunen Flecken. Diese Pigmente heißen Lipofuszin und sind nichts anderes als zellulärer Müll. Den wollen wir loswerden! Lipofuszin bildet sich auch in vielen anderen Organen wie im Herzmuskel, im Auge und in Nervenzellen. Besonders unpraktisch ist seine Anhäufung im Gehirn: Sind Nervenzellen betroffen, die Dopamin als Signalüberträger nutzen, kann dies unter anderem zur Parkinson-Krankheit führen.

Um Herz, Gehirn und Augen vor unerwünschten Alterungsprozessen zu schützen, kann man Folgendes tun:

- *Den DHA- und EPA-Spiegel erhöhen: Fischverzehr hilft gegen Lipofuszin-Ablagerungen im Pigmentepithel der Retina, im Herzen und in den Nervenzellen.*

- *Den Konsum von Omega-6-Fettsäuren (Linol- und Arachidonsäure) einschränken: Durch eine verbesserte Zusammensetzung der Phospholipide im retinalen Pigmentepithel sinkt das Risiko einer altersbedingten Makuladegeneration.*

- *Die antioxidativen Enzymaktivitäten durch jodreiche Lebensmittel wie Fisch und Algen steigern.*

- *Bei künstlicher Lichteinwirkung am Abend unbedingt immer eine Blueblocker-Brille tragen. Übermäßige Blaulicht-*

belastung wirkt sich negativ auf die Pigmentzellen im Auge aus.

- *Halten Sie sich so oft wie möglich im Freien auf und lassen Sie Ihre Haut und Ihre Augen das volle Tageslichtspektrum genießen.*
- *Regelmäßige Gesichtsbäder im Eiswasser (siehe Seite 50): Sie reduzieren Entzündungen und Oxidationsreaktionen und verstärken den Elektronentransport.*

TAG 4

FRÜHSTÜCK – *IMMER GLEICH NACH DEM AUFSTEHEN*		
Maritime Frühstücksmuffins (Seite 213) (LoM backen die Muffins ohne Mozzarella)	*oder für LoM* 1 Genussriegel (Seite 272)	*oder* Thunfisch-Sandwich (Seite 246)
MITTAGESSEN		
Dorschleber-Flammkuchen (Seite 167)	*oder für LoM* Blitzsuppe (Seite 163)	
LUNCHBOX	1–2 Genussriegel (Seite 272) Lachsfilet mit Veggie-Panko (Seite 207) (wer kein Veggie-Panko gemacht hat, würzt den Lachs einfach mit Salz und Pfeffer oder Gewürzen nach persönlicher Vorliebe)	
ABENDESSEN – *BIS SPÄTESTENS 18:30 UHR*		
Austernschmaus (Seite 162)	*oder* Schwertmuscheln (Seite 231)	*oder* Geräuchertes Forellenfilet mit Taramas (Seite 190)

OptiDay-Info

Sie wollen Ihr Immunsystem stärken, positiv gestimmt sein und eine gute Wundheilung haben? Ausreichend Omega-3 wird Ihnen dabei helfen. Es gibt aber noch andere »Wundermittel« aus der Natur wie etwa den Mineralstoff Zink. Schätzungsweise 25 bis 40 % der Menschen leiden an einem ernährungsbedingten Zinkmangel. Krankheiten und Medikamente können den Zinkstatus zusätzlich verschlechtern. Und selbst wenn man Zink supplementiert, wird es nicht immer gut resorbiert. Wussten Sie, dass Austern sehr gute Zinklieferanten sind? Sechs Austern liefern satte 22 mg dieses Vitalstoffes und decken damit locker den Tagesbedarf. Daher werden in diesem Optimierungsprogramm regelmäßig Austern empfohlen, denn sie enthalten die perfekte Kombination aus wichtigen Vitalstoffen wie Zink und Omega-3-Fettsäuren, noch dazu in bester Bioverfügbarkeit.

Auch Krabben bieten eine solche Superkombination. Und falls Sie des Öfteren Gelüste auf Erdnussbutter haben, versucht Ihnen Ihr Körper eine Nachricht zu schicken: Er braucht unbedingt Zink und Fett! Hören Sie auf ihn, essen Sie Austern und gönnen Sie sich als Dessert ungezuckerte Erdnussbutter.

Was die Dorschleber angeht: Im September 2015 warnte das Bundesministerium für Umwelt vor dem Verzehr von Dorschleber aus der Ostsee, weil deren Schadstoffbelastung zu hoch sei. Was tun? Bei bestimmten Fischerzeugnissen ist es ratsam nachzuschlagen, aus welchen Fanggebieten sie kommen. Im Anhang gibt es dazu eine Liste, die Ihnen bei der Kontrolle hilft. Meist stammt die Dorschleber, die wir im Supermarkt kaufen, aus dem Fanggebiet FAO 27/V. Die 27 steht für den Nordostatlantik, die V (römisch 5) für das Sub-Fanggebiet Färöer. Es spricht also nichts dagegen, diese Leber gelegentlich zu verzehren. Ich schätze sie besonders, weil Dorschleber reich an wertvollen Nährstoffen ist wie Vitamin A, D und K und vor allem auch Jod.

Wer die Möglichkeit hat, ein warmes Mittagessen zu genießen, sollte abends die vorgesehene kleine Mahlzeit wählen. Wer allerdings in der Mittagspause aus der Lunchbox isst, darf sich am Abend das Mittagessen des Optimierungsprogramms kochen. Sie können hier ganz flexibel auswählen. Jedes Gericht hilft Ihnen, sich zellulär zu optimieren. Wer schnell Gewicht verlieren will, beschränkt sich auf zwei Mahlzeiten und eventuell einen Snack pro Tag, wobei der Abend ohne Essen am effektivsten ist.

TAG 5

FRÜHSTÜCK – *IMMER GLEICH NACH DEM AUFSTEHEN*		
Griechischer Joghurt Summertime (Seite 273)	*oder* Ziegenmilchbrötchen mit Thunfisch (Seite 255)	*oder für LoM* Iberico-Lachs (Seite 193)
MITTAGESSEN		
Fischbäckchensuppe mit Knochenmark (Seite 174)	*oder für LoM* Fischbäckchensuppe mit Knochenmark (Seite 174, statt der Sahne mit Coconut Cream oder Kokosmilch)	*oder* Thunfisch-Schnitzel (Seite 247)
LUNCHBOX	Thunfisch-Sandwich (Seite 246) (anstatt des Kürbis-Kelp-Brotes können auch das Saatenbrot oder Ziegenmilchbrötchen genommen werden)	
ABENDESSEN – *BIS SPÄTESTENS 18:30 UHR*		
Fischleber-Puten-Häppchen (Seite 175) (wer eine Lunchbox mitnimmt, bereitet eine Extraportion für den nächsten Tag vor)	*oder für LoM* Fischleber-Puten-Häppchen (Seite 175) mit Sauerkraut oder einem Pesto statt Sauerrahm-Dip	

OptiDay-Info

Fischbäckchen gibt es von diversen Fischarten. Ich nehme besonders gerne Zander- und Kabeljaubäckchen. Bestellen Sie sich gleich mehrere Portionen à 500 g und frieren Sie die Bäckchen ein. Zanderbäckchen sind sehr klein und fein und werden auch sehr gerne von Kindern gegessen. Sie schmecken nicht nach Fisch und haben eine zarte Konsistenz. Kabeljaubäckchen sind wesentlich größer und fester in der Konsistenz. Sie lassen sich auch panieren und braten. Sie haben etwa die Größe einer Kinderhand und sind sehr praktisch, um schnell hungrige Mitbewohner zu befriedigen. Wir werden sie später im Programm in Form einer Carbonara wiedertreffen.

Bestellen Sie sich auch gleich mehrere Portionen Markknochen und frieren Sie sie ein. Sie können später im gefrorenen Zustand verarbeitet werden.

Wenn Sie seit Sonntag bzw. Ihrem ersten Reset-Tag fleißig kalt geduscht und auch die Eisgesichtsbäder gut vertragen haben, ist es jetzt an der Zeit, den kalten Wasserhahn an der Badewanne aufzudrehen und diese für ein erstes »Eisbad« – allerdings noch ohne Eis – mit möglichst kaltem Wasser zu füllen! Nehmen Sie sich ein Hörspiel, Radio, einen Podcast oder ein Buch mit ins Badezimmer und steigen Sie in die kalte Wanne. Stellen Sie sich vor, es wäre ein kalter See, und legen Sie sich genüsslich hinein. Die erste Minute kann etwas heftig sein, aber der Körper gewöhnt sich sehr schnell an die Kälte. Bleiben Sie 5 bis 10 Minuten in der Wanne und trocknen Sie sich dann ab. Wenn Sie sich erst einmal überwunden haben, ist alles halb so schlimm – und danach fühlen Sie sich topfit!

Es gibt ganz unterschiedliche Möglichkeiten, sich ein regelmäßiges Kältebad einzurichten. Wer eine Badewanne hat, benutzt diese. Noch schöner ist es, wenn ein Bach oder See in der Nähe ist, den man regelmäßig besuchen kann, um dort das Wasser in all seinen Kältestufen zu genießen. Alternativ kann man auch eine Regentonne zu Hause installieren und sie mit kaltem Wasser füllen. Einfacher zum Be- und Entsteigen ist eine Viehtränke, eine alte Badewanne oder ein Steintrog im Garten. Vielleicht haben Sie auch einen Whirlpool draußen, den Sie kalt nutzen können, um Ihr Kältebad in der freien Natur zu genießen. In vielen Wellness-Clubs gibt es auch Kältebecken für die Saunabesucher. Selbstverständlich können Sie auch dort Ihre Kältebäder nehmen.

Haben Sie in der Zwischenzeit einmal Ihre Körpermaße kontrolliert? Fängt Ihr Körper langsam an, sich zu verändern? Das zeigt sich nicht unbedingt auf der Waage – aber an Ihrer Figur! Ihr Gewebe wird fester und Ihre Haut wirkt frischer.

Nur noch zwei Tage, und Sie haben die erste Woche gemeistert. Ihr Körper hat sich nun langsam auf die neue Kost und Ihren neuen Lifestyle eingestellt und reagiert mit Reparaturprozessen und kleinen Ausleitungen. Regelmäßig wird er nun mit wichtigen Bausteinen für die Zellmembranen versorgt und leitet täglich neue »Bauprojekte« in die Wege. Die neu gewonnene Energie kann zum Umbau und Aufbau genutzt werden anstatt nur zum Entsorgen unnötiger Stoffe.

Experten-Biohack: Ruben Salinas

Infrarot-UV-Biohack: Wenn man nicht ausreichend Sonne »tanken« kann, »tankt« man Licht am besten in der Infrarot-Sauna auf: Verstärken Sie Ihre Vollspektrum-Sauna, indem Sie sich zusätzlich eine starke 850-nm-LED-Lampe und einen UVA/UVB-Strahler besorgen und sie fachgerecht installieren (lassen). Für den Infrarot-UV-Biohack benutzen Sie die aufgerüstete Sauna morgens für 20 Minuten. Diese Kombination an Spektren wird sich deutlich positiv auf Ihre Gesundheit und Ihr Energieniveau auswirken und wird Ihre zirkadianen Rhythmen neu adjustieren:

- *Infrarotlicht am Vormittag erhöht die Sauerstoffsättigung im venösen Blut, die bei fast allen Krankheiten erniedrigt ist. Mehr Sauerstoff im Blut steigert das allgemeine Wohlbefinden.*
- *Es sorgt für einen verbesserten Elektronenfluss in den Mitochondrien, da mehr Sauerstoff als Elektronenakzeptor zur Verfügung steht. Fließen die Elektronen schnell durch die Mitochondrienmembran, geht es uns gut.*
- *Nur unter dem Einfluss von UVB-Strahlen kann das Cholesterin in der Haut mit einer Schwefelgruppe versehen (sulfatiert) werden. Dies stimuliert nicht nur die Vitamin-D-Bildung, die Schwefelgruppe macht das Cholesterin zudem besser wasserlöslich und paramagnetisch. So kann es leichter dorthin gelangen, wo es benötigt wird: in stoffwechselaktive Gewebe mit vielen Mitochondrien.*

Fehlt das UV im Spektrum, bleibt das Cholesterin unsulfatiert und es verweilt länger im Blut, wo es leichter oxidieren kann. Mit dem Anteil an sulfatiertem Cholesterin sinkt auch die Menge an sulfatiertem, leicht löslichem Vitamin D sowie die Menge des stark antioxidativ wirkenden Enzyms Superoxid-Dismutase (SOD). Dies alles kann sich nachteilig auf die Gesundheit des Herz-Kreislauf-Systems auswirken.

Durch den Sauna-Biohack – oder die Sonne – wird das Cholesterin besser im Blut löslich, sodass es leichter dorthin gelangen kann, wo die Mitochondrien es brauchen.

TAG 6

FRÜHSTÜCK – *IMMER GLEICH NACH DEM AUFSTEHEN*		
Halloumi mit Chipolatas (oder anderen Bratwürstchen) (Seite 191)	*oder für LoM* Austernschmaus (Seite 162)	*oder* Trüffel-Schnecken-Eier (Seite 249)
MITTAGESSEN		
Forelle mit Oliven (Seite 180)	*oder* Mini-Pulpo (Seite 217)	
LUNCHBOX	Fischleber-Puten-Häppchen (Seite 175) vom Vortag	
ABENDESSEN – *BIS SPÄTESTENS 18:30 UHR*		
Forellensalat (Seite 182, Reste vom Mittagessen verwenden)	*oder* Meeresflan (Seite 215)	

OptiDay-Info

Was fast jeder Franzose kennt, wird bei uns nur (noch) selten gegessen – ich rede von den köstlichen Weinbergschnecken, die im heutigen Rezept »Trüffel-Schnecken-Eier« zu finden sind. Als Nahrung sind sie schon seit Jahrtausenden beliebt, ob als Delikatesse, als Armenspeise oder auch in Fastenzeiten. Mönche züchteten, aßen und verkauften Schnecken als Fastennahrung. Wo Fleisch und Fisch in der Fastenzeit nicht erlaubt waren, da kam die Weinbergschnecke als Alternative gerade recht.
Unser heutiges Gourmetrezept beinhaltet eingelegte Trüffelscheiben und Weinbergschnecken ohne Haus. Anstatt Ihnen exotische Meeresschnecken aufzutischen, hielt ich es für sinnvoll, einheimische Landschnecken zur Verfeinerung einiger Rezepte zu verwenden. Wussten Sie, dass die Weinbergschnecke genau wie der Oktopus zu den Weichtieren gehört? Sowohl an Land als auch im Wasser gibt es viele unterschiedliche Schneckenarten, die zum Verzehr geeignet sind. Zu den Landschnecken gehört eben auch die bei uns bekannteste Schnecke, die Weinbergschnecke. Man unterscheidet verschiedene Arten, wie zum Beispiel die große graue Weinbergschnecke oder die weiße Weinbergschnecke. Weinbergschnecken stehen unter Naturschutz. Daher stammen jene, die hierzulande verzehrt werden, meist aus Züchtungen.
Zu den Meeresschnecken gehören Schneckenarten wie die gemeinen Strandschnecken, die Stachelschnecken, die Wellhornschnecken und die Abalonen. In Amerika bekommt man zum Beispiel den leckeren Conch-Salad, der aus Meeresschnecken besteht.
Schnecken zeichnen sich durch einen hohen Gehalt an Selen, Jod, Eisen und Zink aus; sie sind deshalb für uns Menschen eine hervorragende Nährstoffquelle. Ihr Fleisch ist zudem proteinreich und bietet eine für den Menschen optimale Fettsäurezusammensetzung. Bereits eine kleine Portion Schnecken versorgt uns mit wichtigem Omega-3.
Meine persönliche Lieblingskombi für das Frühstück am Freitag besteht aus drei Spiegeleiern, in Kokosöl gebraten, gefolgt von vier Austern. Zu Mittag esse ich dann eine ganze Forelle und am späten Nachmittag sechs Austern gefolgt von zwei Löffeln Erdnussbutter. Danach esse ich nichts mehr bis am Samstagmorgen. Für meinen Organismus ist das ideal, da ich am Wochenende gerne mit der Familie ganze Tiere brate, grille oder eine Keule in den Ofen schiebe. Außerdem sorge ich am Wochenende auch immer für Desserts und Kuchen für meine Familie und genieße das gemütliche Beisammensein in der Küche und am Esstisch. Deswegen bereite ich meinen Körper freitags mit leichter Kost auf das Wochenende vor.

Am späten Nachmittag gehe ich dann oft noch in unserem kalten Bergfluss schwimmen oder nehme ein erfrischendes Eisbad, gefolgt von einem schönen Spaziergang mit den Hunden. Hören Sie auf Ihre Zellen und bewegen Sie sich so viel wie möglich in der Natur. Wir sind nicht als Stubenhocker geboren und nicht unter künstlichem Licht evolviert. Mit Supermarkt-Fertiggerichten hätten wir sicherlich nicht die Intelligenz entwickelt, die uns Menschen heute auszeichnet.

Biohack

Lichttherapie in den eigenen vier Wänden: Um herauszufinden, welche Menge an UV-Strahlen Ihnen die Sonne sendet, können Sie den UV-Index Ihrer Gegend ermitteln: Gehen Sie auf die Internetseite http://www.uvawareness.com/uv-index/uv-forecasts.php oder geben Sie »UV-Index« in Ihre Suchmaschine ein. Sie werden verschiedene Seiten finden, die den UV-Index in Ihrem Umkreis genau aufzeigen.

Liegt der Tages-UV-Index unter 3, erhalten Sie nicht genug UV-Strahlen, was zu Mangelerscheinungen wie niedrigen Vitamin-D-Werten, Stimmungsschwankungen, Hormonverschiebungen, Konzentrationsschwierigkeiten, Energielosigkeit etc. führen kann.
Für Tage mit niedrigem UV-Index installieren Sie sich eine Terrarien-Lampe mit UV-Strahlen (ich verwende eine Powersun UV 100 W mit einem Aluminium-UV-Reflektor, beides von Zoo Med) sowie eine Lampe mit vollem Tageslichtspektrum in einem Zimmer. Sobald Sie aufstehen, schalten Sie beide Lampen an und frühstücken im vollen Lichtspektrum. 15 Minuten reichen aus, um Ihrem Hypothalamus, der Zirbeldrüse und dem Hypophysen-Vorderlappen in Ihrem Gehirn ausreichend Lichtsignale zu übermitteln.
Was das bewirken kann? Eine UVB-Bestrahlung kann den Spiegel des Hormons Testosteron bei Männern um 120 % steigern! Auch die Bildung des Hormons Östrogen bei Frauen steigt unter UVB-Bestrahlung (290 nm) an.

TAG 7

FRÜHSTÜCK – *IMMER GLEICH NACH DEM AUFSTEHEN*		
Frühstückskuchen (Seite 270)	*oder* Griechischer Joghurt Summertime (Seite 273, saisonal)	*oder für LoM* Espresso-Jakobsmuscheln (Seite 169, ohne Sahne oder mit etwas Coconut Cream)
MITTAGESSEN		
Karottensuppe mit Flusskrebsen (Seite 204)	*und* Oktopus-Burger (Seite 218) mit oder ohne Feldsalat mit Lachs (Seite 172)	
LECKEREIEN		
Nektarinenkuchen (Seite 279) (falls keine Saison für Nektarinen ist, anderes saisonales Obst verwenden)	*oder* 1 Genussriegel (Seite 272)	
ABENDESSEN – *BIS SPÄTESTENS 18:30 UHR*		
Scharfe Dorschleber-Tortilla (Seite 228) (LoM ersetzen die Sahne durch Coconut Cream)	*oder für LoM* Schottischer Lachs auf Speck (Seite 230)	

OptiDay-Info

Der Mensch braucht zwar nicht sehr viel, aber doch genug Kupfer, unter anderem für die Myelinsynthese: Myelin ist die fette Schutz- und Isolierschicht, die um die langen Zellfortsätze unserer Neuronen gewickelt ist und die für eine geordnete und schnelle Reizweiterleitung enorm wichtig ist. Eine verminderte Myelinbildung (Hypomyelinierung), wie sie etwa für die multiple Sklerose typisch ist, kann durch Kupfermangel entstehen. Kupfer hat aber noch viele weitere wichtige Funktionen in unseren Zellen: Es unterstützt die Funktion der Botenstoffe im Nervensystem (Cofaktor für Neurotransmitter), das Bindegewebe, die Knochen und die Gefäßwände. Es hält den Cholesterinspiegel und den Zuckerstoffwechsel in Schach, hilft bei Anämie und niedrigen Eisenwerten (Ferritin). Und last, but not least ist es an der Energieproduktion in den Mitochondrien beteiligt. Keine Frage: Unser Gehirn und unsere Zellen brauchen Kupfer! Aus diesem Grund essen Sie in diesem Programm regelmäßig Meerestiere sowie Leber. Diese Lebensmittel beliefern uns ganz natürlich mit dem Spurenelement. Oktopus, Austern und Garnelen enthalten die höchste Menge an verwertbarem Kupfer. Mit einem regelmäßigen Verzehr bauen wir jede Zelle Stück für Stück mit wichtigen Vitalstoffen auf!
Aber sind gerade diese Lebensmittel nicht mit Quecksilber und anderen Toxinen belastet? Die eigentliche Frage ist, wie gut unser Körper gegen Vergiftungen gewappnet ist. Das hängt von mehreren Faktoren ab, die Sie in diesem Programm optimieren: etwa von Ihrem Selen-, Jod- und Glutathion-Spiegel.
Da Alkohol und diverse Medikamente (wie etwa Paracetamol) die Glutathion-Vorräte des Körpers reduzieren und die nächtliche Wachstumshormon-Produktion bremsen, verzichten wir während dieses Programms auf Alkohol und genießen erst wieder ein Gläschen Rotwein, wenn das Ziel erreicht ist. Da Sie weder Selen noch Glutathion durch Supplemente zuführen sollten, sondern Ihren Körper wieder zur eigenen Produktion anregen und durch Ihre Ernährung wieder gute Werte erreichen wollen, setzen wir auf Meerestiere: Den höchsten Selenanteil haben Austern, gefolgt von Paranüssen, Nieren, Eiern und fettreichen Fischen. Auch der Jodbedarf wird durch Meerestiere prima abgedeckt. Verzehren wir regelmäßig und konsequent die richtigen Nahrungsmittel, stärken wir unsere Fähigkeit zur Ausleitung von Abfallprodukten und Giftstoffen. Unser Körper wird dann immer weniger Mühe mit möglichen Schadstoffbelastungen haben.

Wichtig an Tag 7: Schauen Sie sich die Rezepte für die nächste Woche an, treffen Sie Ihre Wahl und machen Sie sich eine Einkaufsliste. Erleichtern Sie sich den Tagesablauf und die Zubereitung, indem Sie alle Lebensmittel für die gesamte Woche vorab besorgen. So können Sie sich voll und ganz der Zubereitung und dem Genuss widmen. Sie wollen ja auch genügend Zeit für ein paar Kälteanwendungen haben, und natürlich darf es nie an Zeit für die tägliche Bestrahlung mit wichtigen UV- und Infrarot-Frequenzen fehlen. Vergessen Sie nie, dass der Tag nur so viel Aktivität zulässt, wie er Tageslichtstunden hat. Bei Dunkelheit möchten Ihre Zellen Ruhe finden und regenerieren.

Biohack

Beschleunigung der Zellregeneration durch Autophagie – das heißt, Sie regen das »Putzprogramm« der Zellen an! Unsere Körperzellen verfügen über die wichtige Fähigkeit, unnütz gewordene Bestandteile abzubauen und entweder zu entsorgen oder zu recyceln. Dieser Vorgang heißt Autophagie – »Selbstaufessen« – und trägt unter anderem zur Reinigung der Blutgefäße bei. Eine angemessene Autophagie ist also ein sinnvolles »Säuberungsprogramm«. Ist der Abbau beschädigter Zellbestandteile jedoch übersteigert, kann die Autophagie auch negative Konsequenzen haben. Ob das Aufräumen in Ihren Körperzellen sinnvoll abläuft, können Sie beeinflussen, denn es passiert vorwiegend in der Nacht, und es benötigt gewisse Voraussetzungen. Wer jede Nacht sein persönliches Recycling-Programm aktivieren und am Morgen anstatt mit alten, verbrauchten Zellen den Tag mit einem frisch geputzten Zellhaushalt beginnen möchte, wendet diesen Biohack an:

- *intermittierendes Fasten über Nacht: Nehmen Sie Ihre letzte Mahlzeit am späten Nachmittag ein*
- *kein Alkohol*
- *kein Paracetamol*
- *in einem unbeheizten Raum schlafen*
- *kurzes Krafttraining am späten Nachmittag*
- *Tiefschlaf vor Mitternacht*

WOCHE 2

TAG 1

FRÜHSTÜCK – *IMMER GLEICH NACH DEM AUFSTEHEN*		
Meeresteller (Seite 216)	*oder* Spiegelei mit Speck (Seite 238)	*oder* Frühstückskuchen (Seite 270), falls noch vom Vortag übrig
MITTAGESSEN		
Côte de Bœuf mit Markknochen (Seite 165)	*oder* Iberico-Schwein mit Salbeikruste (Seite 194)	
LECKEREI		
Nektarinenkuchen (Seite 279) vom Vortag (falls keine Saison für Nektarinen ist, anderes saisonales Obst verwenden)	*oder* 1 Genussriegel (Seite 272)	
ABENDESSEN – *BIS SPÄTESTENS 18:30 UHR*		
Reste vom Mittagessen	*oder* Crunchy Chicken (Seite 166)	*oder* Tiger Prawns (Seite 248)

OptiDay-Info

»Fleisch ist ein Stück Lebenskraft«, so lautete einst der Slogan des Fleischerhandwerks, und damit stimme ich völlig überein. Ich esse mit Leidenschaft Fisch und Fleisch. Tierische Nährstoffe trugen erheblich zur menschlichen Evolution bei, und sie können effektiv zum Erhalt unserer Gesundheit eingesetzt werden. Der Fokus dieses Programmes liegt zwar eindeutig auf Fisch und seiner wertvollen Kombination von Mikronährstoffen, langkettigen Omega-3-Fettsäuren und leicht verwertbaren Proteinen, aber auch Fleisch stellt dafür eine wichtige Quelle dar!

Fleisch von Tieren aus Weidehaltung beliefert uns mit wertvollen Fettsäuren, und bei optimaler Fütterung ist es auch ein guter Omega-3-Lieferant. Fleisch ist ein raffiniertes, komplexes, biologisches Material, das aus Proteinen, Wasser und Fett besteht und in seiner Struktur von Muskelfasern geprägt ist. Interessant für uns ist das Zusammenspiel verschiedener Fettsäuren und aus welchen Aminosäuren sich die Proteine zusammensetzen, denn das bestimmt ihre biologische Wirkung. Nehmen wir das Côte de Bœuf aus Weidetierhaltung im heutigen Speiseplan. Kaufen Sie unbedingt das beste Stück Fleisch aus artgerechter Haltung, sachgemäß gereift und gelagert. Dry-aged und gut abgehangen liefert es uns den größten geschmacklichen Genuss. Für die perfekte Kruste braucht es eine Eisenpfanne. Sie sorgt für eine gute Hitzeübertragung, wobei es zur sogenannten Maillard-Reaktion, der nichtenzymatischen Bräunung, kommt, bei der sich fantastische Aromastoffe bilden. Unser Côte de Bœuf soll außen knusprig sein und im Kern rosa bleiben.

Wussten Sie, dass die rosa Farbe des Fleisches mit dem roten Blutfarbstoff Hämoglobin zu tun hat? Wer etwa unter einer Anämie leidet, hat zu wenig Hämoglobin im Blut und meist auch einen niedrigen Eisenwert (Fer-

ritin). Im Zentrum jeden Hämoglobins befindet sich ein Eisen-Ion; daher liefert Ihnen rotes Fleisch nicht nur hochwertige Proteine, sondern auch wertvolles Eisen. Für eine optimale Bioverfügbarkeit sollten Sie das Fleisch unbedingt so zubereiten, dass es innen rosa bleibt: So verhindern Sie, dass die wertvollen Hämgruppen oxidieren und dass die Proteine denaturieren.
Sie sollten auch immer mal wieder Schweinefleisch essen. Schweinefleisch hat in der Presse und bei den Ärzten leider einen schlechten Ruf und gilt vielfach sogar als ungesund. Fakt ist jedoch, dass die gesundheitliche Wertigkeit durch die Nahrung des Tieres bestimmt wird. Es ist nicht das Schweinefleisch bzw. das Schwein, das für uns ungesund ist, sondern das Mastfutter, das den Schweinen verabreicht wird. Das gilt für jedes Tier, das Sie essen: Sie profitieren direkt von dessen Nahrungskette – oder eben nicht.
Auch die Ernährung des iberischen Schweins bestimmt die Qualität des Fleisches. Vor allem Korkeicheln geben ihm seine unverwechselbare Note und einen saftigen Geschmack. Es handelt sich hier um frei laufende Tiere mit optimaler Ernährung, und davon profitieren letztendlich wieder wir.
Auch wird immer wieder über den hohen Schwefelanteil im Schweinefleisch debattiert und wie schädlich dies für unsere Gesundheit sei. Andererseits greifen aber viele zu schwefelhaltigen Supplementen wie MSM (Methyl-Sulfonyl-Methan), anstatt die Natur als Lieferant zu nutzen. Schwefel ist ein lebenswichtiges Element; der menschliche Körper besteht zu 0,2 % daraus. Auf den ersten Blick scheint dieser Bruchteil eines Prozents nicht der Rede wert zu sein. Betrachtet man die mengenmäßige Verteilung der Elemente im menschlichen Körper aber näher, wird die Wichtigkeit des Schwefels mehr als deutlich. So enthält unser Körper beispielsweise fünfmal mehr Schwefel als Magnesium und 40-mal mehr Schwefel als Eisen. Die Bedeutung ausreichender Magnesium- und Eisenmengen kennen die meisten. Um eine ausreichende Versorgung mit Schwefel dagegen kümmert sich kaum jemand.
Genießen Sie daher unbedingt hin und wieder ein gutes Schweinekotelett oder einen Krustenbraten. Verwenden Sie Ihre Zeit und Ihr Geld darauf, Fleisch wie auch Fisch aus optimaler Haltung, Fütterung, Region oder einem guten Fanggebiet zu finden, und unterstützen Sie Bauern und Fischlieferanten, die genau darauf großen Wert legen.

Experten-Biohack: Kyra Hoffmann

Kyra Hoffmann ist Heilpraktikerin und auf Jod spezialisiert. Sie rät dazu, den Jodstatus mithilfe eines Jodsättigungstests bestimmen zu lassen – er wird vermutlich deutlich zu niedrig sein. Sollte dies der Fall sein, erhöhen Sie den Jodanteil Ihrer Ernährung mit Meeresalgen (z. B. Chlorella. Spirulina sind Süßwasseralgen, die kein Jod enthalten), Meeresfrüchten und Seefisch, vorzugsweise aus Wildfang.

Außerdem:

- *Vermeiden Sie Kreuzblütler wie Kohlgemüse für einige Zeit, da sie die Schilddrüsenfunktion stören. Vermeiden Sie aus dem gleichen Grund unfermentiertes Soja (Soja-»Milch«, Tofu, Soja-»Fleisch« etc.)*
- *Hören Sie auf zu rauchen!*
- *Essen Sie ausreichend tierisches Eiweiß zum Auffüllen Ihrer Tyrosinspeicher.*
- *Achten Sie auf eine ausreichende Selenzufuhr durch Verzehr von Kokos- und Paranüssen.*

Für die Bildung der Schilddrüsenhormone brauchen Sie Tyrosin und Jod, doch nur im Zusammenspiel mit Selen werden die Hormone auch ausreichend aktiv.
Achtung! Bei Autoimmunerkrankungen der Schilddrüse sollte die erhöhte Jodzufuhr mit einem jodkompetenten Therapeuten abgeklärt werden, da eine kranke Schilddrüse oftmals nicht in der Lage ist, das zusätzliche Jodangebot zu verarbeiten.

TAG 2

***FRÜHSTÜCK** – IMMER GLEICH NACH DEM AUFSTEHEN*	
Rührei (Seite 226) (LoM bereiten das Rührei ohne Sahne zu)	*oder für LoM* Taramas-Thunfisch (Seite 239)
MITTAGESSEN	
Kabeljau-Carbonara (Seite 201)	*oder für LoM* Felchenfilet im Rosenpaket (Seite 170)
LUNCHBOX	Crunchy Chicken (Seite 166)
***ABENDESSEN** – BIS SPÄTESTENS 18:30 UHR*	
Gegrillte Ingwersardinen (Seite 188)	*oder* Mini-Pulpo (Seite 217)

OptiDay-Info

Selbstredend sollten Ihre Eier und Ihr Hähnchenfleisch aus artgerechter Freilandhaltung stammen und wenn möglich Bio-zertifiziert sein. Eier gehören zu den gesündesten Nahrungsmitteln überhaupt! Im Ei wird ein Küken mit allen Nährstoffen versorgt, die es für seine Entwicklung braucht. Davon kann auch der Mensch profitieren. Auch hier gilt jedoch wieder, dass das Ei überwiegend die Nährstoffe aufweist, die im Futter der Henne enthalten waren. Außerdem ist wichtig, unter welchen Bedingungen das Huhn gehalten wird.
Jedes Tier braucht das volle Spektrum des Tageslichts, freie Bewegung, Sauerstoff, sauberes Wasser und artgerechte Nahrung, um eine gesunde Nachkommenschaft hervorzubringen. Im Ei kommt all dies zusammen – darum ist es eine wertvolle »Nährstoffpille«, die nur Mutter Natur liefern kann. Lediglich Hühner, die in der Natur scharren und nährstoffreiche Mischkost essen dürfen, beliefern uns mit wertvollen Nährstoffen. Nahrung kann nur als Naturprodukt optimal vom Körper verarbeitet werden!
Weiterhin finden Sie heute gleich zwei herrliche Gerichte zum Mittagessen zur Auswahl. Die Kabeljau-Carbonara ist der absolute Renner bei Kindern (und Carbonara-Fans). Es ist die einfachste Art, Kindern oder manch heiklem Erwachsenen Fisch nahezubringen. Gewöhnungsbedürftig ist eigentlich nur das Fehlen der Spaghetti. Das fällt aber nur beim ersten Mal auf; beim zweiten Genuss des Gerichtes hat man bereits vergessen, dass eine klassische Carbonara mit Spaghetti serviert wird – ja, Teigwaren werden auch Ihnen bald wie ein Fremdkörper in Ihrem Opti-Essen vorkommen. Wir wollen dem Körper nur Nährstoffe zuführen, die er zu jeder Jahreszeit auch optimal verstoffwechseln kann.
Wussten Sie, dass es auch bei Milchprodukten große Unterschiede gibt? Achten Sie beim Kauf Ihrer Milchprodukte auf die Herkunft der Milch und auf die Aufbereitung. Alpenmilch hat eine bessere Fettsäure-Zusammensetzung und somit auch ein besseres Verhältnis von Omega-6- zu Omega-3-Fettsäuren als konventionelle Milch. Fragen Sie bei lokalen Bauern nach Weidemilch, Rohmilch und Rohmilchprodukten. Sie können entscheidend zu einem guten Darmmilieu beitragen und liefern viele wertvolle Nährstoffe. Es gibt zudem Hinweise darauf, dass unser Körper pasteurisierte Milchprodukte weniger gut verarbeiten kann, da Nährstoffinformationen durch den Pasteurisierungsprozess verändert werden. Beispielsweise reduziert die Pasteurisierung den Jodgehalt der Milch. Finden Sie hier den für Sie richtigen Mittelweg.
Da ein Überkonsum industriell verarbeiteter Milchprodukte mehrere Wachstumsfaktoren (wie etwa IGF-1, mTor und Insulin, siehe Seite 75) übermäßig ansteigen lässt, finden Sie auch immer ein Gericht ohne Milchprodukte zur Auswahl. Sie können so ganz ein-

fach selbst entscheiden, ob Sie Ihre Ernährung mit oder ohne Milchprodukte gestalten möchten und wie hoch der Anteil der Milchprodukte für Ihr persönliches Wohlbefinden sein darf.
Zur Rosenzeit sollten Sie unbedingt das Felchenfilet im Rosenpaket ausprobieren. Es ist geschmacklich wie auch farblich ein Genuss. Experimentieren Sie ruhig und versuchen Sie das Gericht auch mit anderen essbaren Blüten. Ich bin ein absoluter Rosenfan und baue extra Rosen zum Verzehr an. Ich trockne Rosenblätter in der Saison, sodass ich sie als Geschmacksuntermalung auch in anderen Jahreszeiten verwenden kann. Im Winter können Sie die Rosenblätter auch durch eine gekaufte getrocknete Blütenmischung ersetzen.

Biohack

Austern-Intensivkur: Drei Tage mit rohem Fisch und Austern bauen einen vernachlässigten Körper und Geist schnell wieder auf. Für eine Mini-Intensivkur, die die Leber entfettet, die Zellen mit wichtigen Vitalstoffen versorgt und ein paar Pfunde purzeln lässt, braucht der Körper eine Reduktion des Überflusses.

Die Kur kann folgendermaßen aussehen:

- *rohen Fisch und/oder sechs Austern zum Frühstück essen*
- *viel Grüntee oder Matcha trinken*
- *zwei bis drei Gläser Wasser mit dem Saft von je einer halben ausgepressten Zitrone über den Tag verteilt trinken. Trinken Sie zusätzlich viel Wasser!*
- *von Frühling bis Anfang Herbst am frühen Morgen und am Nachmittag ein einstündiges Sonnenbad ohne Brille oder Kontaktlinsen nehmen*
- *eine weitere Portion rohen Fisch wie zum Beispiel Lachs oder Thunfisch oder Austern pro Tag genießen, idealerweise am Nachmittag*
- *früh ins Bett gehen und viel schlafen*

Danach fahren Sie einfach mit dem Optimierungsprogramm fort. So eine Mini-Intensivkur können Sie jederzeit wiederholen.

TAG 3

FRÜHSTÜCK – *IMMER GLEICH NACH DEM AUFSTEHEN*		
Knusper Knusper Knäuschen (Seite 275) oder Morning Glory Crunch (Seite 278) mit Joghurt, Quark oder griechischem Joghurt	*oder* Taramas-Thunfisch (Seite 239)	
MITTAGESSEN		
Blitzsuppe (Seite 163)	*oder* Kräuter-Jakobsmuscheln mit Kirschen (Seite 206, saisonal)	*oder* Kabeljaubäckchen mit Algenkruste (Seite 202)
LUNCHBOX	Kabeljaubäckchen mit Algenkruste (Seite 202)	
ABENDESSEN – *BIS SPÄTESTENS 18:30 UHR*		
Jakobsmuschel-Tortilla (Seite 200)	*oder für LoM* Regenbogenforelle mit karamellisierten Chili-Mandeln (Seite 223)	

OptiDay-Info

Heute gibt es gleich zwei verschiedene Rezepte mit Jakobsmuscheln, einmal mit dem wertvollen Corail (Rogen) und einmal ohne. Für die Jakobsmuschel-Tortilla können Sie gefrorene oder in Lake eingelegte Jakobsmuschel-Nüsse verwenden. Dank ihrer schönen Schale wird die Jakobsmuschel auch Pilgermuschel genannt; sie ist das Kennzeichen der Pilger auf dem berühmten Jakobsweg. Sie sollten bei Ihrem Fischhändler aber nicht nur das in Lake eingelegte helle »Nüsschen« kaufen, sondern auch frische Jakobsmuscheln in der Schalenklappe mit dem Corail. Der wahre Muschelgeschmack kommt nur bei der frischen Jakobsmuschel zur Geltung und der Corail ist besonders gesund, weil äußerst nährstoffreich. Jakobsmuscheln sind ganzjährig erhältlich, allerdings sollte man die Muschel mit Corail nur von August bis November kaufen. Der besonders nährstoffreiche Corail stellt die Nahrungsreserve der Schalenweichtiere dar. Er enthält unter anderem viel Vitamin B_{12}, E und Niacin. Und wie alle Fischrogen ist auch der Corail reich an Vitamin D. Zudem ist sein hoher Jodgehalt für uns von Interesse. Das Jod wird in den Geschlechtsteilen der Muschel gespeichert und es wird auch von unseren Geschlechtsteilen schwammartig aufgesaugt. Mit der selbst hergestellten Algenpanade unterstützen wir unseren Jodhaushalt und somit die Gesundheit jeder einzelnen Zelle zusätzlich. Ich verwende gerne und oft getrocknete wie auch frische Algen in meinen Rezepten, um die natürliche Jodeinnahme zu steigern.

Sie haben sicherlich bereits von der Langlebigkeit der Bewohner Okinawas gehört. Die japanische Insel ist Teil der sogenannten »Blue Zones« (Blaue Zonen). Damit bezeichnet man demografische und geografische Gebiete, in denen die Menschen sich eines messbar längeren Lebens erfreuen. Entwickelt haben dieses Konzept Gianni Pes und Michel Poulain, nachdem sie in der sardischen Provinz Nuoro die Region mit der größten Häufigkeit männlicher Hundertjähriger identifizierten. Altersforscher und -wissenschaftler haben insgesamt fünf solcher Regionen auf unserer Erde gefunden, in denen Menschen am längsten und gesündesten leben. Auf Okinawa ist die Küche traditionell von algen- und fischreicher Kost geprägt. Es werden täglich jodreiche Kombu-, Wakame- und Hijiki-Algen gegessen, Fisch gehört ebenso jeden Tag auf den Speiseplan und im Gegensatz zu westlichen Nationen wird hier eine strikte Kalorienreduktion vorgelebt.
In diesem Optimierungsprogramm profitieren auch Sie von den wertvollen Inhaltsstoffen dieser Lebensmittel, und regelmäßiges intermittierendes Fasten kann zusätzlich zur Optimierung Ihrer Zellen beitragen. Lassen Sie also immer mal wieder eine Mahlzeit (Mittag- oder Abendessen) ausfallen. Geben Sie Ihrem Körper und Ihrer Verdauung eine Pause!

TAG 4

FRÜHSTÜCK – *IMMER GLEICH NACH DEM AUFSTEHEN*		
Aprikosen-Pfannkuchen Sommer (Seite 268) (im Winter ohne die Aprikosen und nur mit Pinienkernen zubereiten)	*oder für LoM* Iberico-Lachs (Seite 193)	
MITTAGESSEN		
Jakobsmuschel-Tortilla (Seite 200)	*oder für LoM* Turbo-Gazpacho (Seite 250)	*oder* Skrei an wildem Ingwer (Seite 235)
LUNCHBOX	Jakobsmuschel-Tortilla (Seite 200)	
ABENDESSEN – *BIS SPÄTESTENS 18:30 UHR*	Fischteller (Seite 178)	

OptiDay-Info

Versuchen Sie doch einmal, Ihren Körper und Geist durch intermittierendes Fasten zu »tunen«. Es gelingt ganz einfach: Lassen Sie beispielsweise von heute bis Freitag das Abendessen ausfallen. Wählen Sie jeweils ein Frühstück und ein Mittagessen und essen Sie sich richtig satt. Oft hat man am ersten Abend – eher aus Gewohnheit – Hunger. Am zweiten Tag wird sich Ihr Essrhythmus aber bereits verschoben haben und Ihr abendliches Hungergefühl nachlassen. Am dritten Tag werden Sie kaum noch etwas davon verspüren. Und Sie werden bemerken, dass Sie bei geringerer Nahrungsaufnahme mental leistungsfähiger sind.

Wenn Sie eine Weile nicht essen (Nahrungskarenz), baut Ihr Körper Fett ab und transportiert es zur Leber. Ihre Leber stellt aus den anflutenden Fettsäuren Ketone her: Das sind Fettabkömmlinge, die insbesondere Ihr Gehirn sehr effizient als Brennstoff nutzen kann. Ketone können jedoch noch mehr: Sie dienen als »Super-Treibstoff«, der die Zellen prima mit Energie versorgt, ohne große Abfallberge zu hinterlassen. Zugleich kommen Entzündungsprozesse zur Ruhe, die Leber wird beim Entfetten unterstützt, die Insulinsensibilität steigt, Ihr Hormonhaushalt kann besser reguliert werden und Ihre Körperzusammensetzung ändert sich zum Positiven.

Sie können diesen Prozess noch etwas mehr anregen, wenn Sie bis zum frühen Nachmittag immer mal wieder eine Tasse Grüntee trinken. Am frühen Abend bleiben Sie aber am besten bei Wasser und gehen, gewappnet mit einer guten Dosis Magnesium, früh schlafen.

TAG 5

FRÜHSTÜCK – *IMMER GLEICH NACH DEM AUFSTEHEN*	
Austernschmaus (Seite 162)	*oder* Cheddar-Omelett (Seite 164)
MITTAGESSEN	
Garam-Masala-Lachsschnitte (Seite 184) (LoM lassen den Dip weg)	*oder* Hecht-Happen (Seite 192) mit Salat oder gedämpftem Gemüse
LUNCHBOX	
Lachsmousse mit Bloderkäse (oder Frischkäse) auf Avocado (Seite 209)	*oder für LoM* Langusten (Seite 211)
ABENDESSEN – *BIS SPÄTESTENS 18:30 UHR*	
Meeresflan (Seite 215)	*oder für LoM* Thunfisch-Frittata (Seite 242) ohne Sauerrahm

OptiDay-Info

Langustenschwänze sind etwas ganz Besonderes und sehr einfach zuzubereiten. Zum Herauslösen des Schwanzfleisches nehmen Sie am besten eine Schere und schneiden den weichen unteren Panzer an den Seiten auf. Nun kann das Schwanzfleisch mit den Fingern vom Panzerdeckel gelöst werden.

Die beste Zeit, um Langusten frisch zu kaufen, ist zwischen April und September. Die Lebendigkeit einer Languste lässt sich überprüfen, indem man ihre Stirn-

hörner berührt. Je vitaler das Tier, umso schneller beginnen sie bei Berührung zu zappeln. Meist werden Sie aber zu gefrorenen Langustenschwänzen greifen und nicht mit lebendigen Tieren Berührungen austauschen. Beim Kauf von Langusten, auch von gekochten, sollten Sie darauf achten, dass der Hinterleib gekrümmt ist. Krustentiere tragen verschiedene Farben, beim Kochen erstrahlen sie jedoch immer in einem leuchtenden Rotorange. Dies ist auf den hohen Karotinoidgehalt ihres Chitinpanzers zurückzuführen. Darin reichern die Tiere das rötlich gefärbte Karotinoid Astaxanthin an, das sie mit der Nahrung aufnehmen. Es wird im Körper der lebenden Languste an ein Protein namens Beta-Crustacyanin gebunden. Beim Garen löst sich diese Verbindung wieder auf und das strahlende Rotorange des Astaxanthins kommt wieder zum Vorschein.
Astaxanthin kommt natürlicherweise besonders häufig in Algen (Plankton) vor, aber auch in einigen Pilzen und Bakterien. Tiere, die diese Algen in großen Mengen fressen, können das Astaxanthin anreichern und werden dadurch rosa: Lachse, Forellen, Hummer, Shrimps, Krill, Krabben und auch Flamingos. Lachse gehören zu den Astaxanthin-reichsten Lebensmitteln der Welt. Der rote Stoff konzentriert sich in ihren Muskeln und macht sie zu wahren Ausdauerchampions: Ohne Astaxanthin wären die Lachse nicht in der Lage, stromaufwärts zu schwimmen.

Wie Sie sehen, erhalten Sie mit Ihrer Nahrung einen weiteren Supernährstoff, der Ihnen zu neuer Kraft und Ausdauer verhelfen wird. Astaxanthin gehört zu den stärksten Antioxidantien der Welt und steht Ihnen in Krustentieren und Lachsen reichlich zur Verfügung.

Durch eine regelmäßige Aufnahme von Astaxanthin profitieren Sie mehrfach:

- *Astaxanthin schützt die Algen unter Stressbedingungen und rettet ihnen das Leben: Bei plötzlichem Wassermangel, Hitze, zu viel Sonneneinstrahlung oder intensiver Kälte färben sie sich durch das Astaxanthin rot. Der Schutzeffekt ist so groß, dass eine Alge sowohl bei enormer Hitze wie auch bei Kälte 40 Jahre ohne Nahrung und Wasser überleben kann! Ruft da Ihre innere Stimme nicht sofort: »Her damit!«?*

- *Astaxanthin kann im Gegensatz zu anderen Karotinoiden die Blut-Hirn-Schranke überwinden, sodass es das Gehirn und das gesamte Nervensystem direkt schützen kann.*

- *Ebenso kann Astaxanthin die Blut-Retina-Schranke überwinden und im Auge, in der Netzhaut, für einen antioxidativen und entzündungshemmenden Schutz sorgen.*

TAG 6

FRÜHSTÜCK – *IMMER GLEICH NACH DEM AUFSTEHEN*	
Sesam-Erdbeer-Lachs (Seite 234)	*oder* Rührei (Seite 226)
MITTAGESSEN	
Ingwer-Lemongras-Skrei (Seite 197)	*oder* Gegrillte Dorade (Seite 186)
LUNCHBOX	Exotische Nüsse (Seite 257) und geräucherter Lachs
ABENDESSEN – *BIS SPÄTESTENS 18:30 UHR*	
Fisch-Sandwich (Seite 177)	*oder für LoM* Gegrillte Ingwersardinen (Seite 188)

OptiDay-Info

Eine regelmäßige Beilage zu Fischgerichten ist bei mir der europäische Queller (Salicornia, Meerfenchel, Meeresbohne, Meeresspargel). Er ist eine faszinierende Pflanze, die köstlich, knackig und würzig schmeckt, farblich überzeugt, roh wie gekocht verwertbar ist und noch dazu vor gesundheitlichen Vorteilen strotzt. Kurz: Queller ist die perfekte Beilage für das Optimierungsprogramm.

Queller sind Erstbesiedler der Verlandungszonen. Als ausgesprochene Salzpflanzen (Halophyten) wachsen sie wild an Küsten und werden von Mai bis August geerntet. Zusätzlich gibt es Queller auch als Zuchtgemüse, so ist er das ganze Jahr über erhältlich. Da seine Wurzeln sowohl ins Meerwasser als auch in die salinenumschließende Tonerde reichen, enthält Queller Nährstoffe des Meeres und der Tonerde. Hierzu gehören Natrium, Kalium, Magnesium, Schwefel, Kalzium, Phosphor, Eisen, Zink, Mangan, Kupfer und Jod. Aufgrund seiner antioxidativen Eigenschaften ist er ein idealer Begleiter zu jeder Mahlzeit. Ich bestelle daher regelmäßig eine 1-kg-Kiste bei meinem Fischhändler. Queller hält sich im Kühlschrank etwa eine Woche lang. Sollte er dringend verarbeitet werden müssen, können Sie daraus einfach eine Gemüsesuppe zubereiten und diese dann einfrieren.

Biohack

Auch ich probiere gerne wissenschaftliche Erkenntnisse am eigenen Leib aus, etwa diesen Fitness-Biohack zur Beschleunigung der zellulären Elektronentransportkette. Er ist vielfältig einsetzbar:

- *für Sportler, die ihre Muskelaktivität verbessern wollen*
- *für Menschen mit Energiemangel*
- *für Menschen mit einem chronischen Müdigkeits- bzw. Erschöpfungssyndrom (CFS, Chronic Fatique Syndrome)*

Die zelluläre Energiegewinnung in den Mitochondrien hat viel mit Physik zu tun! Daher müssen zur Vermeidung und Bekämpfung zellulärer Erschöpfung die Elektronentransportkette optimiert und der Elektronentransport beschleunigt werden. Eines der Proteine, die bei der Energiegewinnung in den Mitochondrien eine entscheidende Rolle als Elektronentransporter spielen, ist das Cytochrom C. Es benötigt spezielle Lichtfrequenzen und Ubichinol, um die durchfließenden Elektronen möglichst rasch weiterzuleiten. Je schneller der Elektronentransport zum Sauerstoffmolekül abläuft, umso effektiver funktionieren wir. Ihr Cytochrom C können Sie so fitter machen:

- *Nehmen Sie morgens 200 mg Ubichinol ein.*
- *Gönnen Sie sich eine Rotlicht-Therapie (660 nm.: Bestellen Sie sich dazu eine 270-W-UFO-LED-Pflanzenlampe im Lichtspektrum 660 nm und hängen Sie die Lampe so über eine Liege, dass sie ca. 50 cm Abstand von Ihrem Körper hat. Legen Sie sich nur mit einer Unterhose bekleidet unter die Rotlichtlampe und lassen Sie das Licht 15 bis 25 Minuten auf Ihren Bauch scheinen. Sportler richten das Licht auf den gewünschten Muskel. Dies ist eine Lichtbehandlung, keine Wärmebehandlung! Führen Sie diesen Biohack vormittags oder am frühen Nachmittag durch. Da Ubichinol stimulierend wirkt, sollte es nie am Abend eingenommen werden.*

TAG 7

FRÜHSTÜCK – *IMMER GLEICH NACH DEM AUFSTEHEN*	
Frühstückskuchen (Seite 270)	*oder für LoM* Eier im Glas (Seite 168)
MITTAGESSEN	
Lebergeschnetzeltes (Seite 212) (LoM bereiten das Rezept ohne Crème fraîche zu)	*oder für LoM* Klassische Zwiebelsuppe mit Aal (Seite 205)
LECKEREI	
Exotische Nüsse (Seite 257)	*oder* Mascarpone-Ziegenkäse-Flan (Seite 277)
ABENDESSEN – *BIS SPÄTESTENS 18:30 UHR*	
Thunfisch-Bruschetta (Seite 240)	*oder* Geräuchertes Forellenfilet mit Taramas (Seite 190)

OptiDay-Info

Halbzeit – und es hat sich schon so einiges in Ihren Zellen verändert! Ihre innere Uhr hat sich bereits an die natürlichen zirkadianen Rhythmen der Natur angepasst. Sie werden müde, wenn es dunkel wird, und wach, wenn die Sonne aufgeht. Ihr Hungergefühl ist auf Tageslicht geeicht, und Ihre Zellen haben sich nachts in der Entsorgung des zellulären Mülls geübt. Sie haben eine veränderte Körperform, strafferes Gewebe und wirken jünger und dynamischer. Je intensiver Sie sich um das Wohl Ihres Zellhaushaltes bemühen, umso reicher werden Sie mit körperlichem und geistigem Wohlgefühl belohnt werden.

Bleiben Sie jetzt erst recht auf dem Gaspedal, denn Sie haben noch einiges vor, und manche Dinge brauchen länger, um wieder in Ordnung zu kommen. Dazu gehört auch der Hormonhaushalt. Die Verbesserung der Hormonregulation ist wichtig, sie muss aber über einen längeren Zeitraum konsequent in Angriff genommen werden.

Der Mensch ist ein »Hormonwesen«, denn alle unsere Körperfunktionen, von der Fortpflanzung bis zur Nahrungsverwertung, werden über Hormone reguliert. Allerdings ist der Hormonhaushalt des Menschen auch eine extrem komplexe Angelegenheit und seine biologische Regulation folglich eine Wissenschaft für sich. Die Endokrinologie als Lehre von den Hormonen beschäftigt sich unter anderem mit allen Funktionsstörungen der Schilddrüse, mit Wachstumsstörungen, mit Insulinfehlversorgungen und Diabetes mellitus, aber auch mit einem Mangel oder Überschuss diverser Sexualhormone. Ein Endokrinologe hat in unserer modernen Gesellschaft bereits jetzt viel zu tun, und sein Beruf hat Zukunft.

Vergessen wir nicht: Die Mehrzahl der Hormone wird in erster Linie über das Licht und unsere Umwelt reguliert! Deswegen haben Ihre Hormonwerte auch eine Menge mit der Erdumlaufbahn, dem Sonnensystem und Ihrer Lebensweise zu tun! Wir sind geprägt von den Rhythmen der Jahreszeiten und vom Tag-Nacht-Rhythmus. Wir altern jedes Jahr um ein Jahr, weil sich die Erde in dieser Zeit einmal um die Sonne bewegt hat. Je nach Breitengrad nehmen wir unterschiedlich starke Signale dieser Umkreisung der Sonne wahr und unsere Hormone sind auf diese kleinen (am Äquator) oder großen (unsere Breitengrade) Veränderungen getaktet. Je weiter weg vom Äquator man sich aufhält, umso ausgeprägter sind die klimatischen Veränderungen. Das zeigt sich bei uns in stark ausgeprägten Jahreszeiten, in Ländern näher am Äquator sind die Signale und die Reaktionen darauf schwächer ausgeprägt. Fakt ist jedoch überall: Ignorieren wir die klimatischen Signale, altern wir schneller und unsere Hormonproduktion kommt durcheinander.

Jede Jahreszeit nimmt aufgrund der unterschiedlichen Licht- und Temperaturverhältnisse großen Einfluss auf die zeitliche Organisation physiologischer Prozesse. In der Chronobiologie nennt man solche Einflüsse »Zeitgeber«, weil sie unsere Körpervorgänge »takten«. Dazu kommt, dass sich die Erde auf ihrer Bahn um die Sonne mit einer durchschnittlichen Geschwindigkeit von 29,78 Kilometern pro Sekunde bewegt. Wir flitzen also mit rund 107 000 Kilometern pro Stunde durch das Universum und drehen uns dabei alle 24 Stunden um die eigene Achse.

Diese »Achterbahnfahrt« muss von unserem Gehirn in der gleichen Geschwindigkeit verarbeitet werden, um die zur Bewältigung notwendigen Informationen an jede einzelne Körperzelle weitergeben zu können. Unser Gehirn ist also eine Art Super-GPS, das jedoch immer ein klein wenig schneller sein muss, um zeitgemäße Instruktionen weiterleiten zu können. Timing und Informationsverarbeitung sind folglich von allergrößter Bedeutung!

Ein Teil der perfekt getimten Informationsübermittlung geschieht mithilfe der Hormone, zum Beispiel durch Melatonin, Prolaktin, Testosteron, Östrogen, Progesteron, Kortisol oder Vitamin D (das eigentlich ein Hormon ist). Weitere wichtige Hormone sind das Insulin der Bauchspeicheldrüse, die Schilddrüsenhormone und das Leptin, das hauptsächlich in Fettzellen gebildet wird. Sie alle werden auf unterschiedliche Weise vom Gehirn gesteuert – umgekehrt wirken sie jedoch auch auf das Gehirn ein. Die Nahrungsaufnahme wirkt ebenfalls als Zeitgeber, auch ihre Signale müssen integriert und mit dem Gesamtsystem abgestimmt werden. Nur wenn dies gelingt, ergibt Ihre endogene Hormonausschüttung eine harmonische Symphonie.

Leben wir gemäß den natürlichen Rhythmen, geschieht Folgendes:

Sommer:
lange Lichtzyklen, kürzere Nächte,
wärmere Temperaturen
- ▸ *weniger Melatonin, mehr Kortisol und Insulin*
- ▸ *mehr Östrogen/Testosteron*
- ▸▸ *Gewichtszunahme*

Winter:
kurze Lichtzyklen, lange dunkle Nächte,
niedrige Temperaturen
- ▸ *mehr Melatonin, weniger Kortisol und Insulin*
- ▸ *mehr Progesteron*
- ▸▸ *Gewichtsverlust*

Biohack

Um Ihren Hormonhaushalt zu harmonisieren, sollten Sie folgendermaßen vorgehen:

- *Gehen Sie rechtzeitig schlafen! Erst nach dreistündiger Melatonin-Ausschüttung beginnt Ihre Prolaktin-Ausschüttung zu steigen. Zur Optimierung Ihrer Hormone sollte nachts über mindestens sechs Stunden Prolaktin ausgeschüttet werden. Das lange nächtliche Prolaktin-Hoch dient als wichtiger Krebsschutz der Frau und provoziert einen regelmäßigen Eisprung.*

- *In den Morgenstunden werden Ihre Hormone im Gehirn über die UV-Einstrahlung reguliert. Entscheidend ist dabei der Zeitraum zwischen 6 und 10 Uhr. Daher sollten Sie in dieser Zeit unbedingt Tageslicht mit dem vollen Spektrum, von UVB bis Infrarot, über die Augen in den Hypothalamus gelangen lassen.*

- *Essen Sie mehr tierische Fette und weniger Kohlenhydrate. Dies wird Ihre Insulinausschüttung, das »schlechte« LDL-Cholesterin und ihre Triglyzeride verringern, während es das »gute« HDL-Cholesterin ansteigen lässt.*

Um es auf eine Formel zu bringen:
Mehr Fett/Cholesterin
- ▸ *mehr HDL, weniger LDL und Triglyzeride*
- ▸ *weniger Leptin/Insulin*
  + mehr Licht am Tag (UVA/UVB/IR)
  + weniger Licht in der Nacht
  + längere Schlafzeit vor Mitternacht
- ▸ *mehr Melatonin und Prolaktin in der Nacht, weniger Prolaktin und Kortisol am Tag*
- ▸▸ *optimale Hormonregulation*

WOCHE 3

TAG 1

FRÜHSTÜCK – *IMMER GLEICH NACH DEM AUFSTEHEN*		
Exotische Brötchen (Seite 256) mit Butter oder Aufstrich nach Wahl	*oder/und* Austernschmaus (Seite 162)	*oder* Spiegelei mit Dorschleber (Seite 237)
MITTAGESSEN		
Jakobsmuscheln mit Mandel-Salbei-Pesto (Seite 199)	*und* Pizza Frutti di Mare (Seite 221)	*oder* Irish Lamb (Seite 198) mit saisonalem Gemüse und Salat
LECKEREI	Mandelbrot (Seite 276) mit Butter und wenig Honig	
ABENDESSEN – *BIS SPÄTESTENS 18:30 UHR*		
Lachsfilet mit Veggie-Panko (Seite 207)	*oder* Mini-Pulpo (Seite 217)	

OptiDay-Info

Falls Sie sich heute für das Fleischgericht entschieden haben und sich schon auf Ihre Lamm-Racks freuen: Schon eine 100-Gramm-Portion Lammfleisch deckt den Tagesbedarf an Vitamin B_{12} und liefert 18 g Eiweiß. Dazu kommen im Durchschnitt etwa 1,3 g Eisen und knapp 300 mg Kalium. Der Fettgehalt schwankt je nach Teilstück und Alter des Tieres – und natürlich ist auch hier die Haltung wieder entscheidend!

In manchen Ländern stehen die Lämmer das ganze Jahr über auf der Weide. Je nach Art der Weide variiert die Zusammensetzung des Fleisches. Irische Schafe etwa ernähren sich von den Kräutern und salzigen Gräsern küstennaher Weiden, was ihrem Fleisch, zusammen mit dem nördlichen Meeresklima, ein besonders würziges Aroma verleiht. In anderen Teilen Europas ist es im Winter draußen oft zu kalt und die Tiere müssen im Stall bleiben.

Falls Sie einen Bauern kennen, dessen Tiere auf der Alp waren oder auf anderen saftigen Wiesen grasen durften, können Sie natürlich auch einheimisches Lamm verwenden. Bei uns gibt es regelmäßig Alpsteinlamm, und ich kaufe größere Portionen, kurz bevor die Lämmer von der Alp kommen. Dann konnten sie den ganzen Sommer frisches Gras und Kräuter essen – und genau das sorgt für einen hohen Omega-3-Gehalt im Lammfleisch. In Australien, wo man große Mengen an Lamm isst, wurde in Studien gezeigt, dass die Weidehaltung den Gehalt an Omega-3-Fettsäuren gegenüber konventioneller Haltung um 25 % erhöht. Der Löwenanteil des Omega-3 ist zwar alpha-Linolensäure (ALA), Lammfleisch von Weidetieren enthält aber auch deutlich mehr EPA und DHA als andere Fleischarten.

Sie können bei Ihrem Fleischstück heute gerne variieren und anstelle der Racks auch eine Lammkeule oder einen Lammbraten nach Ihren eigenen Vorstellungen zubereiten.

In dieser dritten Woche des Reset-Programms beschäftigen wir uns intensiver mit den Hormonen, denn ein jugendlicher Körper strotzt vor Hormonen und weist eine perfekte Hormonbalance auf. Bei schwindenden Hormonen oder einem hormonellen Ungleichgewicht

altern wir schneller oder werden im schlimmsten Fall emotional instabil und krank. Anders ausgedrückt: Die Balance der Hormone entscheidet über Wohlbefinden und Gesundheit. Omega-3-Fettsäuren tragen viel zur hormonellen Regulation bei – solange wir chronobiologisch optimal »eingestellt« sind.
Bei Frauen kann sich eine Kombination aus Hormonverschiebungen (zum Beispiel Östrogendominanz) und einem Mangel an langkettigen Omega-3-Fettsäuren (DHA und EPA) vielfältig auswirken: Die Symptome und Krankheiten reichen von Brustspannen, Wasseransammlungen und Unfruchtbarkeit über Fibrosen, Depressionen, Angstzustände, Schlafprobleme, Gewichtszunahmen, Osteoporose, Akne, das Polycystische Ovar-Syndrom, Schilddrüsenhormonstörungen, Heißhunger und unregelmäßige Blutungen bis hin zu Gebärmutter- und Brustkrebs.
Bei Männern kann sich eine ungünstige Kombination ebenfalls sehr verschiedenartig auswirken: Es kann zu beschleunigtem Haarausfall kommen, zu Brustansatz, Osteoporose, Gewichtszunahmen, Schilddrüsenhormonstörungen, Prostatahyperplasien, Prostata- oder Hodenkrebs, zu Heißhunger, Verlangen nach Alkohol, Schlafproblemen, Unfruchtbarkeit, Verlust an Muskelmasse, Erektionsstörungen etc.
Natürlich spielen bei diesen Störungen viele andere Faktoren mit hinein. Der eigentliche Ursprung liegt jedoch in einer Desynchronisation der zirkadianen Rhythmen, einem Mangel an Tageslicht bzw. an UV-Strahlung und einem Zuviel an künstlichem Licht kombiniert mit der falschen Nahrung zur falschen Zeit. Genau da setzen wir täglich an!

TAG 2

FRÜHSTÜCK – *IMMER GLEICH NACH DEM AUFSTEHEN*	
Geräucherter Wildlachs (Seite 189)	*oder* Taramas-Thunfisch (Seite 239)
MITTAGESSEN	
Thunfisch-Flammkuchen (Seite 241)	*oder für LoM* Oktopussy (Seite 219)
LUNCHBOX	
Fisch-Sandwich (Seite 177)	*oder für LoM* Thunfisch-Frittata (Seite 242) ohne Sauerrahm
ABENDESSEN – *BIS SPÄTESTENS 18:30 UHR*	
Schwertmuscheln (Seite 231)	*oder* Tiger Prawns (Seite 248)

OptiDay-Info

Falls Sie Glück hatten und bei Ihrem Fischhändler Schwertmuscheln bestellen konnten, sollten Sie diese sachgerecht lagern. Die Muscheln sollten bei 2 bis 7 Grad aufbewahrt werden. Kalt gelagerte lebende Muscheln benötigen manchmal ein wenig länger, um sich zu öffnen, da ihre Muskeln langsamer reagieren. Lagert man sie unter dem Gefrierpunkt, sterben sie.
Man kann Schwertmuscheln auch im Internet bei Gourmet-Webseiten oder Fischlieferanten bestellen. Sie

liefern die Muscheln frisch oder in Dosen konserviert. Frisch ist die Muschel, abgesehen von den Sommermonaten, ganzjährig erhältlich.
Die Schwertmuschel lebt im flachen Wasser des Mittelmeers und des Atlantiks. Ihr Fleisch schmeckt mild und leicht süßlich und ihre Textur ähnelt der des Tintenfisches. Man sollte sie nie zu lange kochen, sonst wird sie ledrig hart. Damit ist sie perfekt geeignet für ein Blitzessen. Aufgrund ihres hohen Sandanteils muss man sie allerdings gut wässern und spülen. Dafür liefert sie viele wertvolle Omega-3-Fettsäuren, fast 500 mg pro 100 g.
Was das Tiger-Prawns-Rezept betrifft, verwende ich immer Black-Tiger-Riesengarnelen aus dem »Garten Eden« (Eden Shrimps). Diese Tigergarnele wird im sogenannten Silvofishery-System in natürlichen Teichanlagen im vietnamesischen Mangrovenwald aufgezogen. Die Garnelen ernähren sich dort nur vom natürlich vorkommenden Futter, sie werden weder zusätzlich gefüttert noch mit Medikamenten behandelt und jeglicher Einsatz von Chemikalien und weiteren Hilfsstoffen ist verboten. Dadurch erhalten diese Tigergarnelen nicht nur einen außergewöhnlichen Geschmack, sie können auch bedenkenlos genossen werden. Es gibt sogar eine noch nachhaltigere Option in Deutschland, eine Garnelenzucht der Sonderklasse in Mecklenburg-Vorpommern: Hier wachsen in einer neuartigen, artgerechten und umweltschonenden Aquakultur White Tiger Prawns mit perfektem Geschmack. Die Shrimps werden auf Eis gebettet und sofort an Liebhaber verschickt. Sie können direkt bei www.cristalle-garnelen.de bestellt werden.
Erwirbt man Garnelen in der Schale, bleibt ihr Geschmack bei der Zubereitung erhalten, denn ein Großteil der Aromen befindet sich in der Schale bzw. im Chitinpanzer, der beim Kochen die klassische Rotfärbung erhält. Da in meiner Küche, wann immer möglich, alles verwertet wird, hebe ich alle Krustentierkarkassen auf, trockne sie oder gefriere sie ein. Entweder bereite ich später daraus einen wunderbaren Fond oder eine Suppe zu oder ich pulverisiere sie und mische das Pulver unter das Hundefutter. Ich habe das Karkassenpulver sogar schon als Mehlersatz benutzt und ein sehr leckeres Garnelen-Brot damit gebacken.
Taramas ist die Kurzform für Taramosalata. Die würzige Creme aus Fischrogen ist eine griechische und türkische Spezialität, die auch als Karpfenrogencreme bekannt ist. Verwendet wird der Rogen des Graskarpfens aus Wildfang. Zusammen mit Rapsöl entsteht durch Emulgieren eine Art Rogen-Mayonnaise. Falls Sie von Ihrem Fischhändler Fischrogen beziehen können, können Sie natürlich auch Ihre eigene Taramosalata zubereiten. Im Internet gibt es diverse Rezepte dazu. Ansonsten kaufen Sie einfach fertige Taramas im Supermarkt oder von einem Feinkosthändler. Sie schmeckt sehr lecker und besitzt eine verführerische rosa Farbe. Natürlich benutzen wir hier wieder ein Produkt, das reich an Omega-3-Fettsäuren ist und daher regelmäßig auf unserem Speiseplan stehen darf.
Die europaweit gültige Verordnung über nährwertbezogene Angaben auf Lebensmitteln regelt übrigens genau, wann ein Produkt mit dem Hinweis »Mit einem hohen Gehalt an Omega-3-Fettsäuren« ausgezeichnet werden darf. Die Verordnung 116/2010 teilt uns dazu klipp und klar mit: »Die Angabe, ein Lebensmittel habe einen hohen Gehalt an Omega-3-Fettsäuren, sowie jegliche Angabe, die für den Verbraucher voraussichtlich dieselbe Bedeutung hat, ist nur zulässig, wenn das Produkt mindestens 0,6 g Alpha-Linolensäure pro 100 g und pro 100 kcal oder zusammengenommen mindestens 80 mg Eicosapentaensäure und Docosahexaensäure pro 100 g und pro 100 kcal enthält.« Taramas gehört zu diesen Produkten und weist damit eine hervorragende Omega-3-Bilanz auf.

Biohack

Turbo-Abnehmen für Leute mit reduzierter Fettverbrennung oder Frauen in den Wechseljahren. Falls Sie sich bereits kohlenhydratreduziert (low carb) oder ketogen ernährt haben, können Sie diesen Biohack jederzeit durchführen. Wer sich bisher hauptsächlich von Kohlenhydraten ernährt hat und regelmäßig Essen braucht, wird erst mal Mühe haben. Falls Sie bei Nahrungskarenz Symptome einer Unterzuckerung entwickeln, sollten Sie unbedingt zuerst das Reset-Programm einmal komplett durchführen und erst in einer zweiten Runde mit diesem Biohack beginnen.

- *Essen Sie zum Mittagessen eine Fisch- oder Fleischmahlzeit ohne Beilagen und fasten Sie mindestens 48 Stunden – bis zum Mittagessen des übernächsten Tages.*
- *Trinken Sie viel Mineralwasser und Grüntee.*

Nach mindestens 48 Stunden können Sie wieder ein Mittagessen genießen. Essen Sie ab dann wieder ein bis zwei Tage lang nach dem Reset-Programm und wiederholen Sie die 48-stündige Fastenzeit. Falls ein schneller oder großer Gewichtsverlust erwünscht ist, können Sie dies bis zu dreimal wöchentlich wiederholen.
Unterstützen Sie die Fettverbrennung und Ihren Energiestoffwechsel mit einer Nahrungsergänzung der B-Vitamine (Vitamin-B-Komplex) sowie 100 bis 200 mg Ubichinol am Morgen. Abends sollten Sie 500 bis 1000 mg Magnesium nehmen.
Wer möchte und wer unter chronischen Entzündungen leidet, kann unterstützend Kälteanwendungen durchführen. Saunagänge fördern den Entgiftungsprozess. Während der Fastenzeit produziert Ihre Leber aus Ihren Körperfetten Ketone und versorgt Ihr Gehirn und sämtliche Zellen so mit einem effektiveren, sauberen Brennstoff. Sie sollten sich klar und voller Energie fühlen. UV-Strahlung hilft gegen Hungergefühle und verleiht zelluläre Energie. Tanken Sie also wann immer möglich Sonnenlicht.

TAG 3

FRÜHSTÜCK – *IMMER GLEICH NACH DEM AUFSTEHEN*	
Trüffel-Schnecken-Eier (Seite 249)	*oder* Saatenbrot (Seite 262) mit Sardinenbutter (Seite 264)
MITTAGESSEN	
Skrei-Burger (Seite 236) (LoM servieren ihn ohne Crème fraîche)	*oder für LoM* Thunfisch-Schnitzel (Seite 247)
LUNCHBOX	
Forellenmousse (Seite 181)	*oder für LoM* Reste vom Vortag
ABENDESSEN – *BIS SPÄTESTENS 18:30 UHR*	
OptiCurry (Seite 220)	*oder für LoM* Hecht-Happen (Seite 192)

OptiDay-Info

Ich finde, man kann gar nicht oft genug darauf hinweisen, wie wichtig das Zusammenwirken einer optimalen Omega-3-Versorgung mit DHA und EPA mit den richtigen Lichtfrequenzen zur richtigen Tageszeit ist. Wir bleiben diese Woche beim Thema Hormone, denn hier läuft in unserer Gesellschaft einiges aus dem Ruder. Konstant nehmen die Warnungen der Wissenschaft zu, dass die Störfaktoren der hormonellen Regulation bedenkliche Ausmaße angenommen haben.
Das Kortisol, Ihr Aktivierungs- und Leistungshormon, sollte um ca. 6 Uhr in der Früh seinen Höhepunkt erreichen und Ihnen gleich am Morgen den Einstieg in einen energiereichen Tag erleichtern. Falls Sie zu den Morgenmuffeln gehören oder eine Ewigkeit brauchen, bis Sie morgens zu Tatendrang neigen, ist Ihre innere Uhr (der Suprachiasmatische Kern im Hypothalamus) aus dem Takt. Wer bisher glaubte, genetisch bedingt und unveränderlich zu den »Eulen« zu gehören, wird sich wundern, wie schnell sich diese »Gewissheit« im Lauf unseres Optimierungsprogrammes in Luft auflöst.
Kortisol ist ein Steroidhormon der Nebennierenrinde, und es wird ebenso wie alle unsere Geschlechtshormone aus Cholesterin hergestellt. Ohne Cholesterin kei-

ne Hormone! Es ist ein extrem wichtiger Baustein für Ihre Optimierung! Einfach ausgedrückt, brauchen Sie genug unoxidiertes Cholesterin, um zunächst das Hormon Pregnenolon herstellen zu können. Entscheidend ist nun, wie es weitergeht: Ihr Gehirn bzw. Ihre Hypophyse als »höhere Instanz« muss nonstop entscheiden, ob Kortisol gebildet werden soll (linker Weg in der stark vereinfachten Grafik unten) oder Geschlechtshormone (rechter Weg in der stark vereinfachten Grafik unten). Dies passiert in mehreren Schüben über den Tag verteilt und unterliegt einer zirkadianen Rhythmik.

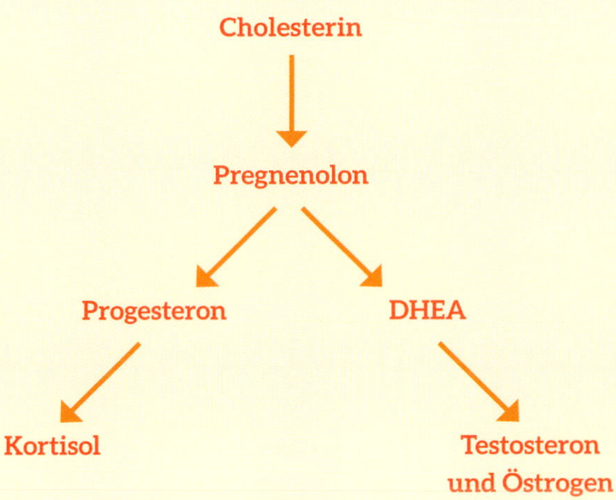

Zirkadiane Rhythmen werden über Licht reguliert. Daher ist auch unsere Kortisolgeschichte wieder eine Lichtgeschichte. Die Kortisolproduktion wird entweder durch Licht oder durch Stress angeregt. Daher sollten Sie am Morgen, wenn die Sonne aufgeht, viel Kortisol produzieren. Je nachdem, welche Lichtfrequenzen vorherrschen, wird die Kortisolproduktion verstärkt oder gebremst. Sie ahnen, was kommt: Blaulichtfrequenzen (470 nm) aktivieren Ihre Kortisolproduktion, Frequenzen im UV-Bereich schalten sie ab. Befinden Sie sich den ganzen Tag unter Kunstlicht (oder im Stress) muss Ihre Nebenniere unentwegt Kortisol produzieren. Dies führt zu einem drastischen Abfall der Vorläufersubstanzen Pregnenolon und Progesteron. Sie werden einfach aufgebraucht. Irgendwann haben Sie auch nicht mehr genug Pregnenolon, um die anderen wichtigen Hormone (siehe Grafik auf Seite 48) produzieren zu können – und spätestens dann wundert sich der Mann über schwindende Testosteronwerte, während sich die Frauen um ihre Fruchtbarkeit sorgen oder an frühen Wechseljahrsbeschwerden leiden. Diese Verschiebung der Hormonachse ist heute vielfach bereits bei jungen Menschen zu beobachten, und sie nimmt immer bedenklichere Ausmaße an.

Was hat das Ganze nun noch mit Omega-3-Fetten und Fisch zu tun? Die höchste DHA-Konzentration im menschlichen Körper findet sich im Auge. Nur dieser hohe DHA-Anteil ermöglicht es Ihren Augen, Lichtsignale optimal zu verarbeiten und weiterzuleiten. Bei einem Mangel an DHA kommt es in den lichtempfindlichen Zellen Ihrer Augen zu Verarbeitungsstörungen. Im schlimmsten Fall reagiert das Auge mit einem evolutionären Lichtschutz, dem grauen Star, oder mit einer Makuladegeneration, bei der die Sinneszellen im wahrsten Sinne des Wortes zerfallen.

Biohack

Gegen morgendliche Antriebsschwäche helfen ein paar einfache Tricks. So können Sie mit einem Tageslichtwecker Ihre Kortisolproduktion schon vor dem Aufwachen anregen. Dies ist besonders im Winter sehr nützlich.

Die Lichtfrequenzen des morgendlichen Sonnenaufgangs bringen Ihr Gehirn auf Hochtouren. Es braucht das gesamte Spektrum, von 280 bis 700 nm, von UV bis Infrarot, um die morgendliche Hormonausschüttung optimal zu regulieren.

UV-Strahlung reduziert eine überaktive Kortisolproduktion. Nutzen Sie also die Morgensonne und reduzieren Sie zusätzlich ab dem Nachmittag den Blaulichtbereich, beispielsweise mit einer Blueblocker-Brille, um Ihre Kortisolproduktion am Abend und in der Nacht zu verringern.

Licht im roten Farbspektrum wirkt sich nicht negativ auf die Kortisolproduktion aus, sodass es gut am Abend eingesetzt werden kann. Beachten Sie aber bitte, dass abends auch rotes Licht eine schwache Intensität haben sollte.

TAG 4

FRÜHSTÜCK – *IMMER GLEICH NACH DEM AUFSTEHEN*	
Saatenbrot (Seite 262) mit Taramas-Thunfisch (Seite 239) belegt	*oder* Schottischer Lachs auf Speck (Seite 230)
MITTAGESSEN	
Pulpo in Tomatensugo (Seite 222)	*oder für LoM* Rotbarbe mit Fenchel-Lachs-Tatar (Seite 225)
LUNCHBOX	
Rollmops in Pfirsich (Seite 224, saisonal)	*oder* Exotische Nüsse (Seite 257) mit geräuchertem Forellenfilet
ABENDESSEN – *BIS SPÄTESTENS 18:30 UHR*	
Maritime Muscheln (Seite 214)	*oder* Gegrillte frische Jakobsmuscheln (Seite 187, saisonal)

OptiDay-Info

Sie sind jetzt täglich motivierter, Ihren Tagesablauf rund ums Licht zu gestalten. Sie verstehen auch immer besser, warum wir in jeder Jahreszeit anders reguliert werden und dass dies von großer Bedeutung für unsere grundlegendsten Körperfunktionen ist. Bei guter Grundregulation, auch Homöostase genannt, steht dem Wohlbefinden bis ins hohe Alter nicht viel im Weg.
Heute kümmern wir uns um einen weiteren Aspekt der Hormonregulation, die Gesundheit der Schilddrüse. Sie darf in einem Optimierungs- bzw. Reset-Programm nicht vernachlässigt werden, zumal heute eine Vielzahl an Menschen unter Schilddrüsenproblemen leidet. Bei konsequenter Anwendung wird das Reset-Programm auch in Ihrer Schilddrüse wichtige Veränderungen bewirken. Bei schwerwiegenden Störungen ist es mit vier Wochen jedoch nicht getan! Dann ist eine konstante Fokussierung auf einen bewussteren Lebensstil erforderlich.
Wie jede Software und Ihr Computer benötigen auch Sie regelmäßige Updates für Ihre Zellfunktionen und Ihre zellulären Schutzwälle. Mit dem Reset-Programm lässt sich zwar in jeder Zelle ein Mini-Neustart bewirken. Wenn Sie danach aber wieder täglich neue Schadsoftware in Ihr System eindringen lassen, wird Ihr Reset nicht von Dauer sein! Beispiel Omega-3: Je besser Ihr Omega-3-Status wird und je besser Sie ihn auch auf hohem Niveau halten, umso effektiver ist Ihre zelluläre Anti-Viren-Software. Ohne regelmäßige Updates sind Sie nicht gut geschützt!
Sollte Ihr Kortisolspiegel aufgrund eines zu hohen Stresspegels oder falscher Lichtverhältnisse (wie z. B. durch LEDs, Smartphones, Computer, Fernseher) konstant zu hoch sein, passiert mit den Schilddrüsenhormonen Folgendes:

mehr Kortisol
- *weniger T4 wird ins aktive T3 umgewandelt*
- *mehr T3 wird in das stoffwechselbremsende rT3 umgewandelt*
- *weniger schützendes Progesteron steht zur Verfügung*

Fehlt es Ihnen zudem an wichtigen Cofaktoren für eine geregelte Schilddrüsenhormonproduktion, können Sie

noch schneller in eine Unterfunktion (Hypothyreose) rutschen, selbst wenn der Laborbericht relativ normale TSH-Werte ausweist. Haben Sie zusätzlich zum erhöhten Kortisol einen Selen- oder Jodmangel, leidet Ihre Schilddrüse im Dauerlauf. Verschreibt Ihnen der Arzt Schilddrüsenhormone, ohne die eigentliche Ursache der Unterfunktion anzugehen, werden Sie sehr wahrscheinlich keine deutliche Besserung erleben – und im schlimmsten Fall kommt noch eine Autoimmunkrankheit der Schilddrüse hinzu (Hashimoto-Thyreoiditis). Eigentlich verhält sich Ihr Körper wie ein kleines Kind: Er »schreit« bei Hunger nach wichtigen Nährstoffen wie Fettsäuren und Mineralstoffen. Vor allem Jodmangel dreht die Sirenen richtig auf! Selenmangel zeigt sich eher in Gewimmer, und Omega-3-Mangel bedeutet konstant schlechte Laune. Bei Zinkmangel fühlt man sich wie ein knatschiges Kind. Und Eisenmangel entspricht einem kränkelnden Gejammer.
Sollen Sie die Mängel nun mit einer langen Liste an Nahrungsergänzungsmitteln beheben? Nein! Gehen Sie besser die Ursachen an! Nur dann ist eine gezielte Unterstützung mit Nahrungsergänzungen sinnvoll. Darum sollten Sie jeden Tag Meerestiere essen! Sie sind reich an Selen und Jod, Eisen, Vitamin D und Omega-3-Fetten. Sofern Sie massive Mängel haben, kann unterstützend mit Supplementen nachgeholfen werden. Lohnen wird sich das aber nur, wenn Sie die Grundregulation verstanden haben und in Ordnung bringen:

Tageslicht + Omega-3 + geregelter Schlaf + geregelte Wachphasen + saisonales Essen *(Eiweiß, Fett und saisonale Kohlenhydrate im Sommer; Eiweiß, Fett, kaum Kohlenhydrate im Winter)*
- *optimale Grundregulation*

Biohack

Um Ihre Schilddrüse optimal zu unterstützen, können Sie eine Menge tun:

- *Regulieren Sie Ihre Kortisolausschüttung, indem Sie Ihre Augen so gut wie möglich vor Kunstlicht schützen. Lassen Sie zu Hause alle LEDs ausgeschaltet. Ersetzen Sie LEDs durch Glühbirnen (im Internet kann man sie noch kaufen), installieren Sie im Büro bzw. an Ihrem Arbeitsplatz Vollspektrum-Tageslichtlampen und an Ihrem Frühstücksplatz eine Terrarium-Lampe mit UVA-/UVB-Spektrum. Sie sollte sich ca. 40 bis 60 cm senkrecht über Ihrem Kopf befinden und am frühen Morgen für 15 Minuten ohne Brille und Kontaktlinsen benutzt werden. Im Sommer wirkt Sonnenlicht in der freien Natur natürlich noch wesentlich effektiver!*

- *Durch Vollspektrum-Tageslicht zwischen 6 und 10 Uhr morgens erhöhen Sie auch die Produktion Ihrer Steroidhormone. Das baut Progesteron, Testosteron und Östrogen wieder auf und gleicht Dysbalancen aus.*

- *Machen Sie am Nachmittag oder frühen Abend Kälteanwendungen in Form von Eispacks auf Ihrer Schilddrüse (Halsvorderseite) und im Nacken. Kühlen Sie Ihre Halsgegend mindestens 30 Minuten pro Tag.*

- *Machen Sie einen Jod-Belastungstest und lesen Sie* Die Jodkrise *von Lynne Farrow sowie* Jod. Schlüssel zur Gesundheit *von Kyra Hoffmann und Sascha Kauffmann. Bei schwerem Jodmangel sollten Sie einen Therapeuten aufsuchen, der sich mit Jod gut auskennt, und nach den entsprechenden Anweisungen Jod substituieren.*

- *Machen Sie es sich zum Ziel, während des Winters in Ketose zu leben, das heißt, sich ketogen zu ernähren. Bei starken Autoimmunbeschwerden sollten Sie nachts immer in Ketose sein (frühes Abendessen, nächtliches Fasten).*

- *Lassen Sie beim Arzt Ihre Hormonspiegel (siehe Seite 106) messen und lassen Sie sich gegebenenfalls bioidentisches Progesteron verschreiben. Begleiten Sie die Einnahme von bioidentischen Hormonen immer mit UV-Exposition am frühen Morgen.*

- *Steigern Sie Ihre körpereigene Melatoninproduktion, denn Melatonin wirkt einer gestörten T3-Bildung entgegen! Gehen Sie so früh wie möglich bei kompletter Dunkelheit schlafen und tragen Sie ab nachmittags eine Blueblocker-Brille. Lassen Sie sich durch nichts ablenken – sobald Sie müde werden, gehen Sie ins Bett! Je konsequenter Sie das machen, umso eher beginnt Ihre Zirbeldrüse genug Melatonin auszuschütten. Ein Abend im Hellen entspricht einer Art Jetlag, ohne dass Sie in den Genuss einer Reise gekommen wären.*

- *Schalten Sie Ihr WLAN aus! Ihre Schilddrüse nimmt jede elektromagnetische Strahlung in Form von Wellen auf.*

- *Verzichten Sie auf fluorhaltige Produkte, denn Fluor blockiert die Jodaufnahme in den Körper. Fluor ist nicht nur in Zahnpasten enthalten, sondern z. B. auch in manchen Bratpfannen und gewissen Produkten aus der Textilindustrie.*

- *Überlegen Sie, die Pille abzusetzen oder Ihre Hormonspirale entfernen zu lassen. Es ist nämlich kaum möglich, Ihren Hormonhaushalt zu regulieren, solange Sie synthetische Hormone zuführen. Extern zugeführte Hormonpräparate erhöhen die Menge des Bindungseiweißes SHBG, das die Wirksamkeit Ihrer Schilddrüsenhormone einschränken kann. Zudem stören synthetische Gestagene, wie sie in der Pille und in der Hormonspirale stecken, Ihr körpereigenes Progesteron.*

Tipp: Den gleichen Biohack können Sie bei PCOS (dem Polycystischen Ovar-Syndrom) anwenden!

TAG 5

FRÜHSTÜCK – *IMMER GLEICH NACH DEM AUFSTEHEN*		
Austernschmaus (Seite 162)	*oder* 1 Genussriegel (Seite 272)	*oder* Maritime Frühstücksmuffins (Seite 213)

MITTAGESSEN	
Thunfisch-Flammkuchen (Seite 241)	*oder für LoM* Zanderbäckchen-Curry (Seite 252)
LUNCHBOX	Crunchy Chicken (Seite 166)
ABENDESSEN – *BIS SPÄTESTENS 18:30 UHR*	
Lebergeschnetzeltes (Seite 212) (LoM lassen die Crème fraîche weg)	*oder* Geräucherter Wildlachs (Seite 189)

OptiDay-Info

Let's talk about sex! Libido, Orgasmusfähigkeit und Spaß am Sex machen einen OptiDay zu einem erinnerungswürdigen Tag. Sie wissen ja, dass Ihre sexuelle Lust mit Ihrem Hormonhaushalt verbunden ist. Aber wissen Sie auch, dass Ihre Libido stark von Ihrem Omega-3-Spiegel und Ihrer UV-Versorgung geprägt ist? Hier gibt es ganz interessante Zusammenhänge. So spricht die Wissenschaft neuerdings vom »Zölibat-Syndrom«. Die japanische Jugend scheint davon besonders befallen zu sein, aber anscheinend geht es auch in europäischen Schlafzimmern nicht mehr so heiß her. Wohl nicht ohne Grund wurde der Roman *Fifty Shades of Grey* zum Bestseller!
Für die Fähigkeit, einen Orgasmus zu erleben, braucht es in erster Linie ein gutes Zellenergie-Niveau (ein Partner ist hilfreich, aber nicht essenziell). Produzieren Ihre Zellen zu wenig Energie, würde ein Orgasmus eine zelluläre Energieverschwendung darstellen, daher wird diese Fähigkeit vom Körper einfach eingestellt: Läuft er auf Sparflamme, stellt er alles Unnötige ein, um Energie zu konservieren.
Stellen Sie sich Ihre Mitochondrien, die Kraftwerke in Ihren Zellen, als Autobatterie vor. Ihr Auto springt nur an, wenn es eine funktionsfähige Batterie hat. Ihre »innere« Batterie ist die DHA in Ihren Zellmembranen, den nötigen Funken zum Anspringen verleiht ihr das Sonnenlicht. Ist Ihre Batterie komplett leer, nützt Ihnen auch kein Ladekabel mehr. Je niedriger Ihr DHA-Spiegel, umso schwieriger ist es, Ihre Batterie zu laden. Eine volle Batterie ohne Zündung erfüllt ihren Zweck auch

nicht. Also müssen Sie raus und UV-Strahlen tanken. Dann kann es so richtig funken, und wenn Sie Ihre Batterie lang genug geladen haben, können Sie auch Gas geben – denn dann ist genug »Saft« da.

Aus diesem Grund sind wir im Sommer potenter als im Winter. Die längeren Lichtzyklen und die Sonnenstrahlen steigern unser Östrogen und Testosteron und machen uns richtig »rallig«. In der Natur ist das übrigens auch so. Tiere werden gewöhnlich Ende des Sommers schwanger und tragen über Winter aus. Im Frühjahr kommen die Jungen zur Welt, um optimal mit Nahrung und Licht versorgt werden zu können. Auch die meisten menschlichen Schwangerschaften werden in den Sommermonaten gezeugt, denn die Sonne stimuliert uns enorm. Aber was ist denn nun bei den Japanern los?

Vor allem in den Großstädten lebt die junge Generation dort ein Leben in geschlossenen Gebäuden. Technische Geräte sind Teil des 24-Stunden-Alltags, das Leben ist geprägt von arbeitsreichen Tagen und virtuellen sozialen Kontakten. Eine schlechte Kombination für die hormonelle Regulation durch das Gehirn! Enge Wohnverhältnisse, konstantes Kunstlicht, lange Arbeitszeiten, Technikbesessenheit, Umweltbelastungen, Veränderung der Nährstoffe und Rund-um-die-Uhr-Beleuchtung fordern ihren Tribut.

Daraus können wir lernen, was unsere Libido und Orgasmusfähigkeit fördert:

- *Starke Reduktion des Kohlenhydratkonsums: bitte insbesondere stärke- und zuckerhaltige Lebensmittel reduzieren!*
- *regelmäßiger Fischkonsum und ein hoher Omega-3-Spiegel*
- *Reduktion von Koffein*
- *Reduktion und Ausgleich des Kortisolspiegels*
- *Ausgleich von Hormon-Dysbalancen*
- *hohe Mineralstoffspiegel*
- *Eine physiologische Hormonproduktion benötigt UV- und Infrarot-Frequenzen, gutes Fett und genug Eiweiß.*

Biohack

Falls Sie an einer Autoimmunerkrankung leiden, könnte das folgende Autoimmunprotokoll von Nutzen sein:

- *Wenden Sie den Biohack »Schilddrüsen-Unterstützung« an (siehe Seite 103).*
- *Lassen Sie alle zwei Wochen Ihren hs-CRP-Wert (Entzündungsmarker, siehe Seite 74) messen und passen Sie das Programm entsprechend an. Der Wert sollte jede Woche niedriger werden, bis er unter 0,1 mg/l liegt. Sinkt er nicht, müssen Sie das Programm noch strenger durchführen.*
- *Nehmen Sie täglich zwei Eisbäder und legen Sie Eispacks auf Ihren Hals.*
- *Verwenden Sie ein transdermales Magnesiumöl im Eisbad.*
- *Arbeiten Sie zügig auf ein Omega-6- zu Omega-3-Verhältnis von maximal 3 : 1 hin (das heißt, es sollten sich höchstens dreimal so viele Omega-6-Fettsäuren wie Omega-3-Fettsäuren in Ihren Phospholipiden befinden). Essen Sie dazu viel rohen Fisch ohne Beilagen und meiden Sie Omega-6-reiche Speisen.*
- *Im Verlauf dieses Reset-Programms wird sich auch Ihre Darmfunktion verbessern. Zur Unterstützung der Darmsanierung können Sie Ihren Unterleib mit Rotlicht und Infrarot bestrahlen.*
- *Um kognitive und metabolische Unterfunktionen zu überwinden, müssen Sie die für Ihre Zellregeneration wichtigen Faktoren NAD^+ und SIRT (siehe Seite 23) erhöhen. Dies gelingt kurzfristig mithilfe von Nikotinkaugummis, die Sie eine Woche pro Monat einsetzen können. Kaufen Sie sich dazu Nikotinkaugummis in der niedrigsten Dosis und kauen Sie ein bis zwei Kaugummis am Tag. Aber Achtung: Kauen Sie am Anfang ganz langsam oder lassen Sie den Kaugummi erst eine Weile unter der Zunge liegen und beginnen Sie dann, zaghaft zu kauen.*
- *Gehen Sie in den Ferien ans Meer und halten Sie sich so viel wie möglich im Salzwasser und in der Sonne auf. Nehmen Sie Eispacks mit an den Strand und kühlen Sie Ihren Nacken.*
- *Werden Sie Ihre Kontaktlinsen los. Stellen Sie auf eine Brille um, die Sie in der freien Natur absetzen.*

TAG 6

FRÜHSTÜCK – *IMMER GLEICH NACH DEM AUFSTEHEN*	
Iberico-Lachs (Seite 193)	*oder* Gänseei mit Dorschleber (Seite 183, alternativ mit Hühnereiern zubereiten)
MITTAGESSEN	
Zanderlasagne (Seite 254)	*oder für LoM* Skrei-Burger (Seite 236) mit Salat oder gedämpftem Gemüse
LUNCHBOX	
Thunfisch mit Schnecken (Seite 244)	*oder* Skrei-Burger (Seite 236)
ABENDESSEN – *BIS SPÄTESTENS 18:30 UHR*	
Reste vom Skrei-Burger (Seite 236)	*oder* Thunfisch-Schnitzel (Seite 247)

OptiDay-Info

Die heutige Zanderlasagne gehört zu den absoluten Lieblingsrezepten bei Groß und Klein. Ich verwende hierzu Zanderrückenfilets. Sie können natürlich auch einen anderen Fisch nehmen, aber er sollte auf jeden Fall relativ geschmacksneutral sein.

Gänseeier sind ein saisonales Produkt und nur von Frühling bis Frühsommer erhältlich. Sie können von Bauern, auf dem Markt oder auch per Internetbestellung erworben werden. Gänseeier sind etwa doppelt so groß wie Hühnereier und können – je nach Haltung und Fütterung der Gänse – gute Omega-3- und Jod-Werte aufweisen. Gänseeier sind etwas kräftiger im Geschmack und werden in meiner Familie während der Saison mehrmals wöchentlich gegessen. Wer keine Hühnereier verträgt, kann möglicherweise Gänse- oder Enteneier problemlos verspeisen.

Wussten Sie, dass Frauen von der unter natürlichen Lebensbedingungen idealen Kombination Jod, Östrogen und Omega-3-Fettsäuren profitieren? Viele Frauen leiden aufgrund ihrer jodarmen Ernährung unter chronischem Jodmangel. Hinzu kommt, dass die Aufnahme des (wenigen) Jods durch einen veränderten Hormonspiegel mit Tendenz zur Östrogendominanz erschwert wird, denn ein hoher Östrogenspiegel hemmt die Jodaufnahme. Andererseits unterstützt eine regelmäßige und ausreichende Jodzufuhr die Bildung des Östriols, das einer Östrogendominanz entgegenwirkt.

Wie der kanadische Hirnforscher Stephen Cunnane ausführlich belegt hat, gehören Jod, DHA und Selen zu den essenziellen Gehirnnährstoffen und werden idealerweise in Form von Meerestieren aufgenommen, weil der Körper sie so am besten verwerten kann. Nur die Natur bietet diese perfekte Kombination, bei der sich die Fettsäuren im optimalen Verhältnis zu den Mineralstoffen befinden. Entscheidend ist dabei die Position der DHA im Fettmolekül: Sie muss genau in der Mitte stecken (Position *sn2* am Glyzerol), um die Blut-Hirn-Schranke zu überwinden. Und nur im Gehirn entfaltet sie ihre »Magie«!

Es profitieren jedoch nicht nur die Frauen von dieser Nährstoffkombination. Männer können mit jod- und fettreichen Fischen ihren Testosteronspiegel markant erhöhen. Nicht ohne Grund setzt die Bodybuilderszene auf Fisch und Braunalgen! Manche gehen sogar so weit und bemalen sich die Hoden mit einer Jodlösung (*testicle painting*). Allerdings sollten meiner Meinung nach auch die Herren ihren Omega-3- und Jod-Haushalt mit Meerestieren aufbauen – ohne Kriegsbemalung!

Der Mann scheint auf den ersten Blick in Sachen Hormonschwankungen von der Natur bevorzugt zu sein. Doch auch bei Männern fällt der Testosteronspiegel etwa ab dem 30. Lebensjahr ab. Das Hauptproblem liegt am Produktionsort in den Hoden und an der Steuerung im Gehirn. Die Hoden sind empfindliche Sensoren der Umwelt, denn nicht ohne Grund befinden sie sich außerhalb der Körperhöhle: Sie reagieren auf Temperatur, Licht, Strahlen und andere äußere Einflüsse. Im Alter kommt hinzu, dass mehr Testosteron in Östrogen umgewandelt wird – und so steht der Mann schnell ohne »Kraftstoff« da. Beunruhigend ist auch, dass die Hodenkrebsrate bei jungen Männern inzwischen bedrohliche Ausmaße annimmt.

Auch die Regulation der männlichen Hormone läuft über den Hypothalamus im Gehirn. Bei einem Abfall des Testosterons sendet der Hypothalamus mehr stimulierende Signale an die Hoden, um die Hormonproduktion anzukurbeln. Dies funktioniert zunächst auch. Langfristig kann es aber nur funktionieren, wenn das Gehirn über die Augen regelmäßig und zur richtigen Zeit die passenden Lichtfrequenzen für die Hormonregulation erhält und wenn es durch eine optimale Versorgung mit den richtigen Fettsäuren dazu in der Lage ist.

Biohack

Um langfristig und ausreichend Testosteron bilden zu können, braucht auch der Mann den richtigen Input:

- *Schützen Sie Ihre Hoden vor Strahlungen. Handys und Smartphones haben in der Hosentasche nichts verloren. Sorgen Sie für WLAN-freie Zonen und Zeiten – besonders während der Nacht.*
- *Lassen Sie auch Ihre Hoden öfter mal Luft und Sonne tanken.*
- *Halten Sie Ihren Körperfettanteil niedrig, denn Fettzellen wandeln Testosteron gerne in Östrogen um.*
- *Nutzen Sie das UV-Strahlenspektrum am frühen Morgen, um Ihren Hypothalamus zur Hormonproduktion anzuregen. In einer spannenden Studie konnten Abraham Myerson und Rudolph Neustadt schon 1939 zeigen, dass sich der Testosteronspiegel allein durch Sonnenlichtbestrahlung am frühen Morgen um 120 % erhöhen lässt! Der UVA- und UVB-Anteil des Sonnenlichts gilt seit Urzeiten als natürliches Potenzmittel; viele Männer haben weniger Erektionsstörungen im Sommer. Sonnenlicht hilft tatsächlich bei Erektionsstörungen, denn es steigert die Bereitstellung von Stickoxid (NO) in den Gefäßen, auch im Penis.*
- *Achten Sie auf Ihre Jodversorgung, indem Sie regelmäßig jodreiche Meerestiere genießen. Jod und DHA liefern wichtiges Baumaterial für Ihre hormonelle Gesundheit. Jod gilt als starkes Antioxidans, es wirkt den Verschleißerscheinungen durch oxidative Prozesse und Radikale in den hormonproduzierenden Zellen Ihres Heiligtums entgegen.*

TAG 7

FRÜHSTÜCK – *IMMER GLEICH NACH DEM AUFSTEHEN*		
Espresso-Jakobsmuscheln (Seite 169) (LoM ersetzen die Sahne durch Coconut Cream)	*oder* Frühstücks-Pfannenkuchen (Seite 271)	
MITTAGESSEN		
Scharfer Fangkorb (Seite 239)	*oder* Regenbogenforelle mit karamellisierten Chili-Mandeln (Seite 223)	*oder* Côte de Bœuf mit Markknochen (Seite 165)
LECKEREI		
Rhabarbertörtchen (Seite 280, nur saisonal)	*oder* Johannisbeerflan (Seite 274, nur saisonal)	*oder* Schokoladenpudding (Seite 281)
ABENDESSEN – *BIS SPÄTESTENS 18:30 UHR*		
Zanderbäckchen mit Champignons (Seite 253)	*oder für LoM* Thunfisch mit Schnecken (Seite 244)	

OptiDay-Info

Sie haben jetzt bereits ein besseres Verständnis unserer Eigenregulation als die Mehrheit der Menschen. Seien Sie motiviert, dies in Ihrem Leben regelmäßig anzuwenden! Bitte vergessen Sie nie, dass die Steuerzentrale Gehirn sämtliche physiologischen Prozesse in Ihrem Körper reguliert. Ihr Gehirn kann dies aber nur effektiv erledigen, wenn die externen Informationen, die durch Zeitgeber wie Licht, Temperatur und Nahrung eintreffen, mit den inneren Abläufen harmonisieren. Dazu müssen alle Zellen zeitgerecht reagieren können. Es nützt Ihnen ja schließlich auch nichts, wenn Sie Ihr Auto volltanken, die Batterie aber defekt ist. Es wird auch mit vollem Tank nicht anspringen, wenn der Zündfunke fehlt. Ähnlich verhält es sich mit der DHA: Ohne diese »Batterie« in Ihren Zellmembranen kann der Funke in Ihren Zellen nicht überspringen, können die nötigen Informationen aus der Umwelt weder effektiv aufgenommen noch optimal genutzt werden.
Vergegenwärtigen Sie sich immer wieder, dass Kälte eine wichtige Funktion ausübt und dass die menschliche Spezies schon manche Eiszeit überlebt hat. Mithilfe von Kälte können Sie gespeicherte Energie effektiv und länger nutzen und Entzündungsreaktionen reduzieren. Nutzen Sie also regelmäßig die Kälte, damit Ihre Zellen öfter mal »verschnaufen« und sich erholen können.
Und unterschätzen Sie nie das Licht als höchst einflussreiches Medium auf Ihre Zellregulation. Licht besteht aus unterschiedlichen Frequenzen, und jede Frequenz hat ihre eigenen Wirkungen. Einseitige Nutzung und Überdosierungen wirken schädlich. Beachten Sie daher immer, wie lange und in welchem Frequenzbereich Sie sich überwiegend aufhalten. Kein Lebewesen könnte sich dauerhaft unter einem einseitigen Lichtspektrum wie zum Beispiel LED-Lampen aufhalten, ohne langfristig Schädigungen in Kauf nehmen zu müssen.
Sie glauben, ich übertreibe? Dann machen Sie ein Experiment: Stellen Sie Ihre Lieblingspflanze in eine Zimmerecke, die nur mit LEDs beleuchtet wird. Vielleicht besser doch nicht Ihre Lieblingspflanze, denn sie wird ziemlich sicher eingehen! Es ist, wie Paracelsus uns schon gelehrt hat: »Allein die Dosis macht, dass ein Ding kein Gift ist.«

Vielleicht verstehen Sie jetzt auch besser, warum Diäten, wenn überhaupt, nur kurz wirken und nur einseitige Ziele verfolgen. Eine Ernährungsumstellung oder Diät sollte nie nur auf Gewichtsverlust abzielen – auch wenn das für die Mehrheit der Menschen der größte Motivationsfaktor ist. Jede Ernährungsphilosophie sollte den Erhalt und Aufbau der zellulären Gesundheit in den Vordergrund stellen!
Bereiten Sie heute die vierte Woche Ihres Reset-Programmes vor. Gehen Sie einkaufen und treffen Sie letzte Vorbereitungen. Sie können jederzeit Rezeptvorschläge austauschen. Falls Sie lieber am Sonntag Fleisch essen, können Sie das tun. Auch beim Frühstück können Sie Rezepte wiederholen, die Ihnen besonders gut geschmeckt oder gutgetan haben. Sie haben eine große Auswahl von 120 verschiedenen Rezepten, sodass Sie über längere Zeit abwechslungsreich essen können. Sicherlich gibt es bestimmte Gerichte, die Ihnen besonders gut gemundet haben oder bei Familienmitgliedern gut angekommen sind. Bauen Sie diese doch regelmäßig in Ihr Ernährungsprogramm ein.

Biohack oder Anti-Biohack?

Was alles so ausprobiert wird und auf Dauer nicht funktioniert:

- *»Ich ernähre mich fettfrei und cholesterinarm, da ich nicht zunehmen möchte und mein Cholesterinspiegel erhöht ist.«*
  - *Fakt ist: Ohne Fette und Cholesterin fehlen wichtige Baustoffe für jede Zelle. Der Körper schraubt die LDL-Cholesterinproduktion hoch, wenn Mangel oder Krankheit besteht.*

- *»Ich nehme jeden Tag Leinöl zu mir, da ich mir bewusst bin, wie wichtig Omega-3-Fettsäuren sind.«*
  - *Fakt ist: Die alpha-Linolensäure des Leinöls wird nur zu einem geringen Prozentsatz zu EPA und DHA umgebaut und gilt nicht als strukturelle Fettsäure. Ihr Gehirn braucht viel DHA, etwas EPA sowie Arachidonsäure aus tierischen Fetten.*

- *»Ich ernähre mich vegetarisch, nehme aber regelmäßig Omega-3-Supplemente ein.«*
  - *Fakt ist: In Omega-3-Supplementen sitzen die mehrfach ungesättigten Fettsäuren nur selten in der mittleren Position (sn2) des Glyzerols. Sie können zwar den Omega-3-Plasmaspiegel optimieren, die DHA daraus kann aber die Blut-Hirn-Schranke kaum durchdringen und wird daher selten in die Nervenzellen des Gehirns eingebaut.*

- *»Ich ernähre mich aus ethischen und/oder gesundheitlichen Gründen vegan.«*
  - *Fakt ist: Eine vegane Ernährung ergibt aus chronobiologischen Gründen wenig Sinn, es sei denn, Sie wohnen am Äquator. Aufgrund der regelmäßig hohen Sonneneinstrahlung könnte der Körper dort damit zwar besser zurechtkommen, aber selbst da würden Ihren Zellen die tierischen Fette fehlen. Je weiter entfernt man vom Äquator wohnt, umso mehr DHA muss in die Zellmembranen eingelagert werden.*

- *»Ich verbringe die meiste Zeit vor dem PC und in Innenräumen, bin aber gut mit DHA und EPA versorgt, weil ich mich sehr gesund ernähre und zwei- bis dreimal pro Woche Fisch esse.«*
  - *Fakt ist: Ihre »Autobatterie« ist zwar geladen, den »Zündschlüssel« (das richtige Licht) haben Sie aber verloren.*

- *»Ich kann essen, was ich will, denn ich habe keine Figurprobleme und fühle mich wohl.«*
  - *Fakt ist: noch! Der Mensch kann sehr lange von Reserven leben, und vielleicht haben Sie das Glück, in einer optimalen Umgebung zu wohnen. Sind Sie aber umgeben von Kunstlicht, sodass Ihre Zellen den Eindruck bekommen, es sei zwölf Monate im Jahr Sommer, altern Sie viermal schneller. Lassen Sie doch einmal die Länge Ihrer Telomere messen oder lassen Sie Ihre Augen überprüfen.*

- *»Ich kompensiere alles mit Sport, das ermöglicht mir, auch mal beim Essen über die Stränge zu schlagen.«*
  - *Fakt ist: Überprüfen Sie Ihre Einstellung, indem Sie Ihre Hormone und Ihren hs-CRP-Wert messen, und lassen Sie Ihre Omega-3- und Omega-6-Werte checken. Wird unter Kunstlicht Sport getrieben, werden in erster Linie die ungünstigen Singulett-Sauerstoff-Radikale gebildet! Treiben Sie Sport möglichst im Freien, um auch genügend Triplett-Sauerstoff-Radikale produzieren zu können.*

WOCHE 4

TAG 1

FRÜHSTÜCK – *IMMER GLEICH NACH DEM AUFSTEHEN*			
Halloumi mit Chipolatas (Seite 191)	*oder/und* Austernschmaus (Seite 162)	*oder* Knusper Knusper Knäuschen (Seite 275) oder Morning Glory Crunch (Seite 278) mit Joghurt, Quark oder griechischem Joghurt	*oder* Mandelbrot (Seite 276) mit Belag nach Wahl

MITTAGESSEN			
Rotbarbe mit Fenchel-Lachs-Tatar (Seite 225)	*oder* Pulpo in Tomatensugo (Seite 222)	*oder* Kräuter-Jakobsmuscheln mit Kirschen (Seite 206, saisonal)	*oder* Jakobsmuscheln mit Mandel-Salbei-Pesto (Seite 259) und Kabeljaupaket (Seite 203)

LECKEREI	Genussriegel (Seite 272)

ABENDESSEN – *BIS SPÄTESTENS 18:30 UHR*	
Felchensalat mit Pesto (Seite 171)	*oder* Blitzsuppe (Seite 163)

OptiDay-Info

Bei jeder Zellteilung verkürzen sich die Telomere, die Schutzkappen, die am Ende unserer Chromosomen sitzen. Sind sie »aufgebraucht«, kann sich die Zelle nicht mehr teilen, sie wird funktionsunfähig und geht zugrunde. Diese Begrenzung der Teilungsfähigkeit wird als evolutionärer Krebsschutz verstanden, denn Krebszellen können sich unbegrenzt teilen.
In Zellen, die sich schnell teilen, wie etwa Stamm- und Immunzellen, gibt es aber tatsächlich ein Enzym, das die Telomere wieder verlängern kann (Telomerase). Dummerweise ist es besonders aktiv in Krebszellen, die sich damit praktisch unsterblich machen. Besser als eine Reparatur der Telomere durch eine Aktivierung der Telomerase ist es daher, die ursprüngliche Telomerlänge möglichst gut zu erhalten.
Im »Casino Jungbrunnen« ist im Vorteil, wer über eine große Anzahl an Chips verfügt, um im Roulette des Lebens lange aktiv mitspielen zu können: Dazu gehören eine gute Energieversorgung und alle nötigen Baustoffe zum Aufbau und Erhalt gesunder Körperstrukturen. Wer im Casino jedoch viel raucht und trinkt, verspielt seinen Einsatz viel schneller: Übermäßig viele freie Radikale, Fettleibigkeit, Rauchen, nährstoffarme Ernährung, Stress, Vitamin-D-Mangel, chronische Entzündungen, Schlafmangel etc. verkürzen die Telomere rasch.

Die Gerichte in unserem Reset-Programm liefern Ihnen die Ressourcen zur Erhaltung Ihrer Telomere. Genießen Sie auch Ihre Jakobsmuscheln mit diesem Wissen.

Biohack

Um die Schutzkappen der Chromosomen bestmöglich zu erhalten, ist es gut zu wissen, was Telomere lieben:

- *einen guten Vitamin-D-Spiegel: Gehen Sie daher regelmäßig in die Sonne. Tanken Sie im Sommer auf und messen Sie am Ende des Sommers Ihren Vitamin-D-Spiegel.*
- *hohe Omega-3-Spiegel: Lassen Sie Ihren Omega-3-Index (Anteil an EPA und DHA in den roten Blutkörperchen) messen und versuchen Sie, auf einen Wert von über 8 % zu kommen.*
- *ein Omega-6- zu Omega-3-Verhältnis von höchstens 4 : 1 in den Phospholipiden.*
- *Grüntee und Matcha: Genießen Sie sie täglich, wegen der anregenden Wirkung am besten vormittags.*
- *optimale Hormonwerte: Wenden Sie ggf. den Biohack »Hormone« (siehe Seite 96) an.*
- *eine gute Jodversorgung der Schilddrüse: Sorgen Sie mit viel Meerestieren und -gemüse für eine ausreichende Jodversorgung über das Essen.*

TAG 2

FRÜHSTÜCK – *IMMER GLEICH NACH DEM AUFSTEHEN*		
Ziegenmilchbrötchen mit Thunfisch (Seite 255)	*oder* Thunfisch mit Südfrüchten (Seite 245)	
MITTAGESSEN		
Fischbäckchensuppe mit Knochenmark (Seite 174)	*oder für LoM* Ingwer-Wildlachs (Seite 196)	
LUNCHBOX		
Rollmops in Pfirsich (Seite 224, saisonal)	*oder* Thunfisch mit Kernen (Seite 243)	*oder* Thunfisch-Frittata (Seite 242) (LoM lassen den Sauerrahm weg)
ABENDESSEN – *BIS SPÄTESTENS 18:30 UHR*		
Fischleber-Puten-Häppchen (Seite 175) (LoM lassen den Sauerrahm-Dip weg)	*oder* Kabeljaupaket (Seite 203)	

OptiDay-Info

Rinderknochenmark schmeckt so hervorragend, dass ich es hier genauer vorstelle. Mehrheitlich besteht es aus Fettmark, auch gelbes Knochenmark genannt. Das Knochenmarkfett von Rindern setzt sich zu ca. 56 % aus Ölsäure und zu 18 % aus Palmitinsäure zusammen. Sie merken, wir sprechen schon wieder von Fett. Dieses Mal kommt aber noch ein ganz wichtiger Faktor hinzu, denn es gibt unterschiedliche Arten von Knochenmark mit unterschiedlichen Funktionen.

Das Knochenmark ist für die Bildung der roten Blutkörperchen (Erythrozyten) verantwortlich. Daher enthält es nicht nur Fett, sondern auch Eisen und blutbildende Zellen, die sogenannten Proerythroblasten. Gelbes Knochenmark ist fettreich, allerdings befinden sich nur in rotem Knochenmark auch viele blutbildende Zellen. Mit zunehmendem Alter haben wir mehr gelbes als rotes Knochenmark in unseren Knochen. Auch bei unseren Rinderknochen ist entscheidend, wie alt das Tier bei der Schlachtung war. Jungtierknochen haben einen höheren Anteil an blutbildenden Zellen, was sich an der Farbe leicht erkennen lässt. Sie sind sehr wertvoll für uns, denn sie unterstützen uns mit wichtigen Gehirnnährstoffen!

Unsere roten Blutkörperchen leben nur etwa vier Monate lang. Daher müssen in unserem Knochenmark ständig neue gebildet werden. Nach nur sieben Tagen »Ausbildung« können sie ihre Arbeit antreten. Für ihre Bildung und Reifung braucht unser Knochenmark einen regelmäßigen Nachschub vor allem an den Nährstoffen Eisen, Folsäure und Vitamin B_{12}. Unterstützen wir daher täglich unseren Organismus mit diesen wichtigen Nährstoffen, die in Nahrungsmitteln aus dem Meer zu finden sind – und in Markknochen.

TAG 3

FRÜHSTÜCK – *IMMER GLEICH NACH DEM AUFSTEHEN*		
Geräucherter Wildlachs (Seite 189)	*oder* Spiegelei mit Speck (Seite 238)	
MITTAGESSEN		
Lebergeschnetzeltes (Seite 212)	*oder für LoM* Lachs mit Rhabarberpäckchen (Seite 208, saisonal)	*oder* Fischteller (Seite 178)
LUNCHBOX		
Forellenmousse (Seite 181) mit Saatenbrot (Seite 262)	*oder* Ziegenmilchbrötchen (Seite 267) oder Kürbis-Kelp-Brot (Seite 258)	*oder für LoM* Sardellen-Crisps (Seite 263) und Saatenbrot (Seite 262) mit Butter
ABENDESSEN – *BIS SPÄTESTENS 18:30 UHR*		
Felchenfilet im Rosenpaket (Seite 170)	*oder* Feldsalat mit Lachs (Seite 172)	

OptiDay-Info

Haben Sie sich in der Zwischenzeit wieder einmal nackt vor einen Spiegel gestellt? Welches (neue) Körpergefühl verspüren Sie? Sehen Sie Veränderungen? Spüren Sie mehr Energie? Genießen Sie Ihren neuen Lebensrhythmus? Haben Sie einen Teil Ihrer Ziele erreicht? Oder haben Sie das Gefühl, dass Ihre Zellen noch weiter aufgefüllt werden müssen?

Je mehr Ihre Zellen sich auf eine regelmäßige Zufuhr wichtiger Baustoffe verlassen können, umso konsequenter und effektiver können sie die nötigen Reparatur-, Auffüll- und Arbeitsprozesse durchführen. Die

Ressourcen müssen vorhanden und die Energie zu ihrer Verwendung muss gegeben sein. Sie sind der Bauleiter, der alles organisieren kann! Jeder Bau läuft reibungsärmer, wenn der Bauleiter die Handwerker und die Materiallieferungen qualitativ und zeitlich im Griff hat. Die Architektin Natur hat den perfekten Bauplan erstellt. Die optimale Durchführung der Bauarbeiten liegt aber bei Ihnen. Haben Sie mal beide Augen zugedrückt oder minderwertige »Materialien« verwendet (zum Beispiel übermäßig Alkohol getrunken, was unter anderem das nützliche »Zellputzprogramm« Autophagie stört und Entzündungen fördert), braucht es dringend ein Eisbad, um derartige unliebsame Folgen zu stoppen, und eine große »Auffrischung« mit DHA! Nicht ohne Grund gilt DHA-reicher Hering als sehr effektives Katermittel. Die Omega-3-Fettsäure hilft auch dabei, Alkoholschäden im Gehirn wieder zu reparieren.

TAG 4

FRÜHSTÜCK – *IMMER GLEICH NACH DEM AUFSTEHEN*		
Knusper Knusper Knäuschen (Seite 275) oder Morning Glory Crunch (Seite 278) mit Joghurt, Quark oder griechischem Joghurt	*oder* Iberico-Lachs (Seite 193)	
MITTAGESSEN		
Dorschleber-Flammkuchen (Seite 167)	*oder* Fondue-Fisch-Burger (Seite 179)	*oder für LoM* Gegrillte Dorade (Seite 186)
LUNCHBOX		
Cheddar-Omelett (Seite 164)	*oder* Exotische Nüsse (Seite 257) mit geräuchertem Forellenfilet	
ABENDESSEN – *BIS SPÄTESTENS 18:30 UHR*		
Geräucherter Wildlachs (Seite 189)	*oder* Jakobsmuscheln mit Mandel-Salbei-Pesto (Seite 199)	

OptiDay-Info

Das Umstellen Ihrer Ernährung und Ihres Lifestyles wird sich auch in der Gesundheit Ihrer Augen zeigen. Sowohl Fettsäuren als auch das Licht und die zirkadianen Rhythmen beeinflussen die Gesundheit und Funktionsfähigkeit Ihres Gehirns. Und da die Augen Teil Ihres Gehirns sind – die Retina (Netzhaut) ist eine Art Ausstülpung unseres Denkapparates – sind sie auch ein guter Spiegel Ihrer neuronalen Funktionsfähigkeit.
Ist Ihnen beispielsweise schon einmal aufgefallen, dass Sie bei großem Stress oder bei Infektionen und Krankheit an Sehstärke einbüßen? An manchen Tagen sieht man alles klar und scharf, an anderen Tagen wirkt die Welt verschwommener, die Augen sind überanstrengt. Auch Alterungsprozesse verändern die Sehschärfe, und etliche Medikamente können die Funktionsfähigkeit des Auges beeinträchtigen. Es liegt daran, dass Ihre Augen sehr empfindliche Organe sind, die blitzschnell auf Umwelteinflüsse reagieren und damit auch eine nachhaltige Wirkung im Gehirn auslösen. Immerhin sind sie die Eintrittspforte der für unsere Grundregulation so wichtigen Lichtinformationen. Das Zusammenspiel

von Auge und Gehirn ist beeindruckend und soll an ein paar Beispielen veranschaulicht werden:

- *Die Tränenflüssigkeit hat unterschiedlichste Aufgaben. Sie ist aus drei Schichten zusammengesetzt – einer fetthaltigen, einer wässrigen und einer schleimigen. Der Fettgehalt verhindert ein rasches Verdunsten der Feuchtigkeit – hier kommen wieder unsere wertvollen Omega-3-Fettsäuren zum Tragen. Trockene Augen zeigen folglich einen Mangel an Omega-3 an. Der wässrige Teil und damit auch unsere Tränen enthalten wertvolle Mineralstoffe, Eiweiße, Enzyme und Antioxidantien und unterstützen den Stoffwechsel der Augen. Wichtige Gehirnnährstoffe wie das Jod als effektives Antioxidans spielen auch hier eine große Rolle.*

- *Die Bindehaut ist Teil Ihres Immunsystems, denn sie ist voller Immunzellen und stellt die Hauptabwehrkraft Ihrer Augen dar. Leiden Sie oft unter Bindehautentzündung, ist Ihr Immunsystem geschwächt und Ihr Entzündungsstatus erhöht.*

- *Ihre Pupille reagiert wie eine Kamerablende auf variierende Lichtverhältnisse und wird durch verschiedene Muskeln vergrößert oder verkleinert. Wie schnell und effektiv die Pupille reagieren kann, also Ihre Adaptionsfähigkeit, wird unbewusst geregelt. Doch auch Ihr Nervensystem spielt hier eine bedeutende Rolle: Sind Sie zum Beispiel erregt oder gestresst, ist Ihr Sympathikus aktiv und Ihre Pupillen werden erweitert. Bei seelischer Belastung oder chronischem Stress hat man konstant erweiterte Pupillen. Sie ahnen bestimmt, was jetzt kommt: Auch konstantes künstliches Licht erhöht die Aktivität des Sympathikus und den Kortisolspiegel. Daher zeigen heute schon Kinder und Jugendliche vermehrt vergrößerte Pupillen.*

Biohack

Für ein scharfes Bild auf der Netzhaut sind die Elastizität, Lichtbrechkraft und Schärfenanpassung des Auges wichtige Voraussetzungen. Zu wenig DHA führt zu einem Mangel an Elastizität, falsche Lichtverhältnisse zu Eintrübungen der Linse, Sauerstoff- und Nährstoffmangel lassen die Aderhaut unterversorgt. Die richtigen Fettsäuren, Eiweiße und Vitamin A sorgen für eine optimale Bildung und Wirksamkeit des Sehpurpurs (Rhodopsin). Ohne diesen wichtigen Bau- und Wirkstoff kann das lichtempfindliche Auge auf Dauer nicht ordnungsgemäß funktionieren.

Mit diesem Biohack bringen Sie Ihre Augen wieder zum Leuchten:

- *Essen Sie regelmäßig Leber: Sie ist reich an Vitamin A, Omega-3-Fettsäuren und Vitamin D. Auch Rohmilch und Rohmilchkäse, Weidebutter und fettreiche Fische sind hervorragende Lieferanten für diese Nährstoffe.*

- *Essen Sie regelmäßig Austern, Fleisch und Fisch, denn sie sind reich an Zink: Der Mineralstoff reichert sich in der Netzhaut an. Er greift in den Vitamin-A-Stoffwechsel ein und reguliert die Licht-Rhodopsin-Reaktion.*

- *Beta-Karotin, eine Vorstufe des Vitamin A, findet sich zum Beispiel in roter und gelber Paprika, Möhren, Tomaten, Spinat, Kohl, Aprikosen, Sanddorn und Honigmelone.*

- *Für die optimale Aufnahme von Vitamin A und Beta-Karotin braucht es Fett – darum funktioniert die Kombination mit fettem Fisch gleich auf mehreren Ebenen.*

- *Die Karotinoide Lutein (z. B. in Eigelb und gelb-/orangefarbigem Gemüse und Obst) und Astaxanthin (z. B. in Krill, Shrimps und Lachs) sowie die Omega-3-Fettsäure DHA dienen als natürliche Sonnenbrille und Augenschutz. Astaxanthin absorbiert schädliche Strahlung und fängt freie Radikale ab, Lutein sorgt zudem für scharfes Sehen und DHA für eine schnelle Weitergabe der eintreffenden Lichtinformationen. Regelmäßiger Konsum von DHA-reichen Fischen beugt der gefürchteten Makuladegeneration vor.*

- *DHA liegt in besonders hoher Konzentration in den Zellmembranen der Photorezeptoren Ihrer Netzhaut und Ihrer Sehrinde im Hinterhauptlappen des Gehirns vor und muss ständig aus der Nahrung nachgefüllt werden. DHA ist die dominierende Fettsäure im Gehirn und in den Augen, sie beeinflusst die gesamte Funktionsfähigkeit. Daher empfehle ich Fisch, Fisch und nochmals Fisch.*

- *Halten Sie sich im Tageslicht auf und reduzieren Sie Kunstlicht!*

TAG 5

FRÜHSTÜCK – *IMMER GLEICH NACH DEM AUFSTEHEN*

Cheddar-Omelett (Seite 164)	*oder* Spiegelei mit Dorschleber (Seite 237)

MITTAGESSEN

Kabeljau-Carbonara (Seite 201)	*oder für LoM* Karottensuppe mit Flusskrebsen (Seite 204, saisonal)	*oder* In Kohl verpackter Loup de Mer (Seite 195)

LUNCHBOX

Meeresflan (Seite 215)	*oder* Geräucherter Wildlachs (Seite 189)

ABENDESSEN – *BIS SPÄTESTENS 18:30 UHR*

Hecht-Happen (Seite 192)	*oder* Feldsalat mit Lachs (Seite 172)

OptiDay-Info

Falls Sie heute gerne die Karottensuppe mit Flusskrebsen ausprobieren möchten, sich aber gerade im tiefsten Winter befinden, sollten Sie die Karotten durch ein Wintergemüse wie zum Beispiel Kohl ersetzen. Bitte beachten Sie immer, dass Sie nur Gemüse verwenden, das gerade Saison hat, also in Ihrer Gegend im Freien angebaut werden kann. Gewächshausgemüse sollten Sie nie verwenden!

Inzwischen sollte das regelmäßige Tragen Ihrer Blueblocker-Brille zur Gewohnheit geworden sein. Ziel ist es, Ihre Augen vor schädlichen Kunstlichteinflüssen zu schützen, Ihren Gehirnstoffwechsel zu verbessern, Ihre Schlafqualität und Ihren Schlafrhythmus zu optimieren und Ihre Zirbeldrüse, den Taktgeber im Gehirn, wieder zu einer vermehrten Melatonin-Ausschüttung zu bewegen. Die Zirbeldrüse reguliert Ihren Schlaf-wach-Rhythmus mithilfe des Botenstoffes Melatonin. Zudem besteht ein Zusammenhang zwischen einem Mangel an Melatonin und Alterungsprozessen. In Experimenten, bei denen man die Zirbeldrüsen junger Tiere in alte Artgenossen transplantierte, ließ sich tatsächlich eine Verjüngung erzielen.

Die intensive Erforschung hat die Funktionsmechanismen des Melatonins aufgeklärt und seine Effektivität bestätigt. Heute ist man sich daher seiner enormen Bedeutung für unsere Gesundheit bewusst. Melatonin gehört zu den ältesten Naturstoffen und ist in Lebensmitteln entweder schon vorhanden, oder sie liefern seine Vorstufe Tryptophan. Daraus können wir in unserer Zirbeldrüse nachts bei Dunkelheit selbst Melatonin bilden.

Was Melatonin alles bewirken kann:

- *schnelleres Einschlafen, verbesserte Schlafmuster, weniger Wachphasen*
- *Erhalt der Sehfähigkeit durch die verstärkte Bildung des Schutzenzyms Glutathion-Peroxidase*
- *verbesserte Regulation der hormonellen Altersuhren durch eine leichte Erhöhung von DHEA (siehe Grafik auf Seite 101) und Wachstumshormonen*
- *bessere Knochengesundheit durch synergistisches Zusammenwirken mit Östrogenen*

- *positive Wirkung auf die Gefäße durch seine blutdrucksendende Wirkung*
- *Verbesserung der Immunfunktion*
- *verbesserte Stressresilienz*
- *geringere Gehirnalterung durch seine starke antioxidative Wirkung. Melatonin wirkt der zellschädigenden Oxidation ungesättigter Fettsäuren (Lipidperoxidation) in den Nervenzellen entgegen. In der Gehirnflüssigkeit ist die Melatoninkonzentration 90 bis 180 Mal höher als im Blut.*

DHEA und Wachstumshormone sind ein topaktuelles Thema in der Wissenschaft sowie in Sport- und Anti-Aging-Kreisen. Wachstumshormone (englisch: Growth Hormones, GH) sind körpereigene Eiweiße, die in der Hirnanhangdrüse gebildet werden. Sie sind für das Wachstum nahezu aller Gewebe in der Kindheit erforderlich, steuern beispielsweise das Längenwachstum der Knochen- und Knorpelstrukturen, von Muskeln und Fettgewebe. Sie regulieren aber auch verschiedene Stoffwechselvorgänge wie die Blutzuckerbildung, den Fettabbau und den Muskelaufbau. Daher sind Wachstumshormone auch im Erwachsenenalter wichtig.
DHEA (De-Hydro-Epi-Androsteron) wird gerne als »Wunderhormon« gepriesen, hat aber auch einen festen Platz in der Altersforschung und beim Anti-Aging. Es gehört zu den Steroidhormonen, da es aus dem Steroid Cholesterin gebildet wird. DHEA hat ein enormes Wirkungsspektrum, da es nicht nur selbst ein Wirkstoff ist, sondern auch die Ausgangssubstanz für weitere Steroidhormone: So entstehen 50 % der Androgene des Mannes und 70 % der Östrogene der Frau aus DHEA, nach der Menopause sind es sogar 100 %. Zusammen mit Melatonin gehört DHEA zu den ganz wichtigen Regulatoren unserer Gesundheit. Zu seinen Hauptaufgaben gehört neben der Hormon- und Schlafregulation die Stabilisierung des Immunsystems: Besonders bei Stress, Trauma oder Infektionen gilt es als unerlässliches Backup-System. Zudem übt es antioxidative Schutzwirkungen aus, hemmt die Aktivierung verschiedener Tumore und beugt der Osteoporose vor. Es gehört außerdem zu den wichtigsten nervenschützenden Steroidhormonen im Gehirn.

Biohack

In diesem Programm fördern wir Ihre Melatonin-Ausschüttung auf verschiedenen Ebenen. Zum einen regen wir Ihre endogene Melatonin-Produktion in der Zirbeldrüse durch gesunde Schlaf-wach-Rhythmen, frühzeitiges Schlafengehen und das Tragen einer Blueblocker-Brille am Abend an. Zum anderen ernähren Sie sich mit Melatonin-fördernden Lebensmitteln. DHA und tryptophanreiche Lebensmittel fördern die endogene Melatonin-Produktion, denn die Aminosäure Tryptophan ist die Grundsubstanz, aus der Melatonin gebildet wird. Nüsse und Milch enthalten auch vorgefertigtes Melatonin.

- *Intensive Tageslicht- bzw. Sonnenbestrahlung fördert die nächtliche Melatonin-Produktion. Auch im Winter sollten Sie sich regelmäßig der Sonne aussetzen. Fahren Sie in die Berge oder machen Sie ausgiebige Spaziergänge oder Gartenarbeiten ohne Sonnenbrille.*
- *Öffnen Sie regelmäßig die Fenster und halten Sie sich in der Nähe des offenen Fensters auf.*
- *Vermeiden Sie Kunstlicht am Abend und halten Sie geregelte Schlafzeiten ein.*
- *Reduzieren Sie Elektrosmog.*
- *Vermeiden Sie Alkohol am Abend, denn er verlangsamt die endogene Melatoninbildung.*
- *Essen Sie vor allem abends tryptophanreich: z. B. Fisch, Milch, Nüsse, Fleisch.*

TAG 6

FRÜHSTÜCK – *IMMER GLEICH NACH DEM AUFSTEHEN*	
Austernschmaus (Seite 162)	*oder* Kürbis-Kelp-Brot (Seite 258) mit Sardinenbutter (Seite 264)

MITTAGESSEN		
Zanderlasagne (Seite 254)	*oder* Thunfisch-Bruschetta (Seite 240)	*oder für LoM* Seeteufel mit Pesto (Seite 232)

LUNCHBOX	
Thunfisch mit Schnecken (Seite 244)	*oder* Turbo-Gazpacho (Seite 250, saisonal)

ABENDESSEN – *BIS SPÄTESTENS 18:30 UHR*	
Maritime Muscheln (Seite 214)	*oder* Lachsfilet mit Veggie-Panko (Seite 207)

OptiDay-Info

Vielleicht haben Sie in der Zwischenzeit Seeteufel zubereitet. Da mich dieser sogenannte Armflosser so fasziniert, hier ein paar Informationen zu diesem Fisch. Viele weitere Informationen finden Sie in dem ausführlichen Fischglossar weiter hinten im Buch (ab Seite 121). Ein »Armflosser« ist der Seeteufel, weil er nicht nur schwimmen, sondern auch am Meeresboden kriechen kann: Seine Brustflossen funktionieren armähnlich. Einen Schönheitspreis dürfte dieser Fisch zwar nicht gewinnen, eher könnte man mit ihm Kinder das Fürchten lehren! Sein Schlund ist von extremer Größe, und reißt er ihn auf, entsteht ein starker Sog, der ihm die Beute ins Maul treibt.

Hauptfanggebiet für Seeteufel ist der Nordatlantik. Meist wird nur das Schwanzstück verwendet. Er ist aus der Gourmetküche nicht mehr wegzudenken, denn sein Fleisch besticht durch ein feines Aroma und eine feste Konsistenz. Von Vorteil ist auch, dass der Seeteufel praktisch grätenfrei ist. Was seine Nährstoffe betrifft, punktet er vor allem mit seinem gut verwertbaren hochwertigen Eiweiß. Er steht bei mir regelmäßig auf dem Speiseplan, denn seinen Geschmack und seine Konsistenz finde ich einfach grandios.

Experten-Biohack: Ruben Salinas

Seit fast 40 Jahren weiß man, dass sichtbares Licht im nahen Infrarotbereich dabei hilft, Schmerzen, Entzündungen und Ödeme zu verringern. Die Wirkung dieser sogenannten Photo-Biomodulation ist photochemisch, genau wie die Photosynthese der Pflanzen. Bei richtiger Stärke, Frequenz und Anwendungszeit reduziert das Licht den oxidativen Stress und erhöht das ATP. Dies wiederum verbessert den Zellstoffwechsel und reduziert Entzündungen. Aktuelle Studien bestätigen, dass eine Photo-Biomodulation das Energielevel erhöht, Müdigkeit reduziert und Schmerzen nach sportlichen Aktivitäten verringert. Außerdem verbesserten sich bestimmte Biomarker (zum Beispiel weniger Laktat, Kreatinkinase und C-reaktives Protein), wenn die Sportler mit Rot- und Infrarotlicht behandelt wurden. Durch eine Photo-Biomodulation ließen sich zudem Neurotransmitter freisetzen, die sich positiv auf die Stimmung und den Schlaf auswirken.

Die roten Wellenlängen im sichtbaren und im angrenzenden Bereich des Lichts (600 bis 900 nm) durchdringen das Blut und das Wasser in den Geweben leichter als andere Wellenlängen. Ungefähr 35 % der Energie dieser Lichtwellen werden von einer besonderen »Protonenpumpe«, der Cytochrom-C-Oxidase (CCO, Komplex IV) in den Mitochondrien absorbiert. Vier spezifische Wellenlängen des Lichts veranlassen die CCO-Pumpe, mehr ATP und damit mehr zelluläre Energie zu produzieren.

Die CCO-Pumpe funktioniert bei allen Tieren ähnlich, weil die entscheidenden Proteine von lichtgesteuerten Bakterien stammen, die schon Teil der allerersten Mitochondrien waren. Das Absorptionsspektrum des Bluts fällt plötzlich ab, um diese Wellenlängen durchzulassen, was darauf hindeutet, dass die Evolution des Hämoglobins möglicherweise durch Zellen beeinflusst wurde, die von diesen Wellenlängen profitierten. Der sofortige Anstieg der (Zell-)Atmung, den die Sonne durch diesen Prozess auslöst, hilft Tieren vermutlich dabei, tagsüber ihre physischen und psychischen Aktivitäten zu steigern. Zusätzlich fördert die Hitze der Sonne den Ausstoß von Sauerstoff (auch Myoglobin absorbiert diese Wellenlängen) und sorgt für die nötige Wärme.

Nach einer bis drei Stunden in hellem Sonnenlicht können diese Wellenlängen optimale 4 Joule/cm^2 bis zu einer Tiefe von 2,5 cm liefern (ausgehend von einer 1%igen Übertragungsrate), wenn bei einem schlanken Menschen mit minimaler Bekleidung die gesamte Haut und ein Großteil des Muskelgewebes exponiert sind.

TAG 7

FRÜHSTÜCK – *IMMER GLEICH NACH DEM AUFSTEHEN*				
Maritime Frühstücksmuffins (Seite 213)	*oder* Schottischer Lachs auf Speck (Seite 230)	*oder* Thunfisch-Sandwich (Seite 246)		
MITTAGESSEN				
Lebergeschnetzeltes (Seite 212)	*oder* Iberico-Schwein mit Salbeikruste (Seite 194)	*oder* In Kohl verpackter Loup de Mer (Seite 195)		
ABENDESSEN – *BIS SPÄTESTENS 18:30 UHR*				
Reste	*oder* Salicornia-Salat (Seite 227)	*oder* Saatenbrot (Seite 262) mit Sardinenbutter (Seite 264)	*oder für LoM* Thunfisch-Schnitzel (Seite 247)	*oder* Oktopussy (Seite 219)

OptiDay-Info

Unsere gemeinsame Reise geht hier zu Ende, und ich möchte Ihnen von Herzen gratulieren! Sie gehören jetzt zum erlauchten Kreis der optimierenden Fisch-Connaisseurs! Sie haben sich ein exzellentes Optimierungswissen angeeignet, das Sie in Zukunft immer wieder anwenden können – und sollten! Ich hoffe natürlich, dass Sie hier nicht aufhören, sondern bewusst und aktiv Ihren neuen Lebensstil und Ihre Ernährung weiterpflegen und an Ihre Bedürfnisse anpassen. Altersvorsorge, Optimierung, Regulation physiologischer Vorgänge und Gesundheit können nicht mit einem 4-Wochen-Programm erreicht werden – dazu braucht es regelmäßigen Einsatz.

Der Anfang, unser Reset, ist nun getan. Wie es weitergeht, liegt in Ihren Händen. Wiederholen Sie das Programm mit anderen Rezepten oder bleiben Sie bei Ihren Lieblingsrezepten – und pflegen Sie in Zukunft einen »artgerechten« Lebensstil, der Ihnen bis ins hohe Alter körperliche wie geistige Fitness bescheren wird. Notieren Sie doch am Abschluss des vierwöchigen Reset-Programms noch einmal Ihre Körpermaße sowie Ihr Gewicht. Begutachten Sie sich voller Stolz im Spiegel. Wenn Sie weitere Fortschritte verzeichnen wollen, wiederholen Sie das Reset-Programm oder passen Sie es Ihrem neuen Lifestyle an, indem Sie Ihre neuen Lieblingsrezepte fest in Ihrem Speiseplan verankern. Viel Erfolg!

Ziehen Sie sich nackt aus und stellen Sie sich vor einen großen Spiegel. Vermessen Sie den Umfang Ihrer:		
1 ***BRUST:***	2 ***TAILLE:***	3 ***HÜFTE:***
4 ***OBERARME:***	*links:*	*rechts:*
5 ***OBERSCHENKEL:***	*links:*	*rechts:*
6 ***UNTERSCHENKEL:***	*links:*	*rechts:*
GEWICHT:		
Falls Sie eine Körperfettwaage haben, schreiben Sie Ihren Körperfettanteil und Ihre Muskelmasse auf:		
KÖRPERFETTANTEIL:		
MUSKELMASSE:		

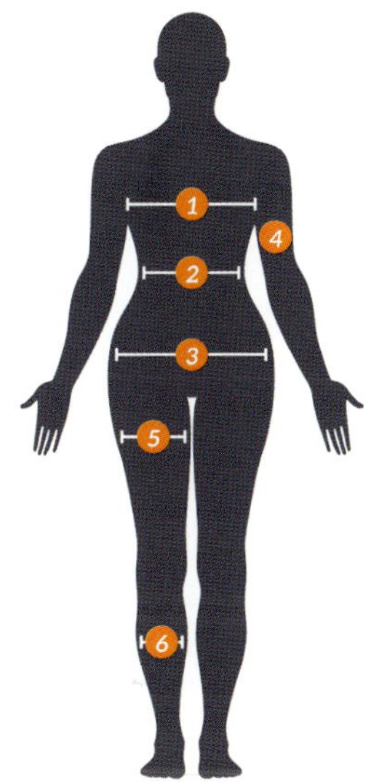

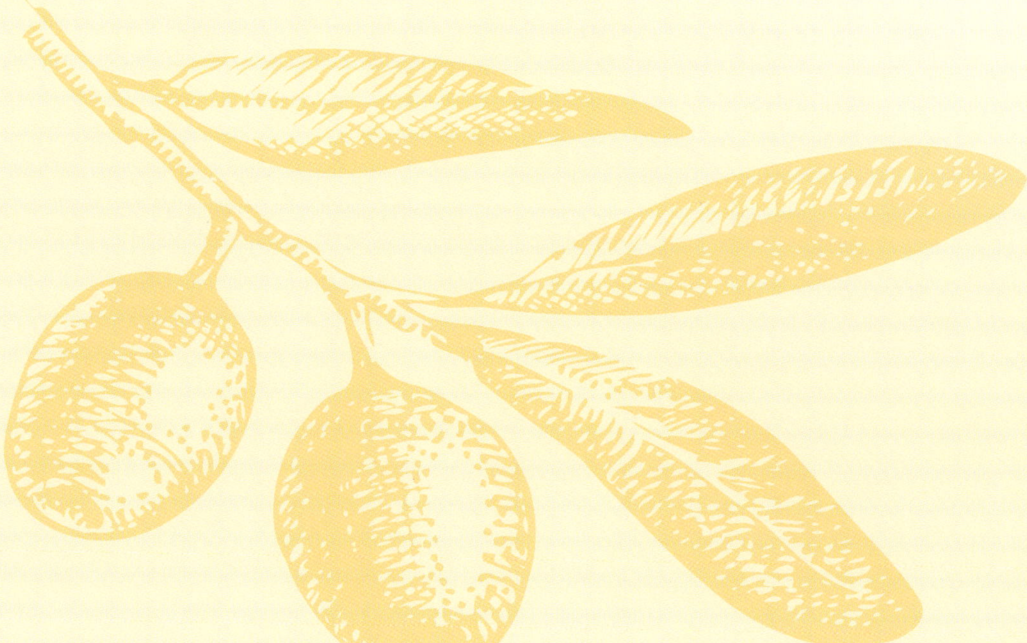

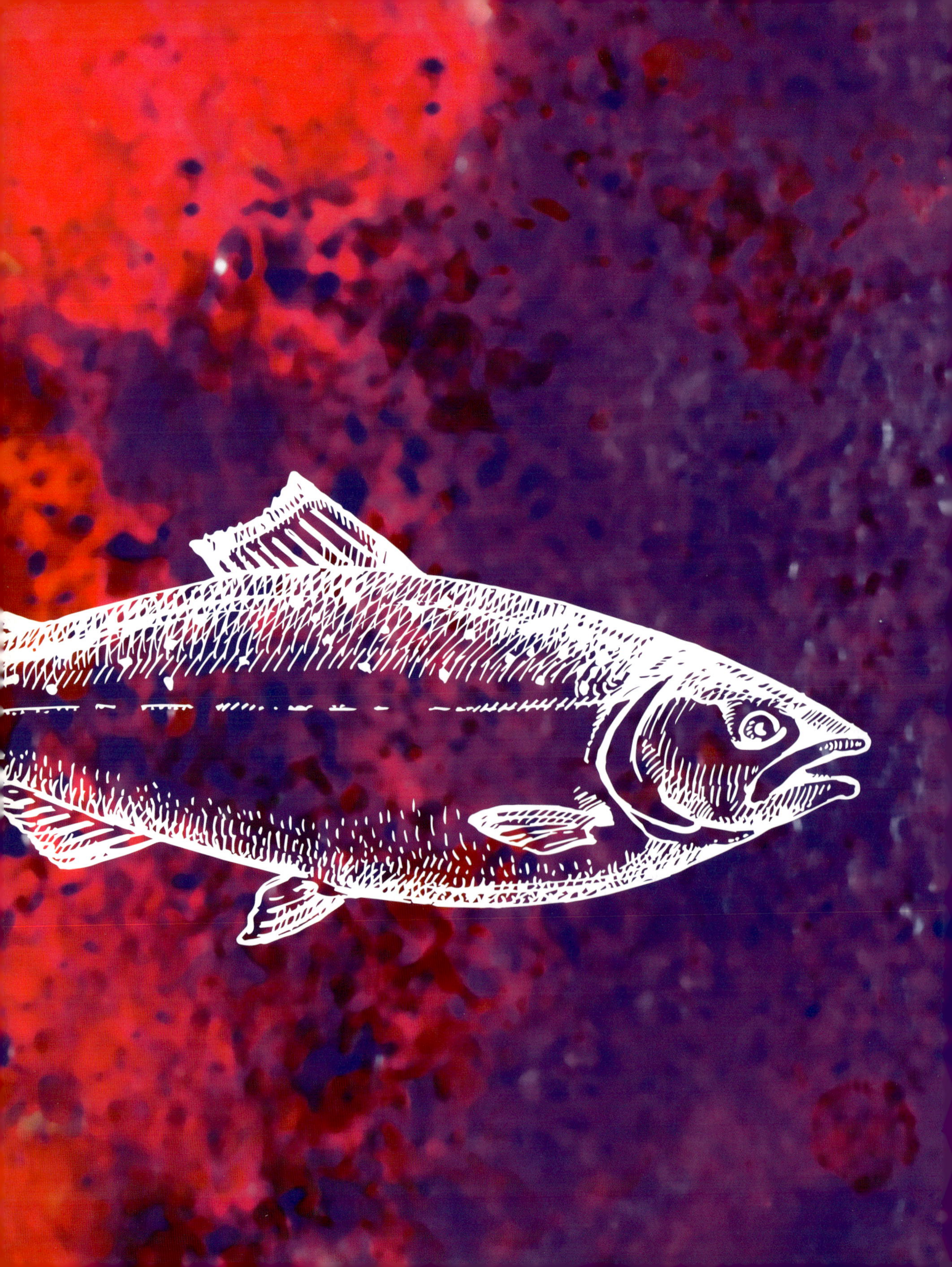

FISH BITES

INFORMATIVE »HÄPPCHEN« ZUM THEMA FISCH UND MEERESTIERE

Fisch ist pure Lebenskraft! Unser menschliches Gehirn hat seine Entwicklung dem marinen Nahrungsnetz zu verdanken. Ohne DHA und andere wichtige Fettsäuren wäre die Evolution undenkbar. Auch Spurenelemente wie Jod, Selen, Eisen, Zink und Kupfer waren für unsere Hirnentwicklung nötig. Fische in freier Wildbahn weisen eine außerordentlich günstige Fettsäurenzusammenstellung auf. Die jeweilige Kombination sorgt dafür, dass sie in den kältesten Gewässern gedeihen, auch gegen den Strom schwimmen und meterhoch springen können. Um die 50 verschiedene Fettsäuren stecken im Fisch, doch die Hauptspieler sind Omega-3-Fettsäuren.

Viele Nährstoffe, variable Gehalte

Die Inhaltsstoffe von Fischen, Krebs- und Weichtieren unterliegen großen Schwankungen, je nachdem, wie alt das Tier ist und wo und wie es gelebt hat. Dazu kommen noch biologische Faktoren wie Laichzeit, Wanderzeit, Einfluss der Jahreszeiten und der Temperatur, Alter und Schwimmverhalten. So kann z. B. der Fettgehalt einer Makrele je nach ihrem biologischen Reifezyklus zwischen 3 % und 35 % schwanken!
Genaue Angaben zur Zusammensetzung sind also nur begrenzt möglich. Daher dienen alle folgenden Angaben nur als grobe Richtschnur. Dennoch kann man allgemein Folgendes festhalten:

- Die mengenmäßig wichtigsten Hauptnährstoffe in Fisch und verwandten Tieren sind Eiweiß, Fett und Wasser.
- Fisch besticht durch einen niedrigen Gehalt an Bindegewebe und bietet daher leicht verdauliches Eiweiß.
- Fischeiweiß ist reich an essenziellen Aminosäuren, die über die Nahrung aufgenommen werden müssen: Arginin, Histidin, Isoleucin, Leucin, Lysin, Methionin, Cystein, Phenylalanin, Tyrosin, Threonin, Tryptophan und Valin.
- Hochungesättigte Fettsäuren der Omega-3-Familie kommen nur in Meerestieren in größeren Mengen vor.
- Fisch & Co. sind zudem reich an Mineralstoffen, Spurenelementen wie Jod, Selen, Phosphor und Fluorid, aber auch Eisen, Kupfer, Mangan, Zink, Kobalt, Molybdän, Chrom, Zinn, Vanadium, Silizium, Nickel, Arsen, Lithium, Brom und Aluminium.
- Sie liefern viermal so viel Kalium wie Natrium, mehr Magnesium als Kalzium.
- Fische und Meerestiere sind keine herausragenden Lieferanten aller Vitamine, sie liefern jedoch nennenswerte Mengen an Vitamin D und A, etwas Vitamin B_2, B_6, B_{12} und Niacin.
- Fette Fische liefern mehr Vitamin A als magere Fische. Vitamin D kommt in hohen Konzentrationen (2 000–250 000 Internationale Einheiten pro 100 g) in Fischleber vor.
- Vitamin E kommt bei einem hohen Anteil an hochungesättigten Fettsäuren als natürliches Antioxidans vor.

Unerwünschte Inhaltsstoffe in Fisch und anderen Meerestieren

Bestimmte Spurenelemente, zu denen auch Schwermetalle gehören, können in Meerestieren gemessen werden. Falls diese eine kritische Menge überschreiten, können sie gesundheitsgefährdend sein. Eine gewisse Menge toxischer Schwermetalle befindet sich natürlich im Meerwasser, und der Mensch ist schon seit Urzeiten mit variierenden Mengen dieser Schwermetalle zurechtgekommen. Wird dieser Anteil jedoch durch Umweltverschmutzung verstärkt, kann es zu gesundheitlichen Einschränkungen kommen.
Schwermetalle werden in Meerestieren in unterschiedlichen Organen gespeichert:

- Cadmium und Blei werden hauptsächlich in Leber und Niere gespeichert.
- Quecksilber wird in Fett gespeichert.
- Cadmium kommt im Filet nur in sehr geringen Mengen vor. Fische aus Binnenmeeren mit geringem Wasseraustausch haben einen leicht höheren Cadmiumwert.
- Krebs- und Weichtiere speichern gerne Cadmium in ihren Eingeweiden. Diese werden jedoch meist sofort nach Fang entfernt.
- Bleigehalte sind nach Einführung des bleifreien Benzins stark zurückgegangen.
- Quecksilber lagert sich prinzipiell über einen längeren Zeitraum ein. Höhere Gehalte werden meist nur in sehr alten Tieren gemessen. Quecksilberängste stammen aus dem Quecksilberskandal der 1960er-Jahre, als alte Thunfische zu Thunfischkonserven verarbeitet wurden. Heute ist die Thunfischindustrie vollständig auf die Verarbeitung junger, kleiner Tiere eingestellt, die keine Möglichkeit der Einspeicherung von für den Mensch relevanten Quecksilbermengen haben.
- Zinn findet sich hauptsächlich in Hafengegenden, da Zinn Bestandteil von Anstrichen von Schiffen ist.

Zu den unerwünschten Inhaltsstoffen gehören auch organische Rückstände. Diese haben eine beträchtliche Auswirkung auf Meerestiere, da sie Einfluss auf deren Reproduktion und Überlebenschancen haben. Dazu zählen: halogenorganische Verbindungen wie Insektizide und Herbizide oder auch chlororganische Produkte wie PCBs aus Industriechemikalien, Haushaltschemikalien und Pharmazeutika und Antibiotika.
PCBs (Polychlorierte Biphenyle) umfassen eine Gruppe von 209 verschiedenen Verbindungen. Alle Fischarten werden regelmäßig untersucht, und es bestehen strikte zulässige Höchstmengen. Insgesamt nimmt der Gehalt

an PCB im Lebensmittel Fisch langsam ab. Bestimmte Fanggebiete wie etwa die Ostsee haben jedoch weiterhin eine höhere Belastung. Süßwasserfische und Fische aus Aquakulturen haben so gut wie keine Belastung. Aale aus europäischen Flüssen sind stark belastet. Fische aus Industrieflüssen können auch eine hohe Belastung aufweisen. Seit 2002 gibt es auch eine Verordnung in der EU, die dioxinähnliche PCB-Höchstmengenregelungen eingeführt hat.

Chlororganische Pflanzenschutzmittel können immer wieder in Fischen und anderen Lebensmitteln nachgewiesen werden. Sie reichern sich hauptsächlich im Fettgewebe an. Belastet kann daher Kabeljau- und Dorschleber sein. Magerfischarten sind nur gering belastet.

PFT (Perfluorierte organische Tenside) kommen in wasser- und schmutzabweisenden Zusätzen in Textilien, Oberflächenbeschichtungen, Teppichen und Papierprodukten vor. Sie können im Humanblut und in verschiedenen tierischen Lebensmitteln nachgewiesen werden. Hier sind Süßwasserfische deutlich höher belastet als Meeresfische. Auch Tiere aus Industrieflüssen können belastet sein.

Auch bei der Verarbeitung von Fischerzeugnissen können unerwünschte Bestandteile in die Fischprodukte gelangen. Dazu gehören polycyclische aromatische Kohlenwasserstoffe, Nitrosamine oder auch sogenannte Medizinalaromen.

Abschließend noch etwas zum Thema Radioaktivität in Fischen, da dies durch die Katastrophe von Fukushima verstärkt Widerhall in den Medien fand. Tatsache ist jedoch, dass die Belastung in den Fischen in den weiter von der Küste bei Fukushima entfernten Meeresgebieten, in denen die Fischerei erlaubt ist, deutlich abgenommen hat. Grundsätzlich ist festzuhalten, dass alle Lebewesen an radioaktive Strahlung schon seit Milliarden von Jahren gewohnt sind und über entsprechende zelluläre Reparaturmechanismen verfügen – natürlich nur, wenn die Strahlenmenge nicht gewisse Grenzwerte übertrifft. Übrigens hängt die natürliche Radioaktivität auch davon ab, in welcher Region man lebt. Zum Beispiel liegt die Belastung in den Alpen teilweise fast 40-mal so hoch wie der deutsche Durchschnitt von vier Millisievert. Die für den Menschen als akzeptabel festgelegte Jahresdosis an Radioaktivität liegt bei einem Millisievert. Und um auf die Fische vor Fukushima zurückzukommen, entspräche dies bei einem jährlichen Konsum von knapp 60 kg Fisch, welcher mit 1000 Becquerel Cäsium-Isotopen pro Kilogramm belastet ist, vier Fünftel dieser Menge.

Abschließend ist festzustellen, dass die hier beschriebenen potenziellen Belastungen nicht auf Fische beschränkt sind. Sämtliche Schadstoffe können auch in anderen Lebensmitteln und im Trinkwasser nachgewiesen werden. Grundsätzlich unterliegt Fisch in der EU strengen Qualitätsvorschriften und -kontrollen. Und ein informierter Kunde sollte unbedingt den Kauf von qualitativ hochwertigem Fisch aus nachhaltigem Fang oder Zucht unterstützen!

Wie frisch ist der Fisch?

Frischer Fisch ist immer geruchlos! Erst bei der Zersetzung des Fleisches entsteht das charakteristisch schlecht riechende Trimethylamin. Je höher der Trimethylamingehalt, umso stärker der Fischgeruch und umso ungenießbarer der Fisch.

Frischer Fisch weist folgende Merkmale auf:

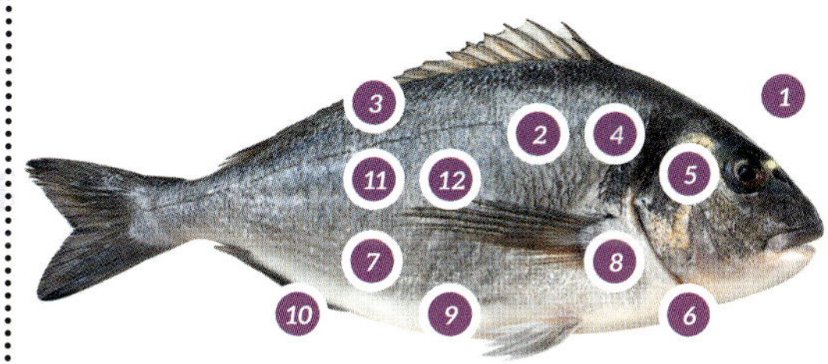

1. *Geruch je nach Fischspezies: frisch, nach Meerwasser, nach Seetang, nach frischem Öl, Algen oder Jod*
2. *kräftige, schillernde Farbe*
3. *Rückgrat liegt fest am Muskel an*
4. *Haut ist stramm und anliegend*
5. *Augen sind klar, prall, schwarze, glänzende Pupille, durchsichtige Hornhaut*
6. *Kiemen sind gleichmäßig rot ohne Schleim*
7. *Schleimmantel ist wasserklar*
8. *Kiemendeckel haften fest an*
9. *Fleisch ist weich und elastisch*
10. *Anus ist fest geschlossen*
11. *Schuppen sitzen fest und glänzen*
12. *strammer Körper, fest und elastisch*

FISH BITES VON A BIS Z!

AAL

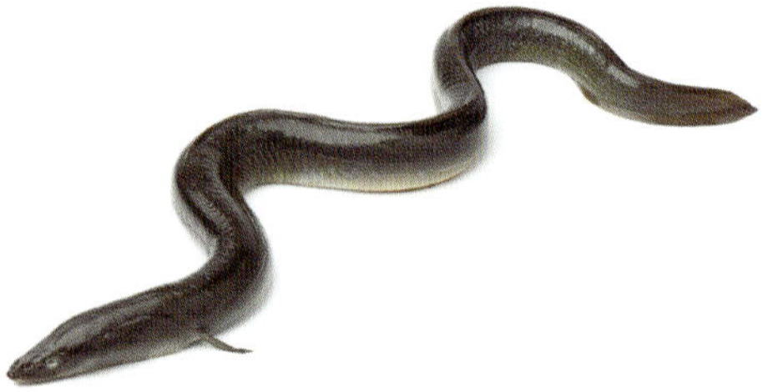

Optimiert durch

OMEGA-3:	*EPA 240 mg, DHA 540 mg/100 g*
SELEN:	*29 µg*
ZINK:	*29 µg*
JOD:	*4 µg*

‣ Weltweit gibt es 15 Aalarten. In Deutschland werden fünf gehandelt, vornehmlich der Europäische Aal. Man nimmt an, dass die Skandinavier die ersten Aalesser waren, da man in deren Küchenabfällen aus der Zeit zwischen dem Spätpaläolithikum und der Eisenzeit Aalskelette fand.

‣ Die Angebotsformen von Aal sind zwar vielfältig (frisch, Aalsuppe, Aal in Aspik etc), aber den meisten Deutschen ist er auf der Speisekarte als Räucheraal bekannt. Denn rund 80 % der Aale werden in Deutschland geräuchert angeboten. In England und Südeuropa werden Glasaale zu Konserven verarbeitet.

‣ Glasaale und Silberaale sind nicht eigene Aalarten, sondern Stufen im Lebenszyklus des Fisches.

‣ Als sogenannte katadrome Fische wandern Aale von Flüssen (oder Seen) ins Meer; die Abwanderung findet nach ca. vier bis zehn Jahren statt. Der Europäische Aal legt auf seiner Reise zu seinen Laichgründen in der Sargassosee im Nordatlantik bis zu 7000 Kilometer zurück. Und Aale können auch längere Strecken über feuchtes Land wandern, da sie Sauerstoff auch über die Haut aufnehmen können.

Die Hauptsaison für den Aalverkauf ist von Mai bis Dezember. Aus der Zucht ist der Aal ganzjährig verfügbar.

‣ Beim Aal werden die Weibchen deutlich größer als die Männchen, bis zu 6 kg schwer und einen Meter lang. Und geschlechtsreif wird ein Aal-Weibchen nach 12 bis 15 Jahren.

‣ Auf das Laichen folgt beim Aal unweigerlich der Tod. Aal-Larven heißen wegen ihrer Form übrigens Weidenblattlarven. Nach dreijähriger Wanderung kommen die Aale dann als sogenannte Glasaale an den europäischen Küsten an und dringen dort in die Flüsse.

‣ Günther Grass' »Die Blechtrommel« nahm manchem Deutschen den Appetit auf Aal. Denn Grass beschrieb dort (und dann auch grafisch im gleichnamigen Film) intensiv die kaschubische Fangmethode. Dabei wird ein Pferdekopf in den Fluss gelegt, die Aale fressen sich in diesen hinein und werden dann mit dem Kopf an Land gezogen.

Die große Mehrheit der verkauften Aale kommt aus Aquakulturen. In Deutschland gegessener Aal kommt häufig aus italienischen Aquakulturen.

‣ Die europäischen Aalbestände werden auf der Roten Liste der IUCN als vom Aussterben bedroht aufgeführt. Die Bestände sind auf einem historischen Minimum und nehmen weiter ab. Die Fischereiminister der EU einigten sich 2007 auf einen Plan zur Regeneration des Aalbestandes.

‣ Aale machen sich über alle möglichen Tiere her, darunter auch Fischlaich und kleine Fische, aber auch Insektenlarven und Krebse.

‣ Aale sind fettreich; der Fettgehalt ist am höchsten vor der Abwanderung und vor dem Laichen.

‣ Aale haben einen sehr hohen Vitamin-A-Gehalt von 3477 Internationalen Einheiten.

ALASKA-SEELACHS

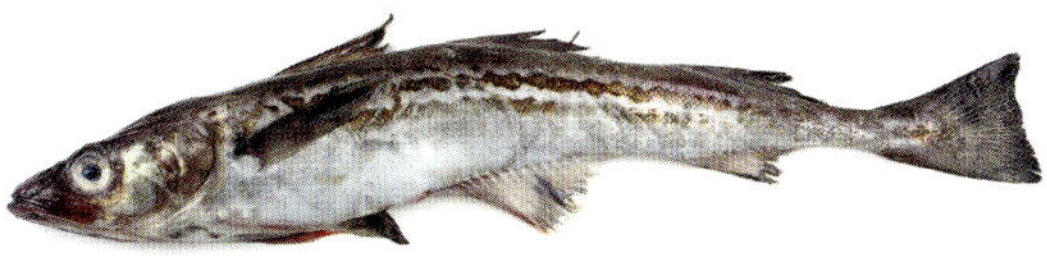

Optimiert durch

OMEGA-3:	EPA 101 mg, DHA 338 mg/100 g
SELEN:	20 µg
ZINK:	433 µg
JOD:	100–260 µg
EISEN:	200 µg

- Auf Deutschlands Fisch-Speisekarte erfreut sich der Alaska-Seelachs großer Beliebtheit. 2010 lag der Verbrauch bei über 250 000 Tonnen, Tendenz steigend. Knapp ein Drittel der in Deutschland konsumierten Meeresfrüchte besteht aus Alaska-Seelachs-Produkten.
- Weltweit ist Alaska-Seelachs die Grundlage der zweitgrößten Fischerei (nach der peruanischen Sardelle) und liefert über 40 % der weltweiten Weißfisch-Produktion.

Alaska-Seelachs und Seelachs sind keine Lachse, weder verwandt noch verschwägert! Wie der Kabeljau/Dorsch gehören sie zur Familie der Gadidae (also nicht wie der Namensvetter Lachs zu den Salmonidae).

- Sein weiß-rosa Fleisch ist besonders zart. Als Magerfisch, der bis zu 80 cm groß wird, liegt sein Fettgehalt im Muskelfleisch bei unter 2 %. Damit es nicht zerfällt, wird Alaska-Seelachs an Bord großer Verarbeitungsschiffe direkt nach dem Fang ausgenommen und in Filetblöcken schockgefrostet (–32 ° C).
- Der Alaska-Seelachs ist auch als Alaska Pollack oder Pazifischer Pollack bekannt, der Seelachs als Köhler. Früher wurde er wegen seines schwarzen Mauls Kohlmaul genannt.
- Mit drei bis vier Jahren und bei 30 bis 40 cm Körperlänge wird der Seelachs geschlechtsreif. Alaska-Seelachsweibchen legen zwischen 500 000 und 15 Millionen Eier im Jahr!
- Der Alaska-Seelachs lebt normalerweise in Bodennähe zwischen 30 und 40 m Wassertiefe. Dort frisst er Bodentiere und Großplankton, aber auch Sandaale, Heringe und kleine Lachse. Er macht aber auch sogenannte Vertikalwanderungen, bei denen er nachts zum Fressen an die Oberfläche kommt. Der Alaska-Seelachs ist selbst ein wichtiger Nahrungsbestandteil vieler mariner Säuger, Seevögel und größerer Fische.

Seelachs ist meist Hauptbestandteil von Fischstäbchen oder Tiefkühlfertigprodukten. Auch Surimi wird meist aus Alaska-Seelachs hergestellt – und der Rogen findet auch Verwertung. Japan und Südkorea sind Hauptkonsumenten von Surimi und Rogen.

- Heute werden nachhaltig pro Jahr etwa 2 Millionen Tonnen Seelachs gefangen.
- Die Alaska-Seelachs-Fischerei ist die größte Fischerei Russlands; der Fisch wird von dort weltweit exportiert.
- Im Gegensatz zum Lachs ist der Alaska-Seelachs fettarm (1 % Fett). Nährwerte und Fettgehalt des Seelachses sind dem Alaska-Seelachs ähnlich.

AUSTER

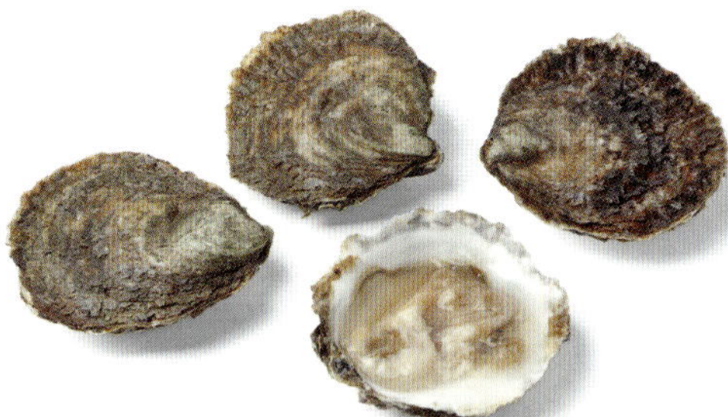

Optimiert durch

OMEGA-3:	DHA + EPA 688 mg/100 g
SELEN:	48 µg
ZINK:	> 13 mg
JOD:	73 µg

Wie sagte es ein französischer Austernfischer so schön: »Eine Auster essen ist wie das Meer auf die Lippen küssen«!

▸ Bei uns werden hauptsächlich zwei Arten gehandelt: die Europäische Auster (Gattung Ostrea) und die Pazifische Felsenauster (Gattung Crassostrea), wobei die Zucht der pazifischen Art weltweit sehr deutlich überwiegt. Sie ist wesentlich widerstandsfähiger und kann unter verschiedensten Umweltbedingungen kultiviert werden. Außerdem erzeugt die Felsenauster pro Saison bis zu 100 Millionen Eier! Und schließlich ist sie auch etwas kräftiger im Geschmack.

▸ Die Auster ernährt sich von Plankton, welches sie durch die Filterung großer Wassermengen erhält. Die Geschwindigkeit des Wachstums einer Auster hängt vom Nährstoffreichtum ab – wie auch von der Wassertemperatur. Um Eier bilden zu können, brauchen die Felsenaustern Temperaturen von 22° C oder mehr!

▸ Die Auster ist ein Zwitterwesen, das anfänglich nur als Männchen heranwächst. In gewissen Phasen ihres Lebenszyklus wird sie dann zur Fortpflanzung zum Weibchen.

▸ Sollten Sie in einer Auster eine Perle finden, sollten Sie die Auster auf keinen Fall essen. Denn keine Speiseauster kann Perlen enthalten.

▸ Austern werden normalerweise entweder in Bodenkulturen oder mit Aufhängevorrichtungen gezüchtet. Dabei wird kein zusätzliches Futter benötigt, das heißt, die Zucht ist sehr effizient. Außerdem werden in Europa keine Chemikalien und Medikamente bei der Züchtung eingesetzt.

▸ Einige Austerntypen vertragen eine Mischung aus Salz- und Süßwasser. Wichtig ist aber, dass das Wasser sauber und unbelastet ist. Filtrieren Austern nämlich giftige Organismen aus dem Wasser, können diese auch für den Menschen gefährlich werden.

▸ Auf die Nummer kommt es an! Denn Austernschalen teilt man je nach Größe in Nummern ein, bei der Pazifischen Auster normalerweise zwischen 0 (groß) und 5 (klein), bei der Europäischen Auster zwischen 00 (groß) und 4 (klein).

▸ Fast 98 % der französischen Austern sind tief (also Pazifische), die flachen (also Europäischen) sind seltener und zumeist teurer. In einigen Gebieten Westfrankreichs setzt man sogenannte Claires ein, nährstoffreiche Aufzuchtbecken mit Kieselalgen, in denen die Austern vor dem Verkauf mehrere Wochen gehalten werden und dadurch ihre typische Färbung erhalten. Diese Austern erhält man dann unter dem Namen »Fines de Claires«.

▸ Das Alter einer Auster kann durch die Ringe in ihrer Schale bestimmt werden. Die angeblich älteste je gefundene Auster hatte ein Alter von 100 Millionen Jahren.

Die Auster hat einen hohen Gehalt an Glycin-Betain (805 mg/100 g). Betain ist in der Lage, erhöhte Homocystein-Werte im menschlichen Blut zu senken, und stellt einen wichtigen Methylgruppen-Donator dar. Und ihr Angebot an Vitamin E (850 µg) ist auch nicht zu verachten.

DORADE/GOLDBRASSE (DORADE ROYAL)

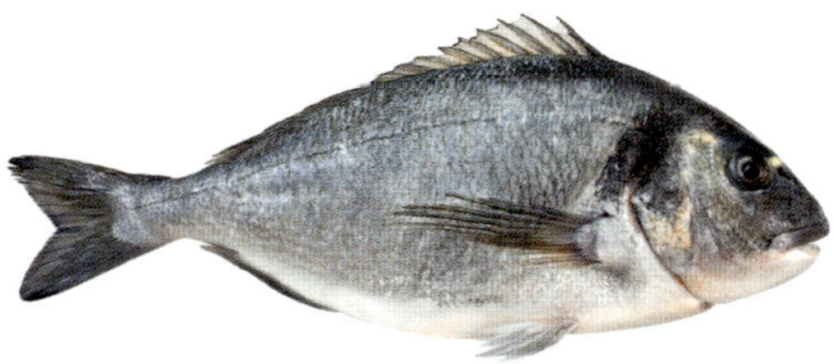

Optimiert durch

OMEGA-3:	*EPA 325 mg, DHA 961 mg/100 g*
JOD:	*24 µg*

▸ Die Dorade oder Goldbrasse zählt zu den Meerbrassen, Sparidae, der Familie der Barschartigen Fische. Diese Familie umfasst ca. 200 Arten, die in allen warmen und gemäßigten Küstengewässern vorkommen.

▸ Die Dorade hat den für Meerbrassen typischen sehr hohen Rücken und einen seitlich zusammengedrückten Körper. Die Rückenflosse ist vorne mit Stachelstrahlen bewehrt, hinten mit Gliederstrahlen. Sie wird höchstens 70 cm lang und wiegt meist bis zu 2,5 kg.

Als weltweit beliebter Speisefisch ist die Dorade in Europa von den Britischen Inseln bis zu den Kapverden und im Mittelmeer verbreitet. Auf den Tisch kommt sie aber vermehrt aus Aquakulturen. Es wird geschätzt, dass Wildfänge höchstens 3 000 Jahrestonnen betragen, während in Aquakulturen bereits fast 10 000 Jahrestonnen produziert werden.

▸ Der Name des Fischs kommt von einem goldfarbenen Band, das sich von der Stirn zu den Augen zieht und dunkel eingerahmt ist. Der Fisch hat je einen goldenen Fleck auf den Wangen.

▸ Hauptproduzenten in Europa sind Griechenland und die Türkei, die fast zwei Drittel der Produktion auf die Märkte liefern. Spitzenköche schätzen offensichtlich Doraden aus Aquakultur, da sie durch die kurzen Transportwege äußerst frisch zubereitet werden können.

▸ Die Dorade ist seit der Antike ein bekannter Speisefisch und ist hervorragend zum Braten und Grillen geeignet. Sie wurde laut griechischer Mythologie sogar als heilig angesehen; klar ist jedoch nicht, ob wegen ihrer Schönheit oder ihres Zwitterwesens. Doraden sind nämlich von Natur aus »transsexuell«. Sie werden männlich geboren und entwickeln sich später zu Weibchen.

▸ Zwar ist die Dorade Royal das ganze Jahr über erhältlich, in der Zeit von Juli bis Oktober schmeckt sie aber am besten. Und je leuchtender das goldene Band unter ihren Augen, desto frischer ist die Dorade Royal.

▸ Doraden kommen mehrheitlich als Zuchtfisch aus Gehegen im Mittelmeer zu uns. 2010 züchteten Spanien, Italien, Griechenland, Israel und die Türkei ungefähr 110 000 Tonnen des Fisches.

Als »Vielfresser« ernähren sich Doraden von Krebstieren, Muscheln und Fischen und haben auch kein Problem mit »bissfester« Beute. Ihre Mahl- und Schneidezähne sind nämlich sehr kräftig und können auch harte Schalen aufbrechen.

▸ Das Fleisch der Dorade ist weiß und fest, sehr mager und damit kalorienarm. Wie alle fettarmen Fische enthält die Dorade deshalb weniger Omega-3-Fettsäuren als fettreiche Fische.

FLUSSKREBS

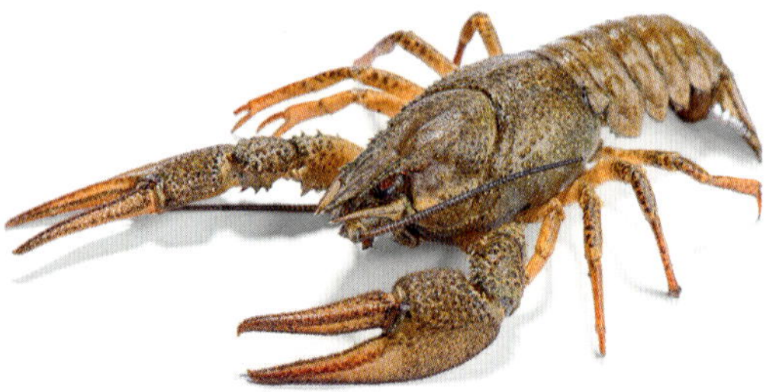

Optimiert durch

OMEGA-3: DHA + EPA = 413 mg/100 g
SELEN: 40 µg

‣ Vor 1860 und dem großen Krebssterben waren Flusskrebse in Deutschland oft ein Essen armer Leute, denn früher gab es riesige Mengen Europäischer Flusskrebse in unseren Gewässern; deshalb waren sie ein billiges Nahrungsmittel.

Die Vorfahren der Flusskrebse befanden sich schon vor beinahe 600 Millionen Jahren in Meeren, Seen und Flüssen. Bei Flusskrebsen vermutet man, dass sie bereits seit über 200 Millionen Jahren existieren.

‣ Zwischen 1860 und 1880 wurden Flusskrebse durch eine schwere Krankheit, die Krebs-Pest, fast ausgerottet. Deshalb wurde bei uns der sehr ähnliche Amerikanische Flusskrebs ausgesetzt, da er gegen die Krebs-Pest immun ist. Heute sind Flusskrebse auch wieder aus Aquakultur erhältlich.

‣ Flusskrebse sind dämmerungs- und nachtaktiv. Die meisten Arten sind Einzelgänger. Da sie sensibel auf Verunreinigungen ihres Lebensraums reagieren, sind Flusskrebse innerhalb gewisser Grenzen ein Indikator für die biologische Wasserqualität eines Standortes.

‣ Flusskrebse sind Allesfresser: Sie fangen Wasserinsekten, Würmer, Molche, Muscheln und Fische. Nachdem Flusskrebse ihre Beutetiere mit ihren großen Scheren geschnappt haben, zerteilen die kleineren Scheren des zweiten und dritten Laufbeinpaares die Beute »mundgerecht«.

‣ Mit sehr guten Sinnesorganen versehen können Flusskrebse in einem 360-Grad-Radius sehen und selbst kleinste Vibrationen spüren. Im Kopf der Krebse liegen nierenähnliche Drüsen, der Harn wird an der Fühlerbasis ausgeschieden.

‣ Flusskrebse werden in der Regel von Juni bis Dezember mit speziellen Netzen, Krebs- oder auch Aalreusen gefangen. Ständig wachsend ist auch die Zucht, in der Türkei wird zum Beispiel sehr erfolgreich der Galizische Flusskrebs gezüchtet. In Deutschland stammen denn auch die meisten der importierten Flusskrebse aus der Türkei und aus dem Iran.

‣ Während der Laichzeit der Tiere dürfen ausschließlich männliche Exemplare verkauft werden. Mehrere Fangnationen haben sich inzwischen dazu verpflichtet, während der Laichzeit der Flusskrebse eine Schonzeit für die Tiere einzuhalten. Trotzdem sind Flusskrebse das ganze Jahr über erhältlich, weil sie auch tiefgefroren oder in Lake importiert werden.

Flusskrebse leben im Süßwasser, sind aber mit Meerestieren wie Langusten, Hummer, Garnelen oder Einsiedlerkrebsen verwandt. Man findet sie besonders in langsam fließenden kalten Flüssen, Teichen, Seen und Sumpfgewässern.

‣ Das Fleisch der Flusskrebse hat einen feinen, etwas nussigen Geschmack; es ist zart, aber dennoch mit »Biss«.

‣ Flusskrebse sind mit 0,5 % Fett fettarm, sie enthalten unter anderem Vitamin C (4,5 mg), Vitamin B_1 (150 µg) und Niacin (2 mg).

FORELLE

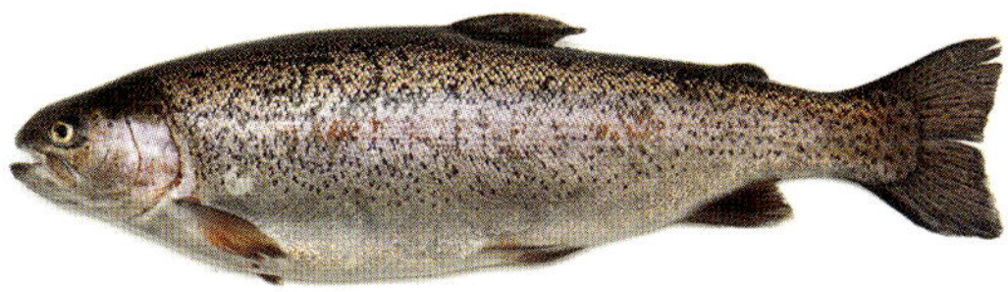

Optimiert durch

OMEGA-3:	*EPA 140 mg, DHA 550 mg/100 g*
SELEN:	*0,15 µg*
ZINK:	*600 µg*

▸ Die Regenbogenforelle kam um 1880 aus Nordamerika nach Zentraleuropa. Sie wächst schneller als unsere europäischen Forellen und ist, was die Qualität des Wassers betrifft, weniger wählerisch. Und sie gedeiht im Gegensatz zu Meer-, See- und Bachforelle gut in allen drei Gewässern! Denn Regenbogenforellen waren ursprünglich Salzwasserfische (sie gehören zu den pazifischen Lachsen), gezüchtet werden sie heute aber hauptsächlich in Süßwasser.

Die rötliche Färbung der Lachsforelle entsteht durch Astaxanthin, einem dem Futter zugefügten natürlichen Farbstoff. Wilde Forellen nehmen ihn durch kleine Krebse oder Garnelen auf.

▸ Grundsätzlich brauchen Forellen viel Sauerstoff, was sie in kaltem, fließendem Gewässern in größeren Mengen finden.

▸ Auch wenn die Forelle zu den lachsartigen Fischen gehört, ist der Begriff Lachsforelle bestes Marketing der Züchter. Sie bezeichnen damit Forellen, deren Filet rötlich gefärbt ist, die beim Verkauf mindestens 1,5 kg wiegen und deren Fettgehalt ihres essbaren Anteils bei 8 % liegt.

▸ Forellen wurden früher von Mönchen gezüchtet und – wohl als früher Hinweis auf die Wirksamkeit von Omega-3-Fettsäuren auf das psychische Gleichgewicht – schwermütigen Menschen als stimmungsaufhellendes Mittel verabreicht.

▸ Das »blau« in »Forelle blau« kommt vom Essig, denn dessen Beigabe beim Kochen färbt die Schleimhaut der Forelle blau. Und gebraten ist die Forelle als »Forelle Müllerin« bekannt.

▸ Da zumeist Zuchtforellen verkauft werden (Regenbogenforellen stehen weltweit auf Platz 2 der Aquakulturproduktion!), sind diese das ganze Jahr über in gleich bleibender Qualität erhältlich. Mehr als 70 Länder produzieren Regenbogenforellen, mit Chile als klarem Spitzenreiter. In Europa kommen sie zumeist aus türkischer Zucht.

Bei der Züchtung einer Bio-Regenbogenforelle darf kein Fischmehl, sondern nur Abfall aus der Speisefischindustrie verwendet werden. Nachhaltig ist dieser Ansatz auch, da Maßnahmen zum Schutz der Gewässer und der umgebenden Natur getroffen werden müssen.

▸ Da er dem Lachskaviar geschmacklich ähnlich ist, wird Forellenkaviar immer beliebter.

▸ Alte Weisheit: »Wenn die Forellen früh laichen, so gibt es viel Schnee.«

Vor 200 Jahren entstand mit »Die Forelle« eines der bekanntesten deutschen Kunstlieder.

▸ Forellen sind wegen ihres zarten Fleischs beliebt. Mit 2–3 mg Eisen und 0,3 mg Kupfer (pro 100 g) tragen Forellen zur Bildung von roten Blutkörperchen und Hämoglobin bei.

GARNELE

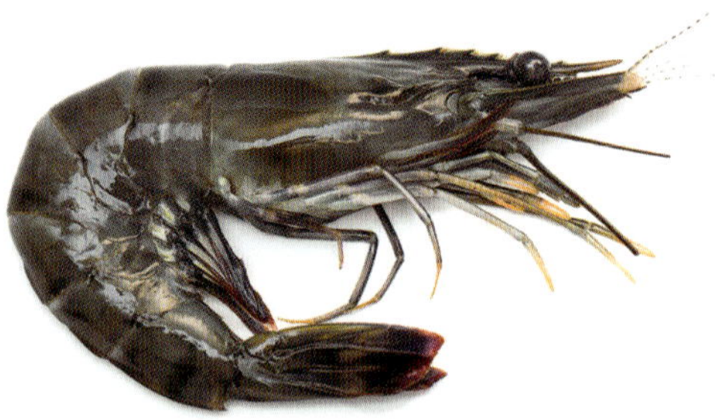

Optimiert durch

OMEGA-3:	*DHA + EPA = 315 mg/100 g*
SELEN:	*40 µg*

Weltweit gibt es Tausende verschiedene Garnelenarten. Eismeergarnelen stammen zum Beispiel aus Grönland, Island, Norwegen oder Chile, die Black-Tiger-Garnele lebt als Warmwassergarnele zumeist im Flachwasser der Küstengebiete im Indopazifik.

▸ Im Unterschied zur kurzschwänzigen Krabbe sind Garnelen Langschwanzkrebse. International werden sie als Prawns oder Shrimps bezeichnet und je nach Größe mit eindrucksvollen Attributen wie »Tiger«, »King« oder »Riesen« geschmückt. Und wenn Leute den Begriff Krabben verwenden, meinen sie zumeist Garnelen.

▸ Nordseegarnelen leben küstennah vor Deutschland, den Niederlanden und Dänemark und ernähren sich von kleinen Muscheln, Schnecken, Würmern und Krebsen wie auch von den Resten abgestorbener Pflanzen und Tiere. Diese fast durchsichtig graue Garnele wird 5 bis 7 cm groß, Riesengarnelen, wie die Black-Tiger-Garnele, die bei uns hauptsächlich als Zuchtgarnelen auf die Speisekarte gelangen, dagegen bis über 30 cm.

▸ Die Färbung der Nordseegarnelen ist in der französischen (crevette grise) und englischen Bezeichnung (brown shrimp) widergespiegelt, das heißt, sie ist leicht gräulich bis bräunlich. Beim Kochen in Salzwasser werden Ostseegarnelen rötlich-braun, Nordseegarnelen behalten dagegen fast ihre graue Farbe.

▸ Auch rötlich verfärbt sich beim Kochen die Norwegische Tiefseekrabbe, die – etwas größer als die Ostseegarnele – zum Teil an deren Stelle verwendet wird. Die grauweißen (und mit roten Punkten versehenen) Ostseegarnelen sind selbst wiederum etwas größer als Nordseegarnelen.

▸ Im Nordwestatlantik gibt es diverse MSC-Garnelen-Fischereien, z. B. in Kanada, Westgrönland oder der Barentssee.

▸ Bei (nicht nachhaltig geführten) Aquakulturen werden regelmäßig Antibiotika eingesetzt, da dort immer wieder Krankheiten durch den länderübergreifenden Transport von Setzlingen und größeren Tieren eingeschleppt werden. Die EU führt u. a. deswegen Einfuhrkontrollen zur Überprüfung der Qualität durch. Mit Erfolg kommen inzwischen SPF-Setzlinge (»Specific Pathogen Free«/krankheitsfrei) in Aquakulturen zum Einsatz.

▸ Getrocknet und gemahlen dienen Garnelen als sogenanntes Granatmehl als Dünger wie auch als Vogel- und Fischfutter.

Das feste und fettarme Fleisch der Garnelen ist besonders eiweißreich. Die Black-Tiger-Garnele zum Beispiel liefert (pro 100 g) 21 g Eiweiß – und 0,5 g Omega-3.

▸ Garnelen haben einen hohen Gehalt an Glycin-Betain (251 bis 961 mg/100g). Betain ist in der Lage, erhöhte Homocystein-Werte im menschlichen Blut zu senken; es stellt einen wichtigen Methylgruppen-Donator dar.

HECHT

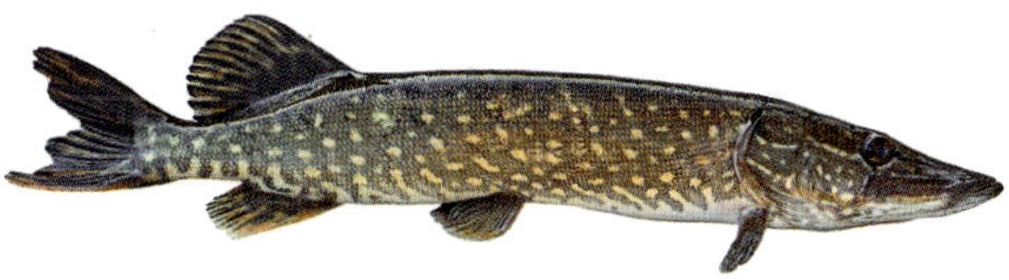

Optimiert durch

OMEGA-3: EPA: 11 mg, DHA: 191 mg/100 g
SELEN: 21 µg
ZINK: 1 mg

▸ Der Hecht ist einer der bekanntesten heimischen Süßwasserfische. Er kommt in Nordamerika, Europa und Asien, aber auch in Australien und Neuseeland vor. Im Brackwasser, das heißt in Flussmündungen, wo sich Süßwasser und Salzwasser mischen, kann er – wie zum Beispiel auch der Zander – ebenfalls gut leben. Ansonsten bevorzugt er – wie auch zum Beispiel der Saibling – Seen. Als lauernde Jäger leben Hechte also sowohl in Fließ- wie auch in stehenden Gewässern.

▸ Bereits im 19. Jahrhundert galten Hechtleber und -rogen als Delikatesse. Und vor allem in der gehobenen Gastronomie war der Fisch noch in den 1970er-Jahren sehr populär, heute dagegen ist er eher noch regional von Bedeutung.

▸ Die lange Schnauze des Hechts erinnert an einen Entenschnabel – der Inhalt seines Mauls eher weniger, denn es ist mit 700 scharfen, nach hinten gerichteten Zähnen bestückt! Und damit »verarbeitet« der gefräßige Raubfisch nicht nur andere Fische, sondern schnappt sich gelegentlich auch andere Spezies, zum Beispiel Frösche und sogar Wasservögel. Und wenn dem Hecht etwas ins Maul gerät, muss er es auch schlucken, denn seine »Zahnstellung« verhindert ein Ausspucken.

▸ Als relativ schnellwüchsige Fische erreichen Hechte schon nach ihrem ersten Sommer eine Länge von 12 bis 20 cm oder sogar mehr.

▸ Grashecht nennt man Junghechte wegen ihrer grünen Haut. Beim erwachsenen Hecht ist der Rücken zumeist dunkelgrün, der Bauch weiß und die Flanken gelblich gefleckt. Grundsätzlich ist die Färbung des Hechts abhängig von dessen Alter und Aufenthaltsort. Weniger farbenprächtig sind in Ufernähe lebende Hechte (als die in tiefen Wasserregionen).

▸ Jährlich wurden in Deutschland in den letzten Jahren durchschnittlich circa 1500 Tonnen Hechte für den Verzehr gefangen. Am wenigsten Gräten enthält das Schwanzstück, welches das letzte Drittel des Fisches ausmacht. Dass es sich daher am ehesten als Filetstück eignet, zeigt sich auch im Spruch »Am Schwanz ist der Hecht das Beste.«

▸ Hechtfleisch ist fast weiß, mager und fest. Wie alle Süßwasserfische ist der Hecht zwar kein Jod-Lieferant, aber er liefert andere Mineralstoffe wie etwas Kalzium (20 mg), Phosphor (190 mg), Magnesium (25 mg) und Eisen (1 mg).

In früheren Jahrhunderten wurde der Hecht von Mönchen gezüchtet und als typischer Karfreitagsfisch serviert. Und wenn von früheren Jahrhunderten die Rede ist: Die Bezeichnung »toller Hecht« war übrigens bis zum 18. Jahrhundert gar nicht schmeichelhaft. Denn damit bezeichnete man einen räuberischen, plündernden Menschen.

Am schmackhaftesten ist der Fisch außerhalb seiner Laichzeit von September bis Januar. Auch darf er in Europa während der Laichzeit (von Februar bis zum 1. Mai) nicht gefangen werden. Das hängt auch damit zusammen, dass Milch und Rogen der Hechtweibchen in dieser Zeit leicht giftig sind.

HERING

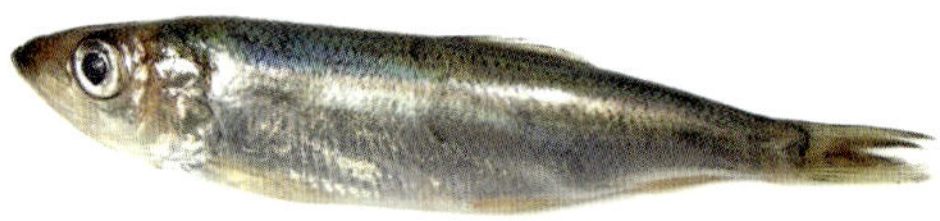

Optimiert durch

OMEGA-3:	EPA: 2038 mg, DHA: 677 mg/100 g
JOD:	47 µg
SELEN:	50 µg
ZINK:	583 µg
VITAMIN D:	25 µg

‣ Der Lebensraum des Herings reicht vom Westausgang des Ärmelkanals über das nördliche Island bis zum Weißen Meer, außerdem die gesamte Ostsee.

‣ Weltweit gibt es ungefähr 180 Heringsarten; zur Familie der Heringe gehören auch Sprotten, Sardinen, Sardellen und Maifische. Am kleinsten ist der Ostseehering, niederländische und englische Heringe sind mittelgroß, am größten sind die Heringe aus der Nordsee der skandinavischen Küste und der Shetlandinseln. Fischer unterscheiden zwischen dem mageren (aber wohlschmeckenden) See- oder Herbsthering und dem fetteren Küsten- oder Frühjahrshering.

Ungefähr 20 Prozent des Fischangebots in Deutschland bestehen aus Heringen. Und dieser kommt zumeist aus dem Nordatlantik und aus der Ostsee.

‣ Heringsbestände erleben natürliche Schwankungen, die nicht nur aufgrund moderner Fischereimethoden entstehen. Grundsätzlich haben sich die Heringsbestände nach den Zusammenbrüchen der 1970er-Jahre erholt. Heute ist der atlantisch-skandinavische Bestand aufgrund recht guten Fischerei-Managements, wenig Beifang und keiner Beeinträchtigung des Lebensraums in einem guten Zustand.

‣ Während ihrer »Fressphase« werden Heringe besonders fett. Fette Heringe werden schon seit dem Mittelalter eingesalzen (und zu Matjes verarbeitet). Denn Salz entzieht Wasser und damit Bakterien, die das Eiweiß des Fisches »vertilgen« würden, den Nährboden. Essig im marinierten Fisch tötet ebenfalls Bakterien.

‣ Der Hering erscheint unter vielen verschiedenen (Produkt)Namen: in seiner (heiß) geräucherten Version als Bückling, als Salzhering als Matjes, sauer mariniert als Bismarckhering oder (aufgerollt) als Rollmops oder gebraten und sauer eingelegt als Brathering. Mit Matjes oder Rollmöpsen lässt sich der Salz- und Mineralverlust ausgleichen, auch angeblich bei einem Kater!

‣ Den Bismarck-Hering verdanken wir tatsächlich Otto von Bismarck – und zwar aufgrund einer Herings-Diät, die dem übergewichtigen Bismarck von seinem Leibarzt auferlegt wurde. Der clevere Fischkonserven-Fabrikant aus Stralsund, der die sauer eingelegten Heringe lieferte, verband dies mit der Bitte, diese zukünftig als »Bismarck-Hering« vermarkten zu dürfen!

‣ Pro 100 g liefert der fettreiche Hering – am fettreichsten sind übrigens die vor der englischen Küste und den Shetlandinseln gefangenen wie auch die Sommerheringe der norwegischen Küste – im Schnitt 2 bis 3 g Omega-3-Fettsäuren. Nordseeheringe haben einen hohen Vitamin-D-Gehalt. Außerdem ist der Fisch reich an Taurin, einer wichtigen Aminosäure.

Für die Ökosysteme der Meere ist der Hering als (pelagischer, also frei schwimmender) Schwarmfisch wichtig, da er vielen Meerestieren als Beute dient. Selbst frisst sich der zwischen tiefen Schichten und der Oberfläche schwimmende Hering im Sommer aus dem reichen Planktonangebot, besonders Kleinkrebsen, ein Fettpolster an. Und je planktonreicher das Gebiet, umso größer die Heringsbestände!

HUMMER

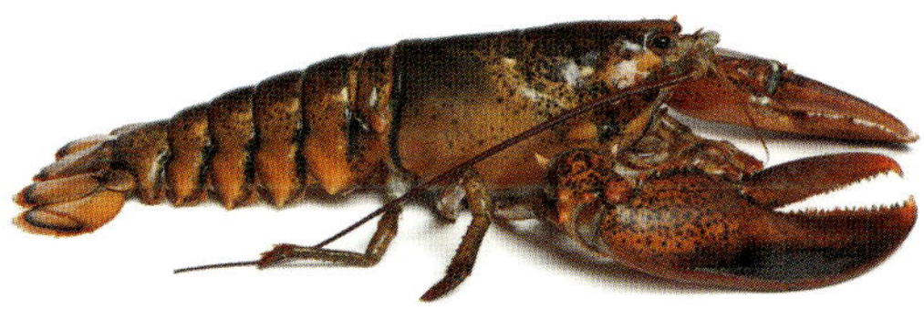

Optimiert durch

OMEGA-3:	*EPA: 350 mg, DHA: 165 mg/100 g*
JOD:	*100 µg*
SELEN:	*130 µg*
ZINK:	*1,4 mg*

▸ Hummer sind wohl die auffälligsten, teuersten und begehrtesten Krebs- oder Krustentiere des Nordatlantiks. Aus zoologischer Sicht zählen die Krebstiere zu den Gliederfüßlern.

▸ Hummer sind Höhlenbewohner, brauchen kühlere Gewässer mit felsigem Untergrund, wo sie sich tagsüber in Höhlen, Felsspalten und -löchern oder in Steinhaufen aufhalten und nachts auf die Jagd gehen.

Die vielfältige Nahrung des Hummers besteht aus abgestorbenem Material, Schnecken, Muscheln, Borstenwürmern und manchmal auch aus den eigenen Artgenossen, denn der Hummer ist auch ein Kannibale.

▸ Der europäische Hummer deckt heute kaum noch 20 % des Bedarfes in Europa ab; dies leider auch, weil viele Fangregionen aufgrund der großen Nachfrage fast »leer gefischt« wurden. In Norwegen und Amerika versucht man daher, Hummer zu züchten.

▸ In erster Linie kommt der Hummer auf der europäischen Speisekarte heute zumeist aus den USA und Kanada (American Lobster). Beide Länder setzen Maßnahmen um, um Fang und Produktion nachhaltiger auszurichten, zum Beispiel Beifang und Rückwürfe zu vermeiden. Kanada führt Schutzmaßnahmen durch, die auch saisonale Schließungen des Hummerfangs umfassen.

▸ Im Sommer finden sich Hummer in flachen Küstengewässern mit felsigem Boden. Deshalb ist die Hauptfangsaison auch in jener Jahreszeit. Die Wassertiefe bestimmt den Tagesrhythmus des Hummers. Mit sehr großen und lichtempfindlichen Augen versehen ist der Hummer im flachen Wasser nachtaktiv; im Winter findet man ihn in mehreren hundert Metern Tiefe.

▸ Unter 5° C Wassertemperatur verweigern Hummer die Nahrungsaufnahme, bei über 20° C gehen sie zugrunde. Diese Temperaturempfindlichkeit steuert auch die Fortpflanzung des Hummers, denn sie ist nur bei etwas über 15° C in salzreichem Wasser möglich.

▸ Hummer wachsen sehr langsam und können maximal 75 cm lang und 4 kg schwer werden. Beim Wachstum häutet sich der Hummer regelmäßig.

▸ Gefangen wird er mit durchschnittlich 30 cm – in vielen Ländern dürfen keine Hummer unter 21 cm Länge mehr gefangen werden – und mit einem Gewicht von rund 1 kg. Hummerfischer locken ihren Fang zumeist mit beköderten Reusen in Körbe, in die Hummer zwar hinein-, aus denen sie aber nicht mehr herauskrabbeln können. Ein Hummerfischer besitzt im Schnitt 300 bis 400 Körbe.

▸ Am wohlschmeckendsten ist das Fleisch der Brustschale.

Mit etwa sechs Jahren werden Hummer geschlechtsreif. Sie können ein Alter von 50 Jahren erreichen. Man hat aber sogar schon Exemplare gefunden, die über 100 Jahre alt waren! Und übrigens gibt's beim Hummer Rechts- und Linkshänder!

JAKOBSMUSCHEL

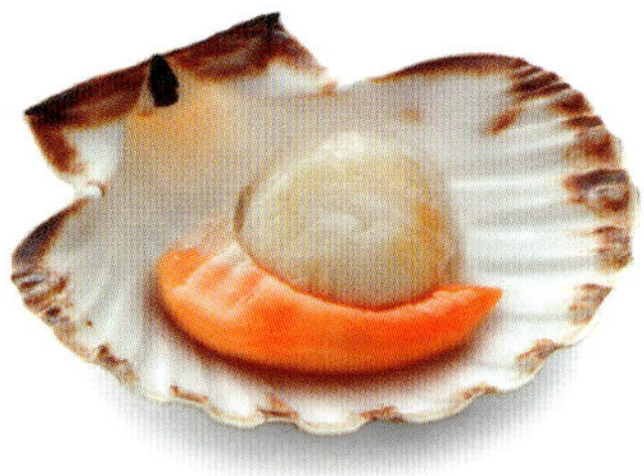

Optimiert durch

OMEGA-3:	DHA + EPA 635 mg/100 g
JOD:	43 µg
SELEN:	21 µg
ZINK:	3 mg

▸ Die Jakobsmuschel ist auch als Pilgermuschel bekannt, was sich im spanischen Namen der Muschel, Coquille St. Jacques, niederschlägt. Der Hintergrund der beiden Bezeichnungen ist eng miteinander verknüpft; die Jakobsmuschel ist nämlich nach einem der zwölf Apostel benannt – und dient Pilgern auf dem Weg zum Grab des heiligen Jakobs in Santiago de Compostela als Wegweiser und als Erkennungsmerkmal. Außerdem wurde die Muschel im Mittelalter von christlichen Pilgern zum Wasserschöpfen verwendet – und bereits als Wallfahrtssouvenir verkauft!

»Jakobsmuschel« ist oft ein Sammelbegriff für eng miteinander verwandte Arten der Kammmuscheln, zu denen auch die Große Pilgermuschel gehört. Insgesamt gibt es 400 verschiedene Arten der Jakobsmuschel; sie darf aber nur unter diesen Namen auf den Markt kommen, wenn sie eine Größe von mindestens 9 cm vorweisen kann.

▸ Ursprünglich importierte das Energie-Unternehmen Shell dekorative Muscheln nach London – was sich heute noch sehr prominent im Firmenlogo mit der roten und gelben Jakobsmuschel zeigt!

▸ Im Gegensatz zu den meisten anderen Muscheln können sich Jakobsmuscheln gezielt fortbewegen: Mithilfe ihres starken Schließmuskels können sie durch kräftiges Schließen und Öffnen ihrer Schalen mittels Rückstoßprinzip schwimmen.

▸ Der Lebensraum der Jakobsmuschel erstreckt sich von der Gezeitenzone bis in 200 m Tiefe, wo sich junge Jakobsmuscheln am Untergrund festheften, während sich ältere Exemplare frei im Wasser bewegen oder im Sandboden eingraben. Jakobsmuscheln finden sich in Meeren rund um den Globus. Die in Europa gehandelten Jakobsmuscheln stammen zumeist aus den Gewässern vor der Nordküste Frankreichs bis zu den Küsten Schottlands und Norwegens.

▸ Gegessen werden nur der weiße Muskel (die »Nuss«, die auch nussig bis leicht süßlich schmeckt) und der orange-rote Rogensack (der »Corail«) mit seinem sehr intensiven Meeresgeschmack. Wer den Corail verzehren möchte, sollte Jakobsmuscheln nur von Ende August bis November kaufen. Da Muscheln ihre Nahrung aus dem Meerwasser filtern, nehmen sie dabei einen von der Region abhängigen – und damit unterschiedlichen – Geschmack an.

Jakobsmuscheln sind zwar ganzjährig erhältlich, aber meeresfrisch normalerweise in den Monaten mit »r« (September bis einschließlich April), ansonsten gefroren.

▸ Für Gourmets und überhaupt alle Genießer von Meerestieren kommt die Jakobsmuschel auf der Rangliste direkt nach der Auster. In Südamerika wird sie übrigens – wie Austern – gern roh genossen. Und in Japan serviert man Jakobsmuscheln unter anderem als Einlage einer feinen Algenbrühe.

▸ Die Jakobsmuschel weist einen sehr hohen Glycin-Gehalt von 1455 mg pro 100 g auf; ihr Glycin-Betain-Gehalt liegt bei 211 mg (pro 100 g).

▸ Jakobsmuscheln bieten Mineralstoffe wie Kalzium (24 mg pro 100 g), Magnesium (56 mg), Natrium (161 mg) und Phosphor (219 mg). Die »Nuss« bietet hochwertige Proteine, Omega-3-Fettsäuren und Zink.

KABELJAU/DORSCH

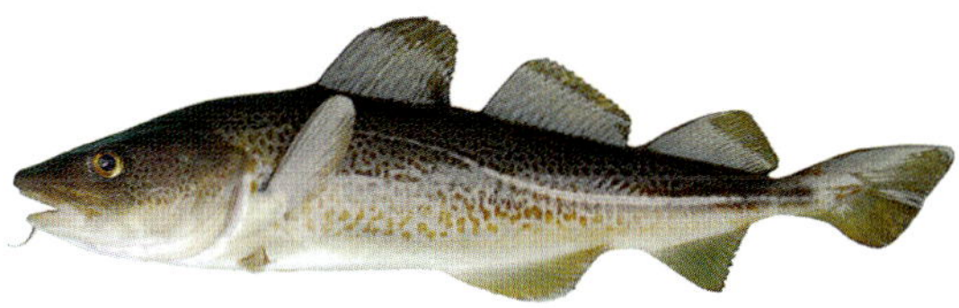

Optimiert durch

OMEGA-3:	EPA 71 mg, DHA 194 mg/100 g
JOD:	229 µg
SELEN:	0,4 µg
ZINK:	396 µg

Kabeljau aus der Ostsee wird Dorsch genannt, im Atlantik dagegen nur der junge Kabeljau. Der Name »Dorsch« bedeutet Dörrfisch.

▸ Den Kabeljau findet man im gesamten Nordatlantik von der Ostküste Nordamerikas und Kanadas über Südgrönland, Island, westbritische Gewässer, Nordsee, norwegische See bis Spitzbergen und weit nach Osten in der Barentssee. Im Nordostatlantik werden 25 Kabeljaubestände unterschieden.

▸ Von Plankton über Bodentiere bis zu Fischen (wie Hering, Sandaal und auch Kabeljau selbst) frisst der Kabeljau alles – und kann dabei bis zu 1,5 m lang und 40 kg schwer werden.

▸ In der Nordsee wird der Kabeljau mit vier Jahren, in arktischen Gewässern sogar erst mit bis zu 15 Jahren geschlechtsreif. Dabei kann sich der Kabeljau an schwankende Umweltbedingungen anpassen, indem er ein Übermaß an Brut produziert: pro Weibchen zwischen 500 00 bis 5 Millionen Eier pro Jahr! Dies kann in günstigen Jahren zum Heranwachsen eines übergroßen Jahrgangs führen.

Der arktische Wanderkabeljau ist als Skrei bekannt, wird besonders vor Norwegens Lofoten gefangen und ist von Januar bis März erhältlich.

▸ Beim deutschen Verbraucher gehört der Kabeljau/Dorsch zu den beliebtesten Speisefischen. Frisch wird er als kleiner, ganzer Fisch oder als Filet verkauft, weiterhin tiefgefroren, geräuchert, getrocknet (gesalzen oder ungesalzen) und in Konserven (besonders Dorschrogen und Dorschleber).

▸ Leider werden zum Teil in großem Umfang junge Kabeljaue gefangen, die noch nicht gelaicht hatten. Dies führt dann zu einer Veränderung der natürlichen Alterszusammensetzung der Bestände. Gleichzeitig ist zu beobachten, dass sich lokale Bestände bilden und es so sein kann, dass bestimmte Bestände einbrechen, während andere anwachsen und gute Erträge liefern. Laut WWF ist besonders der Bestand in Island zurzeit gesund und so groß wie in den letzten vier Jahrzehnten nicht mehr. Im April 2012 wurde die gesamte isländische Kabeljau-Fischerei MSC-zertifiziert.

Die Idee, Fische zu trocknen, verdanken wir den Wikingern. Besonders Kabeljau trockneten sie bereits vor 1000 Jahren – und zwar im salzigen Wind des Meeres. Und sie gründeten Neufundland angeblich wegen dessen Kabeljaubestand.

▸ In Skandinavien, insbesondere Norwegen, kann man Dorsche sehen, die über Stangen hängend (Stockfisch) oder auf den Klippen ausgelegt (Klippfisch) in der Luft trocknen. Die Spanier und Portugiesen nennen den getrockneten Kabeljau Bacalao.

▸ Norwegen züchtet seit 1983 Kabeljau. Heute produziert das Land ungefähr 4 000 Tonnen Kabeljau pro Jahr.

▸ Schon seit vielen Jahrhunderten ist der Verzehr von Kabeljau als gesundheitsfördernd bekannt. Der fettarme Fisch ist reich an Jod und Omega-3-Fettsäuren.

KALMAR

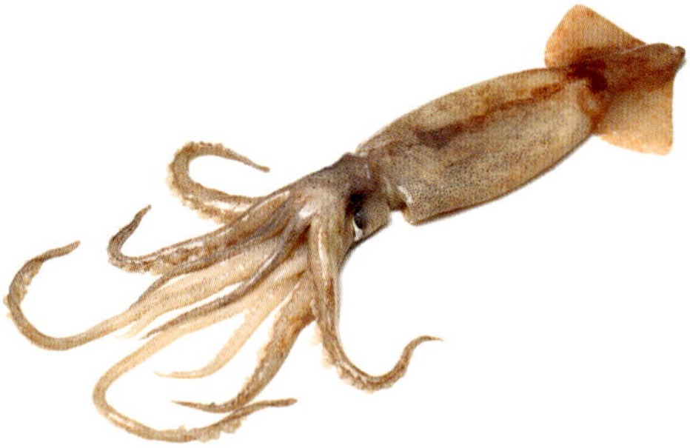

Optimiert durch

OMEGA-3: *EPA + DHA 400 mg/100 g*
JOD: *20–25 µg*

‣ Weltweit gibt es Kalmare, im europäischen Raum besonders vom westlichen Atlantik über die Kanarischen Inseln bis in den ganzen Mittelmeerraum. Der gemeine Kalmar ist vor allem im Mittelmeer verbreitet, wo er bevorzugt in flacheren Küstengewässern lebt. Mit mehr als 250 Arten stellen Kalmare die größte Gruppe innerhalb der Kopffüßer dar.

Zwar haben Kalmare wie die Sepien zehn Arme, unterscheiden sich aber durch ihren langen schlanken, torpedoartigen Körper, der in einer rhombenförmigen Schwanzflosse endet. Außerdem sind Kalmare pelagial (das heißt im freien Wasser lebend), Sepien (»Echte Tintenfische«) leben dagegen in Bodennähe.

‣ Hinter dem Kopf liegen die Tintenbeutel mit darin enthaltener braunschwarzer Masse (»Tinte«). Diese hilft Tintenfischen bekanntlich beim Überleben, denn bei Kontakt mit Feinden verbergen sie sich in der dunklen Wolke der ausgestoßenen Tinte.

‣ Es überrascht nicht, dass Kalmare gute Schwimmer und Jäger sind, denn sie können die Richtung des Trichters, durch den sie das Atemwasser ausstoßen, beliebig ändern. Dies erlaubt Kalmaren, rückwärts und vorwärts in alle Richtungen zu schwimmen – und ihre Beute (Fische, Krebse und andere Weichtiere) zu fangen.

‣ Überhaupt ist der Kalmar ein höchst beeindruckendes Wesen. Viele Kalmare können nämlich ihre Farbe wechseln; und die Arten der Tiefsee verfügen über verschiedene Leuchtorgane, mit denen sie ihre Beute anlocken und ihre Feinde ablenken können! Ein Kalmar der Tiefsee, der Koloss-Kalmar im Südpolarmeer, ist mit 2 bis 8 m langen Tentakeln (das heißt fast doppelt so lang wie die acht anderen Arme) und riesigen Augen Stoff für Albträume, besonders wohl der Fischer, denen er den Fang »mopst«. Angeblich reicht sein Gewicht von 300 kg bis zu einer halben Tonne!

‣ Apropos Augen: Nach deren Aufbau teilt man die Kalmare in zwei Gruppen. Schließaugenkalmare besitzen Lider, mit denen sie die Augen verschließen können, Nacktaugenkalmare (die überwiegende Mehrzahl der Kalmare) können ihre Augen nicht verschließen.

‣ Um den Mund der Kalmare befinden sich zehn Fangarme, acht eher kurze und vollständig mit Saugnäpfen besetzte und zwei schlankere und verlängerte, die an ihren Enden eine mit Saugnäpfen versehene Verbreitung aufweisen.

In mediterranen Ländern und bei Gourmets ist die Tinte sehr begehrt, denn mit der nach Meer schmeckenden Flüssigkeit färbt man Nudeln und Reisgerichte.

‣ Am bekanntesten ist der Kalmar wohl in Form von frittierten Calamari. Die »Mäntel« von Kalmaren kann man im Ganzen oder in Ringe geschnitten grillen, braten oder kochen; häufig werden auch ihre Körperbeutel gefüllt und gegrillt oder überbacken. Zum Braten großer Tiere wird das Fleisch vorher weich geklopft, kleine Kalmare werden auch im Ganzen gegart. Und der Kalmar kann auch als Sushi oder Sashimi roh verzehrt werden. Kalmar schmeckt übrigens sehr mild.

‣ Kalmare liefern gute Mengen an Kalium (280 mg pro 100 g), Natrium (390 mg) und auch Fluorid (95 µg).

LACHS

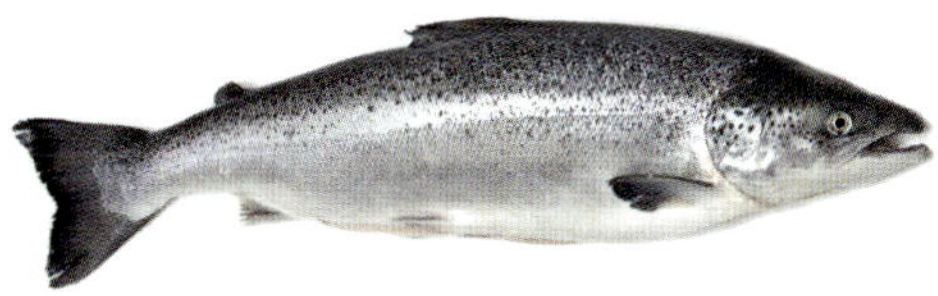

Optimiert durch

OMEGA-3:	*DHA + EPA 2648 mg/100 g (Zuchtlachs)*
	DHA + EPA 1043 mg/100 g (Wildlachs)
JOD:	*35 µg*
SELEN:	*46 µg*
ZINK:	*489 µg*
VITAMIN D:	*16 µg*

▸ Sowohl der atlantische Lachs (Salmo salar) wie die pazifischen Lachse der Gattung Oncorhynchus laichen ausschließlich im Süßwasser ab, wo sie auch ihre Jugendphase verbringen. Jungfische (»Blanklachse«) sind an den roten Flecken auf ihrem Körper erkennbar. Nach einer kurzen Phase in den Flussmündungen wandert der Jungfisch dann ins Meer. Als Raubfisch lebt der Lachs dort von Kleinfischen (wie zum Beispiel Heringen und Sprotten) und Krebstieren, die er nahe der Meeresoberfläche erbeutet.

Als »König der Fische« bekannt ist der Lachs das größte Mitglied der Salmoniden. Zu dieser Familie von Wanderfischen gehören auch Forelle, Äsche und Saibling. In Deutschland zählt der Lachs zu den beliebtesten Speisefischen.

▸ Nach ein bis vier Jahren im Meer wandern die Lachse in ihr Heimat(Süß)wasser zum Laichen zurück. Wildlachse legen auf ihrer Wanderung zu ihren Laichgründen manchmal über 5000 Kilometer zurück. Dabei beweisen sie ihre Kraft, indem sie zum Beispiel starke Stromschnellen oder sogar hohe Wasserfälle bewältigen – und trotzdem pro Tag flussaufwärts bis zu 100 km zurücklegen können (und das ohne Nahrungsaufnahme!).

▸ Ihren Geburtsort erkennen Lachse am Geruch und Geschmack des Wassers wieder! Für ihre Fortpflanzung benötigen sie saubere Flüsse und Bäche. Während ihrer Heimwanderung und dem Ablaichen verlieren Lachse bis zu 40 Prozent ihres Gewichts.

Zuchtlachs ist übrigens fettreicher als Wildlachs und schmeckt dadurch saftiger und etwas feiner.

▸ Atlantischer Lachs stammt heute fast ausschließlich aus Aquakulturen, die auch am Pazifik betrieben werden. Hauptproduzent ist Norwegen mit über 60 % der Weltproduktion, gefolgt von Chile mit circa 15 %.

▸ Da Lachse Fleischfresser sind, brauchen sie auch hohe Mengen an Proteinen (Fischmehl). Dies kann problematisch sein, da üblicherweise eine Nahrungsmenge von 3 kg Fisch für 1 kg gezüchteten Lachs anfallen. Wenn allerdings für die menschliche Ernährung ungeeignete Fischteile verwendet werden, wie z. B. zu Futtermehl verarbeitete Köpfe und andere Abfälle des Lachses selbst, ist es ein nachhaltiges Konzept. Garnelen oder spezifische Futterkomponenten werden hinzugefügt, um die rosa Lachsfarbe zu erreichen.

Falls mancher beim Begriff »Graved« an das deutsche Wort »graben« denkt, dann liegt er richtig, denn diese Art von Lachszubereitung fand ursprünglich statt, indem man den mit Zucker, Salz und Kräutern eingeriebenen Lachs in Erdlöcher mit großen Steinen obendrauf legte und dann zubuddelte. Das presste die Gewürze in den Lachs – und das Wasser (als unerwünschter Nährboden für Bakterien) heraus.

▸ Jährlich beträgt der Wildfang von Lachsen und Forellenarten über eine Million Tonnen. Davon machen die pazifischen Lachse rund 800 000 Tonnen aus. Die Bestände sind aktuell in einem guten Zustand. Fünf pazifische Lachsarten, die alle in Alaska vorkommen, werden kommerziell genützt: Chinook, Chum, Coho, Pink, und Sockeye. Wild gefangener Lachs aus Alaska ist aus MSC-zertifizierten Fischereien erhältlich.

LANGUSTE

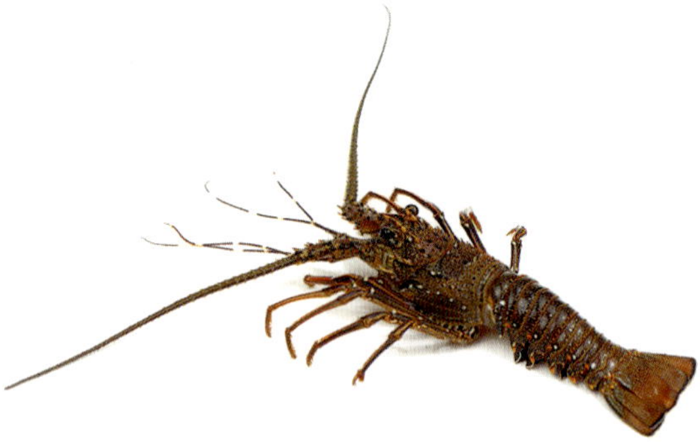

Optimiert durch

OMEGA-3:	DHA + EPA 166 mg/100g
JOD:	150 µg
ZINK:	2,7 mg

‣ Aus zoologischer Sicht zählen Langusten zu den Scherenlosen Panzerkrebsen und damit zu den Krustentieren. Als diese sind sie bereits seit der Antike bekannt und begehrt. Sie wurden sogar von den alten Ägyptern im Tempel von Theben bildlich dargestellt.

‣ Das Verbreitungsgebiet der europäischen (auch als Stachelhummer bekannten) Languste reicht von England bis nach Marokko und umfasst das ganze Mittelmeer. Dort leben sie an felsigen Küsten in Tiefen von bis zu 100 m und ernähren sich von Muscheln, Schnecken und anderen Kleinlebewesen.

‣ Im Vergleich zum Hummer haben Langusten keine Scheren; die ersten beiden Beinpaare tragen jedoch sogenannte Scheinscheren. Langustenweibchen haben große plattenförmige Hinterleibsbeine.

Weltweit gibt es eine Vielzahl an verschiedenen Langusten, die zumeist nach ihrem Lebensraum (zum Beispiel Kalifornische Languste, Japanische Languste, Karibische Languste, Austral-Languste) oder Aussehen (Ornatlanguste, Spotted Spiny Lobster, Grüne Languste) benannt sind.

‣ Mit ihren beiden körperlangen (bis zu 70 cm!) Antennen erforschen die nachtaktiven Langusten ihre Umgebung. Außerdem können sie mit ihnen zur Abwehr von Feinden oder Anlockung von Geschlechtspartnern ein knarrendes Geräusch erzeugen.

‣ Im Ostatlantik (Spanien, Portugal) und im Mittelmeer gibt es viele traditionelle Langusten-Fischereien. Die Bestände sind aber oft überfischt. Als Fangmethoden sind Fallen, Speere und Hand-Picking vorzuziehen, da diese im Gegensatz zu Bodenstellnetzen und Schleppnetzen zu wenig Beifang führen.

‣ In vielen Ländern werden Langusten durch einen Stich mit einem scharfen Messer in den Kopf getötet. Dies ist jedoch in Deutschland nicht erlaubt; hier müssen Langusten zur Tötung kopfüber in kochende Flüssigkeit gegeben werden.

‣ Langustenfleisch zählt nicht nur geschmacklich zum Feinsten (und ist deshalb auch entsprechend teuer), es bietet auch eine Palette von Nährstoffen. Krustentiere weisen einen sehr hohen Proteingehalt auf. Außerdem liefert Langustenfleisch viel Zink (2,7 mg pro 100 g) und Eisen (5,1 mg) und reichlich Kalium (275 mg).

MAKRELE

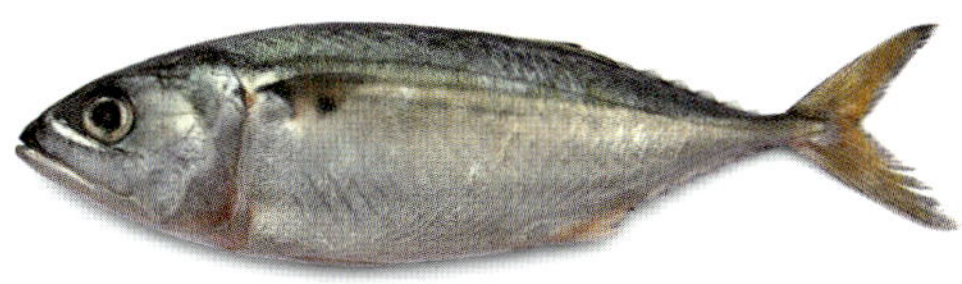

Optimiert durch

OMEGA-3:	EPA: 220–640 mg, DHA: 670–1138 mg/100 g
JOD:	50 µg
SELEN:	52 µg
ZINK:	0,5 mg

▸ Makrelen leben in gemäßigten Breiten auf beiden Seiten des Atlantiks, in Europa im gesamten Nordostatlantik, in der westlichen Ostsee und im Mittelmeer bis Nordafrika. Die Hauptfangplätze sind die Gewässer westlich der Britischen Inseln und Biskaya.

Man zählt die zu den Thunfischartigen gehörige Makrele zu den kleinen (pelagischen) Schwarmfischen. Ihre Schwärme sind mehrere Kilometer lang – und können in zwei Wochen bis zu 1000 km zurücklegen!

▸ Mit ihrem torpedoförmigen, grünblauen Körper, der ihr eine gewisse Eleganz verleiht, und ohne Schwimmblase ist die Makrele ein schneller Schwimmer, der in große Tiefen abtauchen kann. Stillstehen darf die Makrele jedoch nicht! Denn dann gerät sie buchstäblich in Atemnot, das heißt, ohne Bewegung werden die Kiemen nicht mit Sauerstoff versorgt.

In Deutschland gehört die Makrele zu den bekanntesten und beliebtesten Speisefischen. Als Ende der 1970er-Jahre der Heringsfang mehrere Jahre verboten wurde, wurde die Makrele zum Ersatz von Heringsprodukten.

▸ Sie ernährt sich (in Oberflächennähe) von Plankton, kleinen Fischen und Krebstieren – und besonders nach der Laichzeit (im späten Frühjahr und Sommer) jagt die Makrele aufgrund eines stark erhöhten Nahrungsbedarfs in Gruppen die Brut von Sprotten, Kabeljau, Heringen und anderen Fischen. Im Winter dagegen, wenn sie sich mehrere Hundert Meter unter der Wasseroberfläche aufhält, reduziert sie ihre Ernährung auf ein Minimum. Während der Überwinterung (und des Laichens) mögen es Makrelen aber nicht zu kalt und meiden Wassertemperaturen von unter 11° C.

▸ Mit Garum würzten die Römer der Antike oft ihre Speisen. Diese braune Soße entstand aus einer Vermischung von Makrelen (besonders deren luftgetrockneten Eingeweiden), anderen Fischen und Salz – und nach drei Monaten Lagerung in der prallen Sonne! Im Kochbuch des Apicius aus dem dritten Jahrhundert n. Chr. wurde Garum als besonders gut für die Manneskraft gerühmt.

▸ Makrelen werden von September bis Anfang März gefischt. Frisch gefangen hat die Makrele eine rötliche Färbung, da ihr Muskelfleisch stark durchblutet ist. Räucherfisch wird übers ganze Jahr hinweg produziert, da dieser zumeist aus gefrorenen Fischen gemacht wird.

▸ Makrelen werden in zwei bis drei Jahren geschlechtsreif; sie laichen 200 000 bis 400 000 Eier ab. Eine Makrele wird im Schnitt etwa 30 cm lang und elf Jahre alt. Gemessen wurden aber auch schon Alter von bis zu 17 Jahren und eine Größe von 50 cm.

▸ Im Frühjahr nur 3 % schwillt der Fettgehalt der Makrele dann im Herbst auf 30 % an! Aufgrund des hohen Anteils an Omega-3-Fettsäuren gilt das Fett der Makrele als sehr gesund. Makrelen sind neben Lachs und Thunfisch eine Hauptquelle von Omega-3-Fischöl. Außerdem sind Makrelen für ihren gut verwertbaren Vitamin-B-Gehalt bekannt, mit fast 150 µg Vitamin B_1 und 350 µg Vitamin B_2 pro 100 g.

MIESMUSCHEL

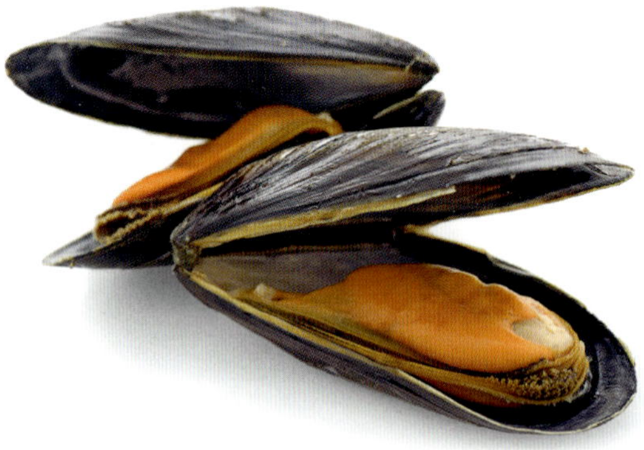

Optimiert durch

OMEGA-3:	*EPA 132 mg, DHA 112 mg/100 g*
JOD:	*150 µg*
SELEN:	*64 µg*
ZINK:	*2,7 mg*

▸ Der Name ist hier nicht Programm, denn mies schmeckt die Miesmuschel nicht! Der lateinische Name der Miesmuschel, Mytilus edulis, ist treffender, denn »edulis« steht ganz einfach für essbar! »Mies« dagegen ist das mittelhochdeutsche Wort für Moos. Man nannte die Muschel so, da sie – ähnlich dem Moos – den Meeresgrund teppichartig bedeckt.

▸ Die Miesmuschel ist auch als Pfahl- oder Blaumuschel bekannt und ist ein typischer Bewohner der Gezeitenzonen. Im Gegensatz zu anderen Muschelarten vergraben sich Miesmuscheln nicht im Sand; mithilfe sogenannter Byssusfäden heften sie sich an Untergründen wie Holz oder Hartböden und auch aneinander fest. Sie ernähren sich von Mineralstoffen und Algen, die sie aus dem Wasser herausfiltern.

Muscheln mit orangefarbenem Fleisch sind weiblich, mit blassem männlich. Sie vermehren sich zwischen April und Juni. Eine Muschel laicht pro Laichzeit fünf bis zwölf Millionen Eier ab! Übrigens ein gefundenes Fressen für Planktonfresser unterschiedlichster Art und Größe (von Hering über Delfin bis Blauwal), die 99 % der sich im Plankton aufhaltenden Larven »mitfressen«.

▸ Miesmuscheln kommen heutzutage zumeist aus Aquakulturen im Mittelmeerraum und an der Atlantikküste auf unseren Tisch. Die Muschelzucht ist effizient, da kein zusätzliches Futter benötigt wird; außerdem kommen Chemikalien und Medikamente nicht zum Einsatz.

▸ In Ländern wie Frankreich, dem wichtigsten Produzenten, oder Spanien werden die Muscheln in enger Besatzdichte an Pfählen oder Leinen und Schnüren gezüchtet. Auch im Nordseeraum werden Miesmuscheln gezüchtet, normalerweise nachdem kleine Saatmuscheln auf dem Meeresboden ausgesät wurden. Sie benötigen dann zwei bis drei Jahre bis zur Marktgröße.

▸ Laut FAO betragen Miesmuschelerträge zwar nur 0,2 % der gesamten Aquakulturproduktion weltweit – aber 90 % der jährlich geernteten 1,8 Tonnen Miesmuscheln (einschließlich der besonders fleischigen und geschmacklich ausgezeichneten Bouchotmuscheln) stammen aus Aquakulturen.

▸ Miesmuscheln erinnern mit ihrem cremig-salzigen und leicht mineralischen Geschmack ans Meer. Traditionell werden sie von September bis Februar angeboten, wenn sie – direkt vor dem Laichen – besonders fleischig sind.

▸ Miesmuscheln sind reich an Eisen (5,1 mg) und Zink wie auch an den Vitaminen Niacin (3,6 mg) und Folsäure (33 µg).

OKTOPUS/PULPO

Optimiert durch

OMEGA-3: DHA 162 mg, EPA 152 mg/100 g
JOD: 20 µg

▸ Der Oktopus (eigentlich Gewöhnlicher oder Gemeiner Krake) findet sich weltweit, zumeist in allen wärmeren Meeren und in Tiefen von bis zu 5000 m! Das räuberische Weichtier, das 0,5 bis 4 m groß werden kann, ernährt sich von Fischen, Krebsen und Muscheln.

▸ Schon seit langer Zeit wird der Oktopus an felsigen Küsten in Tonkrügen gefangen, da diese vom Pulpo als Wohnhöhle benutzt werden. Außerdem setzt man Drahtkörbe ein oder Reusen mit Ködern. Diese traditionellen Fangmethoden führen zu wenig Beifang und haben wenig negative Auswirkungen auf die Umwelt.

▸ Tintenfische sind eigentlich für Überfischung weniger anfällig, da sie schnell wachsen und eine hohe Reproduktionsrate besitzen. Trotzdem sind die Bestände im Mittelmeer voll befischt und die vor den Küsten von Marokko überfischt, wobei sie sich derzeit langsam erholen.

▸ Es empfiehlt sich, Oktopusfleisch zuerst einzufrieren, da es dann beim Garen um einiges weicher wird. Übrigens hilft angeblich ein vollgesogener Rotweinkorken im Kochwasser, das Fleisch zarter zu machen. Es ist also sicherlich nicht nötig, wie früher den Oktopus auf einen großen Stein zu schlagen, um sein Fleisch mürber zu machen.

▸ Weich- und Krebstiere zeichnen sich durch ihren hohen Gehalt an Nicht-Protein-Stickstoffverbindungen (NPNs) aus. Höher liegt der Gehalt an stickstoffhaltigen freien Aminosäuren, die bedeutend für die Osmoregulation sind.

Zu den Weichtieren, den Invertebraten, gehörig haben Oktopusse einen beutelförmigen Körper ohne Stützskelett und acht muskulöse Arme mit doppelten Saugnapfreihen. Der Oktopus unterscheidet sich von den Vertebraten besonders im Proteingehalt. Tintenfische weisen einen Proteingehalt von 13 % bis 17 % auf.

▸ Tintenfische sind sehr kalorienarm, bekömmlich und enthalten viele Spurenelemente sowie viel Vitamin E. Oktopusse bieten einen hohen Gehalt an Glycin-Betain (1434 mg pro 100 g). Betain ist in der Lage, erhöhte Homocystein-Werte im menschlichen Blut zu senken; es ist ein wichtiger Methylgruppen-Donator.

▸ Reich an Kalium (270 mg pro 100 g), bietet der Oktopus auch Kupfer und Jod.

Weichtiere weisen einen ungewöhnlich hohen pH-Wert von über 7 auf; dieser kann sogar schnell auf 9 ansteigen! Und im Vergleich mit Fischen liegt bei Weichtieren der Gehalt an Kohlenhydraten in Form von Glykogen höher (bei über 5 %).

ROTBARBE

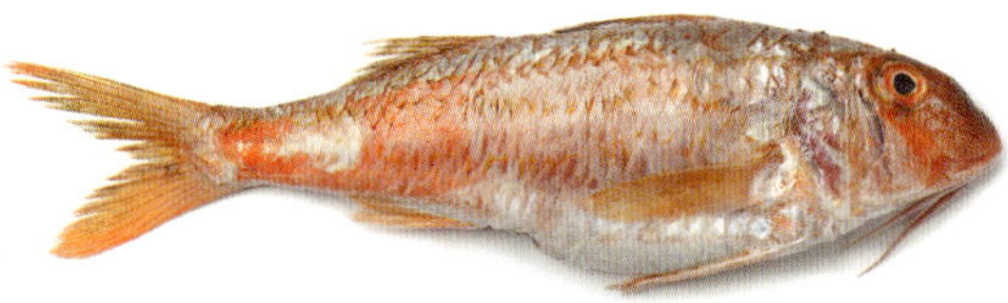

Optimiert durch

OMEGA-3: *EPA + DHA 0,5 g/100 g*
JOD: *330 µg*

- Insgesamt etwa 80 verschiedene Arten gehören zur Familie der Meerbarben (Mullidae).
- Selten kommt die Rote Meerbarbe oder Rotbarbe in der Nordsee vor, häufiger dagegen vom Ärmelkanal bis zum Senegal. Auch das gesamte Mittelmeer und das Schwarze Meer werden von ihr besiedelt

Als einer der teuersten Speisefische gilt die Rotbarbe, die ganzjährig gefangen und gehandelt wird, als die schmackhafteste unter den Meerbarben. Man sollte sie so zubereiten, dass ihr feines Aroma nicht überdeckt wird. Die Rotbarbe ist übrigens eine Standard-Zutat des berühmten Fischeintopfs »Bouillabaisse«.

- Bereits im antiken Rom war die Meerbarbe beliebt – und teuer! Man tötete die Barben als »Attraktion« vor den Augen der Gäste, da sie in ihrem Todeskampf ein großes Farbenspiel unterschiedlichster Rottöne zeigten. Ein Römer, der es sich leisten konnte, sie aufzutischen, galt als gemachter Mann. Und die Leber der Meerbarbe, eine besondere Delikatesse, bekam der nobelste Gast vorgesetzt.
- In weichen Sand- und Schlickgründen leben Barben in kleinen Schwärmen und wühlen dort nach Muscheln, kleinen Krebstieren und anderen wirbellosen Meerestieren. Dabei setzen sie ihre Barteln als Tast- und Geschmacksorgan ein. Und Barben werden auch Ziegenfische genannt, da ihre Barteln angeblich an den Bart eines Ziegenbocks erinnern!
- Die Rotbarbe kann bis zu 30 cm lang werden, im Schnitt jedoch etwa 20 cm – und 1,5 kg schwer.
- Nach dem Fang werden zumeist die großen Schuppen der Rotbarben entfernt; dadurch kommt die Rötung des von Natur aus eigentlich silbrigen Körpers besser zum Vorschein.
- Rotbarben werden auch »Schnepfen des Meeres« genannt, weil sie unter den Fischen so hochrangig wie die Schnepfe unter dem Wild sind, aber besonders auch weil die Rotbarbe keine Galle hat – und deshalb (wie die Schnepfe) gebraten werden kann, ohne ausgenommen zu werden, und man also ihre Innereien essen kann.
- Weitere Beispiele für Barben auf der Speisekarte sind Streifenbarben, Stachelbarben und Gefleckte Meerbarben.

SAIBLING

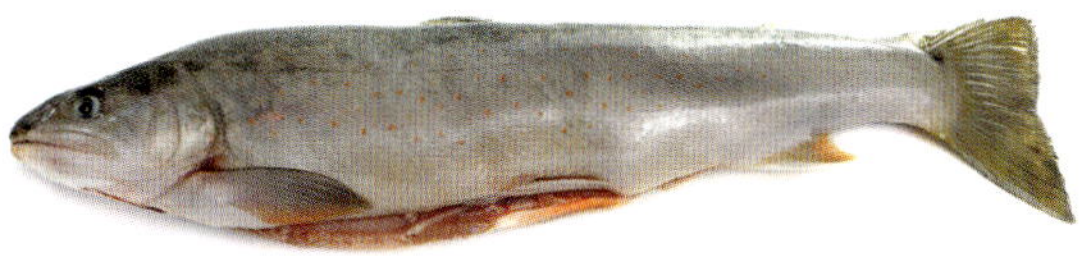

Optimiert durch

OMEGA-3:	EPA: 110 mg, DHA: 350 mg/100 g
ZINK:	800 µg
VITAMIN D:	5 µg

- Bei Saiblingen (aus der Familie der Lachsfische) unterscheidet man verschiedene Arten, unter anderem See-, Wander- und Bachsaibling. Das Fleisch des Seesaiblings ist fest und besitzt einen leicht mineralischen Eigengeschmack, der Bachsaibling hat feines und schmackhaftes Fleisch.
- Eine außerordentliche Vielfalt unter den einzelnen Arten zeichnet die Gattung des Saiblings aus.
- Saiblinge sind (als Jungtiere im Schwarm, später als Einzeltiere) in verschiedensten Gewässern zu finden, in Küstengewässern, in den Zuflüssen des nördlichen Eismeeres wie auch zum Beispiel in den Alpenländern. Wichtig ist immer die Qualität des Wassers, denn dieses muss sehr sauber, kalt und sauerstoffreich sein.

In Deutschland stammen Saiblinge im Verkauf meistens aus Aquakulturen, unter anderem auch aus dortiger Zucht. Dies bedeutet, dass Saiblinge übers ganze Jahr hinweg gekauft werden können. Ähnlich wie Forellen werden Saiblinge in Teichen, Becken und Kanälen aufgezogen und erreichen ausgezeichnete Marktpreise. Angeblich liegt der Verkaufserlös für Saiblinge im Schnitt um etwa ein Drittel höher als für Forellen.

- Saiblinge können (je nach Art) ein Gewicht von 1 kg erreichen und bis zu 30 cm lang werden.

SARDELLE

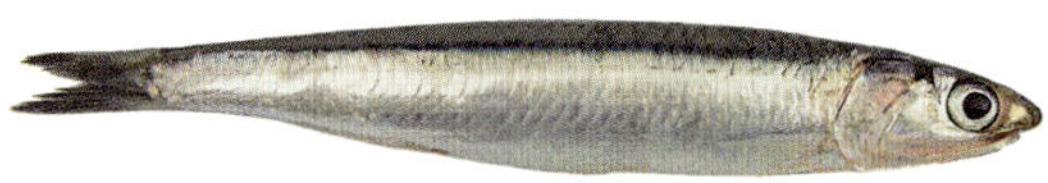

Optimiert durch

OMEGA-3:	*DHA + EPA 2055 mg/100 g*
SELEN:	*68 µg*

▸ Die europäische Sardelle, die im Nordostatlantik von Norwegen über die Nordsee bis Gibraltar lebt, gehört wie Hering, Sprotte und Sardine zur Ordnung der Heringsartigen, ist jedoch nicht selbst Teil der Familie der Heringsfische.

▸ Mit ihrem großen Maul filtern Sardellen Kleinkrebse, Plankton und Fischlaich aus dem Wasser.

▸ Besonders während ihrer Laichzeit finden sich Sardellen auch in Lagunen und Flussmündungen.

▸ Als Anchovis sind die monatelang in Öl und Salz gereiften Sardellen-Filets bekannt und beliebt! Frisches Sardellenfleisch schmeckt dagegen bitter. Gelegentlich findet man aber trotzdem Frischfisch, zumeist getrocknet oder geräuchert. Sardellen werden auch in der Produktion von Fischmehl verwendet.

▸ Unechte Anchovis sind Sprotten, die wie die echten Anchovis mit Gewürzen oder Kräutern fermentiert, aber schwächer gesalzen werden. Sie gehören zur nordeuropäischen und besonders zur skandinavischen Küche und ihr Geschmack erinnert eher an Matjes.

Sardellen werden auch zu Paste verarbeitet, die dann in Tuben verkauft wird. Die Sardellenpaste kann man zum Beispiel zur Herstellung von Sardellenbutter verwenden, bei der Sardellenpaste mit schaumig geschlagener Butter (und Gewürzen) verrührt wird.

▸ Im Nordostatlantik und Golf von Biskaya scheint der Sardellen-Bestand in einem guten Zustand zu sein. Laut WWF ist der Fisch gegenüber Befischung nicht sehr anfällig, wobei jedoch ausführlichere Informationen zu den Beifangraten fehlen.

▸ Wie die Makrele fand auch die Sardelle in der Antike Verwendung bei der Herstellung von Garum (Würzsoße). Hierfür wurden die Fische in einem längeren Prozess fermentiert.

▸ Sardellen sind fettarm und Vitamin-D-haltig, auch Kalzium weist der Fisch auf (82 mg pro 100 g).

▸ Ein gutes Erkennungsmerkmal ist das große Maul, das weit bis hinter die Augen reicht.

▸ Das Wort »Sardelle« kommt vom italienischen *sardella*, das eine Verkleinerungsform von *sarda* (kleiner, silberblauer Meeresfisch, Hering) ist.

▸ Im Auge der Sardelle befindet sich eine Reihe faszinierender Strukturdetails, die sie mit der ungewöhnlichen Fähigkeit des Polarisationskontrastsehens ausstattet.

SARDINE

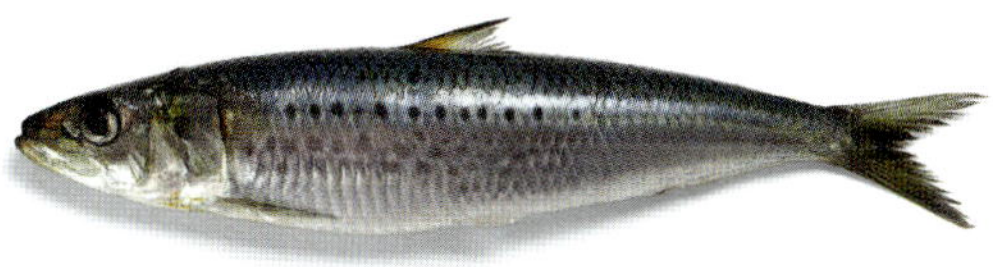

Optimiert durch

OMEGA-3:	*EPA: 580 mg, DHA: 810 mg/100 g*
JOD:	*32 µg*
SELEN:	*85 µg*
ZINK:	*3,4 mg*

Die Sardine, oder auch Atlantische oder Europäische Sardine, ist ein kleiner heringsartiger, pelagischer Fisch, der sich tagsüber in Wassertiefen bis zu 100 m aufhält, nachts dagegen in flacheren Tiefen von 10 bis 35 m. Ihr Name leitet sich von Sardinien ab.

Die in Schwärmen lebende Sardine wird im Mittelmeer häufig nachts mit Licht gefangen. Bei der sogenannten Lampara-Methode wird das Zooplankton mithilfe von Lampen angelockt. Dies wiederum lockt die Sardinen an, die sich von den im Plankton enthaltenen kleinen Krebsen ernähren.

Als »Nomaden der Meere« unternehmen Sardinen ausgedehnte Wanderungen zwischen Laich- und Nahrungsgebieten.

Befischt wird die Sardine im Nordostatlantik (FAO 27), im mittleren Ostatlantik (FAO 34) und im Mittelmeer und Schwarzen Meer (FAO 37). Im Atlantik wird die Ringwade als Fangmethode für Sardinenschwärme eingesetzt. Als sich schnell vermehrende Fischart sind Sardinen grundsätzlich weniger anfällig für Überfischung. Laut WWF reagieren sie aber stark auf Veränderungen der Umweltparameter.

Schon die alten Römer schätzten die Sardine – und es gibt sogar noch überlieferte Sardinen-Rezepte aus jener Zeit.

Die sogenannten russischen Sardinen oder Kronsardinen sind übrigens keine Sardinen, sondern geköpfte und ausgeweidete – und in Essig mit scharfen Gewürzen marinierte – kleine Heringe aus der östlichen Ostsee.

Verkauft werden Sardinen auf vielerlei Art und Weise, frisch vom Eis, tiefgefroren, gesalzen, getrocknet, geräuchert oder (in Konserven) als Ölsardine. In Dosen kann man Sardinen lange lagern. Laut einiger Experten sollte man die Dosen sogar mindestens ein Jahr liegen lassen und sie regelmäßig wenden, damit die Sardinen durch die Durchtränkung mit dem Öl einen noch besseren Geschmack entwickeln!

In den 1980er-Jahren wurden Sardinen – sozusagen als »Ersatzfisch« – anstelle der damals knappen Heringe und Makrelen in Konservendosen eingemacht.

Sardinen ernähren sich hauptsächlich von Kleinkrebsen, Fischeiern und Fischlarven – und dienen selbst anderen Fischarten und Meeressäugern als wichtige Nahrung.

Heute ist Marokko der weitaus größte Lieferant von Dosensardinen in die EU.

Sardinen liefern bedeutende Mengen an Niacin (13,3 mg pro 100 g) und Selen. Auch mit anderen Mineralstoffen geizt die Sardine nicht; der Eisengehalt liegt bei 2,5 mg, Zink bei 3,4 mg und Kalium bei 250 mg.

SCHWERTMUSCHEL

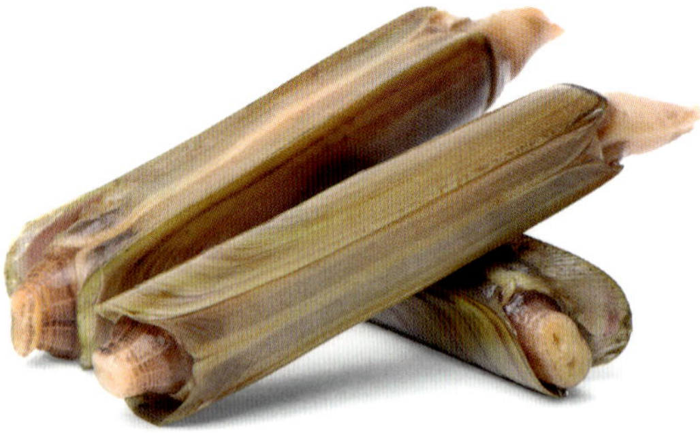

Optimiert durch

OMEGA-3: *EPA + DHA 250 mg/100 g*
SELEN: *18 µg*

▸ In Deutschland kamen die Larven der Amerikanischen (oder Geraden) Scheidemuschel in der zweiten Hälfte der 1970er-Jahre im Ballastwasser eines Schiffes aus Amerika nach Hamburg. Von dort erreichten sie dann das Wattenmeer und haben sich seitdem massenhaft vermehrt.

▸ Neben der Amerikanischen Scheidemuschel, die in der Nordsee bis 17 cm, in Nordamerika bis 25 cm lang wird, gibt es außerdem drei heimische Schwertmuschelarten (Gattung Ensis), die aber in tieferem Wasser leben. Alle Arten unterscheiden sich nur wenig durch Färbung, Größe und Maßverhältnisse des Gehäuses.

Schwertmuscheln leben eigentlich nur an sandigen Meeresküsten, wo sie sich mit ihrem Grabfuß sehr schnell senkrecht in den Meeresboden graben können. Und sie können sogar unter Wasser springen! Sie sind schwer zu fangen, da sie sich bei Gefahr schnell und tief in den Boden zurückziehen.

▸ Eine Schwertmuschel ist eigentlich immer drei- bis achtmal so lang wie breit. Auf ihrer harten Kalkschale hat die Schwertmuschel eine bräunliche Haut.

▸ Die Dredging-Fangmethode ist nur in einigen Regionen gestattet, da bei ihr mit riesigen Schläuchen und großem Druck Wasser in den sandigen Boden geblasen und dabei die Muscheln aufgewirbelt und im Netz gefangen werden. Dadurch wird der Meeresboden praktisch umgepflügt.

▸ Schwertmuscheln sind ganzjährig erhältlich.

SEETEUFEL

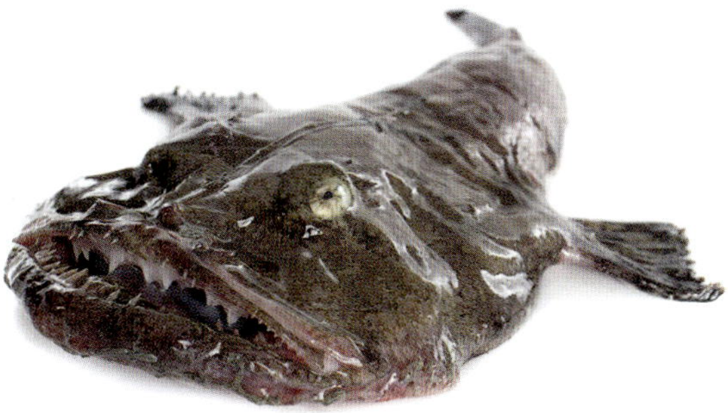

Optimiert durch

OMEGA-3:	*EPA 49 mg, DHA 212 mg/100 g*
JOD:	*27 µg*
ZINK:	*310 µg*
SELEN:	*290 µg*

▸ Der Seeteufel wird auch mit seinem französischen Namen »Lotte« benannt. Und (fälschlicherweise) sind sie auch als Knurrhähne bekannt, da sie brummen, wenn man sie in der Hand hält.

Aufgrund des »teuflischen« Aussehens des Seeteufels nahmen Fischer im Mittelalter an, dass er Unglück bringt. Und zum schlechten Image passt vielleicht auch, dass einige Seeteufelarten mit ihrem riesigen Maul auch tauchende Seevögel fressen.

▸ In Zentraleuropa steht zumeist der Atlantische Seeteufel auf der Speisekarte. Diesen Grundfisch findet man in Küstenregionen des Atlantiks, der Nordsee und des Mittelmeers auf bis zu 1000 m Tiefe. Er kann bis zu 2 m lang und 40 kg schwer werden.

▸ Aus der Bauchspeicheldrüse des Seeteufels wurde das erste Insulin gewonnen.

▸ Als »Zwiebel des Meeres« hat der Seeteufel sieben Häute! Diese schützen ihn vor Kälte. Und auf seiner weichen Haut hat er keine Schuppen, stattdessen aber zahlreiche Knubbel und Auswüchse.

▸ Wie eine Art Chamäleon kann sich der Seeteufel den Farben des Meeresgrundes anpassen, sodass er kaum erkannt werden kann. Halb eingegraben warten diese räuberischen Grundfische dort auf Nahrung, die sie durch einen angelartigen Rückenflossenstrahl (E: Anglerfish!) anlocken. Bevorzugt jagen sie Meeraale, Knurrhahn und Rochen.

Seeteufel kommt frisch oder tiefgekühlt auf den Markt, wobei besonders sein Schwanzteil verzehrt wird. Dieser ähnelt – fest und grätenlos – geschmacklich Krebsfleisch; aber auch das feste Muskelfleisch der Wangen (Seeteufelbäckchen) gilt als Delikatesse.

▸ Das Männchen bewacht nach der Laichablage die Eier bis zum Schlüpfen.

▸ Seeteufel wird hauptsächlich als wertvoller Beifang mit Grundschleppnetzen (eine für das Ökosystem Meeresboden höchst bedenkliche Fangmethode) oder Langleinen gefangen. Aufgrund ihrer späten Geschlechtsreife und wenigen Nachkommen sind Seeteufel jedoch eine für Überfischung anfällige Art.

▸ Mit 290 µg Selen pro 100 g ist der fettarme Seeteufel eine gute Quelle für diesen sehr wichtigen Mineralstoff. Außerdem liefert der Fisch 217 mg Phosphor und 21 mg Magnesium.

SEEZUNGE

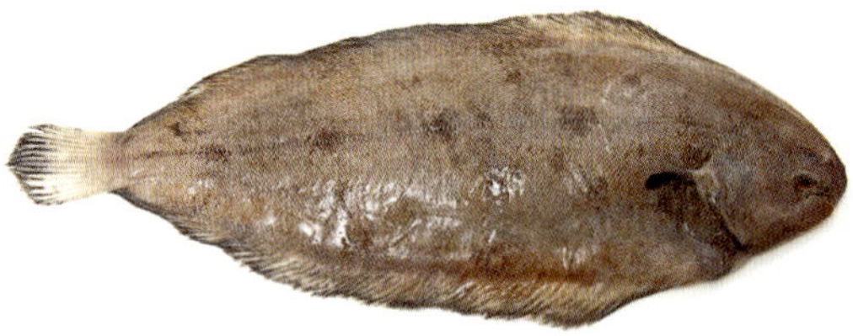

Optimiert durch

OMEGA-3:	*EPA 33 mg, DHA 163 mg/100 g*
JOD:	*24 µg*
SELEN:	*24 µg*
ZINK:	*570 µg*

▸ Das nördlichste Verbreitungsgebiet der wärmeliebenden Seezunge ist die Nordsee. Dort lebt sie zumeist in Tiefen von 20 bis 40 m. Und sie schwimmt nicht nur waagrecht durchs Wasser, sondern kriecht auch am Meeresboden!

▸ Seezungen sind vor allem nachtaktiv und liegen tagsüber zumeist tief vergraben in schlickigen Böden. Ihre asymmetrisch auf der rechten Körperseite angeordneten Augen sind weniger gut entwickelt; wichtiger ist bei ihnen der Tastsinn.

Seezungen können sich vor Feinden schützen, indem sie bei einem Angriff das Petermännchen imitieren, einen sehr giftigen Fisch, der von anderen Meeresbewohnern gemieden wird. Sie selbst ernähren sich von Bodentieren, vor allem Borstenwürmern, wie auch dünnschaligen Muscheln, Krebsen und kleinen Fischen.

▸ Farblich ist die Seezunge anpassungsfähig, von grünlichgrau bis schwärzlichbraun; sie kann bis zu 20 Jahre alt werden, 3 kg schwer und 60 cm lang.

▸ Im Frühsommer laichen Seezungen, die mit etwa drei bis fünf Jahren geschlechtsreif werden, in küstennahen, flachen Gewässern. Und zwar 100 000 bis 350 000 Eier pro Fisch.

▸ In der Nordsee wird die Seezungenfischerei vor allem von niederländischen Fischern betrieben. Die Fangmethoden werden immer wieder kritisiert. Seezungen werden auch gezüchtet, in Europa in landbasierten geschlossenen Kreislaufanlagen und in Durchflussanlagen mit Wasseraufbereitung. Dies verhindert negative Auswirkungen auf die umgebenden Gewässer.

▸ Als Plattfisch hat die Seezunge für den Konsumenten den Vorteil, dass man aus ihr vier Fischfilets erhält, bei einem »normalen« runden Fisch jedoch nur zwei. Sie gehört zu den ältesten bekannten Speisefischen – und ist das ganze Jahr über erhältlich.

▸ Plattfische liefern besonders viel Jod und Vitamin B_{12}. Die fettarme Seezunge ist mit 310 mg Kalium pro 100 g eine ausgezeichnete Quelle für diesen wichtigen Mineralstoff. Dazu kommen auch 50 mg Magnesium und 30 mg Kalzium.

Für die berühmte amerikanische Köchin Julia Child war die Seezunge die erste Mahlzeit, die sie 1948 bei ihrem ersten Aufenthalt in Frankreich zu sich nahm. Und angeblich war es diese Seezunge nach Müllerin Art (»Sole meunière«), wegen der sich Julia Child im Herbst 1948 in die französische Küche verliebte!

THUNFISCH

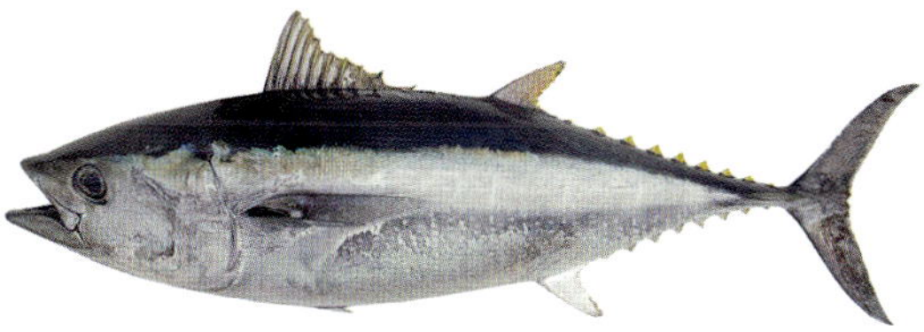

Optimiert durch

OMEGA-3:	DHA + EPA 862 mg–2 000mg/100 g
JOD:	14 µg
SELEN:	74 µg–130 µg
ZINK:	1,7 mg

▸ Thunfisch ist nicht gleich Thunfisch, denn auch andere Fischarten werden zu den Thunfischen gezählt. Der Echte Bonito (auch Skipjack genannt) taucht zwar oft als (rosa) Dosenthunfisch auf, gehört aber eigentlich nicht zu der Gattung der Thunfische. Er ist jedoch ein kleinerer naher Verwandter des Thuns.

▸ Da sie keine Schwimmblase besitzen, müssen sich Thunfische (wie auch der Hai) immer bewegen. Ansonsten würden sie auf den Meeresboden sinken! Thunfische sind dabei enorm schnelle Schwimmer. Je höher seine Geschwindigkeit, desto mehr lebenswichtigen Sauerstoff entnimmt der Thunfisch dem Wasser. Mit seiner sehr aktiven Lebensweise hält er einen Hochleistungsstoffwechsel aufrecht.

▸ Die Muskeln der Thunfische (ihr Körper besteht zu ungefähr drei Vierteln aus Muskelfleisch!) arbeiten ähnlich der Warmblüter. Typisch für Thunfische ist ein Knochenring um ihre großen Augen.

Thune und Boniten sind sehr räuberische Fische und verzehren Schwarmfische in großen Mengen, darunter auch Makrelen, die zu ihren eigenen »Familienmitgliedern« (den Scombridae) gehören. Auf ihrem Speiseplan stehen aber auch Tintenfische, Aale und Krebstiere. Manche Arten werden bis zu 2,5 m groß und 300 kg schwer!

▸ Die Körpertemperatur der Thunfische kann einige Grade über der umgebenden Wassertemperatur liegen, was eine gute Durchblutung des Fleisches zur Folge hat und es dunkel macht!

▸ Die Thunfischaquakultur ist immer noch zumeist eine fangbasierte Zucht. Jung gefangene Thunfische werden bis zur Marktreife von über 30 kg in großen Netzgehegen mit gefangenem Fisch gemästet – und zwar 25 kg Fische für die Produktion von 1 kg Thunfischfleisch! Erst 2009 gelang es zum ersten Mal, unter großem Aufwand, Thunfische in Gefangenschaft zum Laichen zu bringen.

Japaner essen Thunfisch schon seit 10 000 Jahren, aber beliebt wurde er erst im 19. Jahrhundert – und zwar »dank« der Sojasoße, die ihn offensichtlich auch für die Allgemeinheit appetitlich machte.

▸ Da der Thunfisch eine der beliebtesten Fischarten der Welt ist, sind die Bestände stark gefährdet. Die weltweiten Bestände sind seit den 1950er-Jahren um bis zu 80 % zurückgegangen, einzelne Arten wie die Blauflossen- und die pazifischen Großaugenthune sind vom Aussterben bedroht.

▸ Im Dokumentarfilm *Sushi – the global catch* von 2012 bringt ein alter japanischer Fischer die problematische Situation auf den Punkt: »Es geht nicht darum, keinen Thunfisch mehr zu essen, sondern, ihn mehr zu schätzen. Wenn es erst keine Fische mehr im Meer gibt, ist es zu spät zum Jammern.«

▸ Der fettreiche Thunfisch ist einer der wichtigsten Eiweißlieferanten für Millionen Menschen. Thunfischfleisch ist reich an Mineralstoffen wie Selen, Zink und wichtigen Vitaminen wie Folsäure (15 µg) und Niacin (13,5 mg pro 100 g).

WOLFSBARSCH/SEEBARSCH

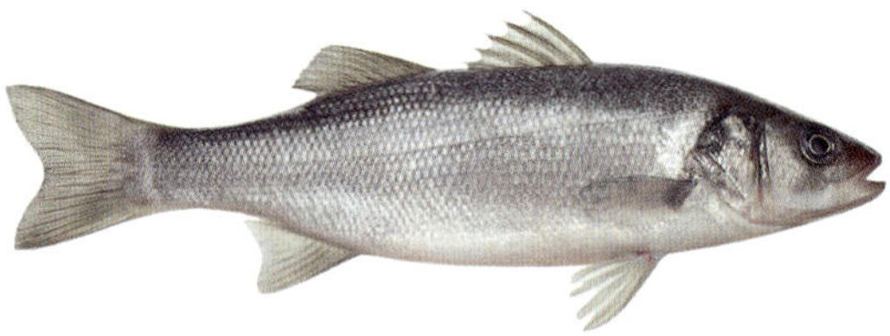

Optimiert durch

OMEGA-3: *EPA 220 mg, DHA 293 mg/100 g*
ZINK: *300 µg*

- Der Wolfsbarsch gehört zu den barschartigen Fischen; manchmal wird er fälschlicherweise mit dem Seewolf verwechselt. Sein Kennzeichen ist ein schwarzer Fleck auf den Kiemendeckeln.
- Der sehr lang gestreckte Wolfs- oder Seebarsch lebt in kleinen Schwärmen und wandert zum Laichen in Flussmündungen. Farblich ist er meist dunkelgrau.
- Als Raubfisch lebt der Wolfsbarsch in der Nähe von Felsenküsten und in Flussmündungen und macht dort Jagd auf Schwarmfische wie etwa auf den Hering oder die Sardine. Er verzehrt auch kleine Ährenfische, Würmer, Krustentiere und Muschelfleisch.

Wolfsbarsche werden das ganze Jahr über verkauft, schmecken allerdings – wie die meisten Seefische – im Winter am besten. Besonders Frankreich sorgte für den ausgezeichneten »Namen« des Fisches; dort kam er als Loup de mer auf die Speisekarte!

- Nachdem er im Mittelmeerraum übermäßig befischt wurde, wird er seit geraumer Zeit in verschiedenen Mittelmeerländern (besonders Griechenland, Spanien, Italien und der Türkei) in Fischfarmen gezüchtet. Auch in Deutschland gibt es inzwischen Wolfsbarschzuchten.
- In Israel fanden die ersten Versuche statt, das Atlantiklachsmodell auf den Wolfsbarsch zu übertragen und ihn zu züchten. Dies erwies sich jedoch als bedeutend komplizierter als beim Lachs.
- Das Wolfsbarschweibchen, das in der Regel größer wird als das Männchen, laicht von Mai bis August. Der Fisch kann etwa 1 m lang und bis zu 12 kg schwer werden. Verkauft werden jedoch üblicherweise Fische von durchschnittlich 40 cm Länge und rund 1,5 kg Gewicht.
- Der Wolfsbarsch ist eine ausgezeichnete Quelle an Mineralstoffen. Er liefert (pro 100 g) 250 mg Phosphor, 53 mg Magnesium, 360 mg Kalium und nur 88 mg Natrium.

ZANDER

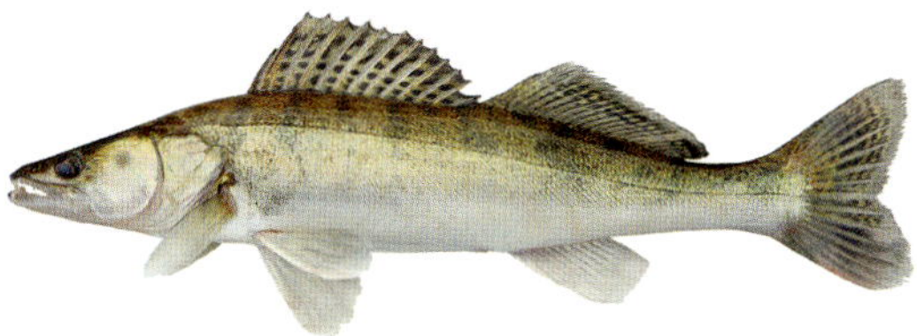

Optimiert durch

OMEGA-3: EPA 84 mg, DHA 103 mg/100 g
SELEN: 23 µg
ZINK: 575 µg

- Als Raubfisch gehört der Zander zu den größten im Süßwasser lebenden Barschen in Europa.
- Gezüchtet wird der Zander vorzugsweise in trüben Gewässern mit wenig Pflanzen, viel Sauerstoff und harten Böden.

Nach Deutschland kam der Zander vor ungefähr 300 Jahren aus Osteuropa (aus dem heute die meisten Zuchtzander kommen). Eingeführt und dann im bayrischen Ammersee gezüchtet wurde er von den Mönchen aus dem Kloster Andechs.

- Auf die Jagd an der Wasseroberfläche geht der Zander normalerweise morgens und abends; den Rest der Zeit versteckt er sich am Boden.
- Der Zander ist nicht nur wegen seines leckeren Geschmacks, sondern auch aufgrund seiner geringen Zahl großer und leicht entfernbarer Gräten oft auf den Speisekarten deutscher Restaurants zu finden.
- Überwiegend kommt der Zander in Süßwassergewässern vor, er ist aber auch im Brackwasser heimisch.
- In geringem Umfang wird der Zander in Aquakultur gezüchtet. Dort wird er normalerweise in geschlossenen Kreislaufanlagen produziert, welche wenig negative Auswirkungen auf die Umwelt haben. Zander benötigen aber als Fleischfresser eine hohe Menge an Proteinen (Fischmehl und -öl).

Zander ist das ganze Jahr über im Angebot (wobei frischer Zander von Juni bis Februar erhältlich ist) und zeichnet sich durch mageres und zartes Fleisch aus.

- Mit der sogenannten Klapperfischerei wurde der Zander früher im Winter gefangen.
- In Ungarn ist der Zander weitverbreitet und wird auf viele wohlschmeckende Arten zubereitet.
- Der Zander hat einen geringen Natriumgehalt (86 mg pro 100 g), welcher in einem guten Verhältnis zum Kaliumgehalt (235 mg) steht.

Fischgenuss – nachhaltig oder nachhaltig gestört?

von Dr. Christian Leitz

Fischfang und Nachhaltigkeit – ist das nicht ein Widerspruch in sich? Eine berechtigte Frage, im Folgenden daher dazu mehr.

Bad news

Die Schlagzeilen der letzten Jahre sprechen eine deutliche Sprache. Vier Beispiele sollen die Dramatik belegen, die in den Medien weltweit zum Ausdruck kommt: »Fischbestände im Mittelmeer sind massiv überfischt«, »Die Meere sind am Ende«, »Wann stirbt der letzte Fisch?« und »Meere könnten bis 2048 leer gefischt sein«.

Anhand dieser kleinen Auswahl von Schlagzeilen überrascht es nicht, dass für viele Menschen Fisch und Genuss ein Widerspruch in sich selbst darstellt. Begriffe wie »Überfischung« leuchten auf wie Warnschilder. Und schönreden lassen sich die Probleme kaum. Doch eine oberflächliche, rein dramatisierende Sicht ist genauso wenig hilfreich, besonders wenn man sich bewusst macht, welche Bedeutung Fisch in unserer Ernährung spielt und auch zukünftig spielen wird und muss. Die Autoren der angesehenen *World Ocean Review* bringen genau dies auf den Punkt: »Mit der Zunahme der Bevölkerung wächst auch der Bedarf an Nahrungsmitteln. Fisch ist weitverbreitet, erschwinglich und gesund. ... Es steht außer Frage, dass daher künftig immer mehr Fisch nachgefragt wird.«

Wenn Menschen Fisch als Nahrungsmittel meiden, passiert dies zumeist aus einem von zwei Gründen: Er schmeckt (oder bekommt) ihnen nicht oder sie lehnen ihn aus Gründen der Nachhaltigkeit oder Ethik ab. Den ersten Grund zu widerlegen, ist natürlich das Kernthema dieses Buchs. Denn zumeist schmeckt Fisch nicht, weil man entweder den »falschen« Fisch gekauft oder ihn nicht gut zubereitet hat. Den zweiten Grund zu widerlegen, stellt eine größere Herausforderung dar. Denn erstens hat der Einzelne – im Gegensatz zur Zubereitung (und zum Einkauf, das heißt, ob Bio, woher der Fisch kommt etc.) – weniger Einfluss auf die Minimierung des jeweiligen Problems und zweitens haben viele der Bedenken ihre Berechtigung.

EINIGE WICHTIGE DATEN

Bevor wir uns näher mit einigen der zentralen Herausforderungen beschäftigen, zuerst ein kurzer Abriss der Ausgangslage: Mit Sicherheit kann nur gesagt werden, dass es keine sicheren Zahlen über den globalen Fischbestand gibt (wobei die Zahlenlage bei einzelnen Arten besser bekannt ist). Für diese Unsicherheit ist allein schon die Tatsache verantwortlich, dass wir viele Spezies der Ozeane, das heißt die 71 % der Erde, die von ihnen bedeckt sind, im Detail noch gar nicht kennen. Es kann davon ausgegangen werden, dass die Untiefen der Meere – circa 60 % des Meeresbodens finden sich unterhalb von 2000 Metern Tiefe – noch viele uns heute unbekannte Spezies verbergen. Auf andere Faktoren, die ebenfalls eine genauere Kalkulation des Fischbestands erschweren, ja unmöglich machen, werde ich im Folgenden noch eingehen.

Was heißt dies nun für den Fischfang? Offizielle Zahlen zur Fischproduktion werden alle zwei Jahre von der Welternährungsorganisation FAO (Food and Agriculture Organization) in ihrem Report *The State of World Fisheries and Aquaculture* geliefert. Laut des letzten Reports von 2014 hat sich der globale Meeresfischfang seit mehreren Jahren stabilisiert. 2012 lag die globale Produktion bei knapp unter 80 Millionen Tonnen, eine leichte Reduktion von den 82,6 Millionen im Jahr 2011. Der jährliche Verbrauch liegt dagegen bei 140 Millionen Tonnen, was auf die ständig anwachsende Produktion durch Aquakulturen hinweist. Diese hat in den letzten 40 Jahren höhere Zuwachsraten als in jedem anderen Bereich der Lebensmittelproduktion erreicht.

Die Fischproduktion in Aquakulturen stieg zwischen 2000 und 2012 jährlich im Schnitt um 6,2 % oder von 32,4 Millionen auf 66,6 Millionen Tonnen. 2012 zählte die FAO weltweit über 600 aquatische Spezies, die in verschiedensten Formen von Aquakulturen gezüchtet wurden. Absoluter Spitzenreiter in dieser immer wichtiger werdenden Produktion ist China, ein Land mit einer sehr langen Tradition in diesem Bereich. Es zeichnete für ca. zwei Drittel verantwortlich (und daneben auch für mehr als die Hälfte der 23,8 Millionen Tonnen aquatischer Algen, die 2012 produziert wurden). Und China wird auch weiterhin den größten Anteil beitragen, wenn, wie Weltbank, International Food Policy Research Institute und FAO schätzen, Aquakulturen bis 2030 über 60 % des weltweiten Konsums von Fischen und anderen Meeresfrüchten produzieren.

Fisch nährt den Menschen – und ernährt Menschen. Laut FAO sind 10 bis 12 % der Weltbevölkerung direkt oder indirekt wirtschaftlich von Fischerei und Aquakulturen abhängig. Besonders für viele Entwicklungsländer ist der Export von Fisch ein wichtiger Wirtschaftsfaktor. Jede Betrachtung aus der Perspektive der Nachhaltigkeit muss daher die »Dreifaltigkeit« ökonomischer, ökologischer und sozialer Komponenten einbeziehen. Zum Beispiel bedroht die Überfischung regelmäßig zuerst die Existenz der geschätzten 12 Millionen handwerklich arbeitenden (oder artisanalen) Fischer weltweit (dies im Gegensatz zu nur etwa einer halben Million in der industriellen Fischerei Tätigen). Nur begrenzt für die Problematik verantwortlich, werden sie jedoch von ihr am stärksten betroffen. Und dies, obwohl sie, wie das Abschlussdokument der Rio+20-Konferenz zur nachhaltigen Entwicklung von 2012 betont, eine wichtige Rolle bei der Bekämpfung der Armut und dem Erhalt der Nahrungssicherheit spielen: » Wir verpflichten uns zu beachten, dass Fischer aus Eigenbedarf, kleinere Fischhändler und Arbeiterinnen in der Fischerei sowie indigene Völker und ihre Gemeinschaften, insbesondere in Entwicklungsländern – und dabei vor allem kleinen Inselstaaten –, einen sicheren Zugang zur Fischerei und zu den Märkten benötigen.«

HERAUSFORDERUNGEN

Fangen wir mit dem Fischfang selbst an – und hier mit der offensichtlichsten Herausforderung, der **Überfischung**: Die Fakten sprechen eine deutliche Sprache. 1974 lag laut FAO der Anteil der Meeresfischbestände, die sich innerhalb eines biologisch nachhaltigen Rahmens befanden, bei 90 %. 2011 war dieser bereits auf 71,2 % gefallen, wobei das bei einem Überfischungsgrad von 28,8 % sogar eine kleine Erholung zu 2009 darstellte (29,9 %). Es gibt aber Berechnungen, bei denen der Stand der überfischten Bestände noch deutlich höher, bei über 50 %, liegt. Unabhängig von der genauen Datenlage gilt die Schlussfolgerung der Autoren der *World Ocean Review*: »Insgesamt hat sich der Zustand der Bestände mit den Jahren verschlechtert. Eine Erholung ist nur dann möglich, wenn man die gefährdeten Bestände für mehrere Jahre weniger stark befischt.«
Hier setzt direkt eine zweite Bedrohung an, **IUU Fischfang**. Denn bei illegalem (I – illegal), nicht gemeldetem (U – unreported) und nicht reguliertem (U – unregulated) Fischfang haben die Verantwortlichen oft bewusst genau die Fischbestände im Visier, die bereits dezimiert sind, da sich für diese Fische zumeist auch höhere Preise erzielen lassen. Bewusst oder unbewusst untergraben IUU-Fischer Bestrebungen für einen kontrollierten und nachhaltigen Umgang mit der Fischproduktion. Aufgrund einer massiven Zunahme in den letzten beiden Jahrzehnten stellt IUU-Fischfang eine enorme Belastung der Fischbestände in vielen Teilen der Welt dar, besonders von Entwicklungsländern, die aufgrund schwacher staatlicher Kontrolle der Bedrohung oft fast widerstandslos ausgesetzt sind oder deren Regierungsvertreter die illegale Fischerei, zum Beispiel aufgrund korrupter Vernetzungen, dulden oder sogar davon profitieren.
Es wird geschätzt, dass 11 bis 26 Millionen Tonnen Fisch jedes Jahr IUU-Fischfang zum Opfer fallen, mit einem Gesamtwert von USD 10 bis 23 Milliarden. Die Bandbreite der Zahlen impliziert deutlich das Problem, die Größenordnung von und damit Bedrohung durch IUU genau zu bestimmen, denn meldet das jeweilige Schiff – wie das Akronym verdeutlicht – seinen Fang natürlich gerade nicht an. Allein für die Küsten von Westafrika schätzt man den Anteil der IUU-Fischerei auf 40 %.
IUU-Fischer nehmen weder Rücksicht auf die 200-Seemeilen-Zonen der angrenzenden Küstenländer noch auf Meeresschutzgebiete. Und da natürlich auch auf **Beifang** keine Rücksicht genommen wird – denn nur Fische, die sich leicht veräußern lassen, sind bei der IUU-Fischerei von Interesse –, verstärkt sich dadurch ein offenkundiges Problem des legalen und geregelten Fischfangs. Zu häufig führen die Fangmethoden, die in vielen Teilen der Welt zur Anwendung kommen, zu »collateral damage«, sprich Beifang – und dies schon seit vielen Jahrzehnten. »Zufällig« mitgefangene Fische und andere Lebewesen werden auch heute noch viel zu häufig wieder ins Meer zurückgeworfen, da die Fischer mit der Aufbewahrung auf ihren Schiffen nur Kosten (früheres Anlaufen des Hafens und damit verbunden erhöhter Treibstoffverbrauch und Zeitverlust) verbinden. Die Überlebenschance dieser sogenannten Rückwürfe ist gering, da die Lebewesen durch den Fang – falls nicht bereits getötet – fast immer Verletzungen erleiden. Jedes Jahr werden Millionen Tonnen von jungen Fischen und anderen Meeresbewohnern Opfer der Beifang-Problematik.
Das Thema Beifang ist integraler Bestandteil einer enormen Entwicklung, die uns in der Diskussion um

Fischereiwirtschaft und Nachhaltigkeit zunehmend beschäftigt: die **Aquakultur**. In ihren verschieden Formen bietet diese eine wachsende Alternative zum Wildfang von Fisch (und auch zur Tierzucht in der Landwirtschaft, da Fisch vergleichsweise weniger Nahrung zum Aufbau von Körpermasse braucht). Jedoch werden auch Aquakulturen immer wieder mit negativen Nachrichten bedacht. Dazu gehören der übermäßige Einsatz von Medikamenten (z. B. Antibiotika) zur Bekämpfung von Krankheiten unter den gezüchteten Fischen, der unkontrollierte Abfluss von Kot und Nährstoffen in die mit den Aquakulturen verbundenen Gewässern (und die damit verbundene Überdüngung dieser) oder auch die Abholzung von Mangrovenwäldern.

Beim Konsumenten erweckt das Thema Medikamente im Fisch wohl auch Erinnerungen an ein anderes (bereits am Anfang des Kapitels »Fish Bites« erläutertes) Thema, die angebliche Belastung von Fischen durch **Schwermetalle**. Diese immer noch häufig geäußerte Besorgnis steht jedoch laut Experten in keinem Verhältnis zur eigentlichen Lage. Für den deutschen Markt ist deren Schlussfolgerung, dass die Schadstoffbelastung der Seefische erfreulich niedrig ist. So wird zum Beispiel zur Meinung, Thunfischkonserven enthalten hohe Quecksilbergehalte, vom Max-Rubner-Institut in Kiel (Institut für Sicherheit und Qualität bei Milch und Fisch beim Bundesforschungsinstitut für Ernährung und Lebensmittel) deutlich festgestellt, dass dies inzwischen jeder Grundlage entbehrt.

Neben den genannten (negativen) Entwicklungen ist der Bestand der Fische (und deren Lebensräume) noch mit weiteren Herausforderungen konfrontiert. Besonders mit dem **Klimawandel** kommt eine Bedrohung hinzu, deren Einfluss auf die Meere und deren Bewohner momentan von der Allgemeinheit noch viel zu wenig beachtet wird. In der anhaltenden Diskussion über den Klimawandel, dessen Folgen und darüber, wie mit diesen umzugehen ist, liegt der Fokus eindeutig auf dem Land, seltener jedoch den Ozeanen. Doch Wissenschaftler läuten immer heftiger die Alarmglocken. Besonders beunruhigt sie einerseits die zunehmende Erwärmung der Ozeane, andererseits deren Versauerung. Die erste Entwicklung bringt die Ökosysteme durcheinander, die zweite beeinträchtigt zum Beispiel den Stoffwechsel von Organismen, die Kalkschalen bilden – und damit letztendlich auch die Nahrungsketten, deren vitaler Bestandteil Muscheln, Seeigel, Schnecken oder auch Korallen sind. Besonders Tauchern werden die Folgen bei Tauchgängen wie zum Beispiel am Great Barrier Reef bereits deutlich bewusst. Statt der gewohnt beeindruckenden Farbenvielfalt ist man zum Teil mit einer durch die Korallenbleiche verursachten, erschreckenden Eintönigkeit konfrontiert. Es sollte uns daher nicht überraschen, dass das erwähnte Abschlussdokument der Rio+20-Konferenz einen deutlichen Aufruf zur Bekämpfung der Versauerung der Ozeane enthält. Heute »profitieren« wir Landbewohner noch davon, dass die Ozeane durch ihre CO_2-Senkenfunktion den Klimawandel nicht noch schneller voranschreiten lassen. Gerade die Erwärmung und Versauerung der Ozeane führt aber dazu, dass sie weniger CO_2 aufnehmen werden. Diese immer stärkere Belastung der Ozeane und ihrer Bewohner wird durch zusätzliche von Menschen verursachte Probleme, wie **Plastikmüll** oder **Lärm**, intensiviert.

Auch wenn die Lage aufgrund der hier kurz umrissenen Herausforderungen fraglos ernst ist, ist sie nicht hoffnungslos. In vielen Ländern sind die Probleme inzwischen erkannt, und man weiß jetzt, welche Schritte zur Verbesserung der Lage zu unternehmen sind. Gebannt sind die Probleme dadurch zwar bei Weitem noch nicht, doch es gibt einige ermutigende Ansätze, der ernsten Lage gegenzusteuern.

Better news

Lange hat es gedauert, bis sich die Erkenntnis in Europa durchgesetzt hat, aber inzwischen ist allgemein akzeptiert, dass dem unbegrenzten Fischfang Einhalt zu gebieten ist. Dies nicht zuletzt, nachdem die EU-Kommission für 2009 eine Überfischungsrate von 88 % feststellen musste! In den letzten Jahren wurden daher – trotz Widerstand gewisser EU-Mitgliedsländer – dezidierte Schritte zur Verbesserung einer bedrohlichen Situation eingeleitet. Dies mit dem – verglichen mit der bestehenden Situation – radikalen Ziel, bis 2020 für alle Fischbestände den sogenannten »maximalen nachhaltigen Ertrag« (maximum sustainable yield/MSY) zu erreichen. Diesen Begriff gibt es zwar schon seit den 1930er-Jahren, zu seiner kontemporären Definition kam er jedoch erst durch den World Summit on Sustainable Development 2002. MSY reflektiert die erwähnte »Dreifaltigkeit« der Nachhaltigkeit, da dadurch nicht nur der Überfischung Einhalt geboten, sondern der Fischbestand so erhalten werden soll, dass langfristig die höchsten Erträge gesichert werden.

Besser heißt jedoch noch längst nicht gut. Die von der EU im Juli 2015 vorgestellten Zahlen für die Lage in den Meeren des EU-Raums zeigt für den Atlantik, die Nord- und Ostsee eine Entwicklung auf, die langfristig MSY verspricht. Im Mittelmeer hingegen sieht die Lage trostlos aus. Zwar gibt es einzelne Erfolgsgeschichten (zum Beispiel die Erholung der Bestände von Blauflossen-Thunfisch), jedoch bezeichnet die EU-Kommission Überfischung grundsätzlich als vorherrschend und erklärt die Erholung dort als politische Priorität. Konkret hat sich die EU daher zum Beispiel verpflichtet, die fast 6 % der EU-Territorialgewässer, die innerhalb des Natura-2000-Netzwerks geschützt sind, bis 2020 auf 10 % auszubauen.
Wie in der EU besteht in vielen Ländern der Welt immer deutlicher Einigkeit, dass der Überfischung Einhalt geboten werden muss. Oft wird dies vorrangig aus wirtschaftlichen Motiven begründet. Die FAO hat berechnet, dass die Erholung überfischter Bestände die Produktion um 16,5 Millionen Tonnen und den jährlichen Ertrag um 32 Milliarden US-Dollar erhöhen würde. Anders ausgedrückt sägen die Fischflotten, die für die Überfischung verantwortlich sind, an dem Ast, auf dem sie sitzen – wobei es fast immer die dünneren Äste der artisanalen Fischer sind, die zuerst abgesägt werden.
Während Fischflotten immer stärker auf die Tiefseefischerei (das heißt Fischfang zwischen 200 und 2000 Metern) ausweichen – und dort andere Lebensräume und Bestände bedrohen, bleibt dem Fischer in Strand- bzw. Küstennähe keine Ausweichmöglichkeit. Ihm (und den Familien und Gemeinden, die vom artisanalen Fischfang abhängig sind) wird die Lebensgrundlage entzogen. Es sind eben leider nicht nur IUU-Fischer, die von einer kurzfristigen Profitorientierung geprägt sind.
Ermutigende Beispiele, der Überfischung Einhalt zu gebieten, kommen heute zumeist aus den (industrialisierten) Ländern, die in der Vergangenheit hauptsächlich zur Entstehung der Probleme beigetragen hatten, das heißt wie erwähnt der EU, aber besonders auch aus den USA, Australien und Neuseeland. Besonders in diesen drei Ländern wurden bereits vor einigen Jahren Fischereimanagementpläne eingeführt und Meeresschutzgebiete angelegt. So gelang es den USA (Stand 2012), fast 80 % ihrer Fischbestände auf ein Niveau zu bringen, das auf oder sogar über dem liegt, was MSY entspricht. Neuseeland betreibt (wie auch Australien und Island) einen couragierten Schutz der 200-Seemeilen-Zone des Landes, es setzt strikte Grenz- und Zielwerte beim Fischfang (über MSY hinaus) und unternahm bereits früh Bestrebungen bei der Zertifizierung von Fischprodukten (z. B. weltweit der erste Weißfisch – Hoki – aus einer MSC-zertifizierten Fischerei). Und die Strategie zahlt sich offensichtlich aus. Laut FAO fiel der Anteil überfischter Bestände in den neuseeländischen Gewässern allein zwischen 2009 und 2013 von 25 auf 18 %. Aber auch eine wachsende Zahl von Schwellen- und Entwicklungsländern unternimmt inzwischen energischere Schritte in diese Richtung. Zum Beispiel hat sich Chile im Oktober 2015 dazu verpflichtet, ein Schutzgebiet von ungefähr einer Million Quadratkilometer Fläche anzulegen.
Die wachsende Zahl der Initiativen, Rahmenwerke und Zertifizierungen zur nachhaltigeren Gestaltung des Fischfangs wie auch der Aquakulturen sind stark, wenn auch nicht ausschließlich, von wirtschaftlichen Motiven geprägt. Einerseits zielen sie darauf ab, die Staaten und Fischfangunternehmen zu einem verantwortlicheren Umgang mit der Fischproduktion zu verpflichten. Wichtige Beispiele sind der Code of Conduct for Responsible Fisheries oder die International Guidelines for the Management of Deep-sea Fisheries in the High Seas. Zum anderen soll der Endverbraucher sensibilisiert werden, beim Kauf von Fisch auf eine nachhaltige Produktion zu achten.
Das bekannteste Beispiel im deutschsprachigen Raum ist sicherlich die Zertifizierung durch den MSC (Marine Stewardship Council), eine Initiative, die 1997 von der Umweltorganisation WWF und dem Lebensmittelkonzern Unilever gegen das Problem der Überfischung ins Leben gerufen wurde (und seit 1999 von beiden Organisationen unabhängig ist). Heute fangen MSC-zertifizierte Fischereien knapp 9 Millionen Tonnen Fisch und Meeresfrüchte (fast 10 % der weltweiten Fangmenge an Fisch und Meeresfrüchten aus Wildfang), in Deutschland gibt es über 6600 Produkte mit MSC-Siegel (über 1500 in Österreich und über 1200 in der Schweiz). Inzwischen (seit 2011) hat sich als Pendant zum MSC für die Produktion in Aquakulturen auch die ASC-Zertifizierung (Aquaculture Stewardship Council) gesellt.
Staaten erkennen also in zunehmendem Maß, dass sie den negativen Entwicklungen entgegensteuern müssen. Im Kampf gegen IUU-Fischerei zum Beispiel ist eine wachsende Zahl von Regierungen daran, den International Plan to Prevent, Deter and Eliminate Illegal, Unreported and Unregulated Fishing (IPOA-IUU) zu implementieren. Die EU setzte 2010 ein wichtiges Zeichen,

als sie eine Verordnung zur Verhinderung, Bekämpfung und Unterbindung von IUU-Fischerei in Kraft setzte. So dürfen zum Beispiel nur die von den Flaggen- oder Exportstaaten als legal eingestuften Fischereierzeugnisse ein- oder ausgeführt werden. Im Kampf gegen IUU wurden in vielen Ländern Kontrollen in Häfen verschärft oder sogenannte schwarze Listen angelegt und angewendet. Auch wenn daher der IUU-Fischfang angeblich nicht mehr auf dessen höchstem Stand in den 1990er-Jahren liegt, gibt es aber immer noch zu viele Lücken weltweit, um nur annähernd Entwarnung zu geben.
Ohne Frage ist die Lage weiterhin ernst, aber nicht hoffnungslos. Laut der *World Ocean Review* ist in vielen Regionen »die ungehemmte Jagd auf den Fisch vorbei. Nachdem in den 1970er-, 1980er- und 1990er-Jahren nach und nach die Bestände zusammenbrachen, wurde der Fischereiwirtschaft und den politischen Entscheidern in verschiedenen Ländern klar, dass die Überfischung nicht nur ein ökologisches, sondern vor allem ein volkswirtschaftliches Problem ist, denn viele Fischer verloren ihre Arbeit.« Wie die FAO 2008 berechnete, beläuft sich der monetäre Verlust durch Überfischung wie auch schlechtes Management und Ineffizienz auf USD 50 Milliarden jährlich. Der volkswirtschaftliche Schaden, der durch diese Zahl zum Ausdruck kommt, wird noch deutlicher, wenn man sich vor Augen hält, dass der Gesamtwert der weltweit angelandeten Fische auf ungefähre 90 Milliarden US-Dollar kalkuliert wurde!
Auch beim Thema Klimawandel ist laut Hans-Otto Pörtner vom Alfred-Wegener-Institut (Helmholtz-Zentrum für Polar- und Meeresforschung) »die Tür zum Handeln einen Spalt weit geöffnet«. Dieser Spalt wird sich aber ohne entschlossene Schritte, um das 2-Grad-Ziel umzusetzen, schnell wieder schließen – mit den erwähnten dramatischen Folgen für die Ozeane.
Bei einem anderen Thema, Aquakultur, verstärken sich die Bestrebungen zu dessen nachhaltiger Verbesserung. Hier spielen wieder ökonomische Faktoren eine wichtige Rolle. Zum Beispiel erlauben es verbesserte Technologien mehr und mehr, vormals als Abfälle entsorgte Fischteile der Produktionskette zu nutzen, unter anderem auch als Futter in Aquakulturen. Bei diesen besteht jedoch weiterhin Raum für eine effizientere Nutzung von Nahrungsmitteln für Zuchtfische. Positiv ist aber festzustellen, dass der Verbrauch an Fischmehl und Fischöl heute so hoch wie Anfang der 1980er-Jahre ist – und dies trotz des enormen Anstiegs der Aquakulturproduktion seit dieser Zeit. Andere positive Beispiele umfassen den massiven Rückgang beim Einsatz von Antibiotika in der norwegischen Lachsfischzucht, dies durch den Einsatz von Impfungen seit Mitte der 1990er-Jahre. Allgemein hängen diese Entwicklungen im Aquakultur-Bereich auch damit zusammen, dass – wie die FAO feststellt – sich Führung und Überwachung grundsätzlich deutlich verbessert haben.

Fazit

Unsere Gesundheit ist eng verknüpft mit der Gesundheit der Meere und ihrer Bewohner. 2010 lieferte Fisch mehr als 2,9 Milliarden Menschen weltweit fast 20 % ihres Bedarfs an tierischem Protein (und 4,3 Milliarden ungefähr 15 %). Um also sowohl unsere Gesundheit wie auch die der Meere sicherzustellen, braucht es uns als deren engagierte Verwalter und Verwahrer. Auch wenn sich leider nicht alle negativen Entwicklungen der letzten Jahre revidieren lassen und mit dem Klimawandel eine Bedrohung erwächst, deren Auswirkungen auf die Ozeane wir heute nur zum Teil beurteilen können.
Trotz oder gerade wegen des Ausmaßes der Herausforderungen darf kein Raum sein für eine passive Untergangsstimmung. Auch pauschale Aufrufe mancher Organisationen, einfach keinen oder sehr wenig Fisch zu verzehren, sind im Hinblick auf die Bedeutung von Fisch für unsere Ernährung nicht zielführend. Defätismus (oder Verzicht) löst nicht die Probleme, denen unsere Ozeane und deren Bewohner verstärkt ausgesetzt sind, auch wenn man aufgrund der enormen Dimension der Herausforderungen den Eindruck erhalten könnte, dass man als Einzelner kaum oder gar nicht zu deren Minderung beitragen kann.
Dies wäre ohne Frage ein Trugschluss. Einen Beitrag können wir alle leisten. Sich bewusst ernähren – das zentrale Credo dieses Buchs – umfasst, ja verlangt ein bewusstes und nachhaltiges Kauf- und Konsumverhalten. Achten Sie zum Beispiel beim Kauf auf nachhaltige bzw. nachhaltig zertifizierte Produktion. Denn, wie zum Beispiel der MSC deutlich macht, lässt Ihre Einkaufspräferenz »die weltweite Nachfrage und den Marktzugang für zertifizierten nachhaltigen Fisch und Meeresfrüchte ansteigen und schafft wichtige Anreize für Fischereien, sich der strengen und transparenten Bewertung des MSC-Programms zu stellen«. Und falls Sie wegen höherer Kosten von zertifizierten Produkten besorgt sind, ist dies erstens aufgrund der immer größeren Verbreitung

dieser Produkte (Deutschland ist der größte MSC-Markt weltweit) häufig nicht mehr der Fall – und zweitens verzichten Sie ja, sozusagen als »Kompensation«, auf Produkte, die Ihnen bei Ihrer in diesem Buch aufgezeigten körperlichen und geistigen Optimierung im Weg stehen. Bewusster Konsum zum Schutz der Ozeane und deren Bewohner geht aber noch bedeutend weiter. Hinterfragen Sie Ihr Verhalten grundsätzlicher. Benutzen Sie zum Beispiel unnötigerweise Plastikprodukte – ein alltägliches Beispiel der negativen Art sind Plastiktüten, die als Abfall später zur Müllbelastung der Ozeane beitragen können? Für manche tönt diese Art von Achtsamkeit und Verzicht leider bereits wie ein allzu mühsamer Aufwand. Richtig mühsam wird es aber für uns alle erst, wenn wir immer stärker mit den Folgen von gedankenlosem Konsumverhalten konfrontiert werden.

Als Einzelperson können wir also einiges bewegen, aber viel muss natürlich auch auf der gesamthaften Ebene der Politik und (Fischerei-)Industrie passieren. Dort sind Strategien und Praktiken gefragt, welche die Gefahren, die hier angesprochen wurden, minimieren oder sogar noch rechtzeitig abwenden. Gute Beispiele für die nötigen nachhaltigen Schritte gibt es, wie aufgezeigt, allein es mangelt noch an einer konsequenten Umsetzung weltweit.

Wie finde ich das Fanggebiet meiner Fischeinkäufe heraus?

Die deutsche Fischwirtschaft veröffentlicht eine Liste zur genaueren Kennzeichnung der Fanggebiete.
Die Codierung erfolgt nach folgendem Prinzip:
1. Nennung des FAO-Fanggebietes (FAO = Food and Agriculture Organization of the United Nations).
2. Zweistelliger Code für das genaue Fanggebiet.
3. Zwei Stellen sind reserviert für die Angabe des Fangjahres (Platzhalter XX).
Zum Beispiel wird für Hering, gefangen im Jahr 2009 in der Nordsee, folgender Code vergeben: FAO 27-16-09

LISTE GEORDNET NACH FAO-FANGGEBIETEN

FAO 21: Nordwestatlantik	
Westgrönland	FAO 21-01-XX
Kanada	FAO 21-02-XX
USA	FAO 21-03-XX
Neufundland-Labrador	FAO 21-04-XX
FAO 27: Nordostatlantik	
Nordost-Arktis und Norwegische See	FAO 27-01-XX
Nordost-Arktis	FAO 27-02-XX
Norwegische See	FAO 27-03-XX
Island	FAO 27-04-XX
Färöer	FAO 27-05-XX
Ostgrönland	FAO 27-06-XX
Südöstlich Grönlands	FAO 27-07-XX
Keltische Meere	FAO 27-08-XX
Westlich Schottlands	FAO 27-09-XX
Westlich Irlands	FAO 27-10-XX
Irische See	FAO 27-11-XX
Keltische See	FAO 27-12-XX
Ärmelkanal	FAO 27-13-XX
Westlicher Ärmelkanal	FAO 27-14-XX
Östlicher Ärmelkanal	FAO 27-15-XX
Nordsee	FAO 27-16-XX
Skagerrak/Kattegat	FAO 27-17-XX
Ostsee	FAO 27-18-XX
Westliche Ostsee	FAO 27-19-XX
Östliche Ostsee	FAO 27-20-XX
Zentrale Ostsee	FAO 27-21-XX
Nördliche Ostsee	FAO 27-22-XX
Biscaya	FAO 27-23-XX
Nördliche Biscaya	FAO 27-24-XX
Nördliche Gebiete	FAO 27-25-XX
Westliche Gebiete	FAO 27-26-XX
Südliche Gebiete	FAO 27-27-XX
Ozeanischer Nordostatlantik	FAO 27-28-XX
Azoren	FAO 27-29-XX
Kattegat	FAO 27-30-XX
FAO 34: Mittlerer Ostatlantik	
Marokko	FAO 34-01-XX
FAO 41: Südwestatlantik	
Patagonischer Schelf	FAO 41-01-XX
Brasilien	FAO 41-02-XX
FAO 47: Südostatlantik	
Namibia	FAO 47-01-XX
Südafrika	FAO 47-02-XX
FAO 61: Nordwestpazifik	
Beringsee	FAO 61-01-XX
Ochotskisches Meer	FAO 61-02-XX
Beringsee Russland	FAO 61-03-XX
China	FAO 61-04-XX
FAO 67: Nordostpazifik	
Beringsee/Golf von Alaska	FAO 67-01-XX
Kanada	FAO 67-02-XX
Beringsee USA	FAO 67-03-XX
Golf von Alaska	FAO 67-04-XX
Alaska	FAO 67-05-XX
USA	FAO 67-06-XX
FAO 81: Südwestpazifik	
Neuseeland	FAO 81-01-XX
FAO 87: Südostpazifik	
Chile	FAO 87-01-XX
Peru	FAO 87-02-XX

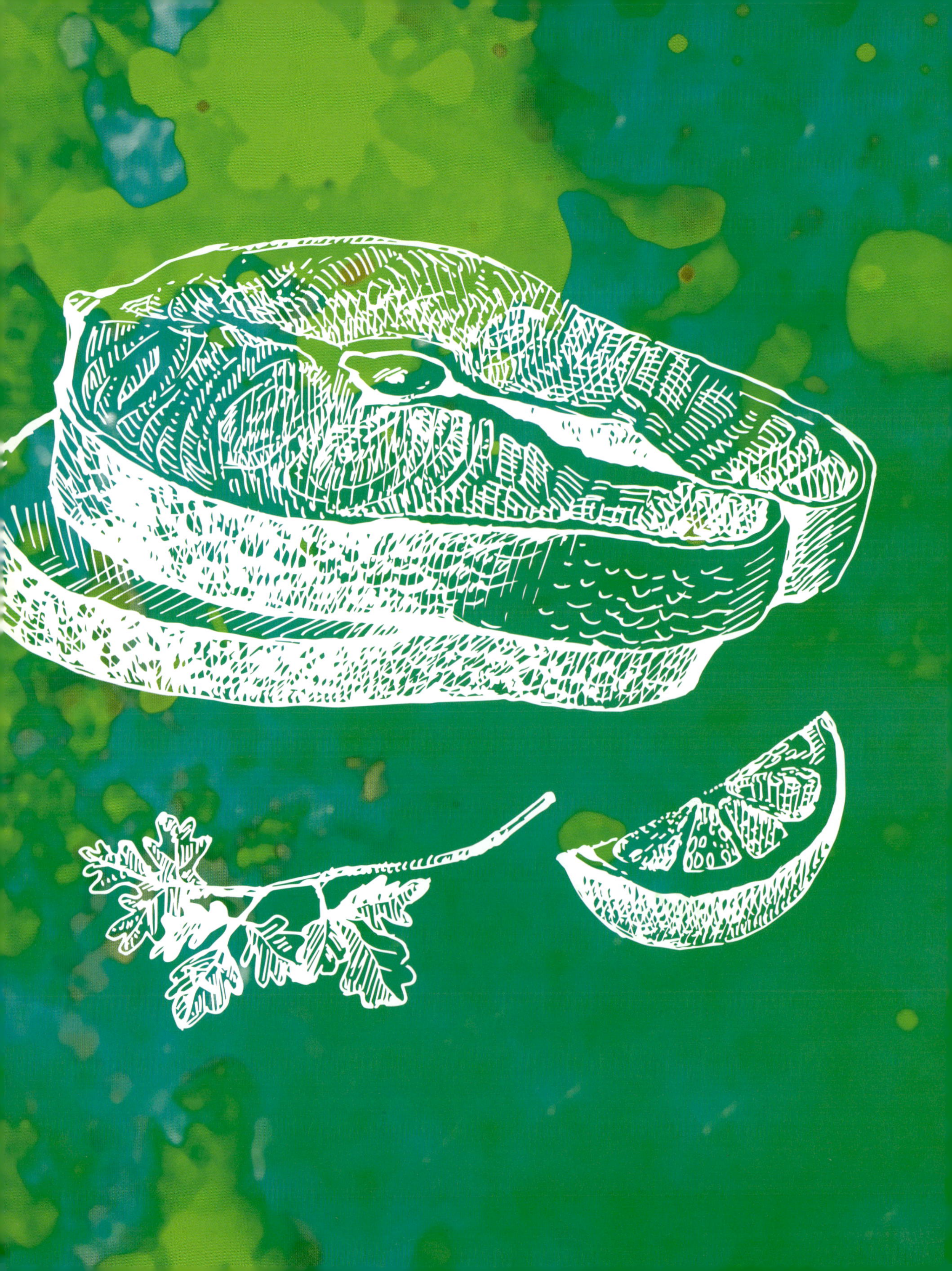

REZEPTE

ALLE MAHLZEITEN FÜR IHRE SELBSTOPTIMIERUNG

Gute Nahrung aus natürlichen Zutaten, einfach zubereitet, nährt und ordnet uns täglich. Finden Sie Freude an raffinierten Gerichten, die unsere Zellen aufbauen und Ihnen zu mehr Energie verhelfen. Für jede Situation die richtige Mahlzeit – ausgefallene Müslis oder Kraftmahlzeiten für den energiereichen Start in den Tag, Hauptmahlzeiten, die für unterschiedlichste Geschmacksexplosionen sorgen, extravagante Beilagen und verführerische Leckereien. Tauchen Sie ein in die Rezeptwelt für Body and Brain.

REZEPT-VERZEICHNIS

OPTI-HAUPTGERICHTE 162

OPTI-BEILAGEN *256*

OPTI-SÜSSSPEISEN *268*

OPTI-HAUPTGERICHTE

AUSTERNSCHMAUS

O-H, perfekt für Frühstück, Mittag- und Abendessen

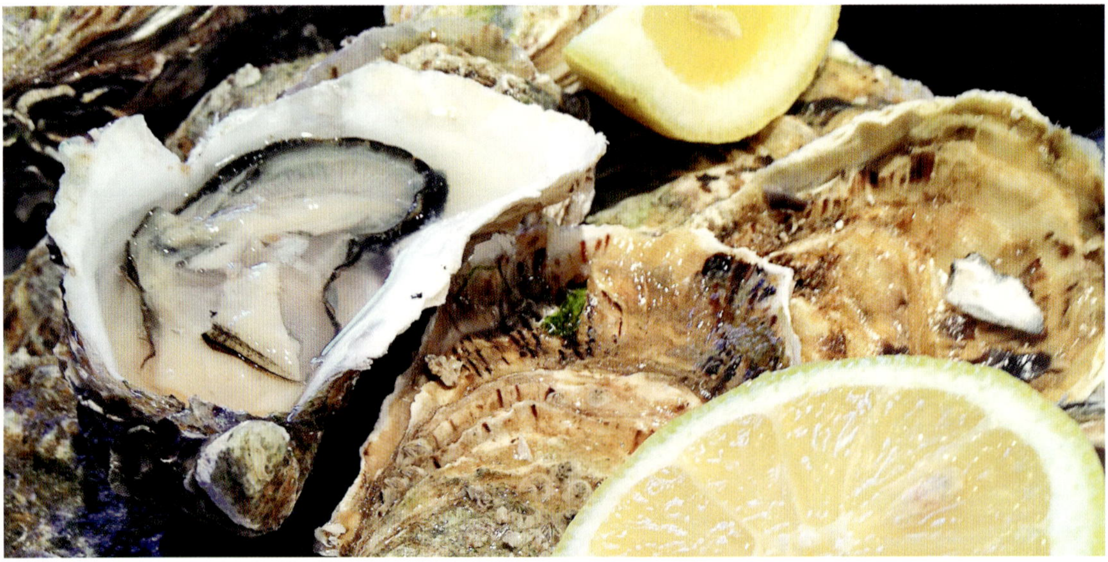

VORBEREITUNG	*10 Minuten*	**KOCHEN**	–	**PORTIONEN**	*1*

Zutaten

- *6–12 frische Austern*
- *1 Austernmesser*
- *3 Bio-Zitronen*

Zubereitung

Vor dem Öffnen sollte zuerst überprüft werden, ob die Auster noch lebt. Offene Austern sind tot und müssen entsorgt werden!

Um die Austern vorzubereiten, werden sie zunächst gründlich gereinigt. Besonders auf die Reinigung der »Spitze« sollte geachtet werden, da sich hier der meiste Schmutz sammelt. Fließendes Wasser und eine handelsübliche Handbürste eignen sich bestens.

Um die Auster mithilfe des Austernmessers zu öffnen, muss die gewölbte Seite unten sein und die »Spitze« bzw. das Scharnier zum Körper zeigen. Beim Öffnen wird die Schale geknackt und der Schließmuskel, der sich dann auf der rechten Seite im mittleren Bereich befindet, durchtrennt. Dabei entsteht das kostbare »Austernwasser«, das zusammen mit dem Salzwasser in der Auster und mit frisch ausgepresster Zitrone ein Hochgenuss ist. Nach dem Öffnen der Auster wird alles zusammen genussvoll »heruntergeschlürft«.

BLITZSUPPE

O-H, perfekt für Mittag- und Abendessen

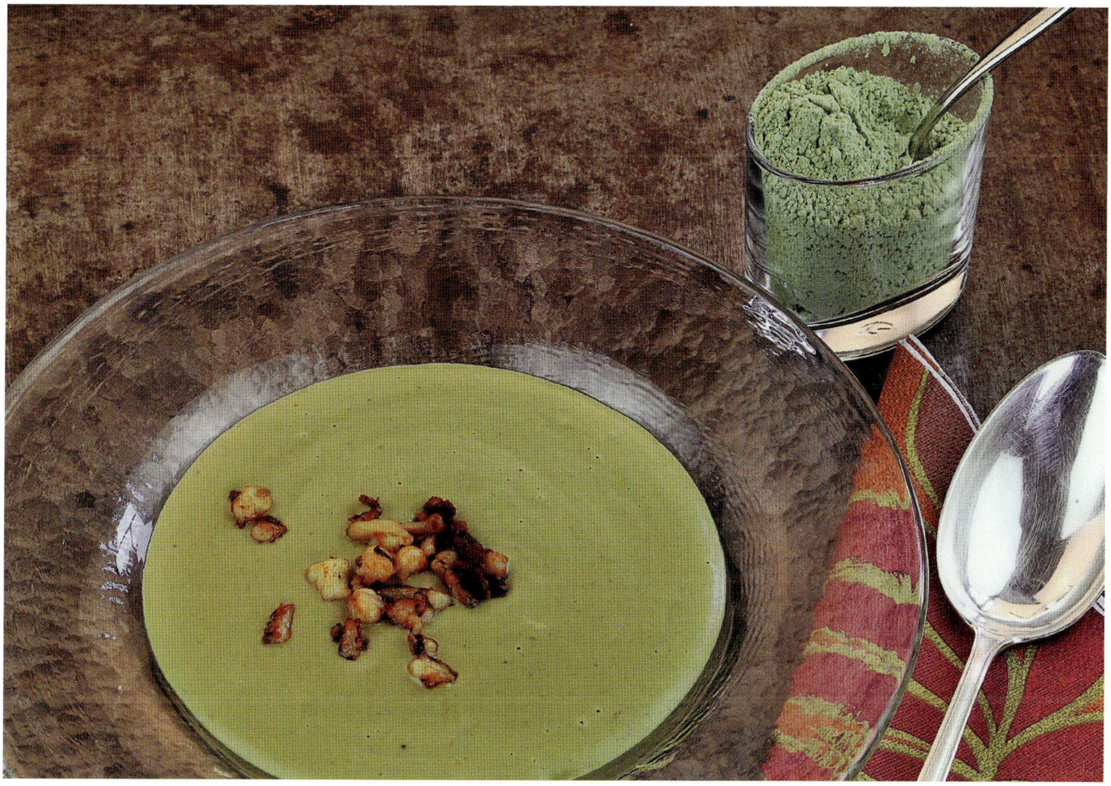

VORBEREITUNG	3 Minuten	KOCHEN	20 Minuten	PORTIONEN	2

Zutaten

- *300 g Pilzmischung, gefroren*
- *4 Mini-Pulpos, gefroren*
- *2 EL Kelp-Pulver*
- *2 EL Whiskey*
- *50 g Kokoswürzöl Ras el-Hanout (Ölmühle Solling)*
- *1 TL Salz*
- *½ TL gemahlener Pfeffer*
- *400 ml Kokosmilch*

Oktopus-Croûtons

- *2 Mini-Pulpos, gefroren*
- *½ TL Kokoswürzöl Ras el-Hanout (Ölmühle Solling)*

Zubereitung

Pilze und Mini-Pulpos in einer starken Küchenmaschine pulverisieren. Die restlichen Zutaten zufügen und alles unter Rühren 15 Minuten köcheln lassen.

Währenddessen die beiden anderen Mini-Pulpos in heißem Wasser auftauen lassen. Anschließend in kleine Würfel schneiden und in einer Pfanne mit etwas Würzöl Ras el-Hanout Kokos zu kleinen »Croûtons« braten.

Die Suppe vor dem Servieren noch einmal pürieren und mit den Croûtons anrichten.

CHEDDAR-OMELETT

O-H, perfekt für Frühstück, Mittagessen, Abendessen und Lunchbox

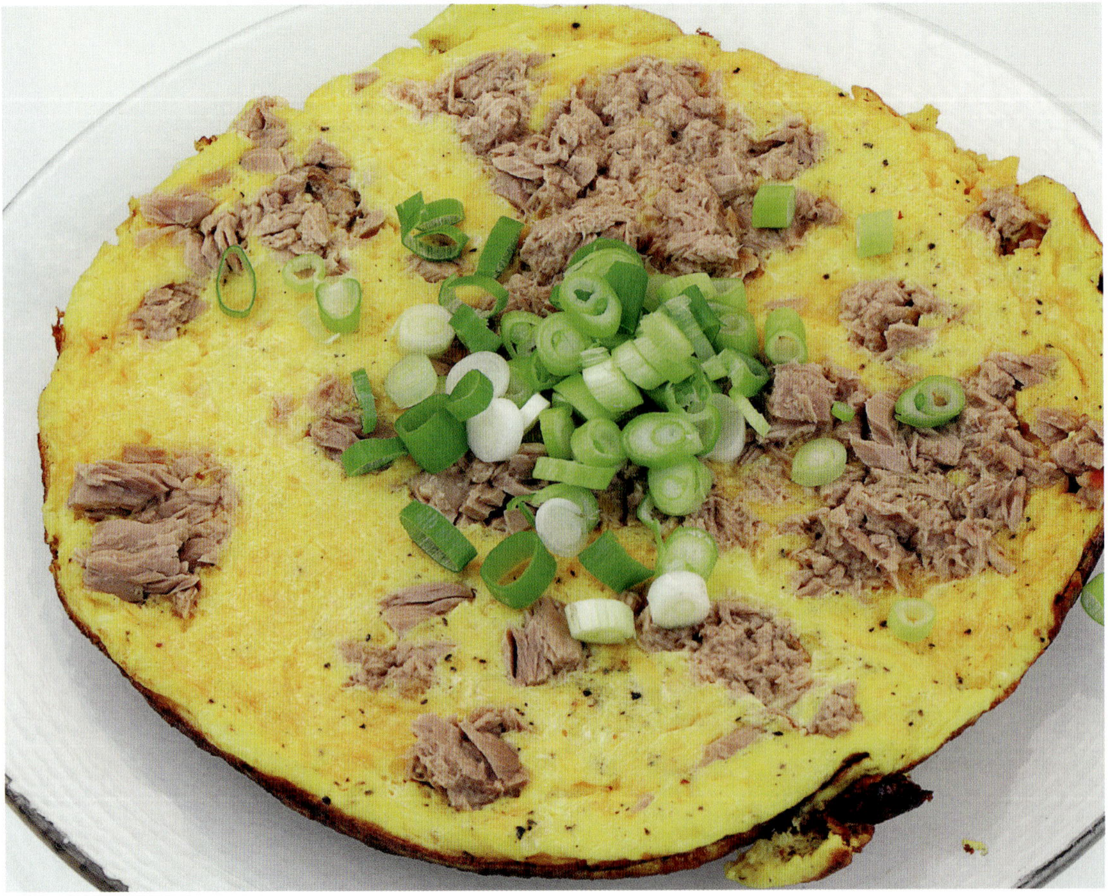

VORBEREITUNG *3 Minuten* | **KOCHEN** *10 Minuten* | **PORTIONEN** *3–4*

Zutaten

- *5 große Eier*
- *50 ml Vollmilch*
- *½ TL Würzöl Chili (Ölmühle Solling)*
- *Salz und Pfeffer*
- *150 g Cheddar, gerieben (z. B. Kerrygold)*
- *Kokosöl*
- *1 Dose Thunfisch in Salzwasser (abgetropft 160 g)*
- *1 Frühlingszwiebel, mit Grün in feine Scheiben geschnitten*

Zubereitung

Alle Eier, Milch, Würzöl, Salz und Pfeffer gut miteinander verrühren, zuletzt den Cheddar untermischen. Eine Pfanne mit Kokosöl erhitzen und den Omelette-Teig hineingießen. Abdecken und bei niedriger Hitze 10 Minuten stocken lassen. Sobald das Omelette zu stocken beginnt, den Thunfisch darüber verteilen und mit erwärmen.
Das fertige Omelette auf einen Teller gleiten lassen und mit den Frühlingszwiebeln anrichten.

CÔTE DE BŒUF MIT MARKKNOCHEN

O-H, perfekt für Mittag- und Abendessen

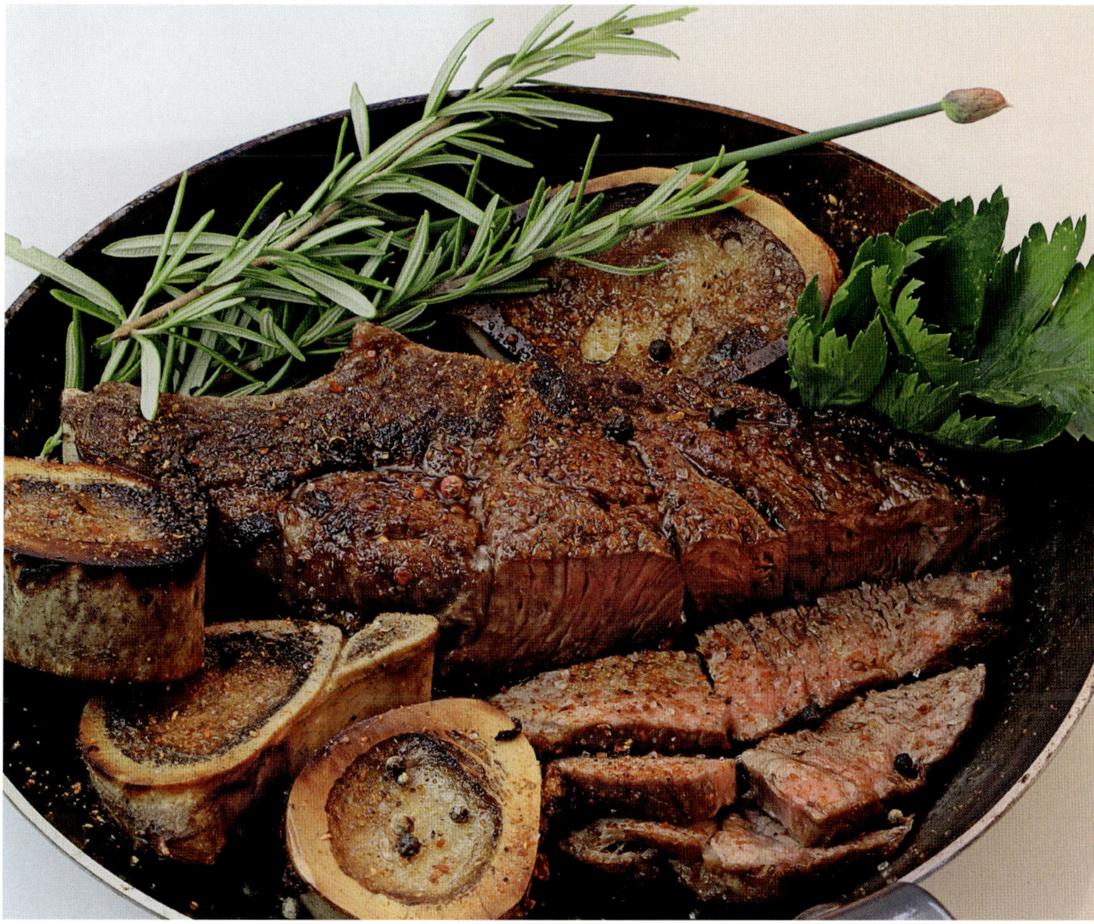

VORBEREITUNG 5 Minuten	**KOCHEN** 35 Minuten	**PORTIONEN** 1

Zutaten

- *1 Côte de Bœuf (Ochsenkotelett/Hohe Rippe) aus Weidehaltung, ca. 400 g*
- *Kokosöl*
- *4 Markknochen*
- *Würzöl Kräuter-Knoblauch (Ölmühle Solling)*
- *argentinische Steakwürzmischung (Weber) oder eine eigene Mischung*
- *etwas grobes Meersalz*

Zubereitung

Das Côte de Bœuf in einer Eisenpfanne im Kokosöl sehr heiß rundherum anbraten und im Ofen bei 140 Grad Umluft 30 Minuten nachgaren lassen.
In der gleichen Pfanne die Markknochen 5 Minuten anbraten und garen.
Das Fleisch in dünne Streifen schneiden und mit den Markknochen anrichten. Alles mit Würzöl beträufeln und mit Steakgewürz und Salz abschmecken.

CRUNCHY CHICKEN

O-H, perfekt für Mittagessen, Abendessen und Lunchbox

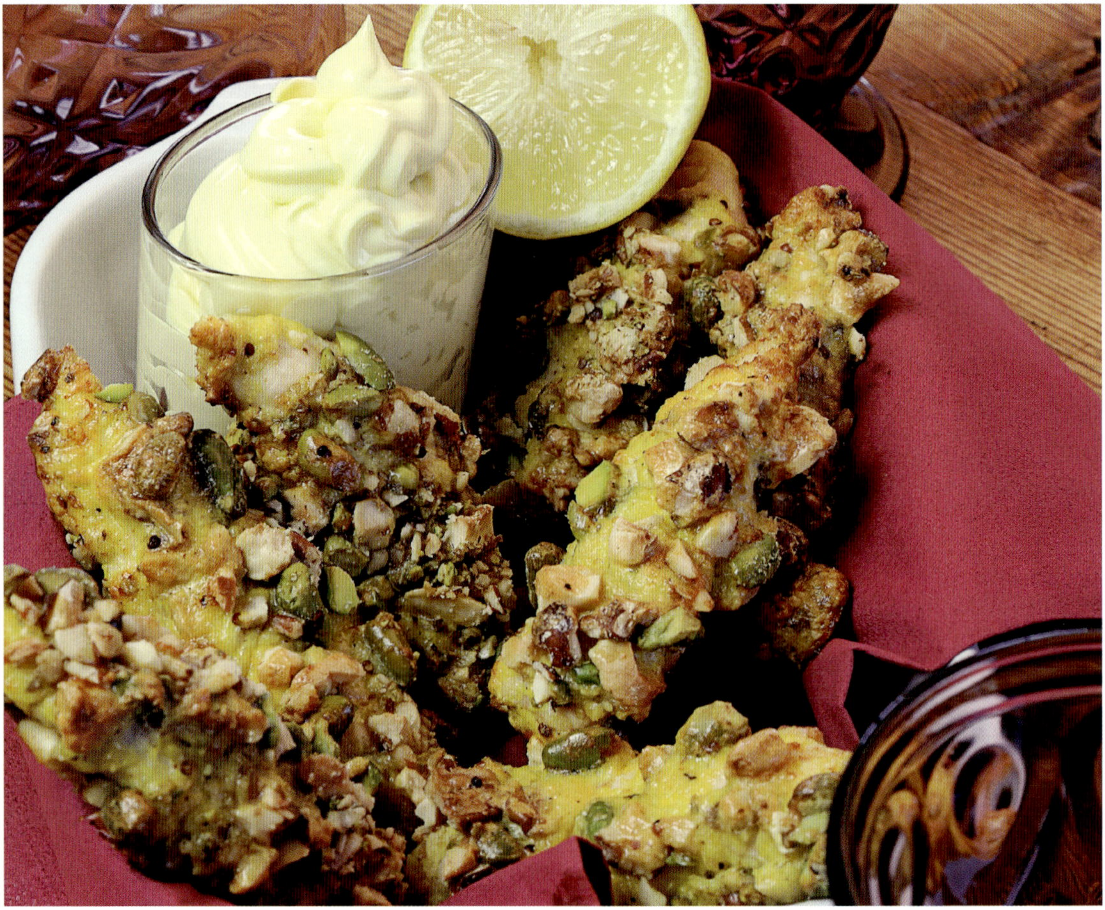

VORBEREITUNG *10 Minuten* | **KOCHEN** *20 Minuten* | **PORTIONEN** *2–3*

Zutaten

Eierpanade

- *2 Eier*
- *1 EL Olivenöl*
- *2 EL Senf*
- *Salz und Pfeffer*

- *4 EL Mandelmehl*
- *100 g Pistazien, klein gehackt*
- *100 g gemischte Nüsse, klein gehackt*
- *500 g Hähncheninnenfilets*

Zubereitung

Alle Zutaten der Eierpanade miteinander verrühren und in einen tiefen Teller geben. Das Mandelmehl in einen zweiten und die gehackten Nüsse in einen dritten tiefen Teller geben.
Ein Backblech mit einem Bogen Backpapier versehen und den Ofen auf 180 Grad Umluft vorheizen. Die Hähnchenfilets im Mandelmehl wenden, dann in die Eierpanade tunken und in den gehackten Nüssen wenden und auf das Backblech legen. Im Ofen 20 Minuten goldgelb backen. Mit Omega-3-Mayonnaise (mit Rapsöl hergestellt) servieren.

DORSCHLEBER-FLAMMKUCHEN

O-H, perfekt für Mittag- und Abendessen

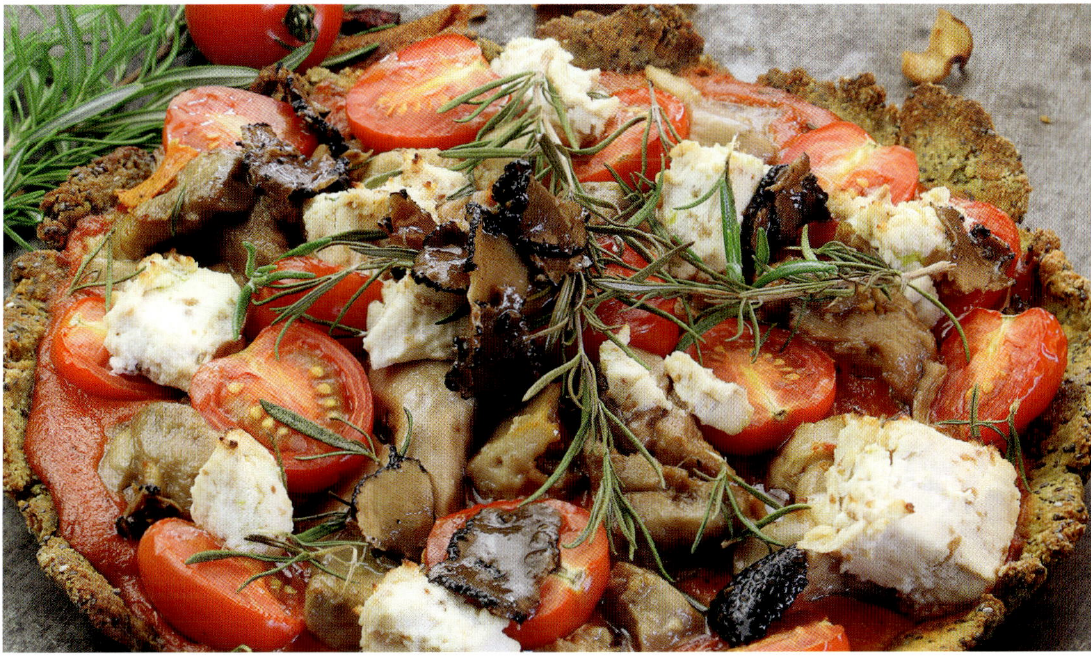

VORBEREITUNG *5 Minuten* | **KOCHEN** *27 Minuten* | **PORTIONEN** *2*

Zutaten

Boden

- *50 g glutenfreies Mehl*
- *30 g Parmesan, gerieben*
- *30 g Chiasamen*
- *10 g Kelp-Pulver (Braunalgenpulver)*
- *2 EL Würzöl grüner Pfeffer (Ölmühle Solling)*
- *2 Eier à 70 g*

Belag

- *70 g Tomatenmark*
- *70 g Crème fraîche*
- *10 g Würzöl grüner Pfeffer (Ölmühle Solling)*
- *½ TL Meersalz mit Algen*
- *2 Dosen Dorschleber aus der Dose (je 115 g Einwaage)*
- *7 kleine Cherry-Tomaten, halbiert*
- *½ Ziegenkäse mit Feigen (Chavroux), in Stücke geschnitten*
- *frischer Rosmarin*
- *etwas Würzöl grüner Pfeffer (Ölmühle Solling)*

Zubereitung

Die Zutaten für den Boden mit einer Gabel zu einem Teig verrühren. Einen Bogen Backpapier in ein kleines Kuchenblech von 24 cm Durchmesser legen und den Teig hineindrücken. Im vorgeheizten Ofen bei 180 Grad Umluft 12 Minuten backen. Tomatenmark, Crème fraîche, Würzöl und Salz verrühren und auf dem Boden verteilen. Die abgetropfte Dorschleber, Tomatenhälften, Ziegenkäse und Rosmarin darauf anrichten. Mit Würzöl beträufeln und im Ofen bei 180 Grad Umluft weitere 15 Minuten backen.

EIER IM GLAS

O-H, perfekt für das Frühstück

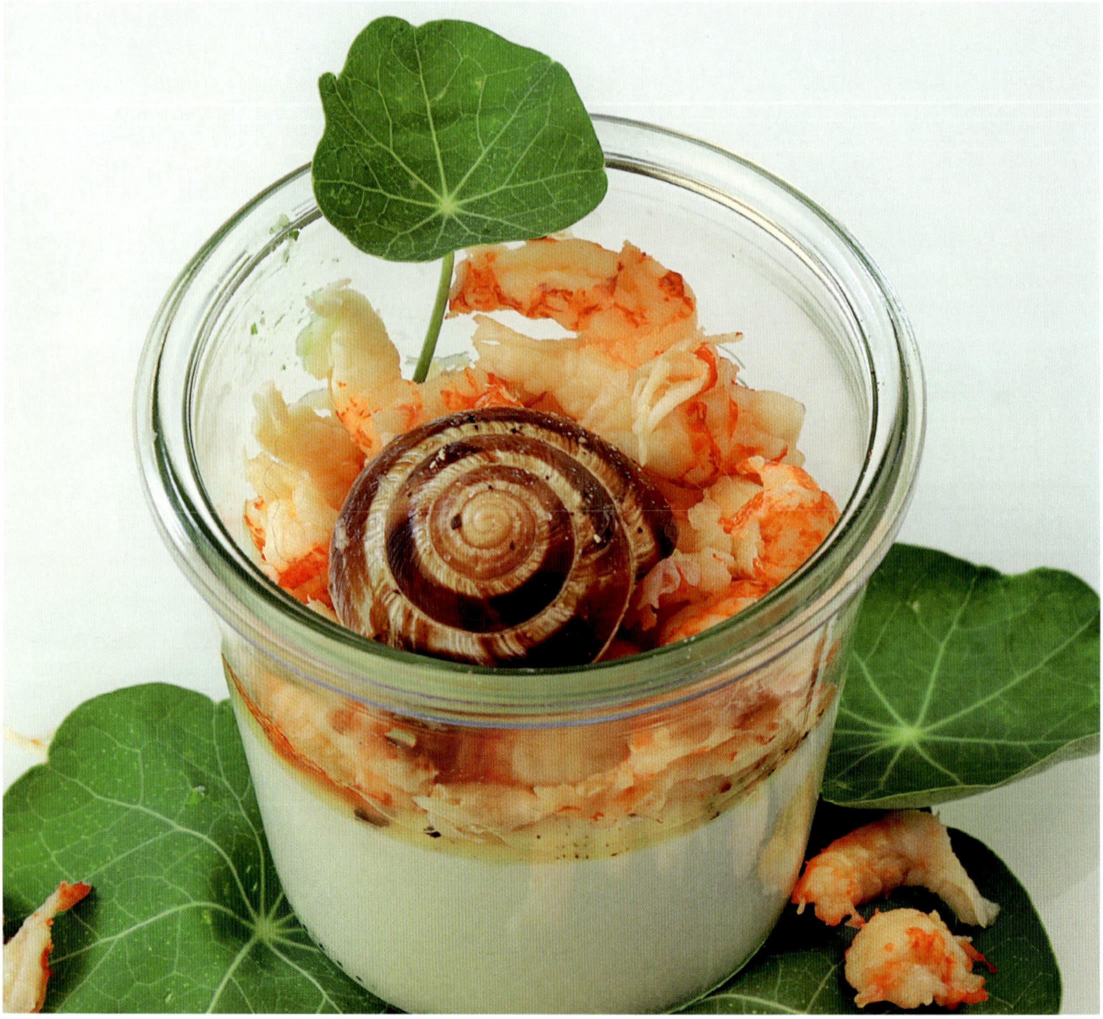

VORBEREITUNG 2 Minuten	**KOCHEN** 15 Minuten	**PORTIONEN** 1

Zutaten

- *1 Weckglas (für 290 g Inhalt)*
- *2 Eier à 70 g*
- *1 Weinbergschnecke à la Bourguignonne, gefroren*
- *Pfeffer und Salz*
- *2 EL Flusskrebse in Lake*

Zubereitung

Die Eier aufschlagen und in das Weckglas gleiten lassen, die Weinbergschnecke darauflegen und im Wasserbad 15–20 Minuten stocken lassen. Eventuell den Glasdeckel auflegen.
Die fertigen Eier würzen und die Flusskrebse darüber verteilen.

ESPRESSO-JAKOBSMUSCHELN

O-H, perfekt für Frühstück, Mittag- und Abendessen

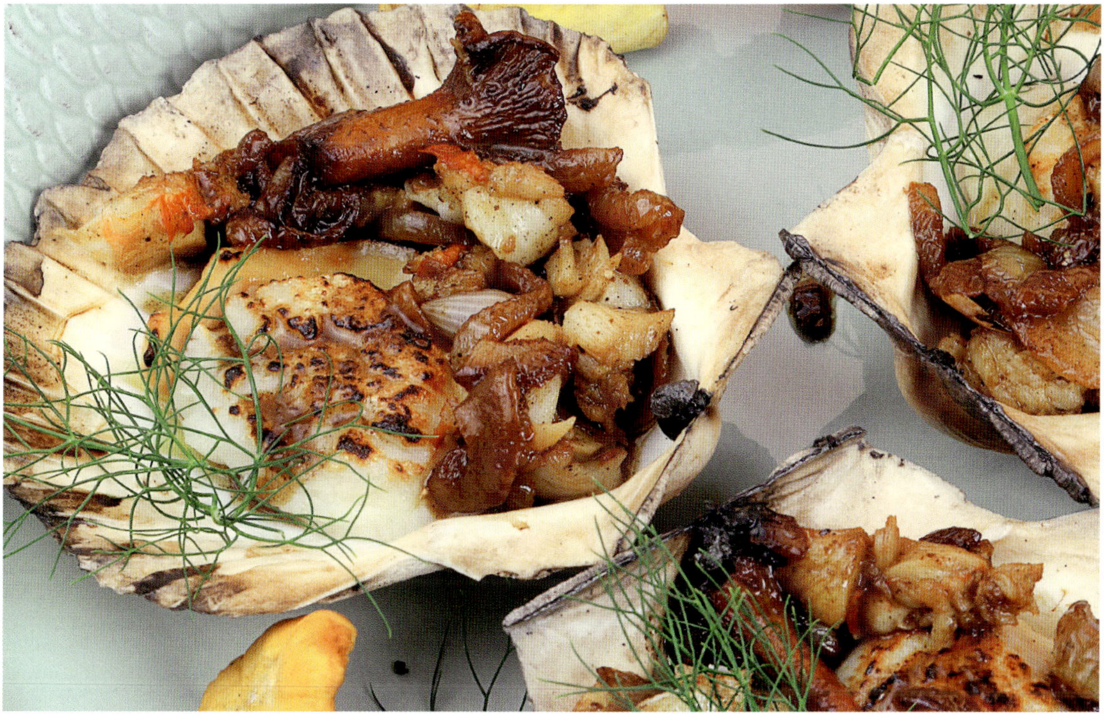

VORBEREITUNG *10 Minuten* | **KOCHEN** *12 Minuten* | **PORTIONEN** *1–2*

Zutaten

Soße

- *5 kleine Zwiebeln (120 g), in Scheiben geschnitten*
- *4 Pfifferlinge*
- *1 EL Ghee*
- *1 EL Würzöl Kaffee-Mandel (Ölmühle Solling)*
- *½ TL gemahlene Vanille*
- *½ Espresso-Shot*
- *1 Prise Kalbsfondpulver*
- *2 TL Sahne*
- *½ TL Pinienhonig*
- *1 gekochter Langustenschwanz, in kleine Stücke geschnitten*

- *4 frische Jakobsmuscheln mit Corail*
- *etwas Zitronen-Petersilien-Öl (Weber)*
- *etwas Würzöl Kaffee-Mandel (Ölmühle Solling)*

Zubereitung

Die Zwiebeln mit den Pfifferlingen im Ghee anbraten und ca. 4 Minuten dunkel rösten. Mit Würzöl, Vanille und dem Espresso ablöschen und bis zur Hälfte reduzieren. Kalbsfondpulver, Sahne und Honig unterrühren und die Langustenstücke darin erwärmen. Leicht warm halten.
Die Jakobsmuscheln mit Zitronen-Petersilien-Öl leicht einsprühen und 40–60 Sekunden unter einem heißen Grill, Beefer oder Salamander grillen. Etwas Kaffee-Mandel-Öl darüberträufeln. Mit der Espresso-Soße anrichten und sofort servieren.

FELCHENFILET IM ROSENPAKET

O-H, perfekt für Mittag- und Abendessen

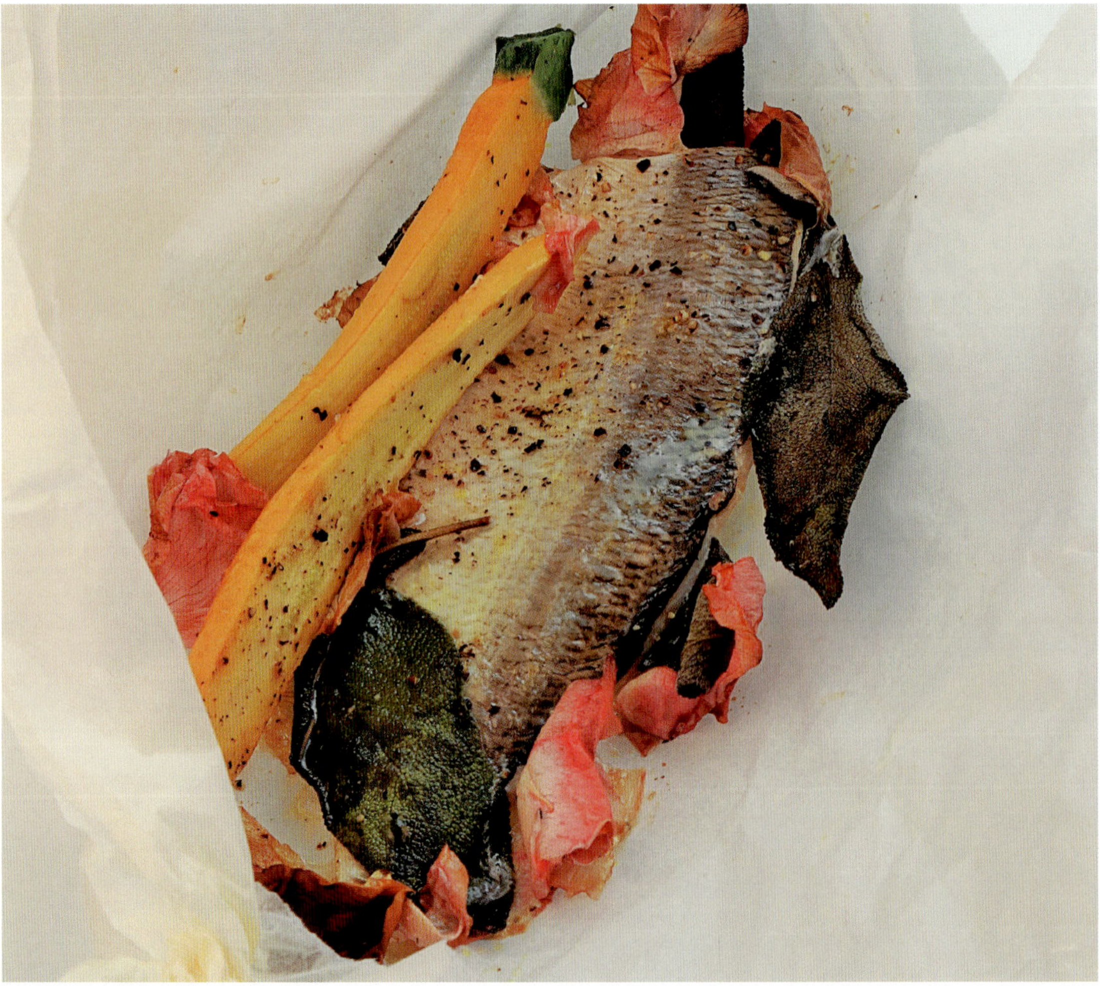

VORBEREITUNG 3 Minuten	KOCHEN 20 Minuten	PORTIONEN 1

Zutaten

- *5–6 frische Salbeiblätter*
- *1 Felchenfilet, 100–150 g*
- *2 Rosenblüten, Blätter abgezupft*
- *Salz und Pfeffer*
- *Würzöl Chili (Ölmühle Solling)*

Zubereitung

Den Salbei mittig auf das Backpapier legen. Den Fisch darauf platzieren und mit Rosenblättern umranden. Salzen und pfeffern und mit Würzöl beträufeln. Das Backpapier oben mehrmals zusammenfalten und die Seiten zu einem Päckchen zudrehen. Im vorgeheizten Ofen bei 180 Grad Umluft 20 Minuten garen. Zum Servieren das Papier oben öffnen und den Fisch aus dem Päckchen essen.

FELCHENSALAT MIT PESTO

O-H, perfekt für Mittag- und Abendessen

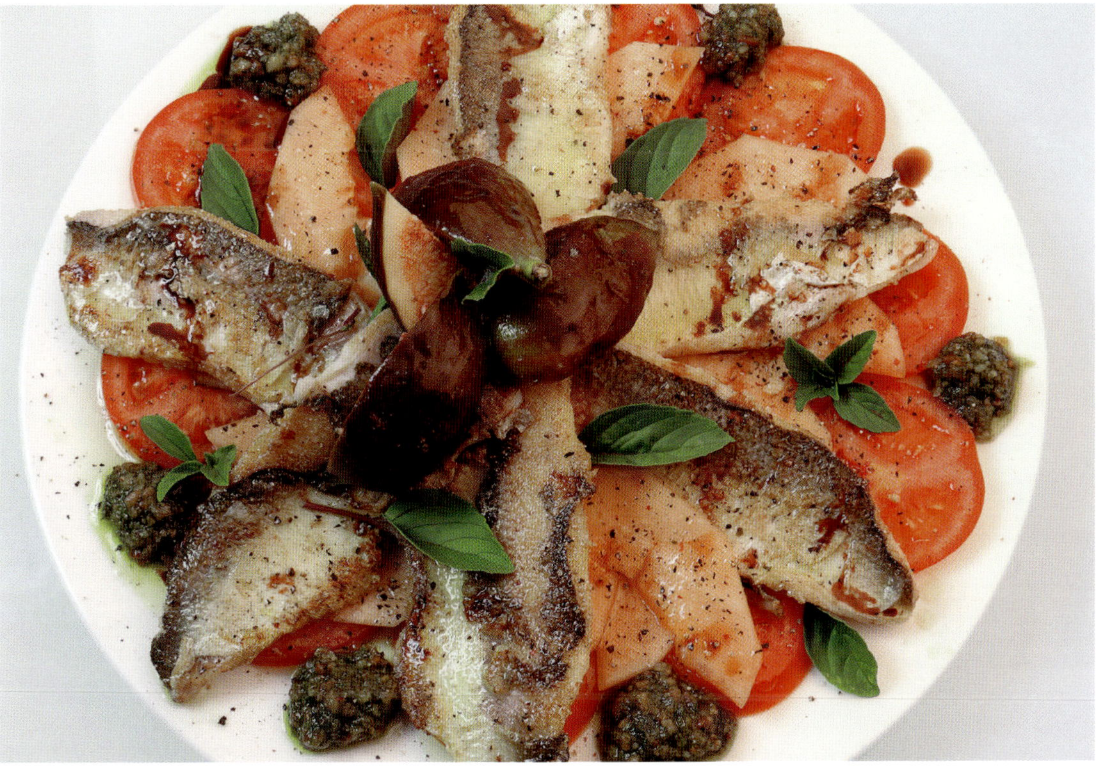

VORBEREITUNG 10 Minuten	**KOCHEN** 5 Minuten	**PORTIONEN** 2

Zutaten

- *6 kleine Felchenfilets mit Haut*
- *1 EL Weißmaisdunst (sehr feines, weißes Maismehl)*
- *Avocadoöl*
- *¼ Netzmelone, in hauchdünne Scheiben geschnitten*
- *3 Strauchtomaten, in Scheiben geschnitten*
- *1–2 frische Feigen, geviertelt*
- *Salz und Pfeffer*
- *Omega-3-Basilikum-Pesto (siehe Seite 260)*
- *Rumi-Tree-Olivenöl (von sehr alten Olivenbäumen in Palästina)*
- *Condimento ai fichi Balsamico (Feigenbalsamico)*

Zubereitung

Mithilfe eines Teesiebs die Felchenfilets hauchdünn mit Maisdunst bestäuben und kurz in einer Pfanne im Avocadoöl beidseitig braten.

Auf einem großen Teller Melonen- und Tomatenscheiben anrichten und die Felchenfilets kreisförmig darauf verteilen. Mit den Feigenvierteln garnieren. Salzen, pfeffern und mit Pesto anrichten. Zum Schluss mit Olivenöl und Balsamico beträufeln.

FELDSALAT MIT LACHS

O-H, perfekt für Mittag- und Abendessen

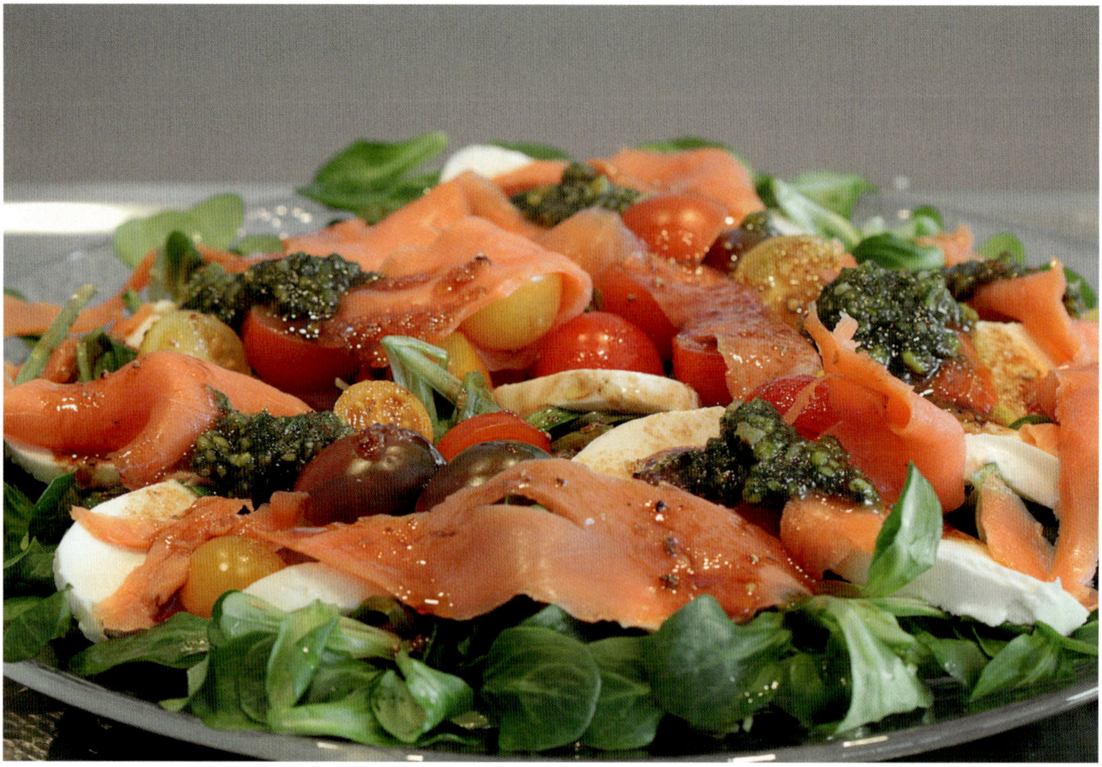

VORBEREITUNG 10 Minuten	KOCHEN –	PORTIONEN 2–3

Zutaten

- *100 g Feldsalat*
- *250 g Mozzarella, in Scheiben geschnitten*
- *200 g gemischte Cherry-Tomaten, halbiert*
- *100 g geräucherter Wildlachs*

Dressing

- *5 EL Olivenöl*
- *2 EL Avocadoöl*
- *2 EL Condimento ai fichi Balsamico (Feigenbalsamico) oder Aceto Balsamico*
- *1 EL Aceto Balsamico Bianco*
- *1 TL Salz*
- *Pfeffer*

- *5 TL Omega-3-Basilikum-Pesto (siehe Seite 260)*

Zubereitung

Alle Salatzutaten und den Wildlachs auf einem Teller anrichten. Dann die Zutaten für das Dressing miteinander verrühren und über dem Salat verteilen. Zum Schluss das Pesto obenaufsetzen.

FISCHBÄCKCHEN IN KOKOSMILCH

O-H, perfekt für Mittag- und Abendessen

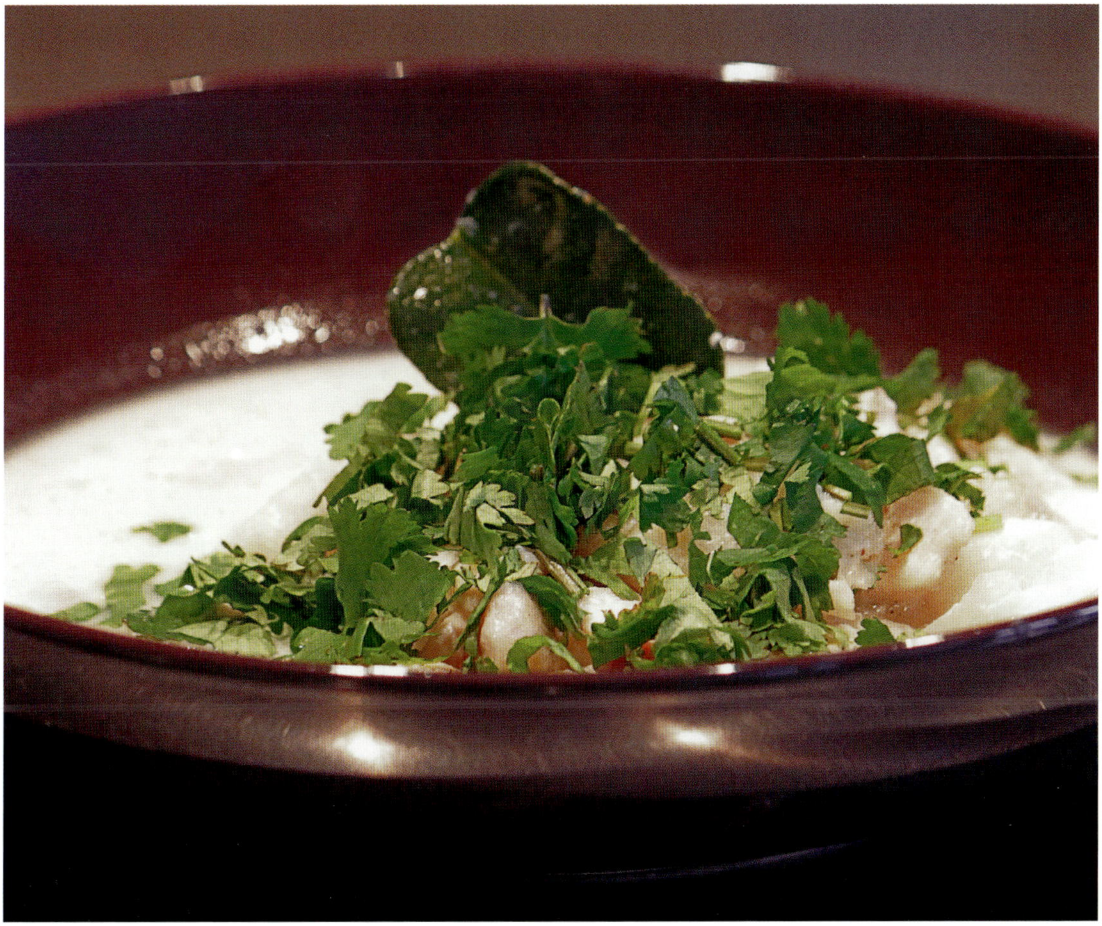

VORBEREITUNG *5 Minuten* | **KOCHEN** *6 Minuten* | **PORTIONEN** *4*

Zutaten

- *1 EL Kokosöl*
- *500 g Fischbäckchen*
- *Kräutersalz*
- *1 Dose Kokosmilch (ca. 450 g)*
- *3 Kaffirlimettenblätter*
- *1 Messerspitze Zitronenschalenpaste*
- *¼ TL Kalbsfondpulver*
- *Salz und Pfeffer*
- *20 g frisches Koriandergrün*

Zubereitung

Das Kokosöl in einer Pfanne erhitzen und die Fischbäckchen 3 Minuten anbraten. Mit Kräutersalz würzen und mit Kokosmilch ablöschen. Die Limettenblätter dazugeben und weitere 3 Minuten köcheln. Die Zitronenschalenpaste und das Kalbsfondpulver dazugeben und mit Salz und Pfeffer abschmecken. In tiefen Tellern servieren und mit frisch gehacktem Koriander bestreuen.

FISCHBÄCKCHENSUPPE MIT KNOCHENMARK

O-H, perfekt für Mittag- und Abendessen

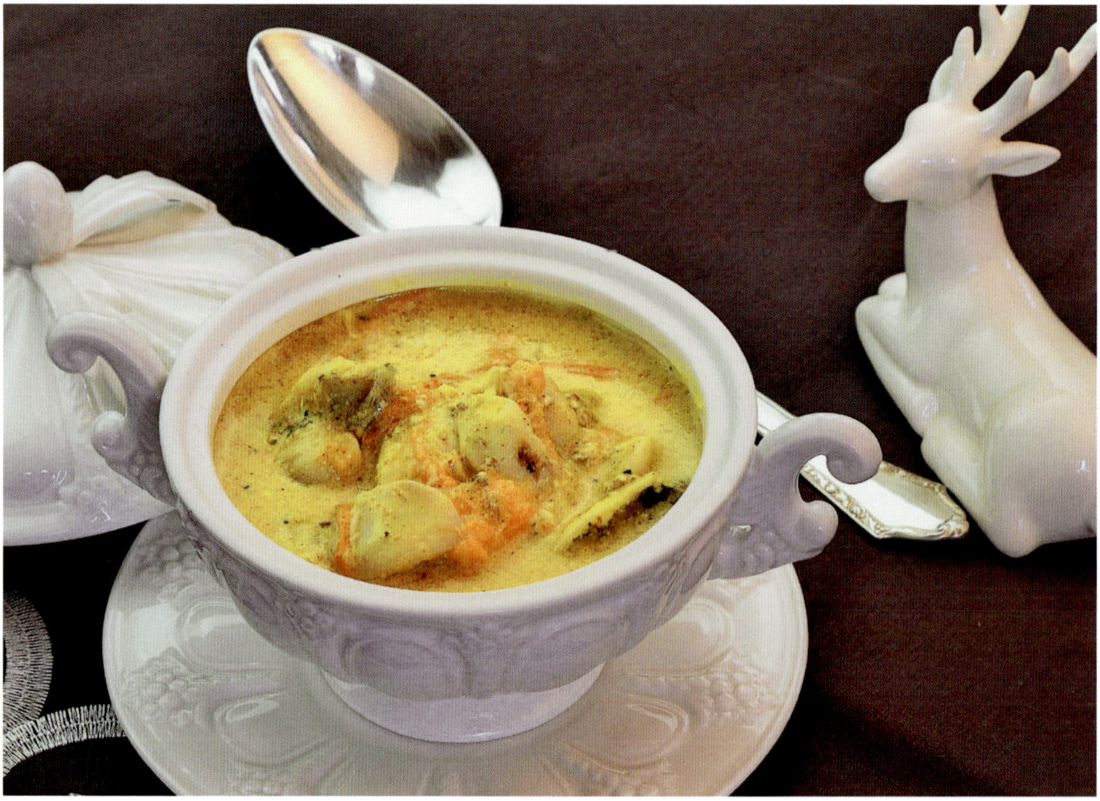

VORBEREITUNG	*7 Minuten*	**KOCHEN**	*20 Minuten*	**PORTIONEN**	*4*

Zutaten

- *8 Markknochen*
- *Fleur de Sel au Piment*
- *Pfeffer*
- *1 EL Kokosöl*
- *500 g Fischbäckchen*
- *1 Aprikose (frisch oder getrocknet), in feine Streifen geschnitten*
- *200 ml Sahne*
- *1 TL Kalbsfondpulver*
- *Pfeffer*
- *1 TL–1 EL Currypulver (nach Geschmack)*

Zubereitung

Die Markknochen mit Salz und Pfeffer würzen und im Kokosöl ca. 10 Minuten rösten. Das Knochenmark auslösen und in eine tiefe Bratpfanne geben. Fischbäckchen und Aprikosenstreifen dazugeben und kurz anbraten. Mit der Sahne ablöschen und mit Kalbsfondpulver, Pfeffer und Curry abschmecken. Kurz einköcheln lassen und servieren.

FISCHLEBER-PUTEN-HÄPPCHEN

O-H, perfekt für Mittag- und Abendessen

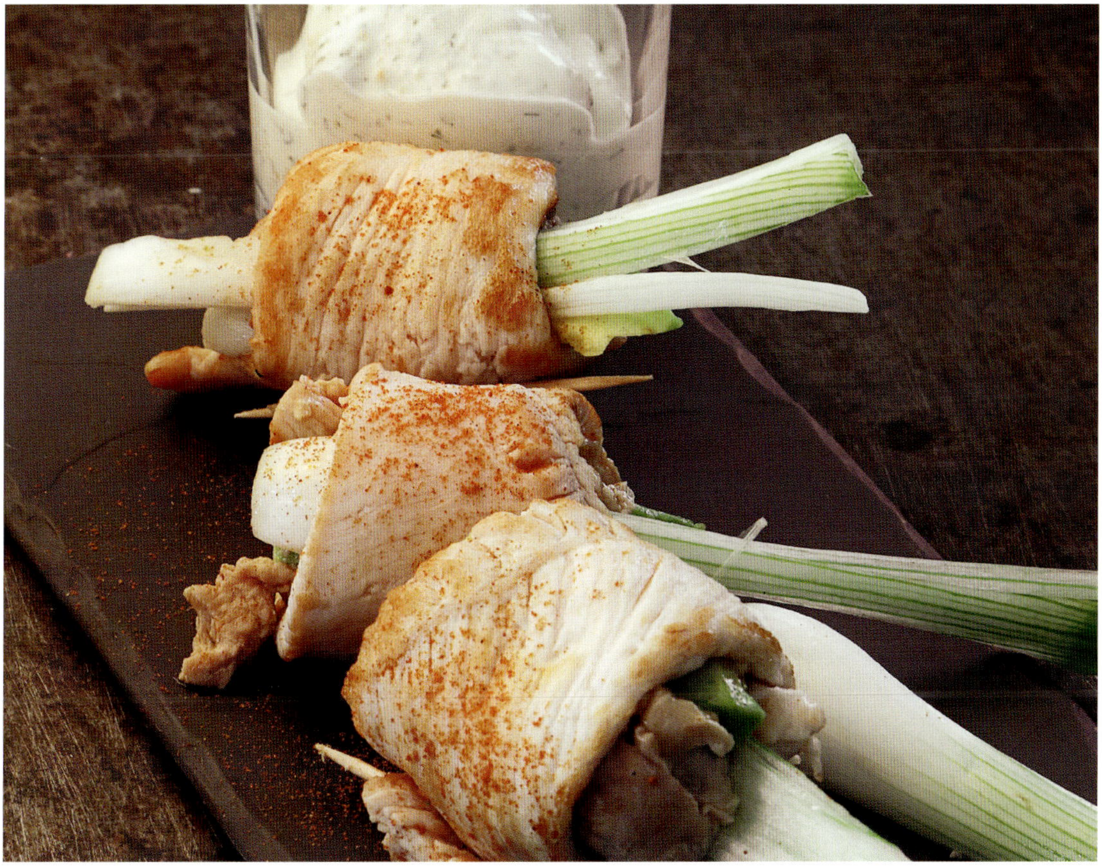

VORBEREITUNG *10 Minuten* | **KOCHEN** *3 Minuten* | **PORTIONEN** *2*

Zutaten

- *2 dünne Putenschnitzel à 150 g*
- *1 EL Ingweröl*
- *Cayennepfeffer*
- *¼ Avocado*
- *1 Dose Dorschleber (115 g Einwaage)*
- *1 Frühlingszwiebel mit Grün*
- *Zahnstocher*

Dip

- *200 g Sauerrahm*
- *1 EL Zaziki-Gewürz*

Zubereitung

Die Putenschnitzel sehr dünn klopfen und in je 4 lange Streifen von ca. 4 cm Breite schneiden. Die Streifen in Ingweröl beidseitig kurz scharf anbraten, dann auf ein Küchenbrett legen und auf der Oberseite mit Cayennepfeffer würzen. Die Avocado in sehr dünne Schnitze schneiden, die Dorschleber abtropfen lassen und die Frühlingszwiebel längs in Streifen schneiden. Je ein Schnitz Avocado, etwas Dorschleber und Frühlingszwiebel mit dem Putenfleisch aufrollen und mit einem Zahnstocher befestigen. Die Putenrolle mit etwas Cayennepfeffer würzen.
Den Sauerrahm mit dem Zaziki-Gewürz verrühren und zu den Häppchen reichen.

FISCHPÄCKCHEN

O-H, perfekt für Mittag- und Abendessen

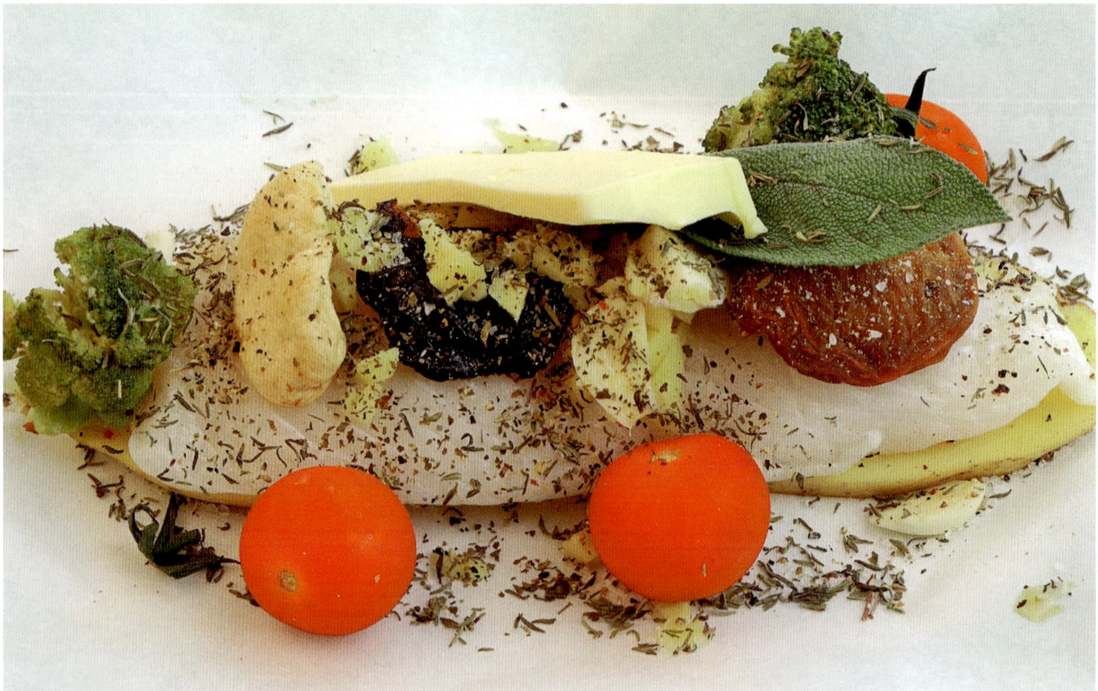

VORBEREITUNG 5 Minuten | **KOCHEN** 35 Minuten | **PORTIONEN** 1

Zutaten

- 3 Kartoffeln
- 1 Kabeljau-Filet oder Dorsch-Filet (Royal) à 200 g
- 3 Trockenfrüchte, gemischt
- Salz und Pfeffer
- 1 TL frischer Ingwer, klein gehackt
- 1 Knoblauchzehe, in dünne Scheiben geschnitten
- 1 frisches Salbeiblatt
- 3 Cherry-Tomaten
- 2 Brokkoli-Röschen
- getrocknete Kräuter
- 1 Stück Butter

Zubereitung

Die Kartoffeln schälen und längs in 3 mm dünne Scheiben schneiden. Die Scheiben hintereinander mittig auf ein Backpapier legen, sodass sie der Länge des Fischfilets entsprechen. Das Fischfilet auf die Kartoffelscheiben legen und die Trockenfrüchte daneben verteilen. Den Fisch leicht salzen und pfeffern und mit dem gehackten Ingwer und den Knoblauchscheiben sowie dem Salbeiblatt belegen. Die Tomaten vierteln und zusammen mit dem Brokkoli auf dem Fisch verteilen. Zum Schluss mit getrockneten Kräutern bestreuen und ein Stück Butter obenauf setzen. Nun das Backpapier mittig über dem Fisch zusammenfalten und die Seiten wie ein Bonbon zusammendrehen. Auf einem Backblech im vorgeheizten Ofen bei 180 Grad Umluft 35 Minuten garen.

Das Fischpäckchen auf einen Teller setzen und oben vorsichtig öffnen. Die Seiten bleiben zusammengedreht. Nun kann aus dem Päckchen gegessen werden.

FISCH-SANDWICH

O-H, perfekt für Mittagessen, Abendessen und Lunchbox

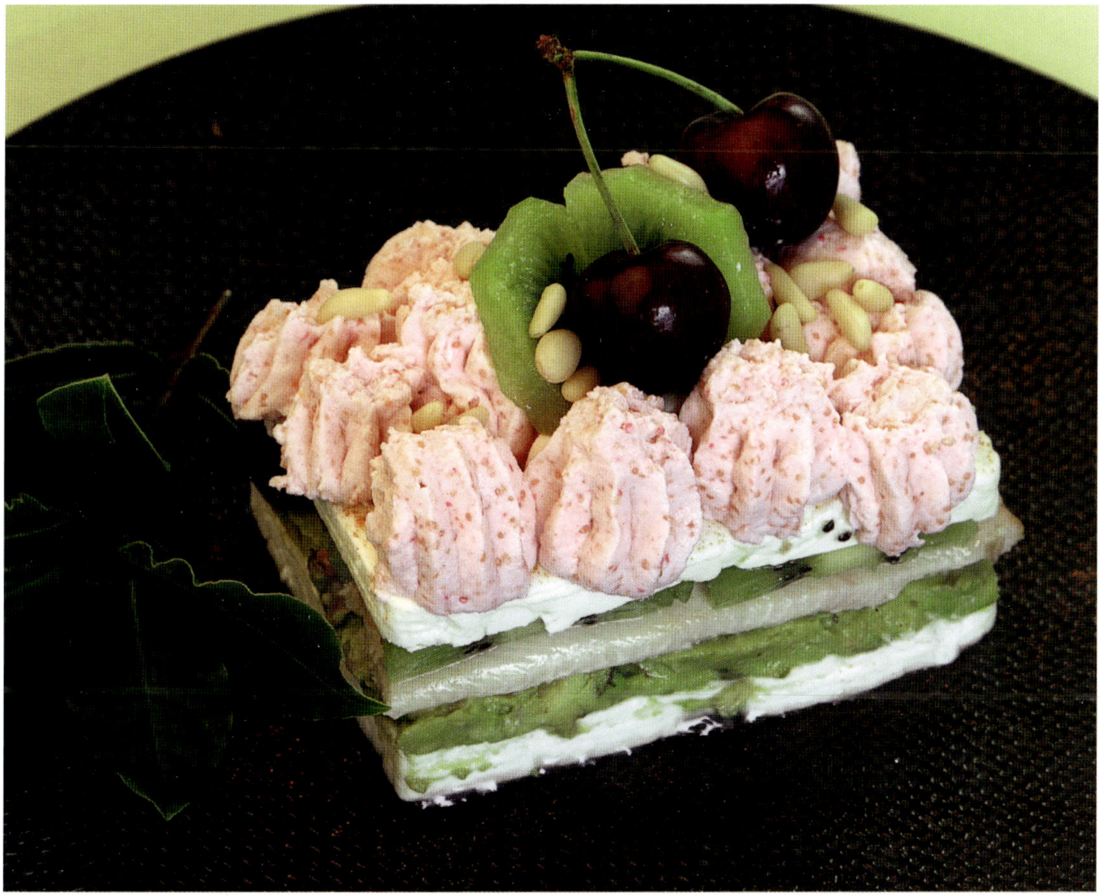

VORBEREITUNG 10 Minuten	KOCHEN –	PORTIONEN 1

Zutaten

- 1 Fetakäse (200 g)
- 1 Avocado, geschält
- Salz, Pfeffer und ggf. weitere Gewürze
- 1 geräuchertes Forellenfilet
- 1 Kiwi, geschält
- etwas Taramas (griechische Karpfenrogencreme)
- Pinienkerne, geröstet

Zubereitung

Den Fetakäse mit einem großen, scharfen Messer halbieren, sodass zwei sehr dünne Scheiben entstehen. Eine Scheibe als Sandwichbasis auf einen Teller legen. Die Avocado zerdrücken, nach Geschmack würzen und auf den Sandwichboden streichen. Das Forellenfilet passend zurechtschneiden und auf das Avocadopüree legen. Die Kiwi in sehr dünne Scheiben schneiden, die Scheiben halbieren und mit der geraden Kante nach außen passend auf das Forellenfilet legen. Die zweite Fetascheibe als Sandwichdeckel darauflegen und mit Taramas garnieren. Mit gerösteten Pinienkernen und etwas Obst (optional) dekorieren.

FISCHTELLER

O-H, perfekt für Mittagessen, Abendessen und Lunchbox

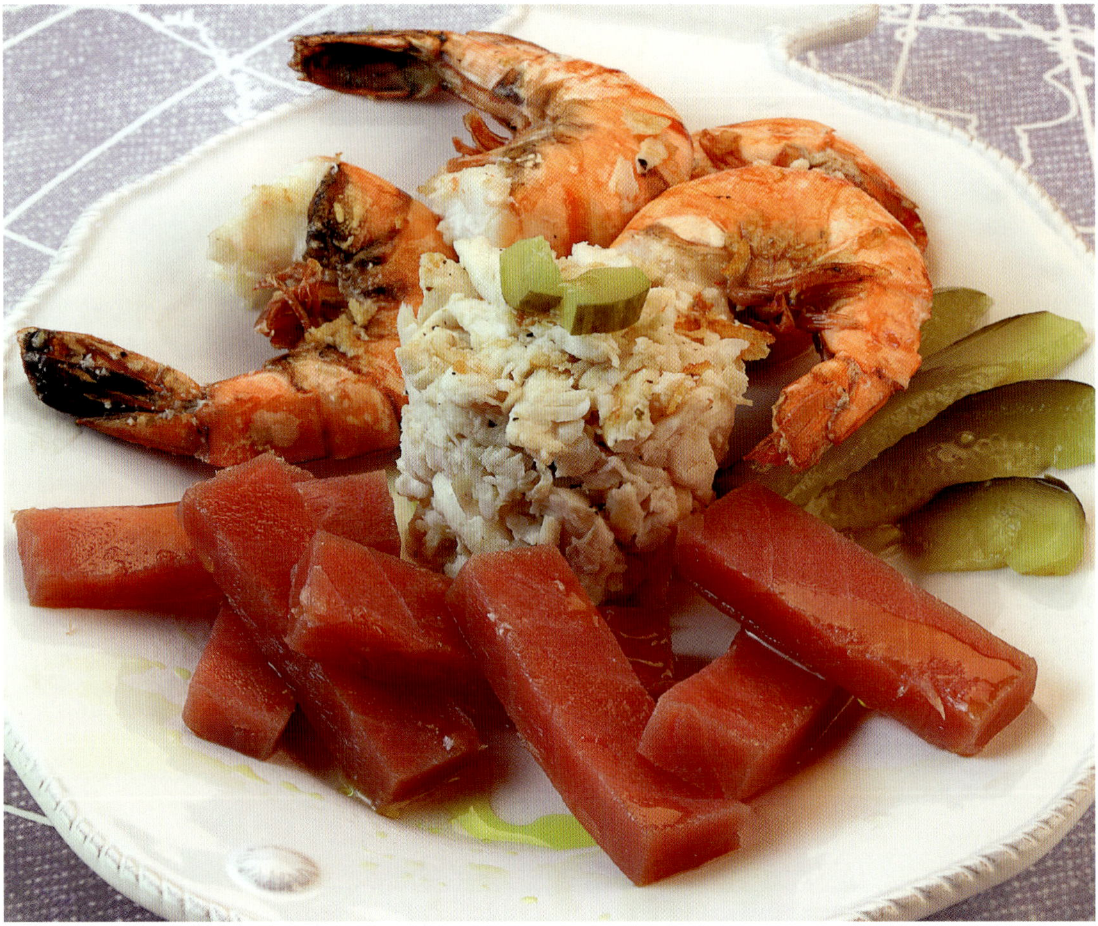

VORBEREITUNG *2 Minuten* | **KOCHEN** *3 Minuten* | **PORTIONEN** *1*

Zutaten

- *1 EL Koriander-Kokos-Würzöl (Ölmühle Solling)*
- *250 g Goldbuttfilet*
- *4 Riesengarnelen*
- *Chiliöl (Weber)*
- *Salz*
- *Pfeffer*
- *100 g Thunfischfilet*
- *Senföl (Ölmühle Solling)*

Zubereitung

Koriander-Kokos-Öl in einer Pfanne erhitzen und das Goldbuttfilet zusammen mit den Garnelen ca. 3 Minuten anbraten. Zwischendurch mit Chiliöl besprühen und mit Salz und Pfeffer abschmecken. Den rohen Thunfisch in Streifen schneiden und mit den Garnelen anrichten. Das Goldbuttfilet in einen Speisering füllen, etwas festdrücken und ebenfalls anrichten. Das Senföl über den rohen Thunfisch träufeln.

FONDUE-FISCH-BURGER

O-H, perfekt für Mittag- und Abendessen

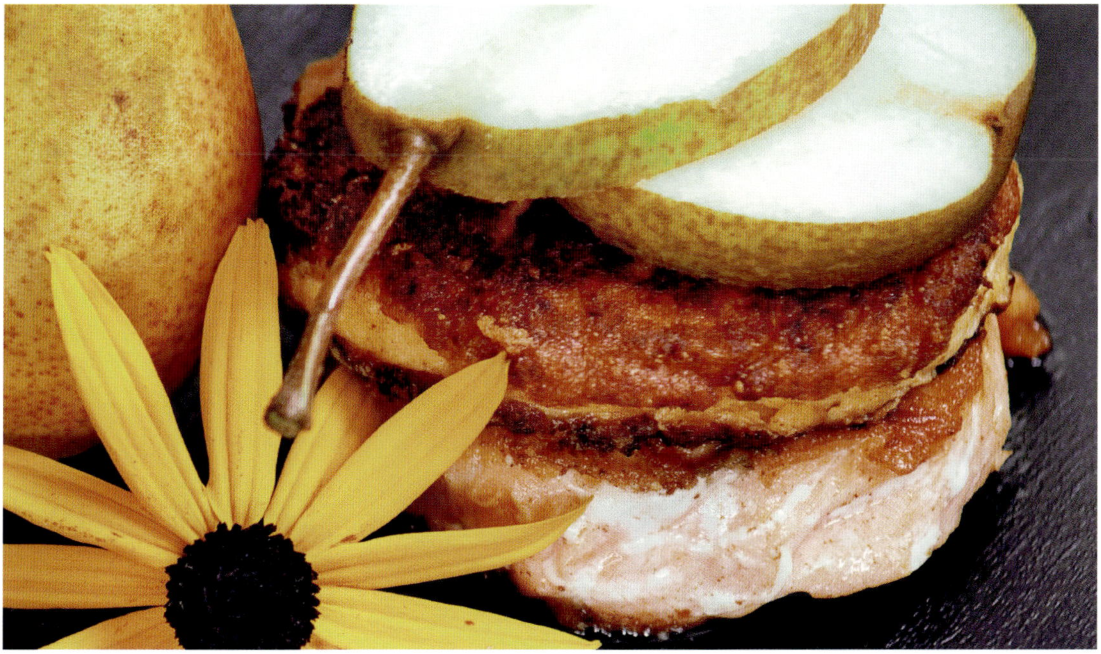

VORBEREITUNG 10 Minuten | **KOCHEN** 20 Minuten | **PORTIONEN** 4

Zutaten

- *300 g Hokkaido-Kürbis, in Würfel geschnitten*
- *30 g frischer Ingwer*
- *350 g schottischer Lachs, in Stücke geschnitten*
- *1 TL Salz*
- *Cayennepfeffer*
- *1 TL Kalbsfondpulver*
- *2 EL Gelatine (Nahrungsergänzung)*
- *3 Eier à 70 g*
- *100 g Vacherin-Fonduemischung oder eine Käsefonduemischung Ihrer Wahl*
- *Kokosöl und Ghee*

- *4 kleine Lachsfilets*
- *Kokosöl*
- *Salz und Pfeffer*
- *1 Birne (optional)*

Zubereitung

Kürbis, Ingwer und Lachs zusammen mit Salz, Cayennepfeffer, Kalbsfond und Gelatine in der Küchenmaschine grob hacken. Die Eier und die Fonduemischung dazugeben und alles gut verrühren.

Etwas Ghee und Kokosöl in einer Pfanne erhitzen und mit einem Esslöffel kleine Burger-Portionen in der Pfanne ausbraten, dann warm stellen.

Aus den Lachsfilets gleich große runde Burgerböden schneiden, in Kokosöl braten, salzen und pfeffern. Auf einem Teller einen Lachsfilet-Burgerboden anrichten und mit einem Fondue-Fisch-Burger bestücken. Nach Wunsch mit einer Birnenscheibe garnieren.

Die restlichen Burger können im Kühlschrank aufbewahrt werden und zu einem späteren Zeitpunkt kalt genossen werden.

FORELLE MIT OLIVEN

O-H, perfekt für Mittag- und Abendessen

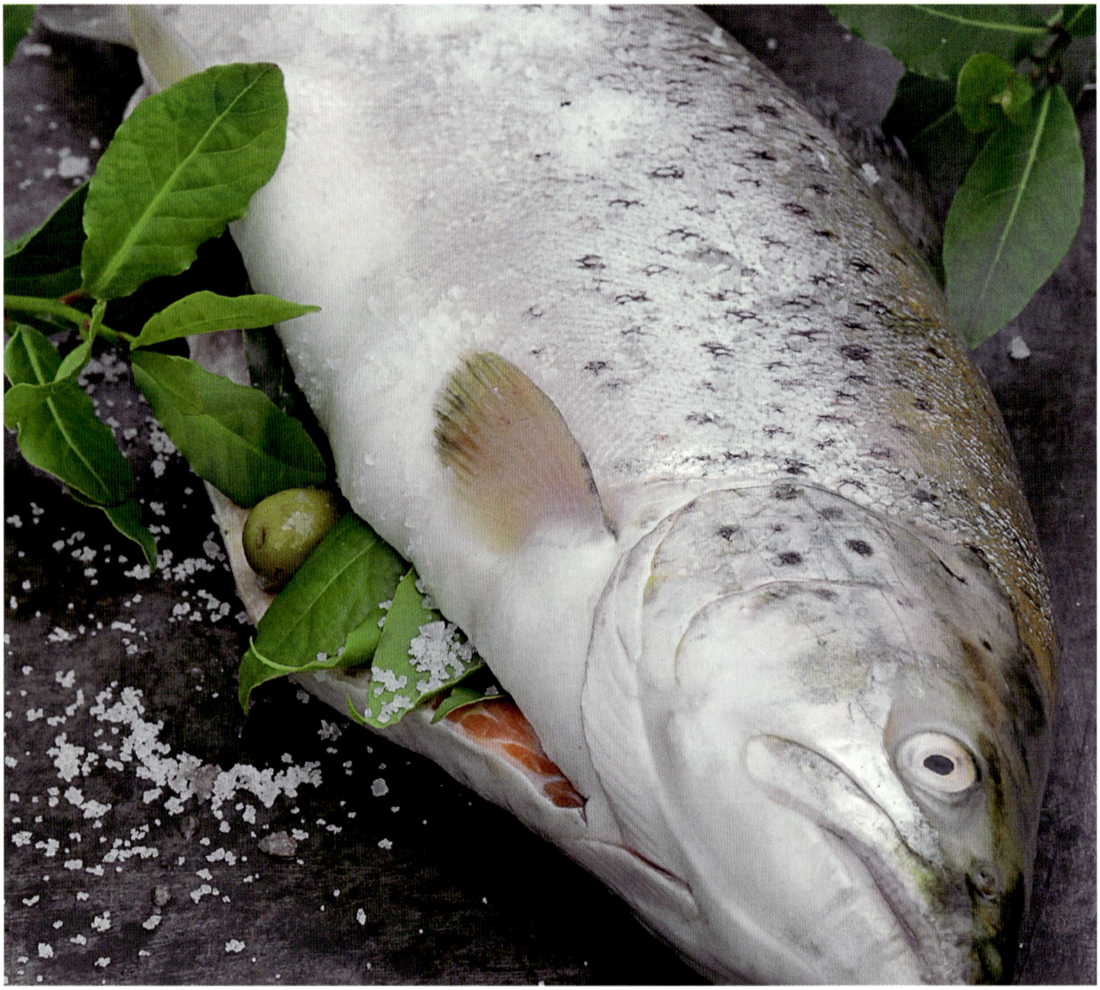

VORBEREITUNG 5 Minuten	KOCHEN 40 Minuten	PORTIONEN 4

Zutaten

- *1 große Seeforelle, ca. 2 kg*
- *marinierte Oliven ohne Kern*
- *mehrere frische Lorbeerzweige*
- *1 getrocknete Zitronen- oder Cedrischeibe (alternativ: frische Bio-Zitrone)*
- *Olivenöl*
- *Fleur de Sel*

Zubereitung

Die Forelle abwaschen und auf ein Backblech mit Backpapier legen. Mit Oliven, Lorbeer und Zitrone füllen, mit Olivenöl einpinseln und mit Fleur de Sel bestreuen. Im vorgeheizten Ofen bei 180 Grad Umluft 30–40 Minuten (je nach Größe der Forelle) garen.

FORELLENMOUSSE

O-H, perfekt für Mittagessen, Abendessen und Lunchbox

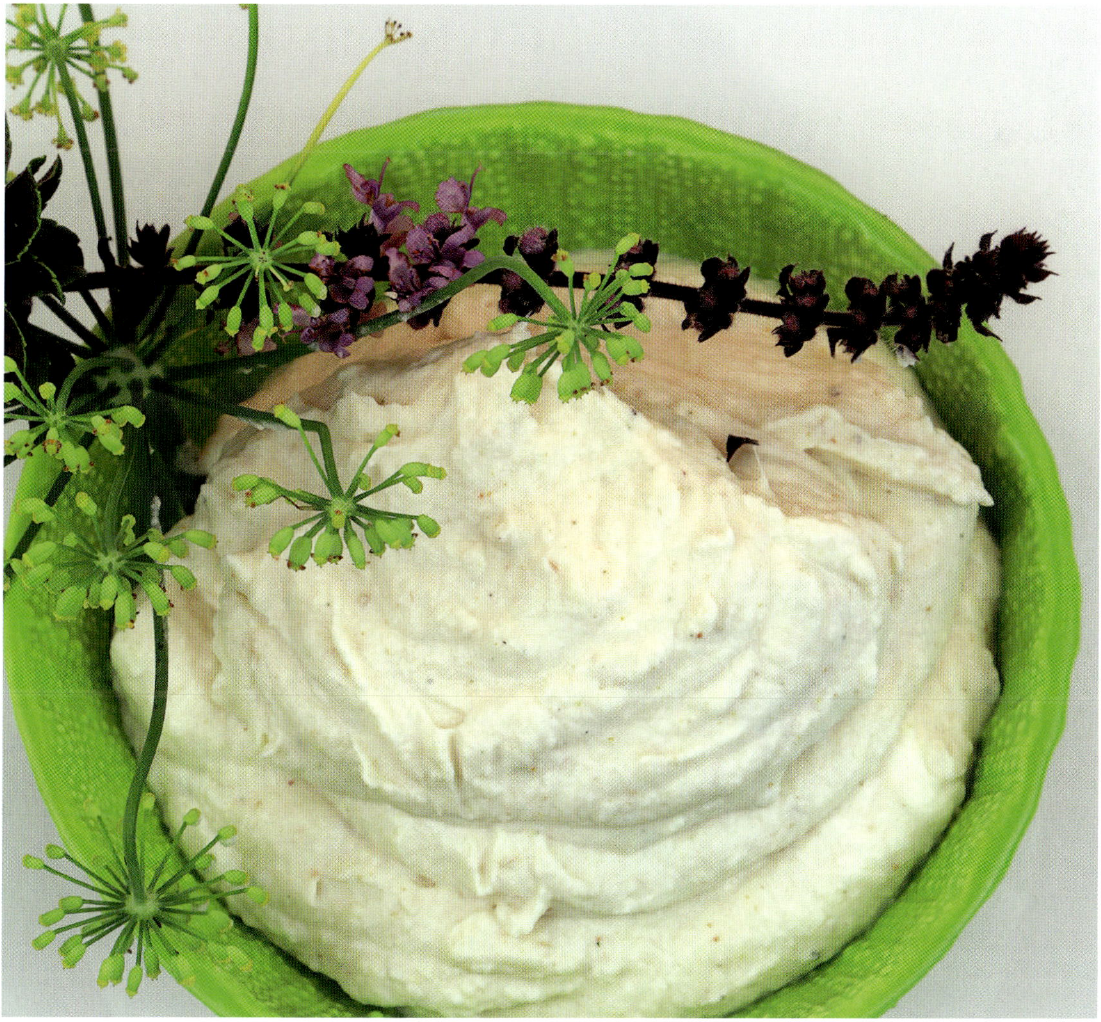

VORBEREITUNG 5 Minuten	KOCHEN –	PORTIONEN 3–4

Zutaten

- *250 g geräucherte Forellenfilets*
- *250 g Sauerrahm*
- *1 TL Cayennepfeffer*
- *1 TL Salz*
- *etwas Pfeffer*
- *250 g Sahne*

Zubereitung

Forellenfilets, Sauerrahm, Cayennepfeffer, Salz und Pfeffer in der Küchenmaschine pürieren. Die Sahne steif schlagen und unter das Forellenpüree heben.

FORELLENSALAT

O-H, perfekt für Mittag- und Abendessen

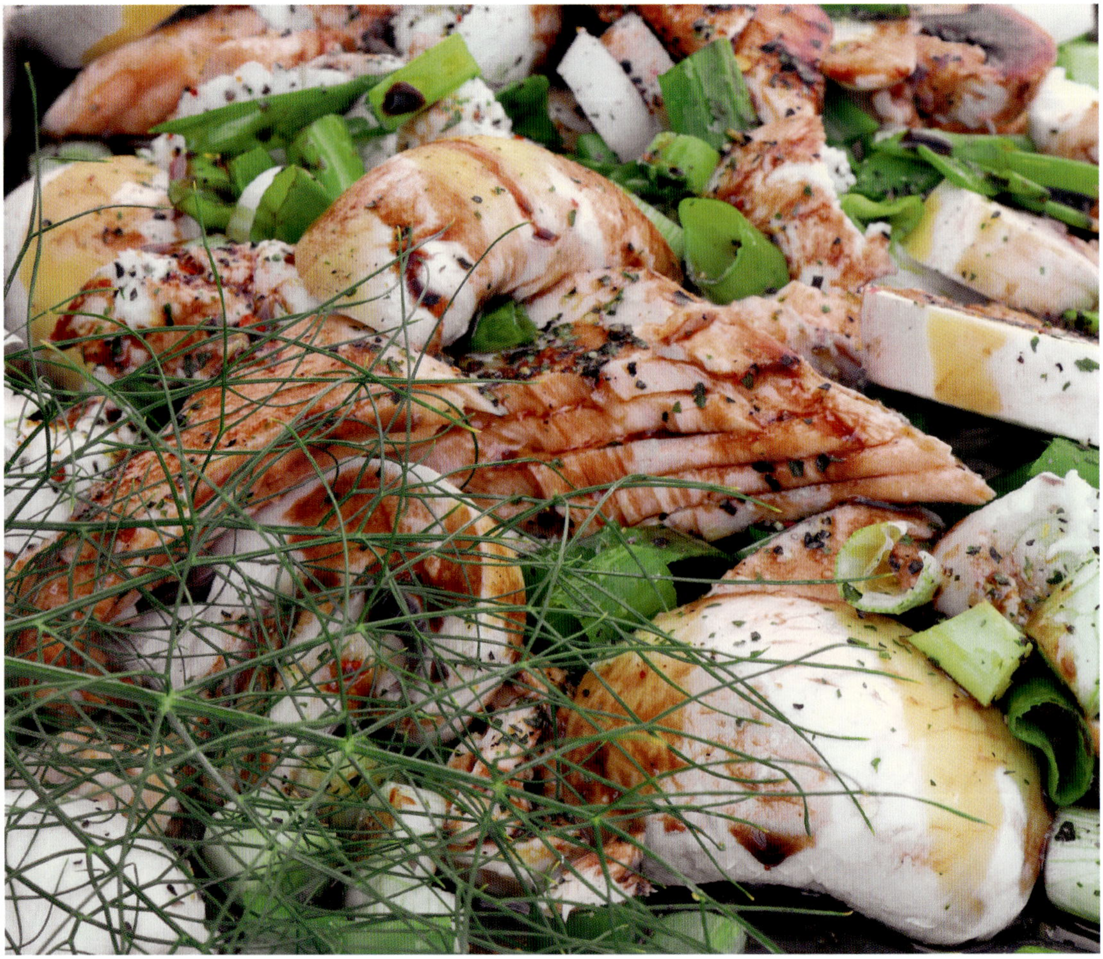

VORBEREITUNG 10 Minuten	KOCHEN –	PORTIONEN 2–3

Zutaten

- *Reste einer gegarten Forelle (z. B. Forelle mit Oliven, siehe Seite 180), mindestens 300 g*
- *6 große frische Champignons, in Scheiben geschnitten*
- *3 Frühlingszwiebeln, mit Grün in Scheiben geschnitten*
- *200 g Mozzarella di Bufala*
- *Salz und Pfeffer*
- *Olivenöl*
- *Condimento ai fichi in Balsamico (Feigenbalsamico)*

Zubereitung

Fisch, Pilze, Frühlingszwiebeln und Mozzarella auf einer Platte anrichten. Salzen und pfeffern und großzügig mit Olivenöl und Balsamico beträufeln.

GÄNSEEI MIT DORSCHLEBER

O-H, perfekt für das Frühstück

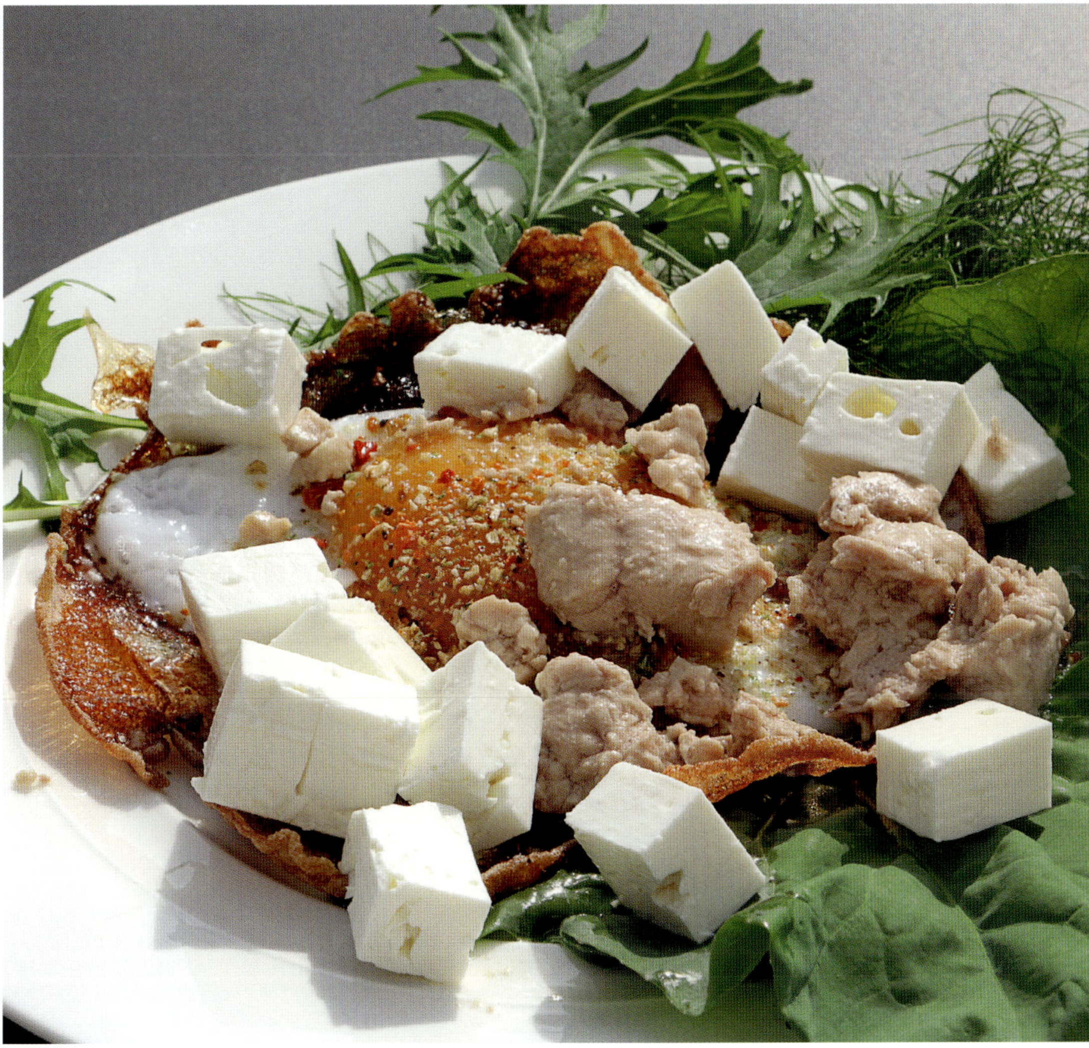

VORBEREITUNG *2 Minuten* | **KOCHEN** *7 Minuten* | **PORTIONEN** *1*

Zutaten

- *1 Gänseei oder 2 Hühnereier*
- *Kokosöl*
- *Veggie-Panko (siehe Seite 265) oder Gemüsebouillonpulver*
- *1 Dose Dorschleber (115 g Einwaage)*
- *½ Fetakäse, in Würfel geschnitten*

Zubereitung

Ei(er) im Kokosöl braten und mit Veggie-Panko würzen. Mit der Dorschleber und dem Fetakäse anrichten.

GARAM-MASALA-LACHSSCHNITTE

O-H, perfekt für Mittag- und Abendessen

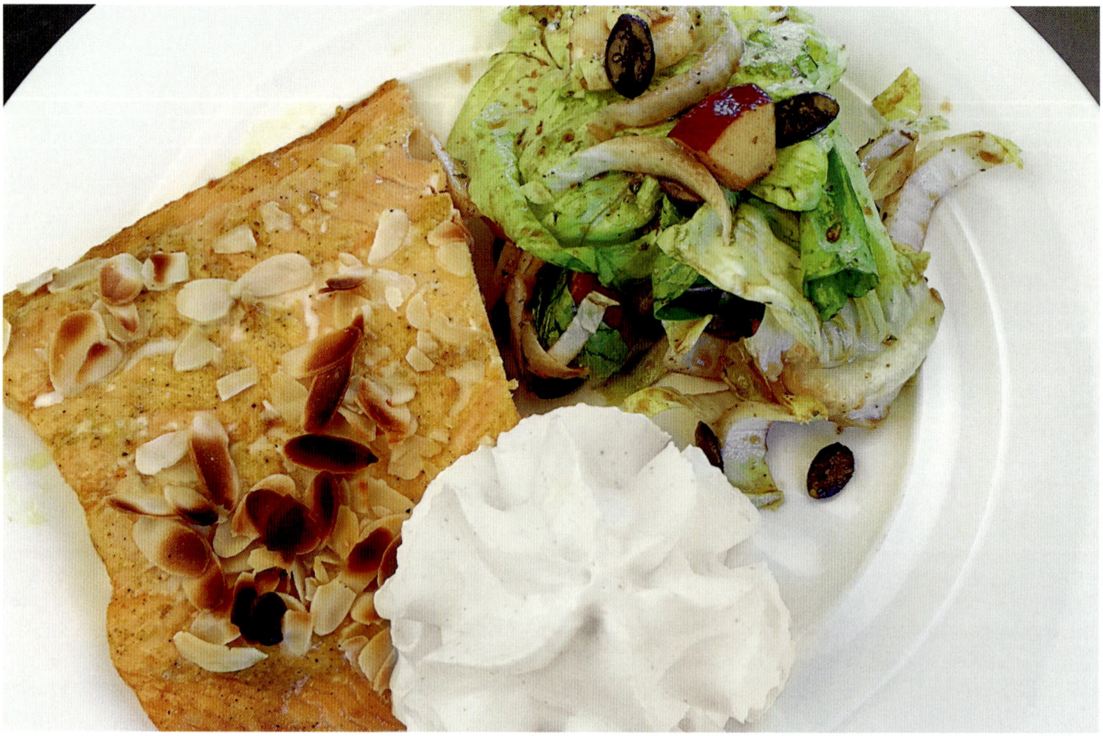

VORBEREITUNG *70 Minuten* | **KOCHEN** *12 Minuten* | **PORTIONEN** *4*

Zutaten

Marinade

- *50 ml wilder Ingwersirup oder Ingwersirup*
- *3 EL Würzöl Garam Masala (Ölmühle Solling)*
- *1 EL Würzpulver Fisch (siehe Seite 266)*
- *1 schottische Lachsseite, 800 g–1 kg*
- *100 g Mandelblättchen*

Dip

- *200 g Crème fraîche*
- *100 ml Sahne*
- *15 ml Würzöl Garam Masala (Ölmühle Solling)*
- *1 Prise Kreuzkümmel*

Zubereitung

Die Zutaten für die Marinade verrühren und den Lachs 1 Stunde darin ziehen lassen. Die Mandelblättchen auf dem Fisch verteilen, im vorgeheizten Ofen bei 200 Grad Umluft und Grill 12 Minuten grillen. Alternativ auf einem Zedernholz-Räucherbrett (Weber) 15 Minuten grillen.
Die Dip-Zutaten verrühren, in einen Sahnebereiter füllen und zum Fisch reichen. Dazu kann noch ein grüner Salat serviert werden.

GEFÜLLTE CHAMPIGNONS

O-H, perfekt für Mittag- und Abendessen

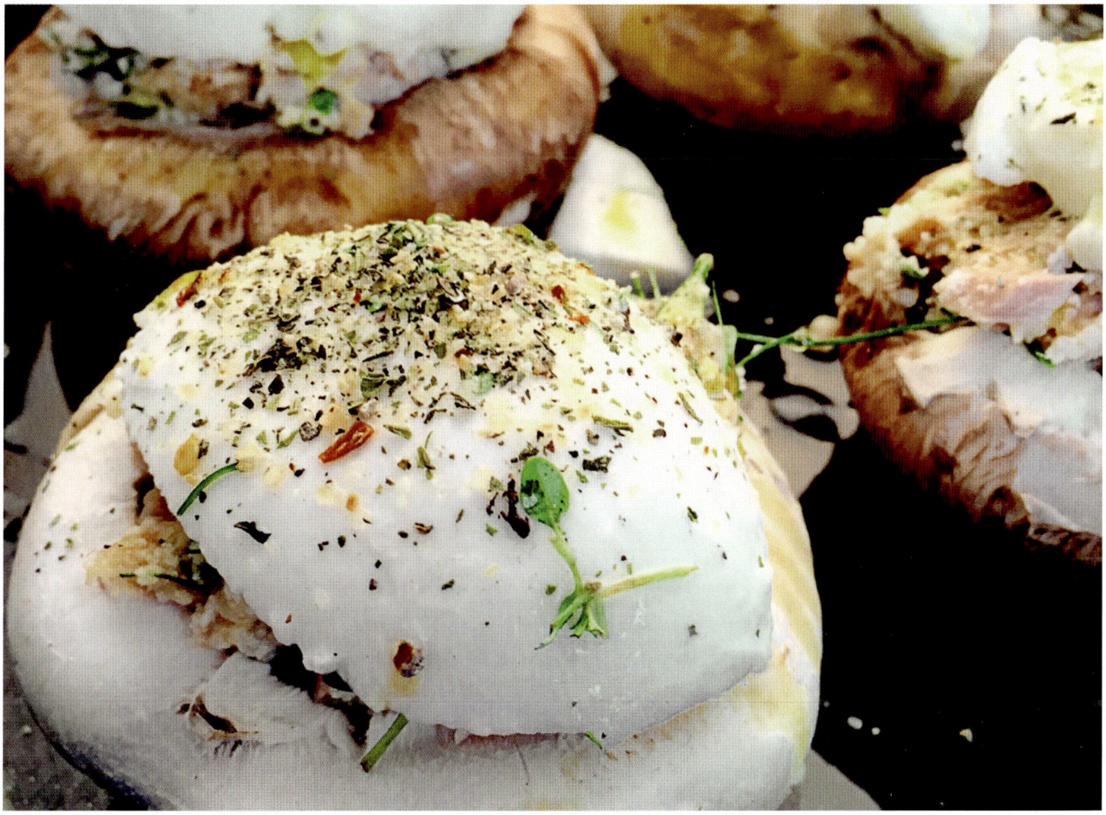

VORBEREITUNG *5 Minuten* **KOCHEN** *20 Minuten* **PORTIONEN** *1*

Zutaten

Füllung
- *90 g Parmesan, gerieben*
- *1 Dose Thunfisch in Salzwasser (abgetropft 160 g)*
- *frische Gartenkräuter, klein geschnitten*
- *1 Ei à 70 g*
- *1 EL getrocknete rote Zwiebeln*
- *Salz*

- *4 große Champignons*
- *125 g Mozzarella di Bufala*
- *Tomatensalz*
- *etwas Olivenöl*

Zubereitung

Die Zutaten für die Füllung vermischen. Den Stiel von den Pilzen entfernen und die Champignonköpfe mit der Unterseite nach oben auf ein Backblech mit etwas Olivenöl geben. Die Pilze füllen und mit je einer Scheibe Mozzarella belegen. Tomatensalz darüberstreuen, etwas Olivenöl darüberträufeln und 20 Minuten im vorgeheizten Ofen bei 200 Grad Umluft mit Grill überbacken.
Zu gebratenem Fischfilet oder solo servieren.

GEGRILLTE DORADE

O-H, perfekt für Mittag- und Abendessen

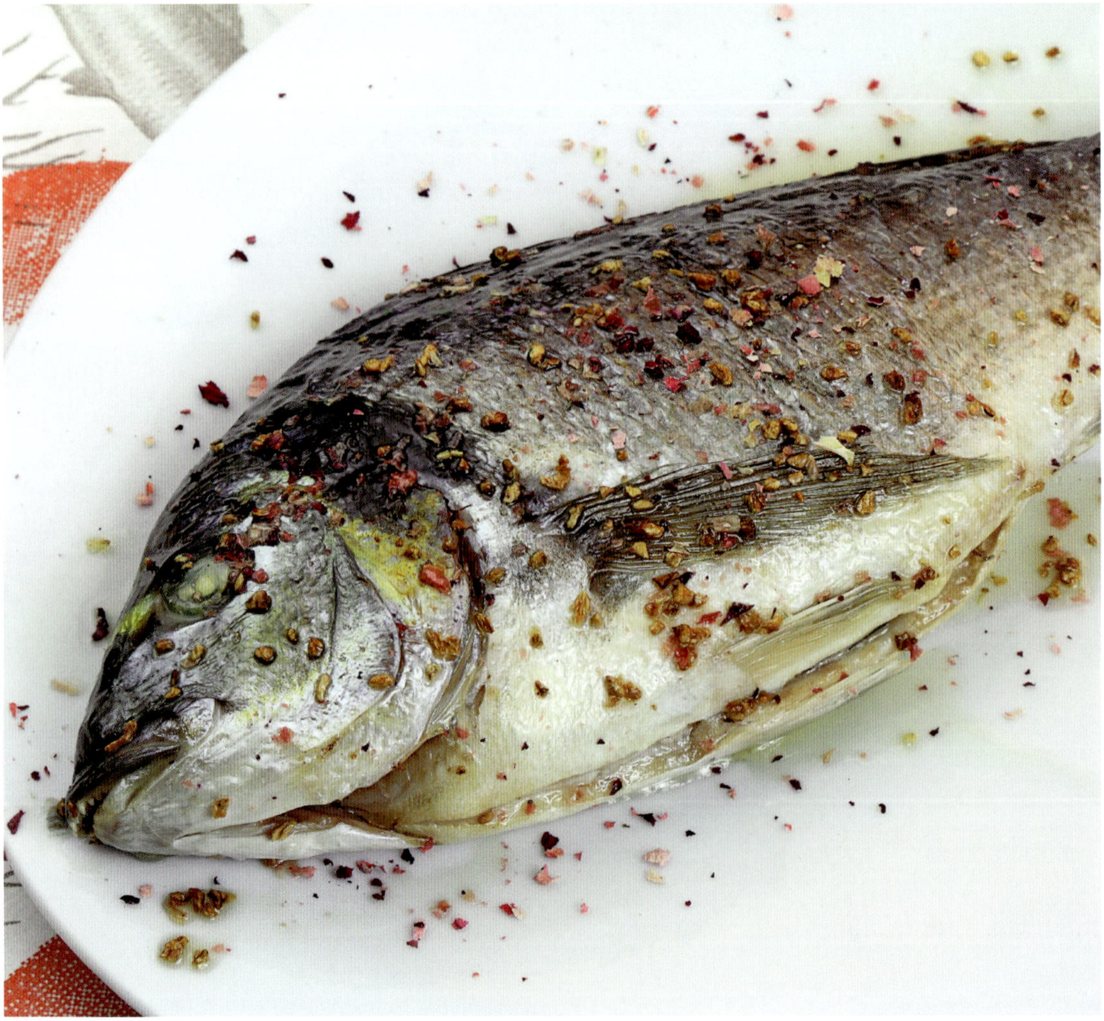

VORBEREITUNG 3 Minuten	**KOCHEN** 30 Minuten	**PORTIONEN** 2

Zutaten

- *1 mittlere Dorade, ca. 1 kg*
- *Ingweröl, kaltgepresst (Ölmühle Hartmann)*
- *getrocknete Rosenblüten oder andere Blüten*

Zubereitung

Den geputzten Fisch auf ein Blech mit Backpapier legen und großzügig mit Ingweröl begießen. Im vorgeheizten Ofen bei 180 Grad Umluft 30 Minuten backen. Auf eine flache Platte legen, mit den getrockneten Blüten bestreuen und nochmals etwas Ingweröl darübergeben.

Mit Salicornia-Salat (siehe Seite 227) servieren.

GEGRILLTE FRISCHE JAKOBS-MUSCHELN

O-H, perfekt für Mittag- und Abendessen

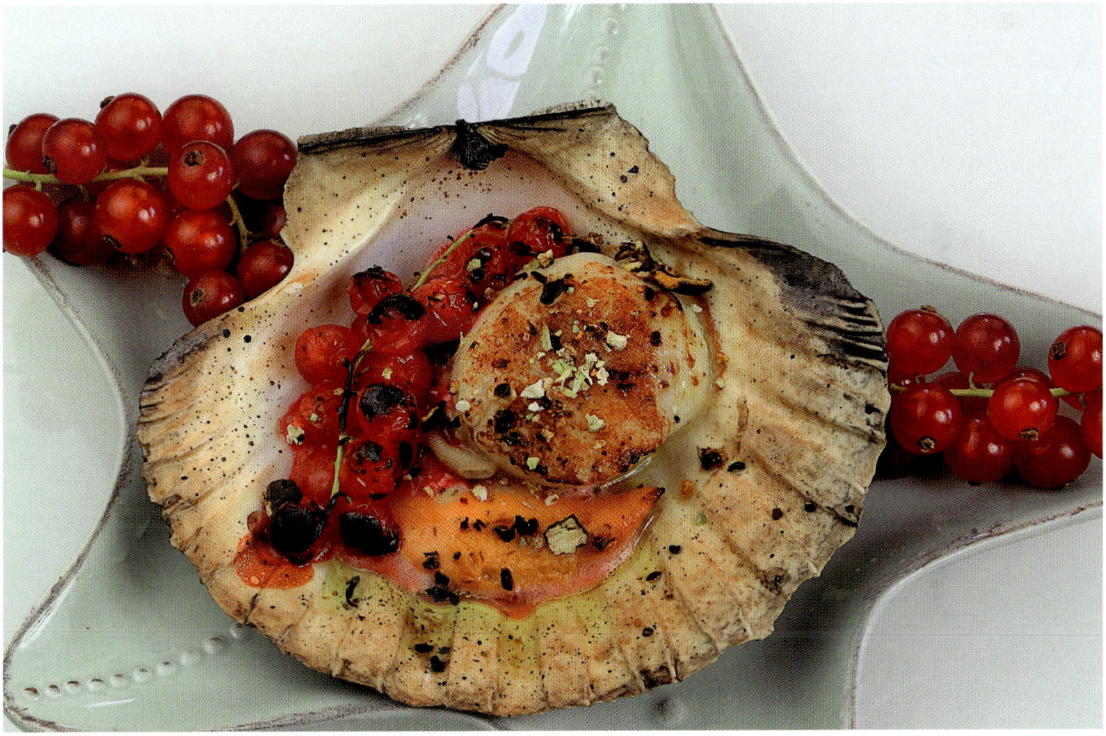

VORBEREITUNG *1 Minute* | **KOCHEN** *1 Minute* | **PORTIONEN** *1*

Zutaten

- *1–4 frische Jakobsmuscheln, in der Schale mit Corail*
- *frische Rote Johannisbeeren (pro Muschel 1 Rispe)*
- *Zitronen-Petersilien-Öl (Weber)*
- *etwas Veggie-Panko (siehe Seite 265) oder Gemüsebouillonpulver*

Zubereitung

Jeweils eine Rispe Rote Johannisbeeren in die Schale zu der Jakobsmuschel legen und alles leicht mit dem Zitronen-Petersilien-Öl einsprühen. Unter einen sehr heißen Grill legen, bis die Jakobsmuscheln leicht gebräunt sind. Herausnehmen und etwas Veggie-Panko darüber verteilen und nochmals kurz mit Öl einsprühen. Ein paar weitere Sekunden unter den Grill halten und sofort verzehren. Die Jakobsmuschel sollte noch leicht roh in der Mitte sein.

Geeignet als Vorspeise oder als kleines, feines Essen für Jakobsmuschel-Liebhaber.

Unbedingt frische Jakobsmuscheln mit dem orangenen Rogen kaufen oder bestellen. Sie sind unbehandelt und reich an Fettsäuren, denn der Corail ist das Wertvolle an der Muschel.

GEGRILLTE INGWERSARDINEN

O-H, perfekt für Mittag- und Abendessen

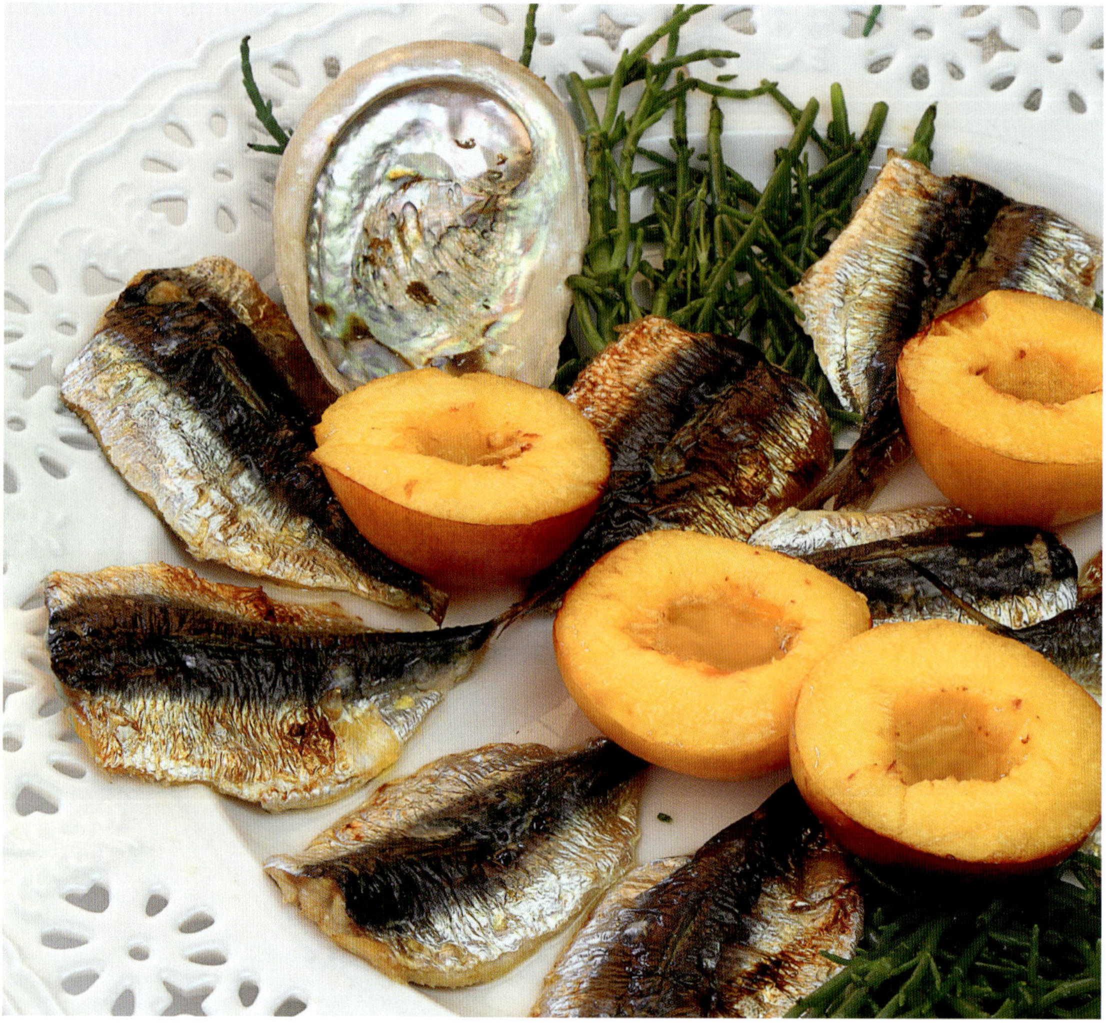

VORBEREITUNG 5 Minuten	KOCHEN 8 Minuten	PORTIONEN 2

Zutaten

- *10 frische Butterfly-Sardinen (vom Fischhändler vorbereitet)*
- *1 EL Ingwermarmelade*
- *1 EL Woköl Ingwer & Lemongras (Sabo)*
- *2 Nektarinen*
- *100 g Salicornia (Queller)*

Zubereitung

Die Sardinen innen mit der Ingwermarmelade einpinseln und mit der Innenseite nach unten auf ein Backblech mit Backpapier legen. Die Oberseite mit dem Ingweröl einpinseln. Die Nektarinenhälften dazulegen und ebenso mit Öl einpinseln. Den Grill auf 250 Grad vorheizen. Die Sardinen ca. 8 Minuten grillen, bis sie leicht anbrennen. Mit Salicornia anrichten.

GERÄUCHERTER WILDLACHS

O-H, perfekt für Frühstück, Mittagessen, Abendessen und Lunchbox

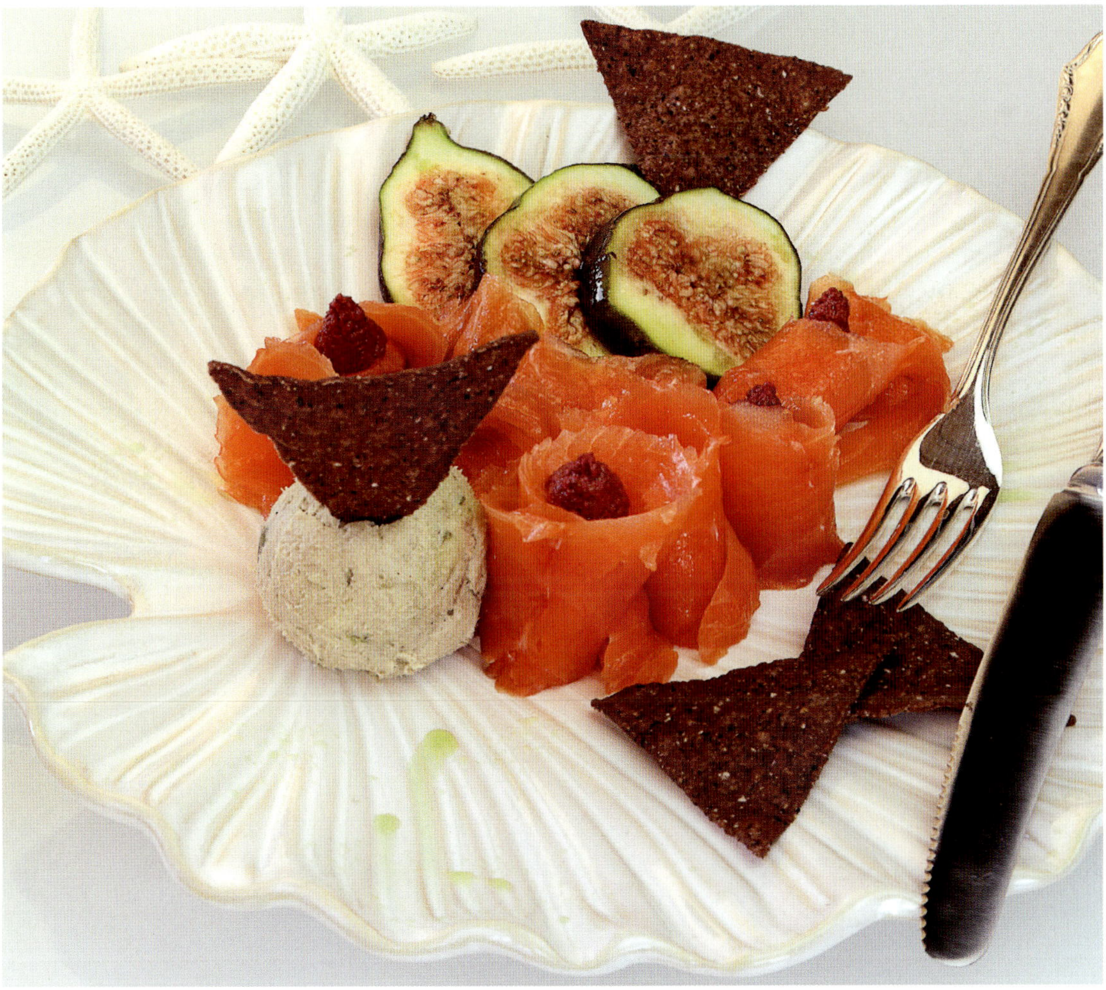

VORBEREITUNG 5 Minuten	KOCHEN –	PORTIONEN 1

Zutaten

- *200 g geräucherter Wildlachs*
- *1 frische Feige*
- *Sardinenbutter (siehe Seite 264)*
- *3 Hopi Blue Chipotle Nachos*
- *Zitronen-Petersilien-Öl (Weber)*

Zubereitung

Die Lachsscheiben zu dekorativen Rosen aufrollen und zusammen mit den anderen Zutaten schön anrichten. Mit dem Würzöl besprühen.

Zur Dekoration etwas Rote-Bete-Aufstrich*, grüne Wasabipaste oder dottergelbe Mayonnaise in die Lachsrosen pressen.

* *Eine Paste aus Roten Beten und Walnüssen aus der Tube gibt es im Coop in der Schweiz fertig zu kaufen.*

GERÄUCHERTES FORELLENFILET MIT TARAMAS

O-H, perfekt für Mittagessen, Abendessen und Lunchbox

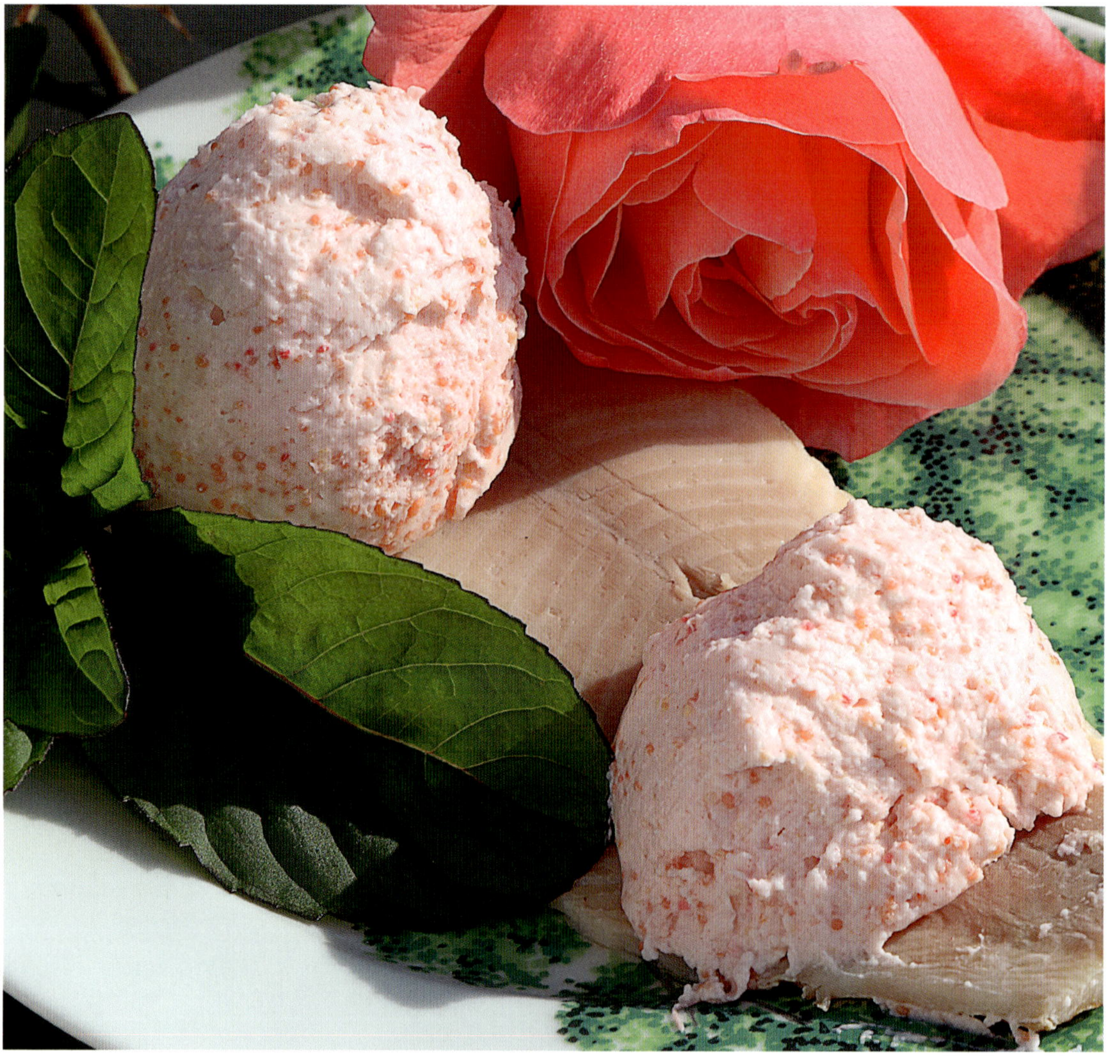

VORBEREITUNG 3 Minuten	**KOCHEN** –	**PORTIONEN** 1

Zutaten

- *1 geräuchertes Forellenfilet*
- *2 EL Taramas (griechische Karpfenrogen-creme), zu Kugeln geformt*

Zubereitung

Die Forelle mit dem Taramas auf einem Teller anrichten.

HALLOUMI MIT CHIPOLATAS

O-H, perfekt zum Frühstück und für die Lunchbox

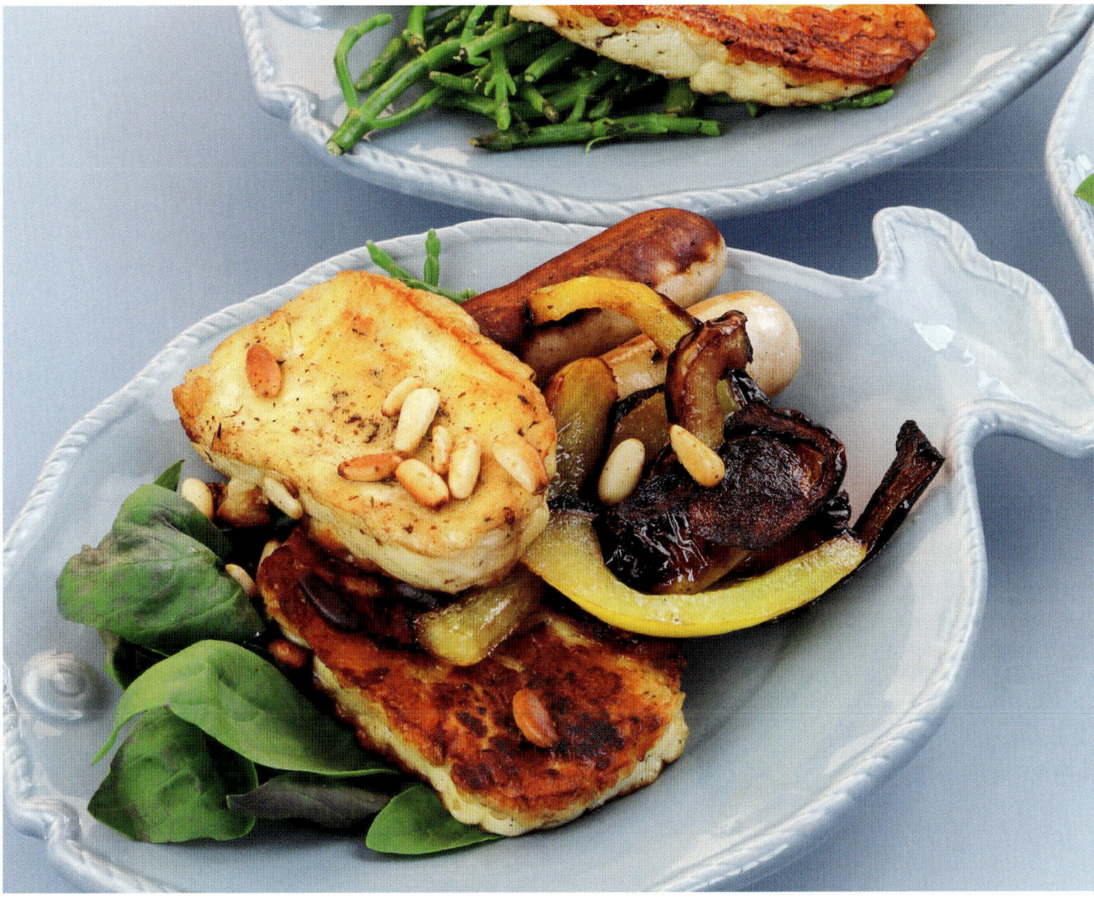

VORBEREITUNG *2 Minuten* | **KOCHEN** *6 Minuten* | **PORTIONEN** *2*

Zutaten

- *1 EL Kokosöl*
- *1 EL Würzöl Basilikum (Ölmühle Solling)*
- *1 gelbe Paprika, in Streifen geschnitten*
- *1 Packung Halloumi Basilikum, in Scheiben geschnitten*
- *6 kleine Chipolatas (Schweizer Kalbsbratwürstchen) oder andere kleine Bratwürstchen möglichst guter Qualität (Fleisch aus artgerechter Haltung und keine Zusatzstoffe)*
- *2 EL Pinienkerne*
- *frisches Basilikum*
- *optional, falls erhältlich: etwas Salicornia (Queller)*

Zubereitung

Die beiden Öle in einer Pfanne erhitzen und die Paprikastreifen darin 3 Minuten anrösten. Den Halloumi und die Würstchen dazugeben und mitbraten. Zum Schluss die Pinienkerne dazugeben und kurz anrösten.
Auf einem Teller mit frischem Basilikum anrichten. Falls Queller erhältlich sind, können sie dazu gereicht werden.

HECHT-HAPPEN

O-H, perfekt für Mittag- und Abendessen

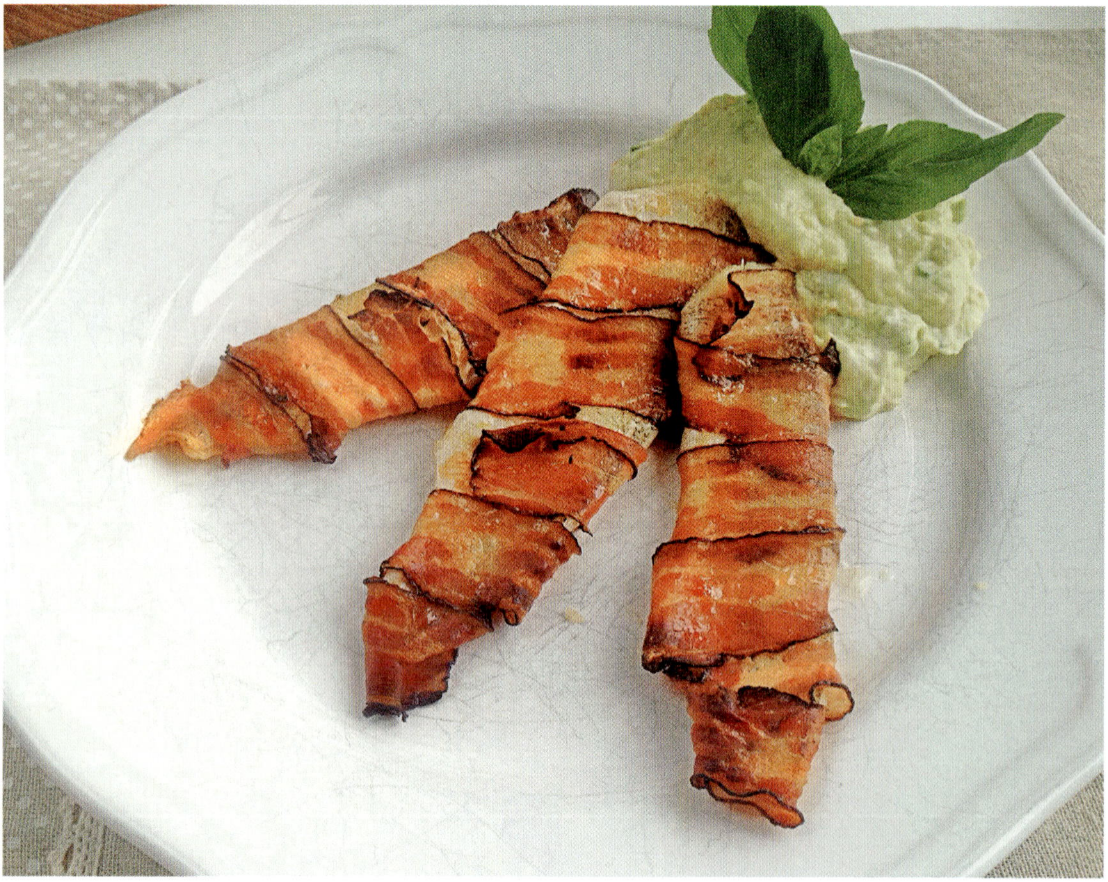

VORBEREITUNG	*5 Minuten*	**KOCHEN**	*10 Minuten*	**PORTIONEN**	*2*

Zutaten

- *6 kleine Hechtfilets mit Haut*
- *18 dünne Streifen Bauchspeck oder Bacon*

Guacamole

- *1 Avocado*
- *1 Cherry-Tomate*
- *Saft von ½ Bio-Zitrone*
- *2 EL Crème fraîche*
- *Cayennepfeffer*
- *Salz*
- *7 frische Basilikumblätter*

Zubereitung

Den Grill auf 250 Grad vorheizen. Jedes Hechtfilet mit 3 hauchdünnen Speckscheiben umwickeln, mit der Hautseite nach oben unter den Grill legen und ca. 10 Minuten knusprig grillen. Die Zutaten für die Guacamole pürieren und zu den Hechtfilets reichen.

IBERICO-LACHS

O-H, perfekt zum Frühstück und für die Lunchbox

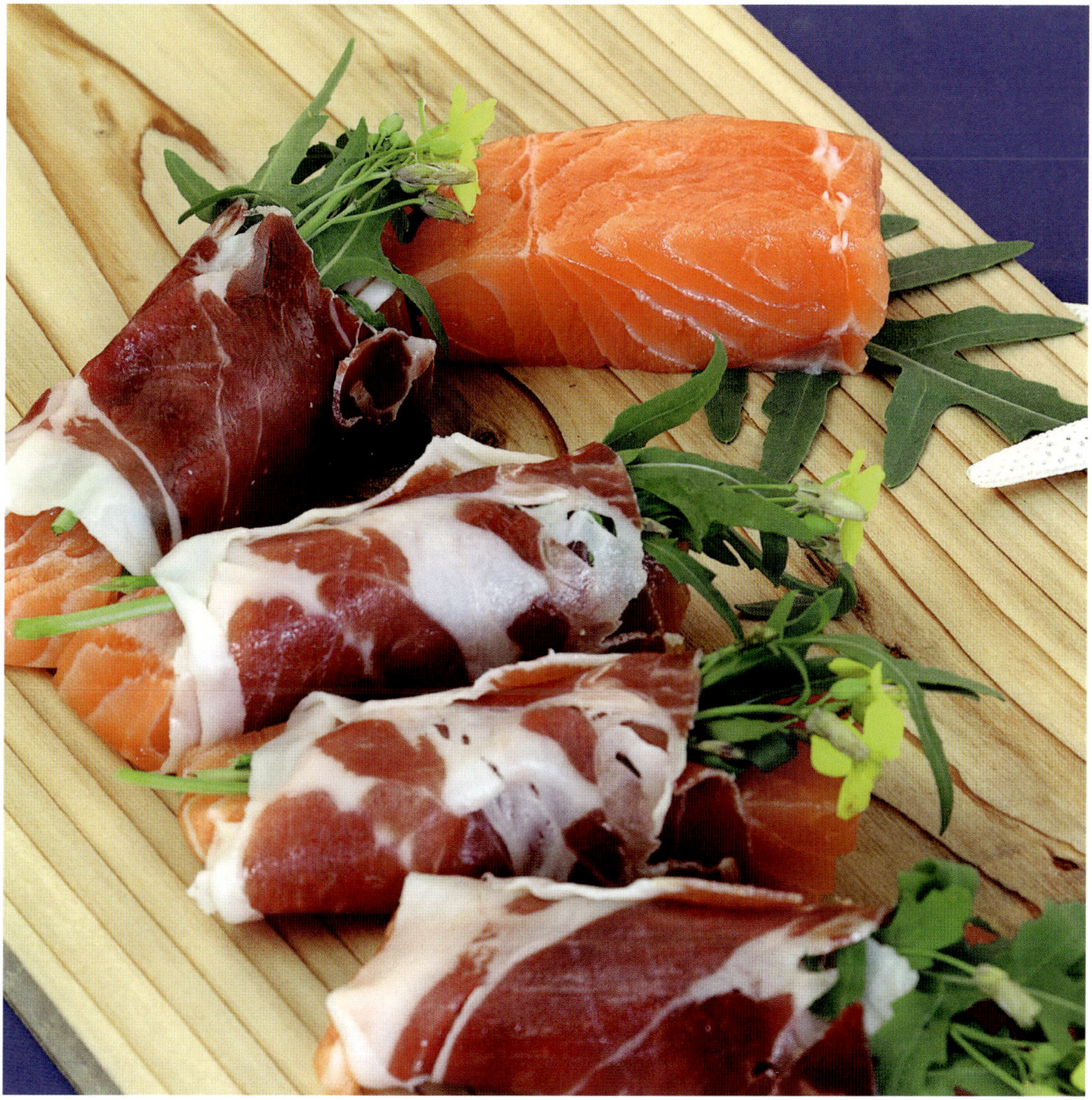

VORBEREITUNG 2 Minuten	**KOCHEN** –	**PORTIONEN** 1

Zutaten

- *200 g schottisches Lachsfilet*
- *4 Scheiben Iberico-Schinken de Cebo, ca. 50 g*
- *etwas frischer Rucola*

Zubereitung

Das Lachsfilet in 4 gleich große Stücke schneiden und zusammen mit dem Rucola in den Schinken einwickeln.

IBERICO-SCHWEIN MIT SALBEIKRUSTE

O-H, perfekt für Mittag- und Abendessen

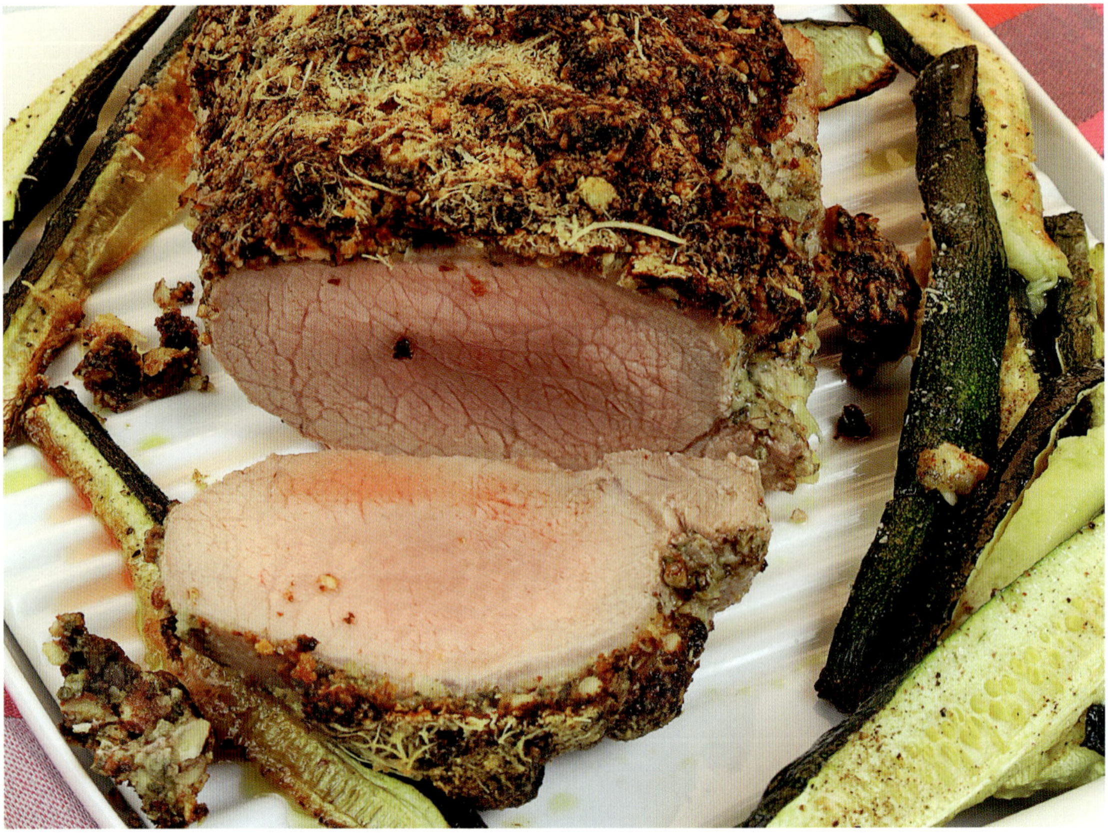

VORBEREITUNG 5 Minuten	KOCHEN 30–40 Minuten	PORTIONEN 3–4

Zutaten

- *Olivenöl*
- *600–800 g Schweinerücken vom Iberico-Schwein*
- *150 g Mandel-Salbei-Pesto (siehe Seite 259)*
- *2 kleine grüne Zucchini*
- *Salz*
- *Pfeffer*
- *Parmesan, gerieben*

Zubereitung

Ein Backblech mit Olivenöl ölen. Das Fleisch mit der Fettseite nach oben auf das Blech legen und dick mit Pesto bedecken. Die Zucchini längs achteln und auf das Backblech legen. Alles großzügig mit Olivenöl beträufeln und die Zucchini salzen und pfeffern. Gleichmäßig Parmesan über die Zucchini und den Iberico-Rücken streuen.

Im vorgeheizten Ofen bei 180 Grad Umluft 30–40 Minuten garen. Die Garzeit hängt von der Dicke des Schweinerückens ab: je dünner, umso kürzer die Garzeit.

In Scheiben geschnitten servieren.

IN KOHL VERPACKTER LOUP DE MER

O-H, perfekt für Mittag- und Abendessen

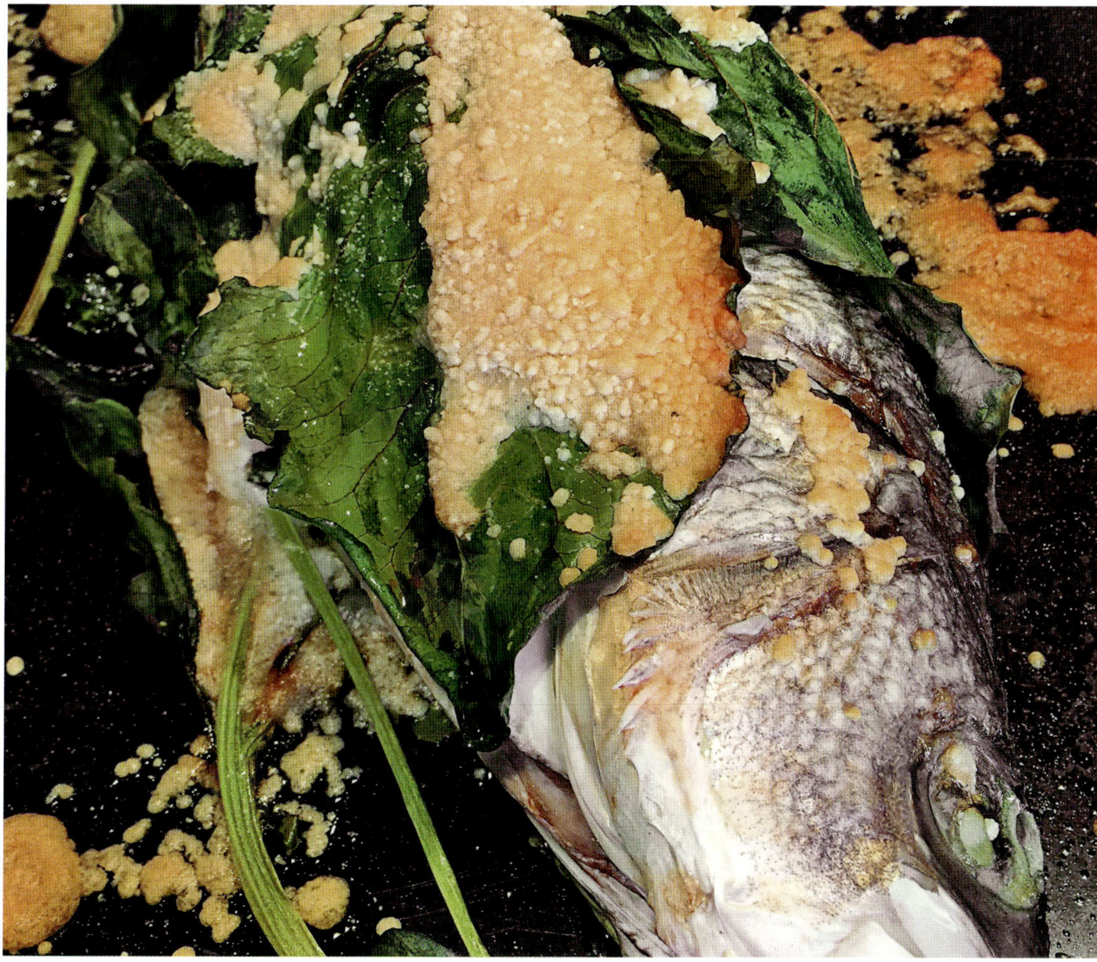

VORBEREITUNG *5 Minuten* | **KOCHEN** *50 Minuten* | **PORTIONEN** *4*

Zutaten

- *Olivenöl*
- *1 ganzer Loup de Mer, küchenfertig, 1–1,5 kg*
- *10 Scheiben Coppa (korsischer Schinken aus Schweinenacken und -filet)*
- *130 g Parmesan, gerieben*
- *frische Kohlrabi- oder Kohlblätter*

Zubereitung

Ein Backblech mit Olivenöl einpinseln. Den Fisch darauflegen und mit Coppa und der Hälfte des Parmesans füllen. Etwas Olivenöl darübergeben und den gefüllten Fisch mit den Kohlblättern einpacken. Den restlichen Parmesan darübergeben, damit die Kohlblätter beim Backen etwas »verkleben«.

Den Fisch im vorgeheizten Ofen bei 180 Grad Umluft 50 Minuten backen, anschließend filetieren und ohne Blätter und Haut servieren.

INGWER-WILDLACHS

O-H, perfekt für Mittag- und Abendessen

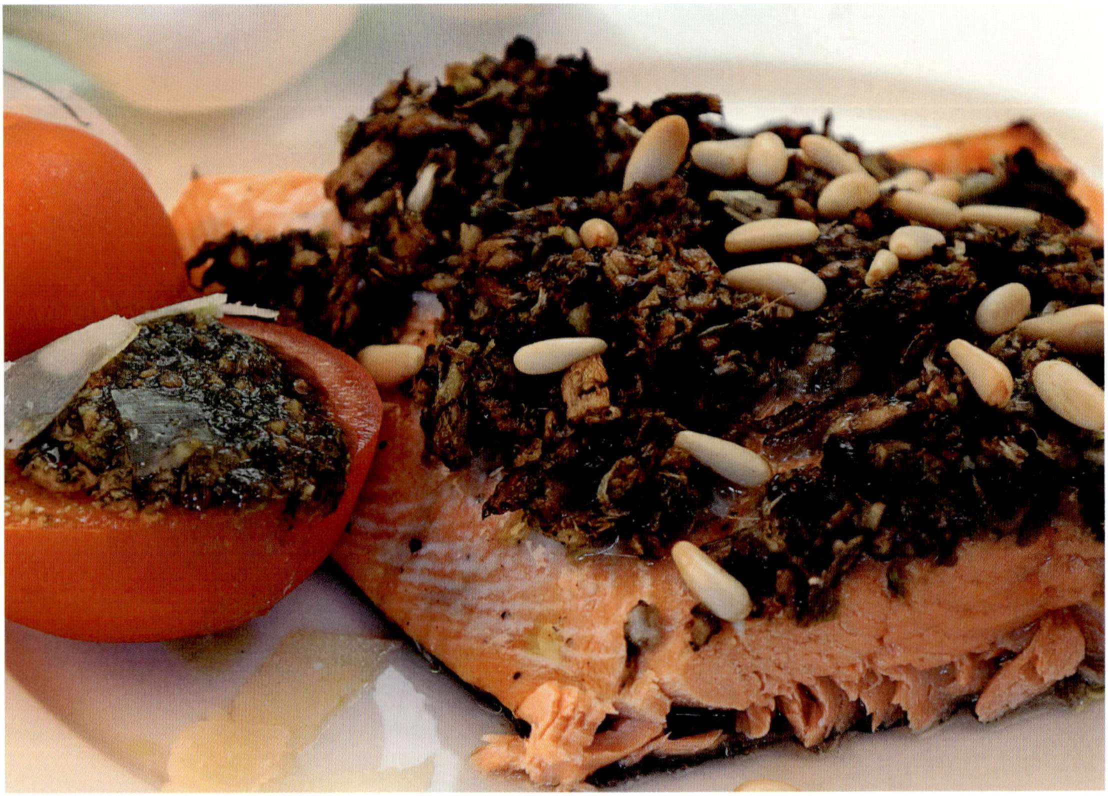

VORBEREITUNG 12 Minuten	KOCHEN 20 Minuten	PORTIONEN 4

Zutaten

- 1 ganze Wildlachsseite
- Ingwersirup

Topping

- 60 g frischer Ingwer, geschält
- 1 Frühlingszwiebel, mit Grün in Scheiben geschnitten
- 150 g Champignons
- 50 ml Olivenöl

- 100 g Pinienkerne
- ½ TL Ingwersirup
- ½ TL Würzöl Ingwer-Lemongras (Ölmühle Solling)

Zubereitung

Den Lachs mit der Haut nach unten auf ein Backblech legen und ganz dünn mit Ingwersirup einpinseln. Die Zutaten für das Topping in der Küchenmaschine grob hacken und auf dem Fisch verteilen.

Dann die Pinienkerne darüberstreuen und den Ingwersirup und das Würzöl darüberträufeln. Im vorgeheizten Ofen bei 180 Grad Umluft 20 Minuten backen.

Nach Wunsch mit Sauerrahm servieren.

INGWER-LEMONGRAS-SKREI

O-H, perfekt für Mittag- und Abendessen

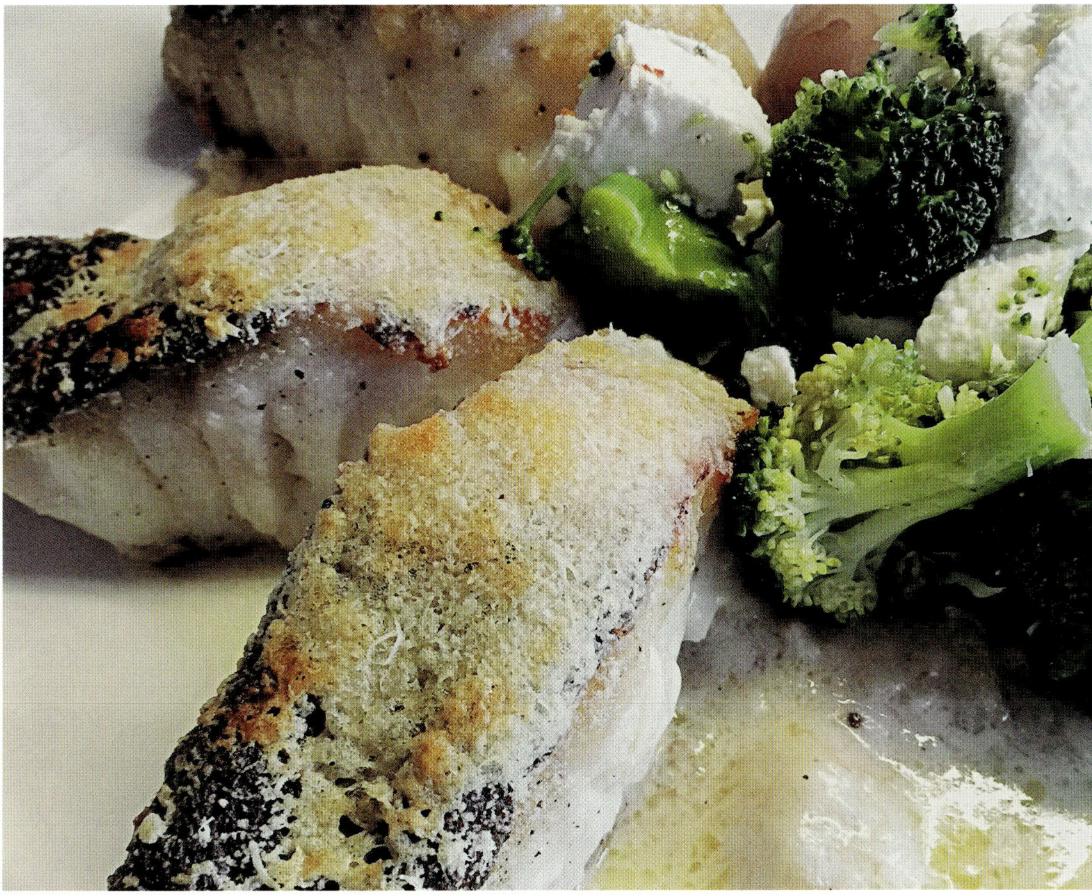

VORBEREITUNG *3 Minuten*	**KOCHEN** *12 Minuten*	**PORTIONEN** *3–4*

Zutaten

- *1 EL Kokoswürzöl Seafood (Ölmühle Solling)*
- *2 EL Kokosöl*
- *1 kg Skrei-Filet mit Haut*
- *Salz*
- *Pfeffer*
- *250 ml Kokosmilch*
- *2 EL Würzöl Ingwer-Lemongras (Ölmühle Solling)*
- *150–200 g Parmesan, gerieben*

Zubereitung

In einer Pfanne beide Kokosöle erhitzen und den Fisch rundherum knusprig anbraten. Mit Salz und Pfeffer würzen und mit Kokosmilch ablöschen. Das Ingwer-Lemongras-Würzöl großzügig darüber verteilen und alles 1 Minute köcheln lassen.
Fisch mit Kokosmilch in eine kleine Gratinform geben und mit Parmesan bestreuen. Unter dem heißen Grill bei 250 Grad ca. 7 Minuten gratinieren, bis eine schöne Kruste entstanden ist. Nach Bedarf mit etwas Gemüse wie z. B. Blumenkohl, Brokkoli oder Romanesco servieren.

IRISH LAMB

O-H, perfekt für Mittag- und Abendessen

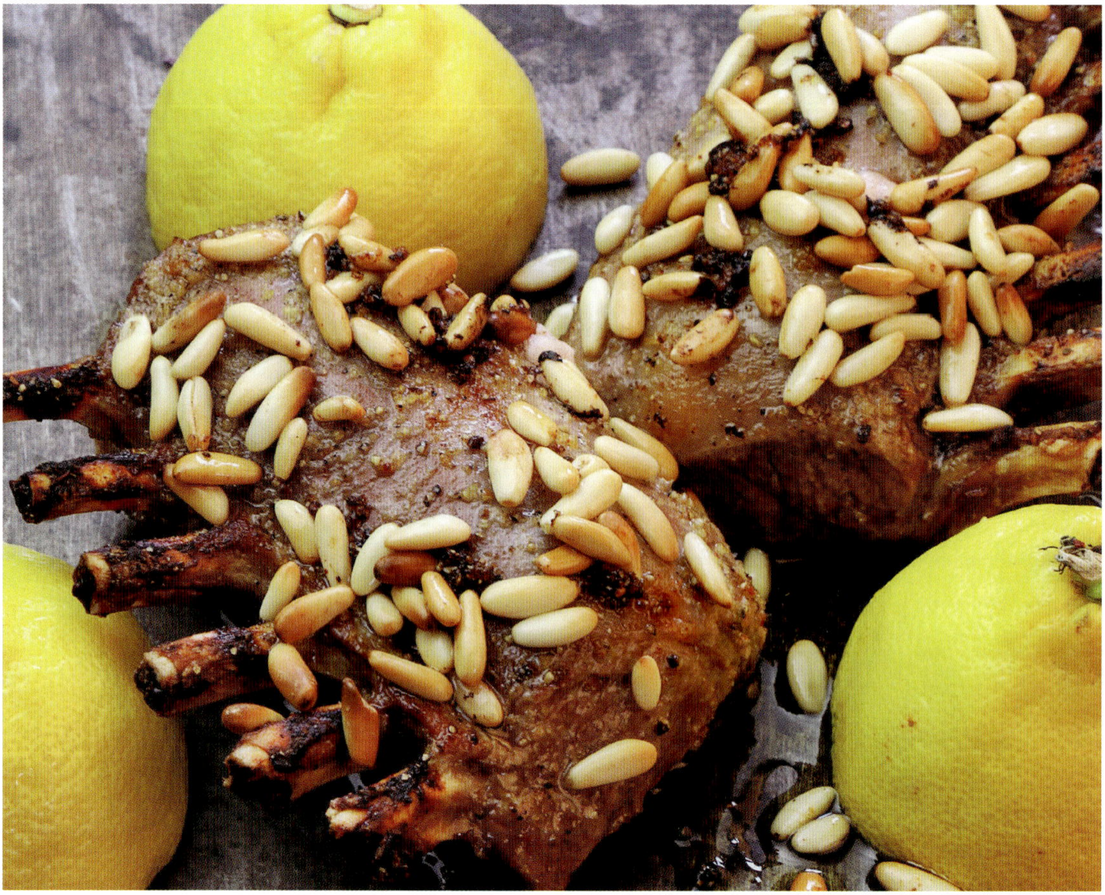

VORBEREITUNG *30 Minuten*	**KOCHEN** *20 Minuten*	**PORTIONEN** 2

Zutaten

- *2 irische Lammracks à 250–300 g*

Marinade

- *30 ml Olivenöl*
- *6 g geriebene Bio-Zitronenschale*
- *1 TL Fleur de Sel au Piment*
- *2 TL Würzöl Zwiebel-Knoblauch (Ölmühle Solling)*
- *1 TL gemahlener Pfeffer*

- *Pinienkerne*

Zubereitung

Die Zutaten für die Marinade verrühren. Das Lammfleisch auf ein kleines Ofenblech legen und mit der Marinade einstreichen. 30 Minuten ziehen lassen. Den Ofen auf 200 Grad Umluft vorheizen. Das Lamm großzügig mit Pinienkernen bestreuen und 20 Minuten garen.
Mit Salat oder grünem Gemüse servieren.

JAKOBSMUSCHELN MIT MANDEL-SALBEI-PESTO

O-H, perfekt für Mittag- und Abendessen

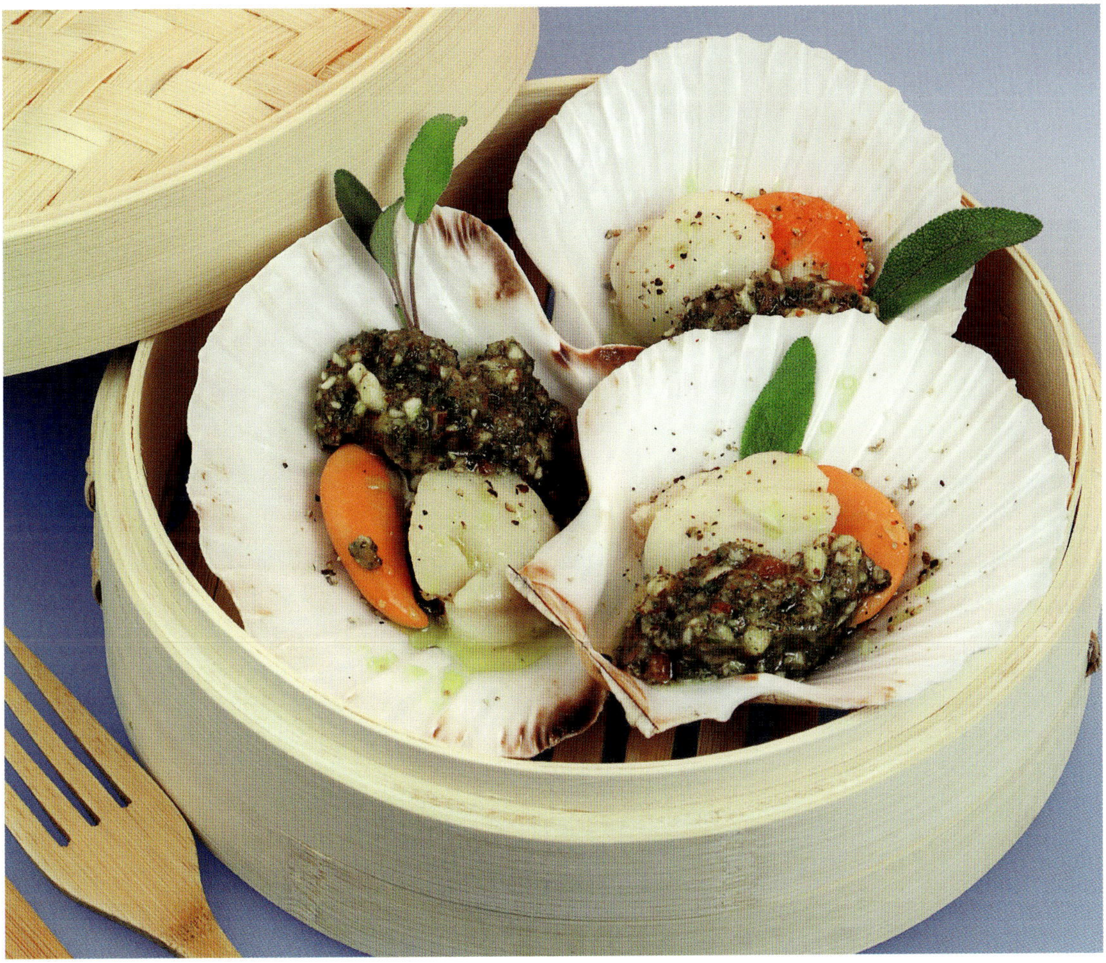

VORBEREITUNG *1 Minute* **KOCHEN** *15 Minuten* **PORTIONEN** *1*

Zutaten

- *3 Jakobsmuscheln mit Corail in der Schale*
- *1 Bambuskörbchen*
- *Meersalz*
- *Pfeffer*
- *je 1 TL Mandel-Salbei-Pesto (siehe Seite 259)*
- *Würzöl Thymian-Salbei (Ölmühle Solling)*

Zubereitung

Die Muscheln im Bambuskörbchen 15 Minuten dämpfen. Mit Salz und Pfeffer würzen, mit einem Teelöffel Pesto krönen und mit dem Würzöl beträufeln.

JAKOBSMUSCHEL-TORTILLA

O-H, perfekt für Mittagessen, Abendessen und Lunchbox

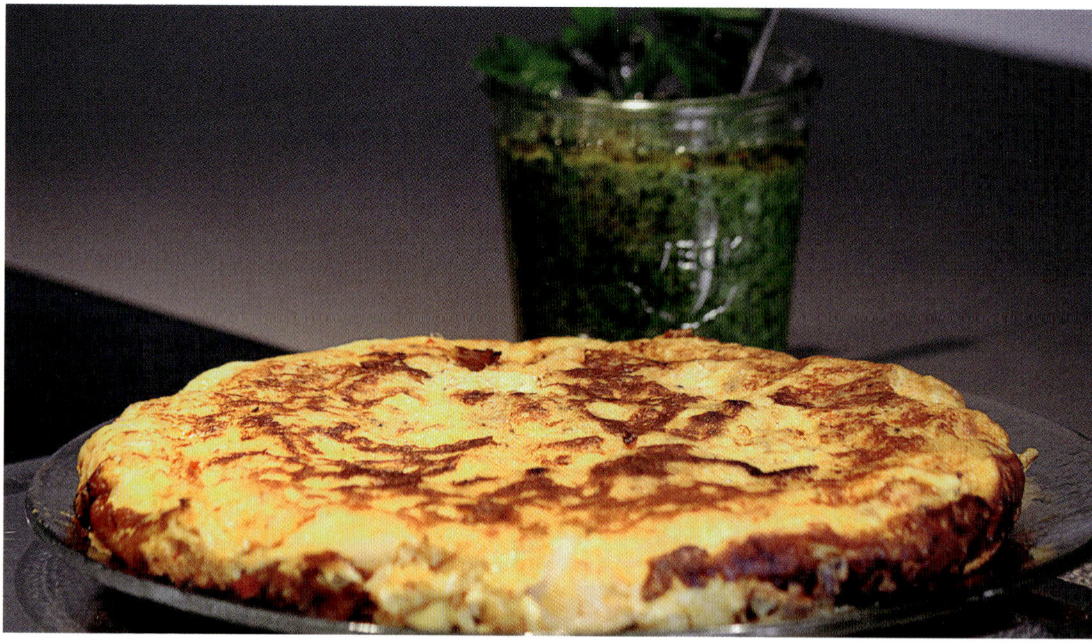

VORBEREITUNG 10 Minuten | **KOCHEN** 20 Minuten | **PORTIONEN** 4

Zutaten

- *7 Eier*
- *3 Eigelb*
- *200 ml Sahne*
- *¼ TL Backpulver*
- *1 Prise Cayennepfeffer*
- *½ TL Salz*
- *½ TL Kalbsfondpulver*
- *1 EL Kokosöl*
- *2 Kartoffeln, festkochend, in dünne Scheiben geschnitten*
- *1 Stück Ingwer (3 cm), geschält und klein gehackt*
- *1 Knoblauchzehe, klein gehackt*
- *3 Frühlingszwiebeln, mit Grün in dünne Scheiben geschnitten*
- *½ TL Kalbsfondpulver*
- *1 EL Butter*
- *12 Jakobsmuscheln*

Zubereitung

In einer Schüssel die Eier und Eigelbe, Sahne, Backpulver, Cayennepfeffer, Salz und Kalbsfondpulver schaumig aufschlagen. Kokosöl in einer großen Bratpfanne erhitzen. Kartoffelscheiben, Ingwer, Knoblauch und Frühlingszwiebeln darin braten, bis die Kartoffeln weich werden. Kalbsfondpulver darüberstreuen, die Butter dazugeben und die Jakobsmuscheln zwischen den Kartoffeln auf jeder Seite je 1 Minute golden braten.
Die Eiermasse darübergießen und darauf achten, dass die Jakobsmuscheln gleichmäßig verteilt sind. Auf mittlere Hitze reduzieren, einen Deckel auf die Pfanne legen und die Tortilla ca. 15 Minuten stocken lassen. Sobald sie oben leichte Blasen wirft und fest wirkt, mithilfe eines Tellers wenden und die andere Seite weitere 3 Minuten goldgelb braten. Zum Servieren die fertige Tortilla auf einen Teller stürzen.

KABELJAU-CARBONARA

O-H, perfekt für Mittag- und Abendessen

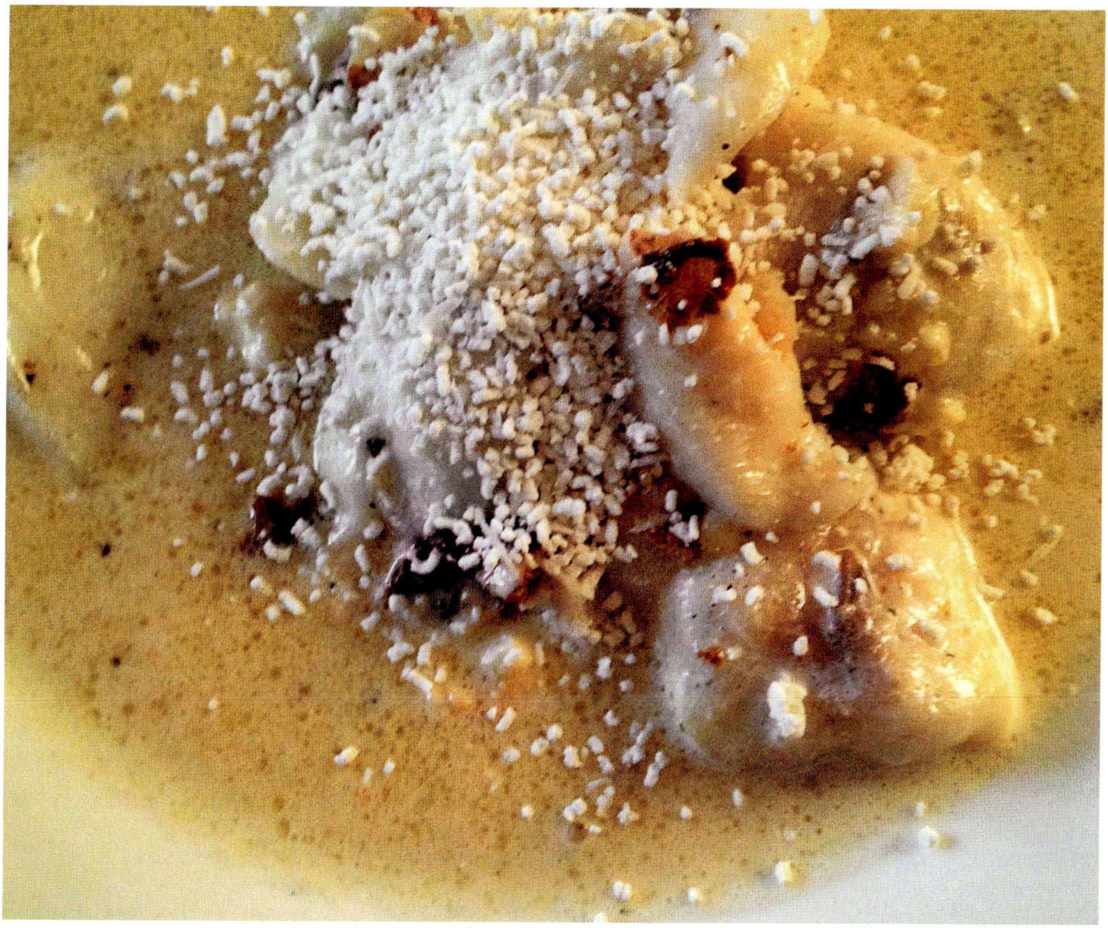

VORBEREITUNG	3 Minuten	KOCHEN	10 Minuten	PORTIONEN	4

Zutaten

- *1 EL Ghee*
- *1 EL Kokosöl*
- *500–700 g Kabeljaubäckchen*
- *Salz und Pfeffer*
- *1 EL Kalbsfond-Concentré oder Kalbsfondpulver*
- *500 ml Sahne*
- *1 Ei*
- *1 Packung Meeresspaghetti aus braunen Meeresalgen*
- *Parmesan, gerieben*

Zubereitung

Ghee und Kokosöl in einer tiefen Pfanne erhitzen und die Kabeljaubäckchen darin goldgelb braten. Mit Salz und Pfeffer würzen. Das Kalbsfond-Concentré unterrühren und mit Sahne ablöschen. Leicht einköcheln, dann das Ei unterrühren und stocken lassen.
Die Spaghetti nach Packungsanleitung kochen und mit der Kabeljaubäckchen-Carbonara anrichten. Geriebenen Parmesan dazu reichen.

KABELJAUBÄCKCHEN MIT ALGEN-KRUSTE

O-H, perfekt für Mittagessen, Abendessen und Lunchbox

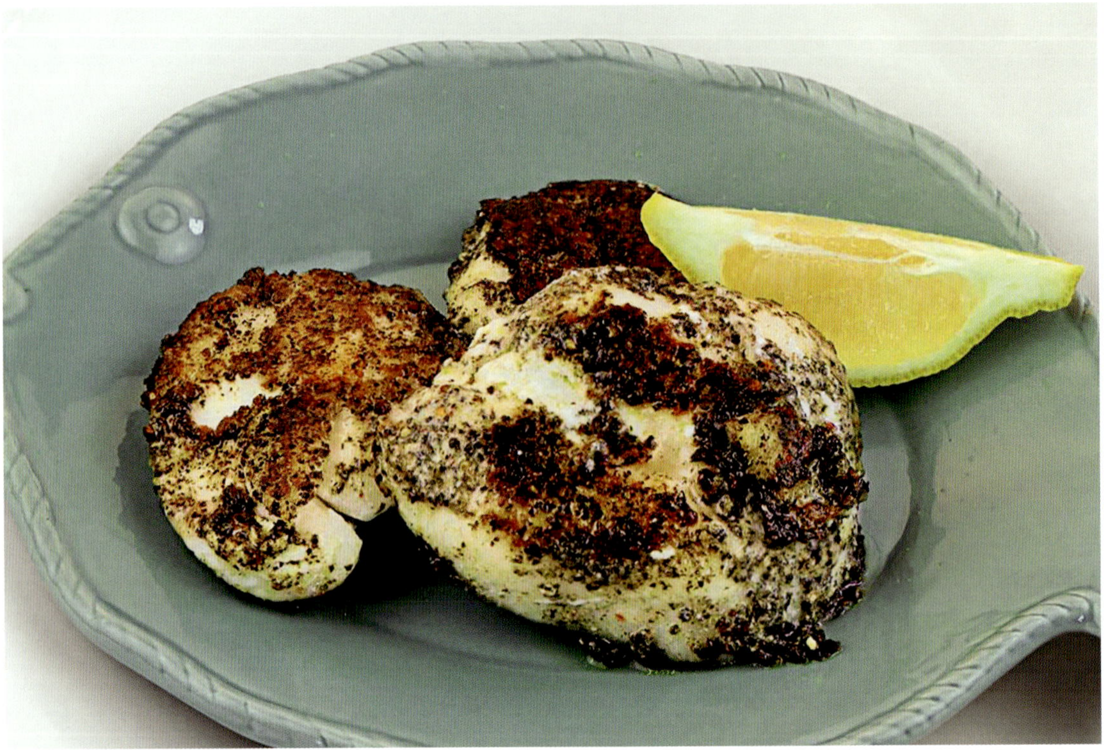

VORBEREITUNG 15 Minuten	KOCHEN 10 Minuten	PORTIONEN 1

Zutaten

Algenpanade

- 140 g Algenblätter (z. B. Nori, Wakame)
- 80 g Parmesan, gerieben
- 2 TL Gelatine (Nahrungsergänzung)
- 2 TL Veggie-Panko (siehe Seite 265) oder Gemüsebouillonpulver
- 1 TL gemahlener Ingwer
- ½ TL Cayennepfeffer

Kabeljaubäckchen

- 3 Kabeljaubäckchen
- Kokoswürzöl Kaffirlimette (Ölmühle Solling)
- ½ frische Zitrone

Zubereitung

Alle Zutaten für die Algenpanade in einer Küchenmaschine pulverisieren. Die Kabeljaubäckchen in der Panade wenden und im Kokoswürzöl 2 Minuten auf jeder Seite knusprig braten. Mit der Zitronenhälfte servieren.
Die restliche Algenpanade kann verschlossen 2 Wochen im Kühlschrank aufbewahrt und für Salat oder andere Gerichte verwendet werden.

KABELJAUPAKET

O-H, perfekt für Mittag- und Abendessen

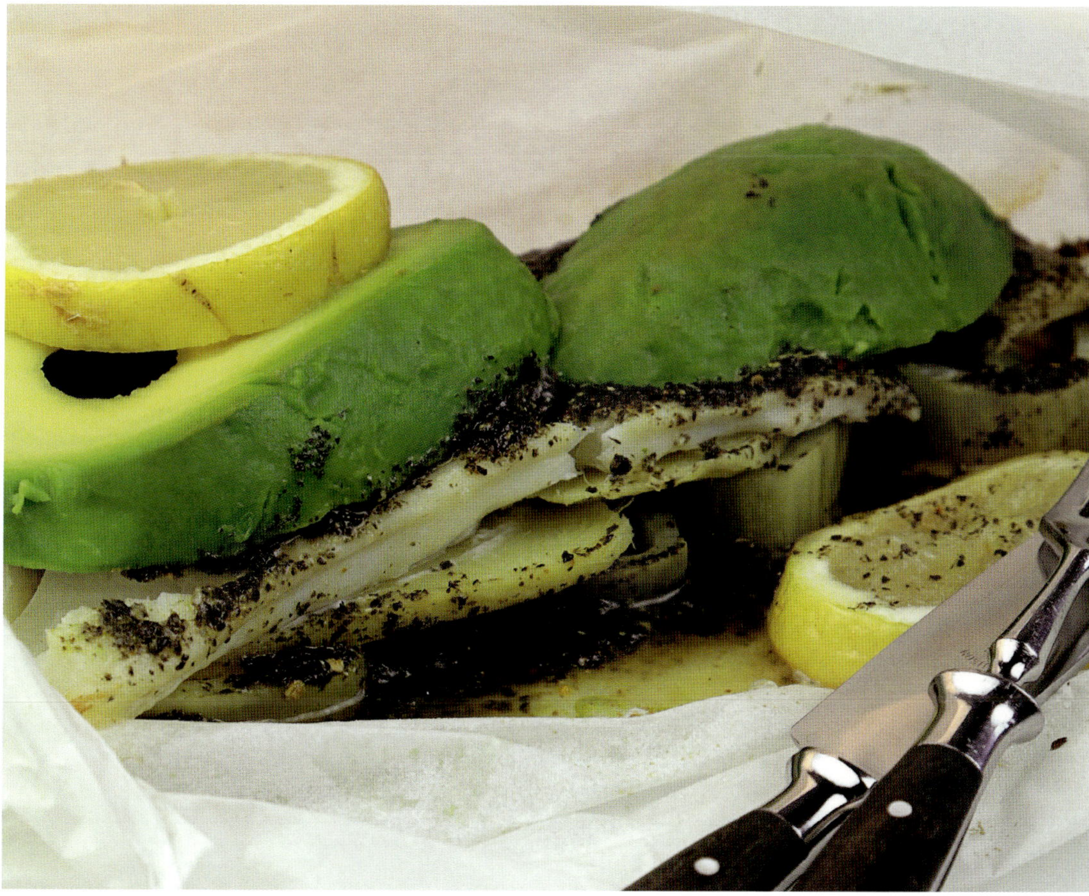

VORBEREITUNG	*5 Minuten*	**KOCHEN**	*20 Minuten*	**PORTIONEN**	*1*

Zutaten

- *2 dicke Scheiben Ingwer, geschält und längs geschnitten*
- *2 dicke Scheiben Fenchel*
- *350 g Kabeljaufilet*
- *Salz und Pfeffer*
- *5 g getrocknete Algen*
- *50 g Parmesan, gerieben*
- *½ Avocado, in 2 Scheiben geschnitten*
- *1 Bio-Limette oder Bio-Zitrone, in Scheiben geschnitten*

Zubereitung

Der Größe des Fischfilets entsprechend zuerst den Ingwer mittig auf das Backpapier legen, den Fenchel darauf verteilen und dann das Fischfilet darüberlegen. Nach Geschmack mit Salz und Pfeffer würzen. Die Algen mit dem Parmesan pulverisieren und auf dem Kabeljau verteilen. Die Avocadohälften auf das Fischfilet setzen und obenauf die Limetten- oder Zitronenscheiben legen. Das Backpapier am oberen Rand mehrmals zusammenfalten und die Seiten zudrehen. Im vorgeheizten Ofen bei 180 Grad 20 Minuten backen.

KAROTTENSUPPE MIT FLUSSKREBSEN

O-H, perfekt für Mittag- und Abendessen

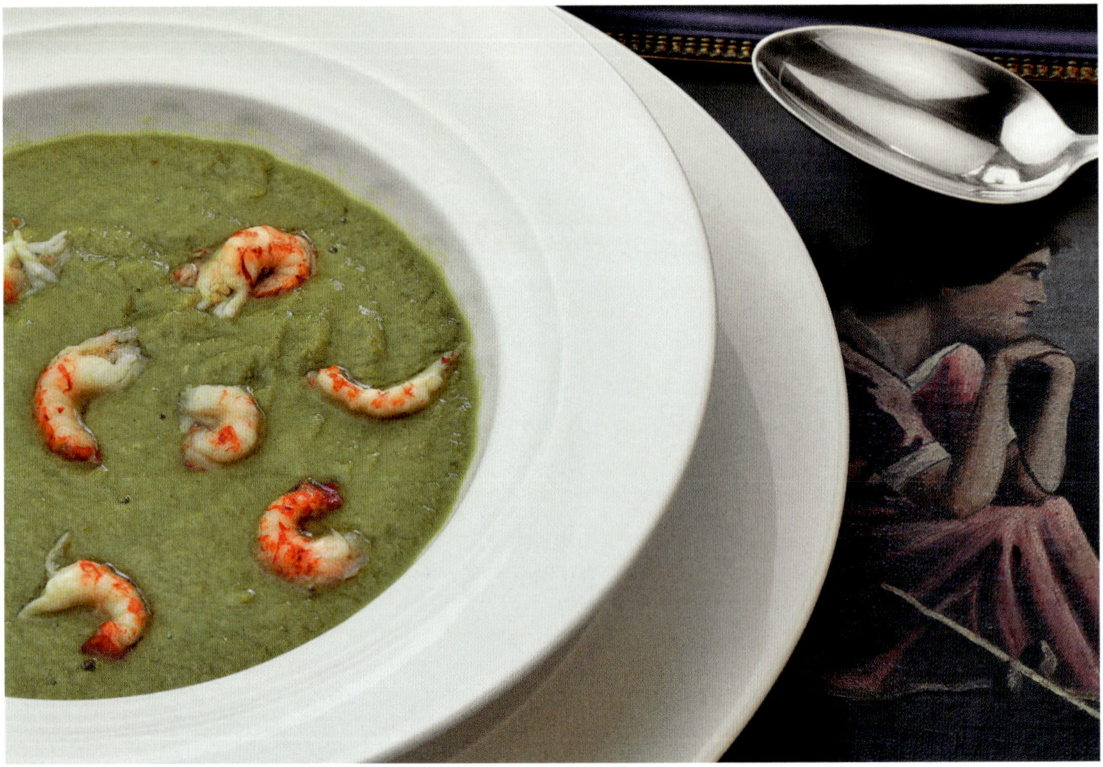

VORBEREITUNG	5 Minuten	**KOCHEN**	23 Minuten	**PORTIONEN**	2–4

Zutaten

- *2 kleine Zwiebeln, klein gehackt*
- *15 g frischer Ingwer, klein gehackt*
- *2 EL Tandoori-Würzöl (Ölmühle Solling)*
- *300 g Karotten, in Stücke geschnitten*
- *100 g Salicornia (Queller)*
- *300 ml heißes Wasser*
- *100 ml Coconut Cream*
- *1 TL Meersalz*
- *1 EL Würzpulver Fisch (siehe Seite 266)*
- *½ TL Anis*
- *1 Dose Dorschleber im eigenen Saft (Einwaage 115 g)*
- *100 g Flusskrebse in Lake, abgetropft*

Zubereitung

Die Zwiebeln mit dem Ingwer im Würzöl ca. 3 Minuten anschwitzen. Die restlichen Zutaten bis auf die Flusskrebse zugeben und alles 20 Minuten köcheln lassen. Die Suppe pürieren und die Flusskrebse kurz darin ziehen lassen, bis sie warm sind.

Als Vorspeise für 4 Personen oder als Hauptgericht für 2 Personen.

KLASSISCHE ZWIEBELSUPPE MIT AAL

O-H, perfekt für Mittag- und Abendessen

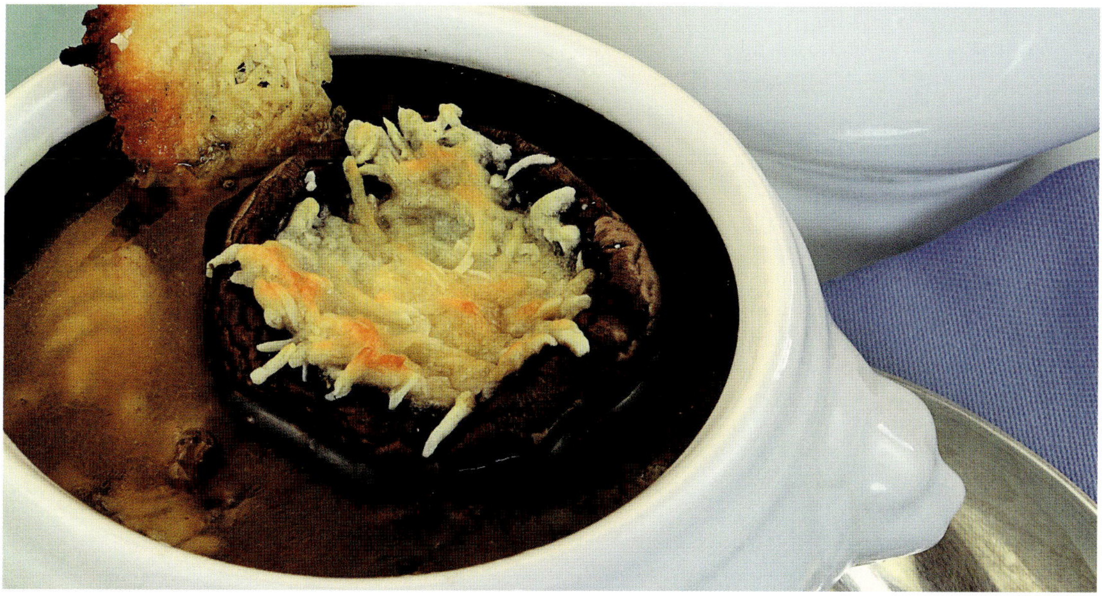

VORBEREITUNG *5 Minuten* | **KOCHEN** *45 Minuten* | **PORTIONEN** *2–3*

Zutaten

- *100 g Weidebutter*
- *400–500 g Gemüsezwiebel(n), klein gehackt*
- *3 Knoblauchzehen, in dünne Scheiben geschnitten*
- *50 g frischer Ingwer, geschält und klein gehackt*
- *300 g geräucherter Aal*
- *500 ml heißes Wasser*
- *1 EL Kalbsfondpulver*
- *1 EL Gelatine (Nahrungsergänzung)*
- *½ Schnapsglas Cognac*
- *Salz und Pfeffer*
- *2–3 große braune Champignons*
- *geriebener Gruyère (Greyerzer Käse)*

Alternativ kann eine selbst hergestellte Knochenbrühe aus Huhn oder Rind verwendet werden. Dann entfallen Wasser, Kalbsfondpulver und Gelatine.

Zubereitung

In einer tiefen Pfanne die Butter schmelzen und die Zwiebeln mit Knoblauch und Ingwer darin anbraten. Die Hitze reduzieren und weitere 20 Minuten goldbraun schmoren, bis ein wunderbares Röstaroma entsteht.

Den Aal häuten und das Fleisch entlang der Wirbelsäule abschneiden. Das Aalfleisch in kleine Stücke schneiden, unter die Zwiebeln mischen und 2–3 Minuten mitköcheln. Das Wasser mit dem Kalbsfondpulver und der Gelatine anrühren (oder eigene Knochenbrühe verwenden) und zusammen mit dem Cognac an die Zwiebeln mit dem Aal gießen. Mit Salz und Pfeffer würzen und abgedeckt weitere 20 Minuten köcheln lassen.

In der Zwischenzeit den Grill auf 250 Grad vorheizen. Die Stiele von den Pilzen entfernen, etwas Backpapier auf ein kleines Backblech legen, die Pilzhüte daraufsetzen und mit Gruyère füllen. Zusätzlich etwas Käse für extra Krusten auf dem Backblech verteilen. Sobald die Pilze eine schöne Käsekruste haben, aus dem Ofen nehmen und zur Seite stellen.

Die Suppe mit je einem Gruyère-Pilz und einer extra Käsekruste anrichten. Die Pilze garen in der heißen Suppe noch etwas nach.

KRÄUTER-JAKOBSMUSCHELN MIT KIRSCHEN

O-H, perfekt für Mittag- und Abendessen

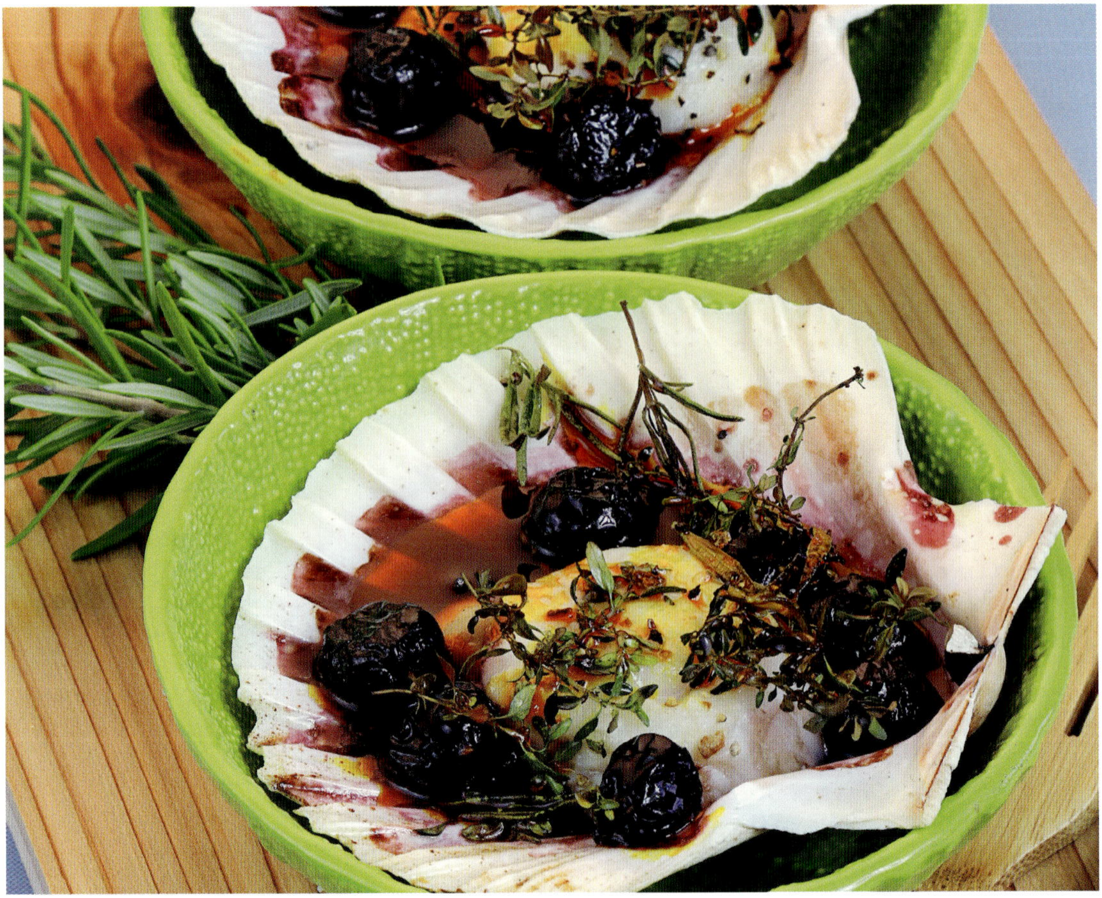

VORBEREITUNG 3 Minuten	**KOCHEN** 10 Minuten	**PORTIONEN** 1

Zutaten

- *pro Muschel 5–6 gefrorene Kirschen*
- *2 Jakobsmuscheln mit Corail in der Schale*
- *pro Muschel 1 TL frischer Thymian*
- *pro Muschel ein paar Rosmarinnadeln*
- *3–4 Spritzer Chiliöl (Weber)*
- *1 Prise Fleur de Sel*
- *1 Prise Früchtepfeffer*
- *Sanddornfruchtfleischöl (Ölmühle Solling)*

Zubereitung

Die Kirschen in den Jakobsmuschelschalen verteilen, dann die frischen Kräuter darüberstreuen. Mit Chiliöl besprühen und mit Salz und Pfeffer würzen. Den Ofen auf 200 Grad Umluft mit Grill vorheizen und die Jakobsmuscheln 10 Minuten grillen.

Vor dem Servieren mit einigen Tropfen Sanddornöl beträufeln.

LACHSFILET MIT VEGGIE-PANKO

O-H, perfekt für Mittagessen, Abendessen und Lunchbox

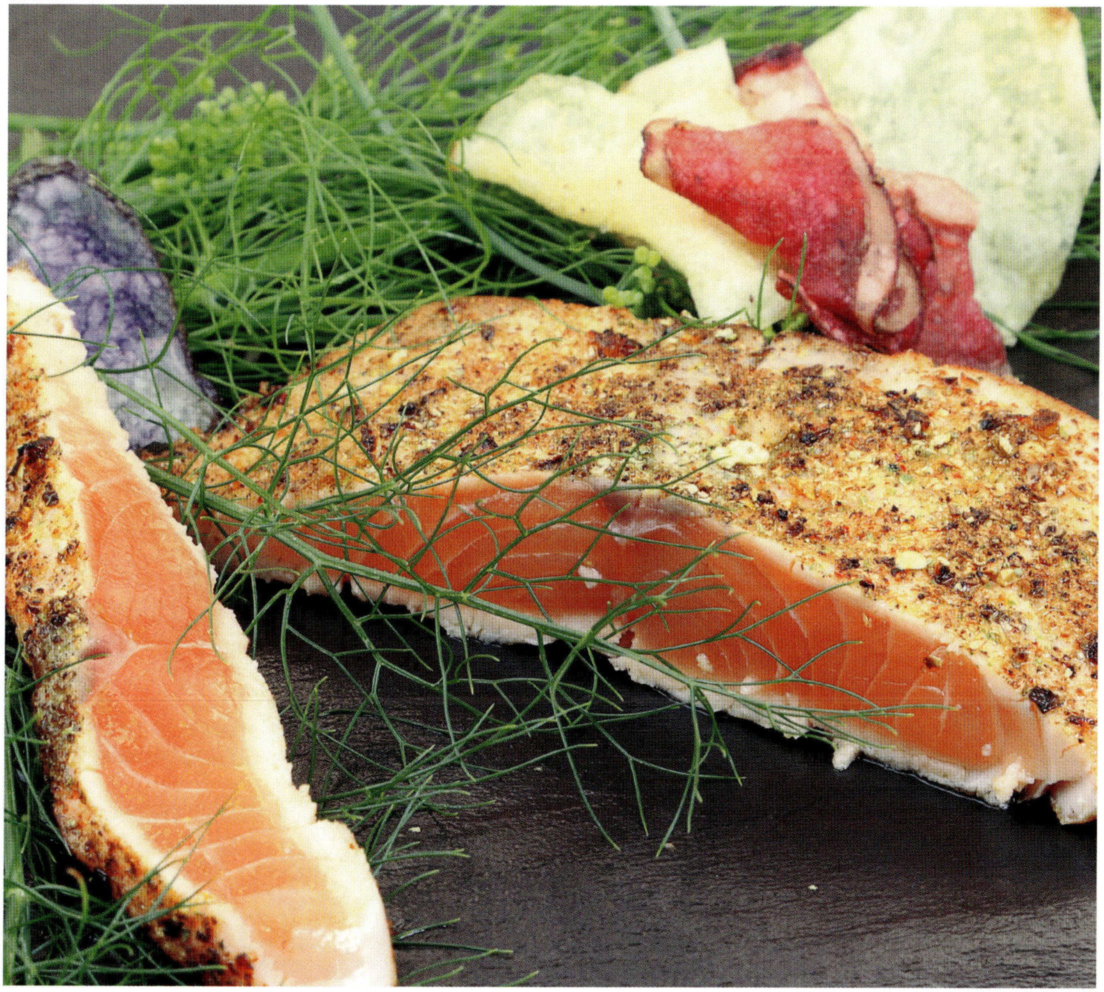

VORBEREITUNG	2 Minuten	KOCHEN	2 Minuten	PORTIONEN	1

Zutaten

- *300 g schottisches Lachsfilet ohne Haut*
- *1 EL Ghee*
- *1 EL Kokosöl*
- *1–2 EL Veggie-Panko (siehe Seite 265) oder Gemüsebouillonpulver*
- *Kräuter*
- *Sauerrahm*

Zubereitung

Den Lachs in Ghee und Kokosöl anbraten. Beidseitig mit Veggie-Panko bestreuen und kurz knusprig braten. Der Lachs sollte innen noch roh sein.
Mit Kräutern und Sauerrahm servieren.

LACHS MIT RHABARBERPÄCKCHEN

O-H, perfekt für Mittag- und Abendessen

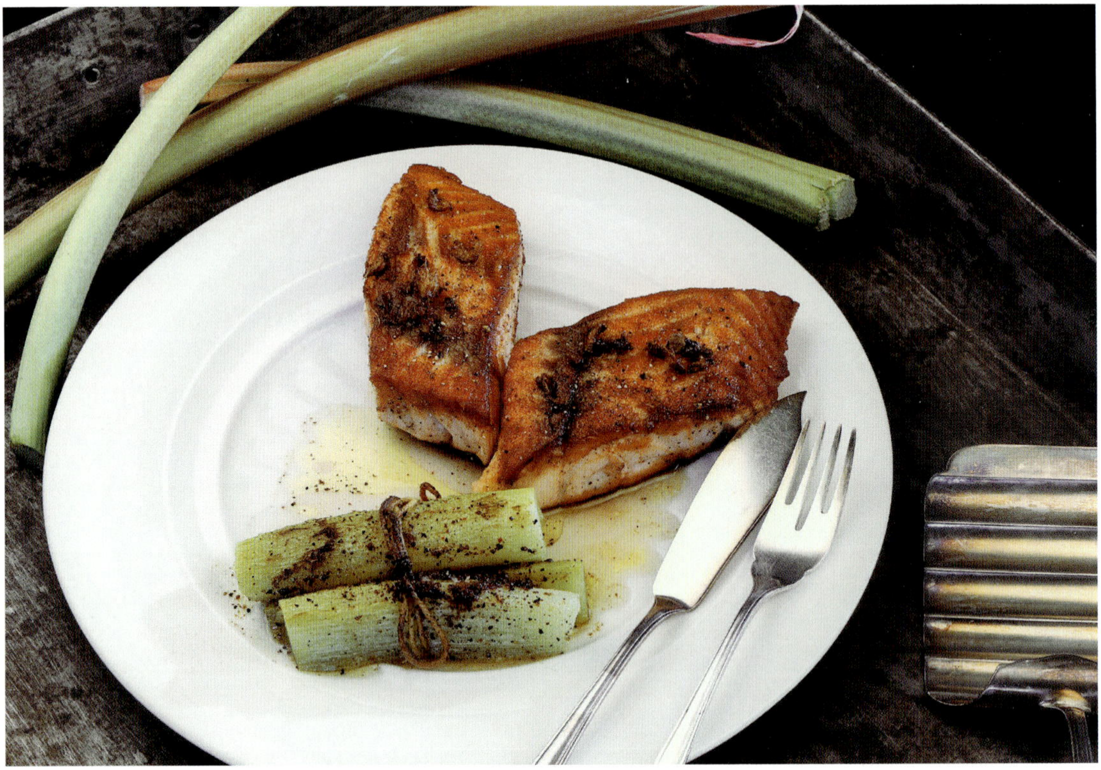

VORBEREITUNG 10 Minuten	KOCHEN 20 Minuten	PORTIONEN 2

Zutaten

- *2 Stangen Rhabarber, geschält und in je 4 gleich lange Stücke geschnitten*

Tonkabutter

- *2 Tonkabohnen*
- *1 TL Zimtblüten*
- *50 g Butter*
- *Fleur de Sel au Piment*

- *4 x 140 g Lachsfilet*
- *2 cm frischer Ingwer, klein gewürfelt*
- *1 EL Ghee*
- *1 EL Olivenöl*
- *Fleur de Sel au Piment*
- *Pfeffer*

Zubereitung

Je 4 kurze Rhabarberstangen mit einer Grillschnur zu einem Päckchen zusammenbinden und 7 Minuten dämpfen.
Währenddessen die Tonkabohnen mit den Zimtblüten pulverisieren und zusammen mit der Butter in einer Pfanne erwärmen. Die Rhabarberpäckchen auf ein kleines Backblech legen, mit Tonkabutter begießen und mit Fleur de Sel würzen. Im Ofen bei 250 Grad 10 Minuten grillen.
Den Lachs mit dem Ingwer in Ghee und Olivenöl kurz anbraten. Mit Salz und Pfeffer würzen. Je 2 Lachsfilets mit einem Rhabarberpäckchen anrichten.

LACHSMOUSSE MIT BLODERKÄSE AUF AVOCADO

O-H, perfekt zum Frühstück

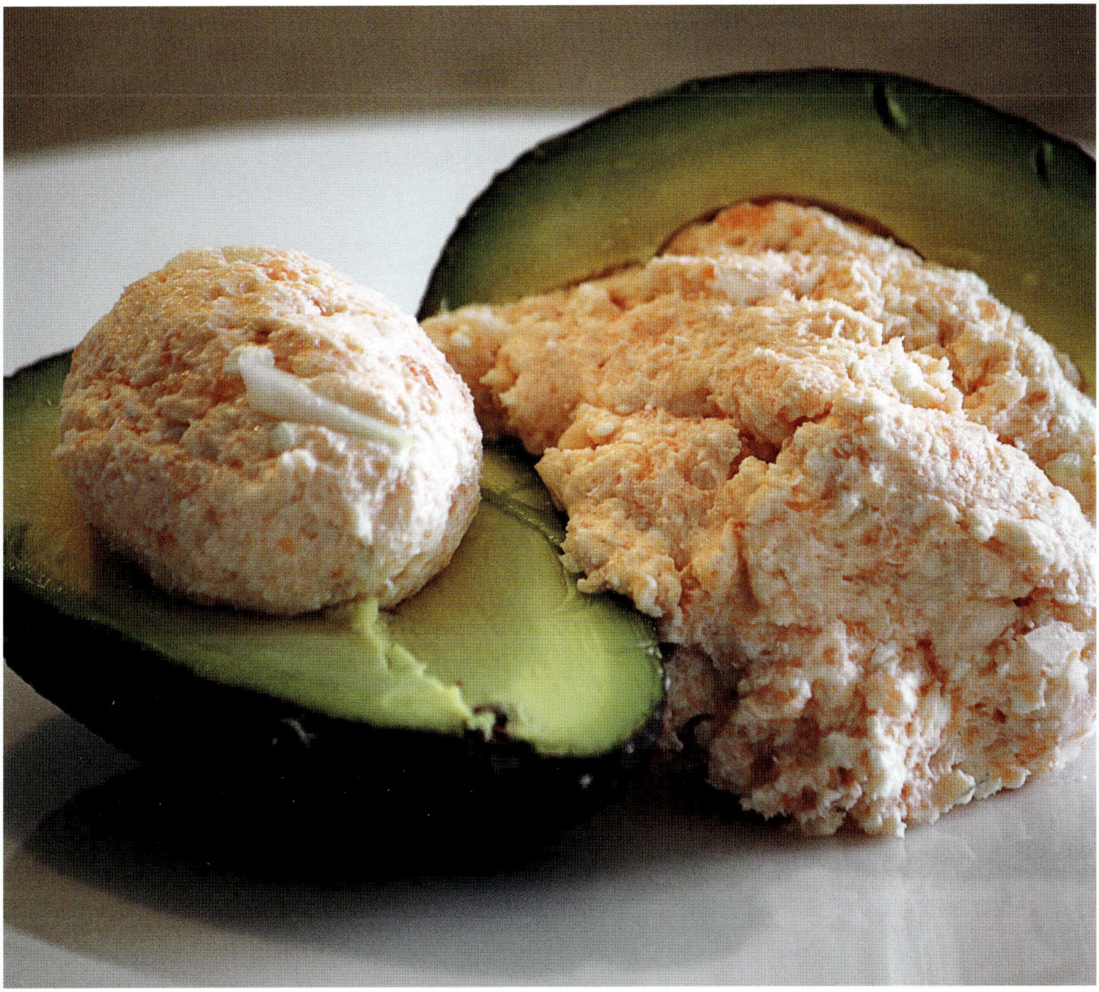

VORBEREITUNG 5 Minuten	**KOCHEN** –	**PORTIONEN** 2

Zutaten

- *1 Zwiebel*
- *200 g geräucherter Lachs*
- *200 g Bloderkäse oder Frischkäse*
- *30 g Crème fraîche*
- *1 Avocado*

Zubereitung

Zwiebel, Lachs, Käse und Crème fraîche zusammen pürieren. Die Avocado halbieren und jeweils eine Hälfte der Mousse darauf anrichten.

LACHSMOUSSE-SANDWICH

O-H, perfekt für die Lunchbox

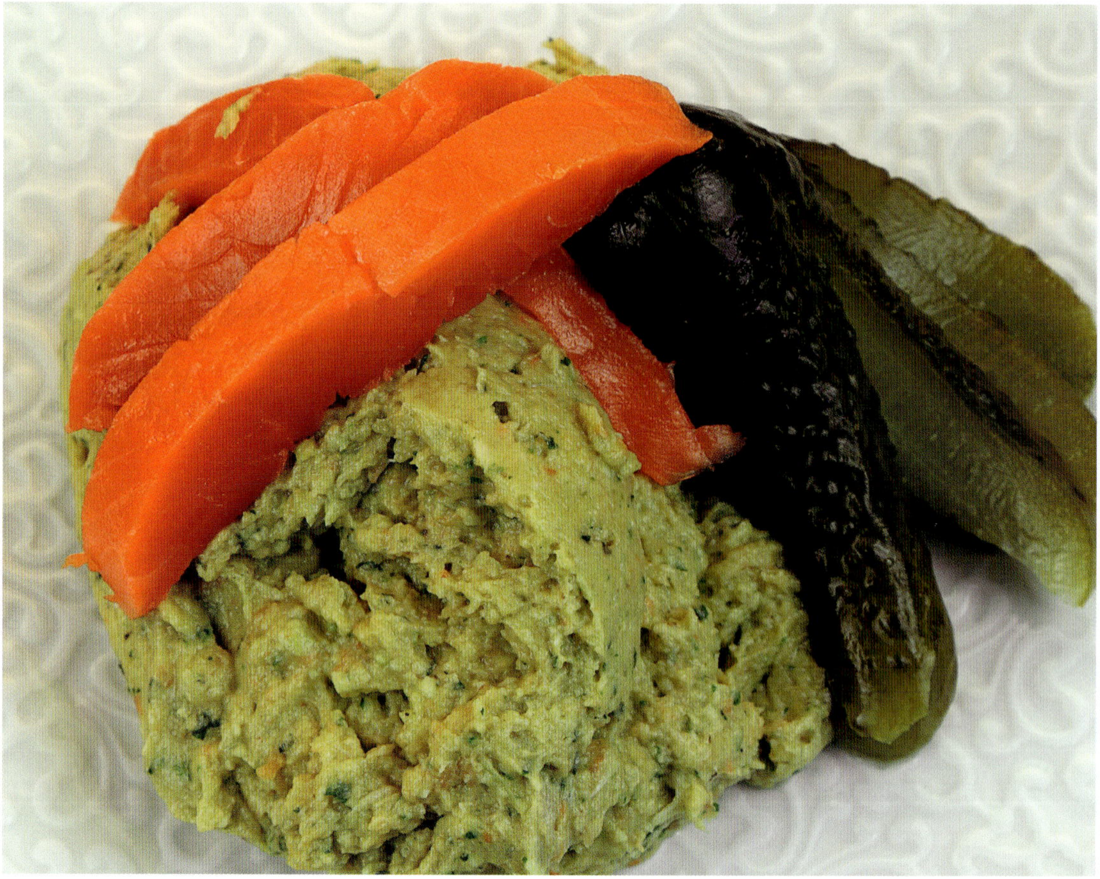

VORBEREITUNG 5 Minuten	**KOCHEN** –	**PORTIONEN** 1–2

Zutaten

Mousse

- *2 Avocados*
- *300 g geräucherter Lachs*
- *1 Frühlingszwiebel*
- *15 g frisches Basilikum*
- *125 g Mozzarella di Bufala*
- *Salz und Pfeffer*

- *2 Scheiben Saatenbrot (siehe Seite 262)*
- *2 Scheiben eingelegte Gurken*
- *Sprossen nach Wahl*

Zubereitung

Die Zutaten für die Mousse in der Küchenmaschine pürieren, in 2 Portionen aufteilen und kalt stellen.

Zum Servieren 2 Scheiben Saatenbrot dick mit einer Portion Lachsmousse bestreichen. Je eine Scheibe eingelegte Gurken und ein paar Sprossen oder etwas geräucherten Lachs darauf verteilen.

LANGUSTEN

O-H, perfekt für die Lunchbox

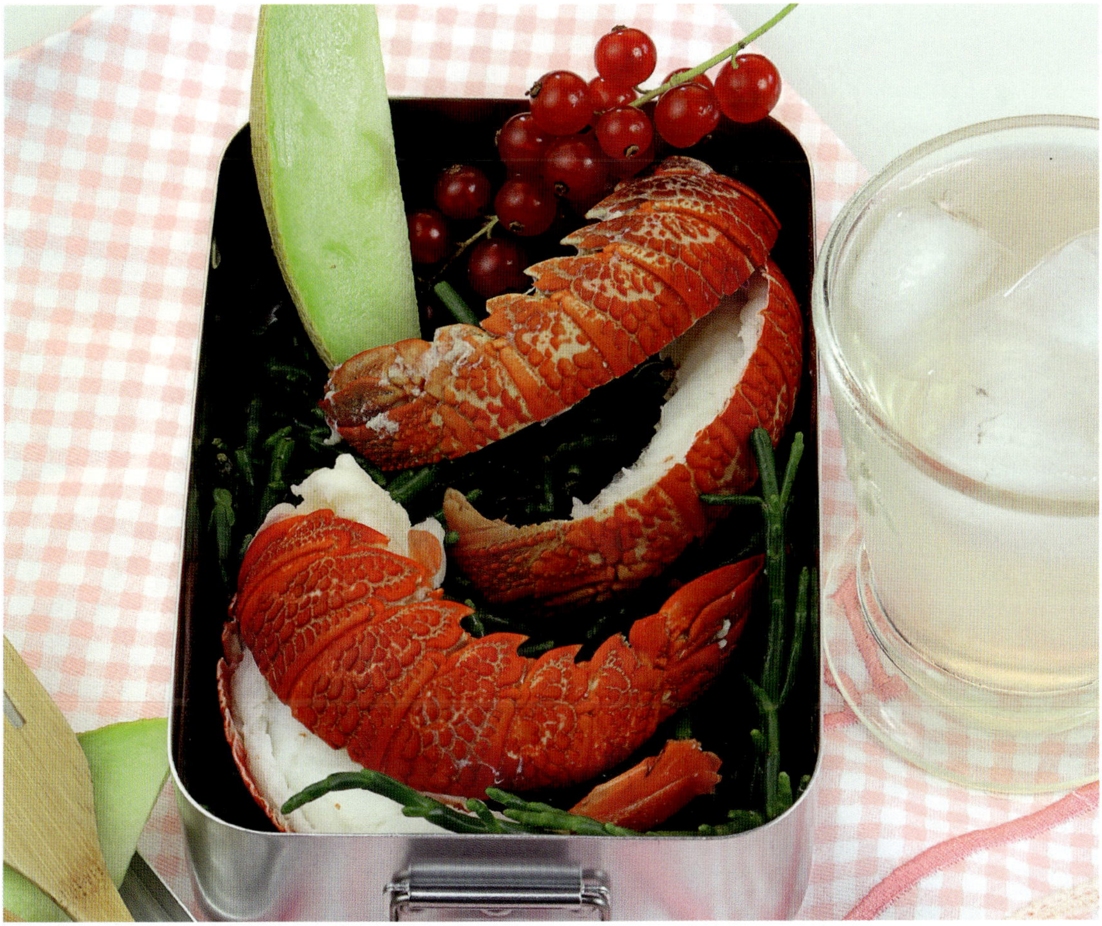

VORBEREITUNG 2 Minuten	**KOCHEN** 6 Minuten	**PORTIONEN** 1

Zutaten

- *2 aufgetaute Langustenschwänze*
- *1 EL Ingwersirup (Buderim Ginger Refresher Cordial)*
- *100 g Salicornia (Queller)*
- *etwas Melone und ein paar Rote Johannisbeeren*

Zubereitung

Die Langustenschwänze 6 Minuten in etwas Wasser mit Ingwersirup garen. Sie sollten gerade mit Wasser bedeckt sein und nur leicht köcheln. Anschließend herausnehmen und auf einem Brett mit einem scharfen Messer oder einer Küchenschere längs durchschneiden.

Den Boden einer Lunchbox mit Salicornia belegen. Die Langusten und das Obst dazugeben und gekühlt mitnehmen.

Nach Bedarf kann noch etwas Mayonnaise oder ein Dip mitgenommen werden.

LEBERGESCHNETZELTES

O-H, perfekt für Mittag- und Abendessen

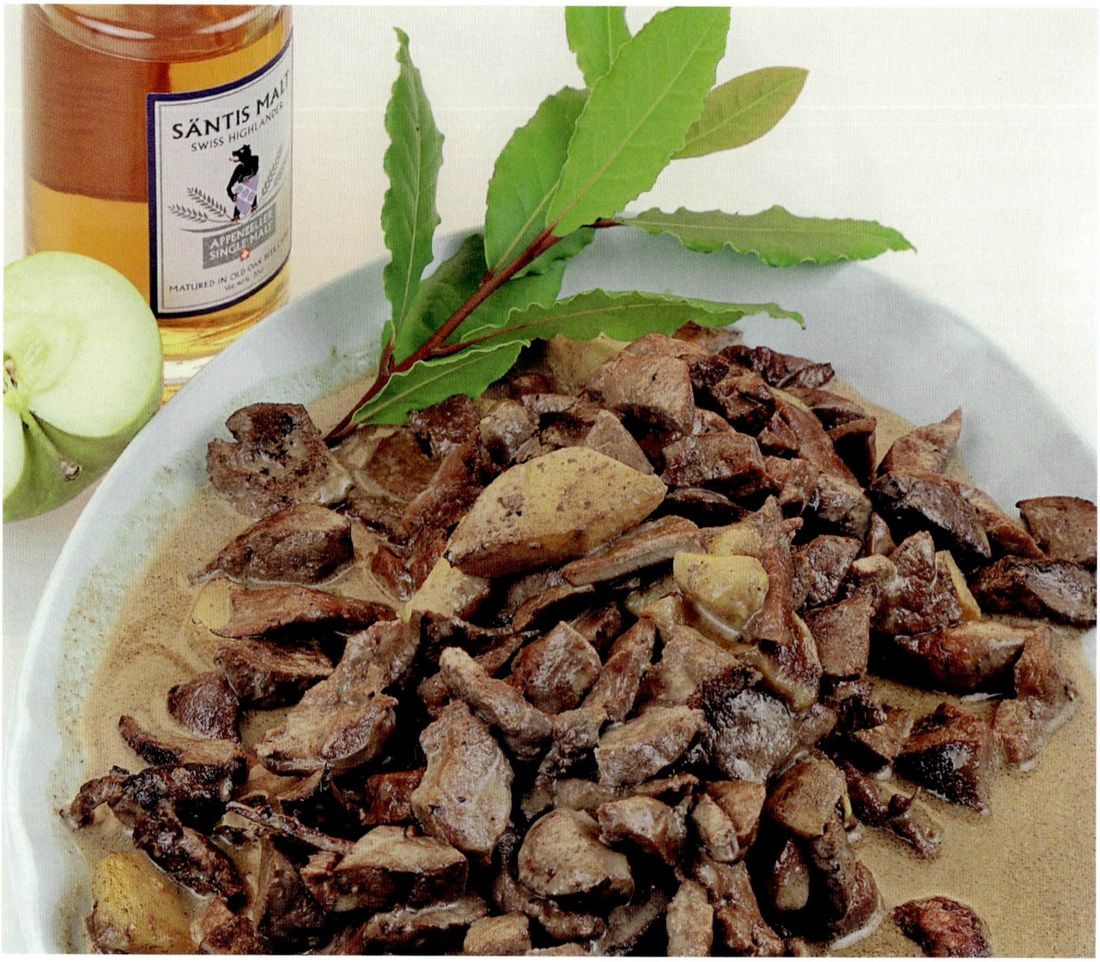

VORBEREITUNG 3 Minuten	**KOCHEN** 5 Minuten	**PORTIONEN** 2–3

Zutaten

- *1 EL Kokosöl*
- *1 EL Ingweröl*
- *1 Apfel, geschält, geviertelt und in Stücke geschnitten*
- *800–900 g geschnetzelte Kalbs- oder Rinderleber*
- *2 TL Kalbsfondpulver*
- *Salz und Pfeffer*
- *3 EL Säntis Malt Whiskey (oder ein anderer)*
- *150 g Crème fraîche*

Zubereitung

Die beiden Öle in einer Pfanne erhitzen. Die Apfelstücke zusammen mit der Leber 2 Minuten kross anbraten. Mit Kalbsfondpulver, Salz und Pfeffer würzen. Mit Whiskey ablöschen, kurz einköcheln lassen und mit der Crème fraîche verfeinern. Sofort servieren.

MARITIME FRÜHSTÜCKSMUFFINS

O-H, perfekt zum Frühstück

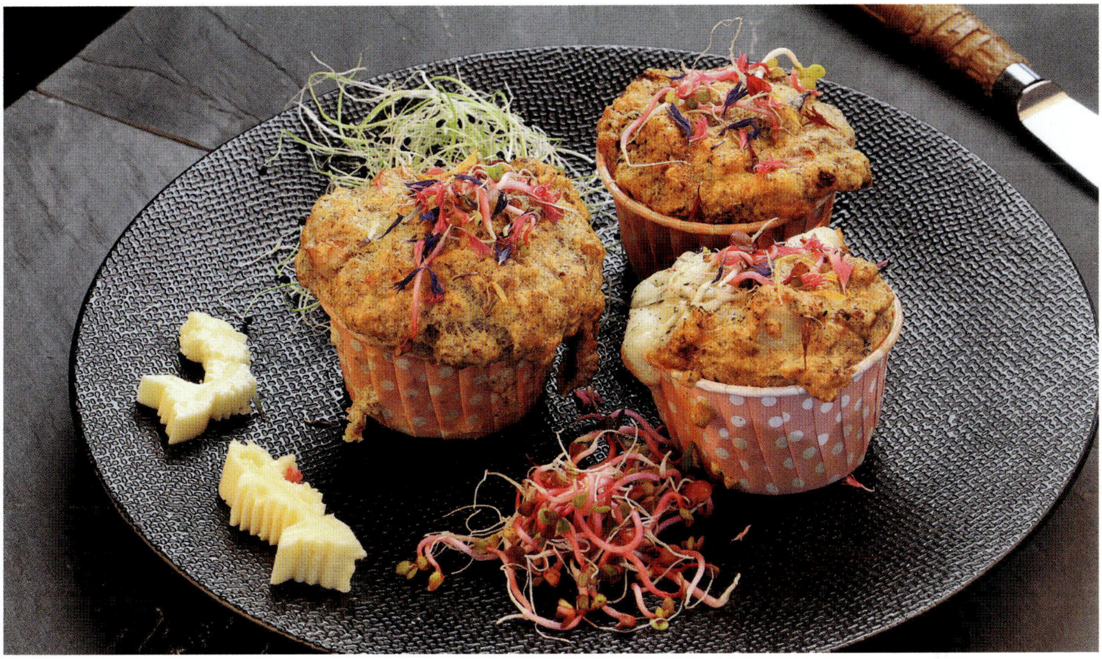

VORBEREITUNG	3 Minuten	KOCHEN	18 Minuten	PORTIONEN	2–3

Zutaten

Teig

- *1 Dose Thunfisch in Olivenöl (abgetropft 80 g)*
- *1 Dose Tintenfisch in Olivenöl (abgetropft 80 g)*
- *20 g Leinsamenmehl*
- *40 g Mandelmehl*
- *40 g Whey-Proteinpulver, natur*
- *1 EL getrocknete rote Zwiebeln*
- *1 EL getrockneter Oregano*
- *25 g Gelatine (Nahrungsergänzung)*
- *½ TL Fleur de Sel au Piment*
- *20 g Weidebutter*
- *3 Eier à 70 g*
- *2 TL Backpulver*

- *200 g Mozzarella di Buffala*
- *Tomatensalz*
- *Olivenöl*
- *getrocknete Blüten (optional)*

Zubereitung

Alle Teigzutaten mit einer Gabel zu einem groben Teig verrühren und in 7 Muffin-Förmchen füllen. Den Mozzarella in 7 Scheiben schneiden und auf den Muffins verteilen. Großzügig mit Tomatensalz würzen und mit Olivenöl beträufeln. Im vorgeheizten Backofen bei 180 Grad Umluft 18 Minuten backen. Mit Blüten bestreuen und mit Butter servieren.

MARITIME MUSCHELN

O-H, perfekt für Mittag- und Abendessen

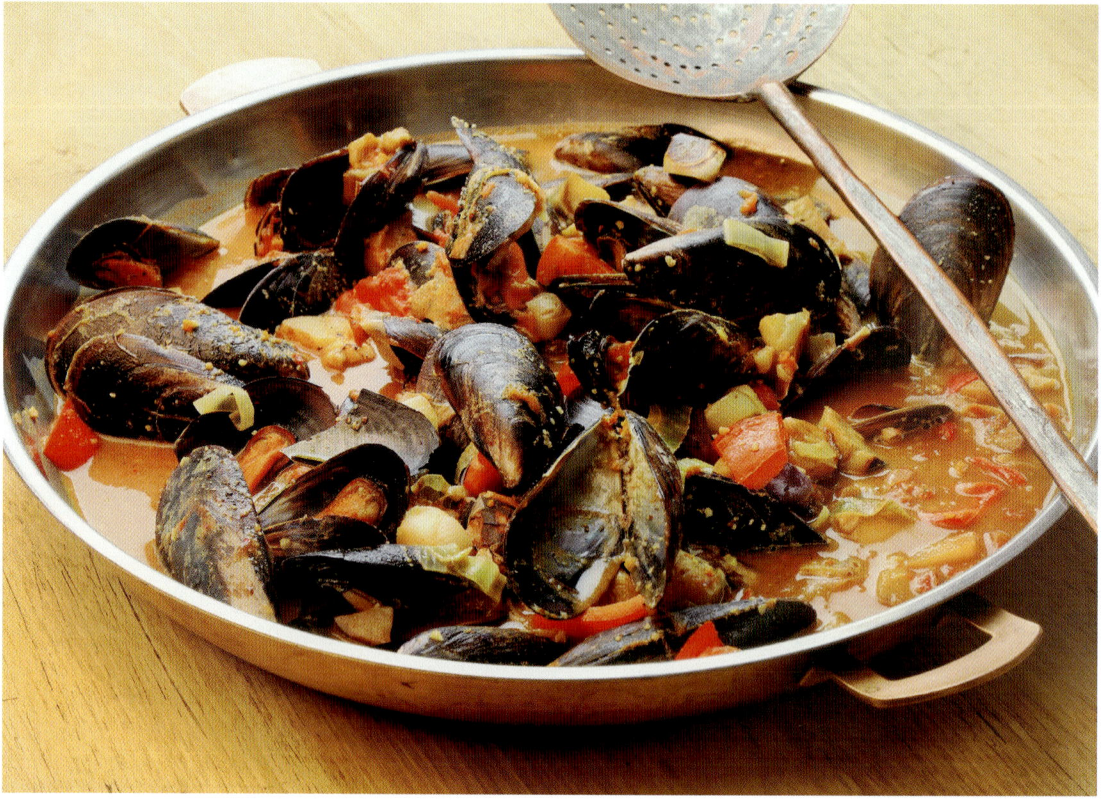

VORBEREITUNG	5 Minuten	KOCHEN	10 Minuten	PORTIONEN	3

Zutaten

- *1 Aubergine*
- *1 rote Paprikaschote*
- *1 Stange Lauch*
- *Olivenöl*
- *2 EL Veggie-Panko (siehe Seite 265) oder Gemüsebouillonpulver (ohne Geschmacksverstärker)*
- *300 ml Rhabarbersaft*
- *300 ml heißes Wasser*
- *2 EL Kelp-Pulver (Braunalgenpulver)*
- *1 kg gefrorene Miesmuscheln, im eigenen Saft gekocht*
- *1 Dose gehackte Tomaten (400 g)*
- *Pfeffer, frisch gemahlen*
- *Fleur de Sel au Piment*

Zubereitung

Aubergine, Paprika und Lauch in kleine Stücke schneiden und ca. 5 Minuten in Olivenöl anbraten und garen. Veggie-Panko oder Gemüsebouillonpulver darüberstreuen. Mit Saft und Wasser ablöschen und das Kelp-Pulver unterrühren. Muscheln und Tomaten dazugeben und alles zusammen weitere 5 Minuten köcheln lassen. Mit Salz und Pfeffer abschmecken.

MEERESFLAN

O-H, perfekt für Mittagessen, Abendessen und Lunchbox

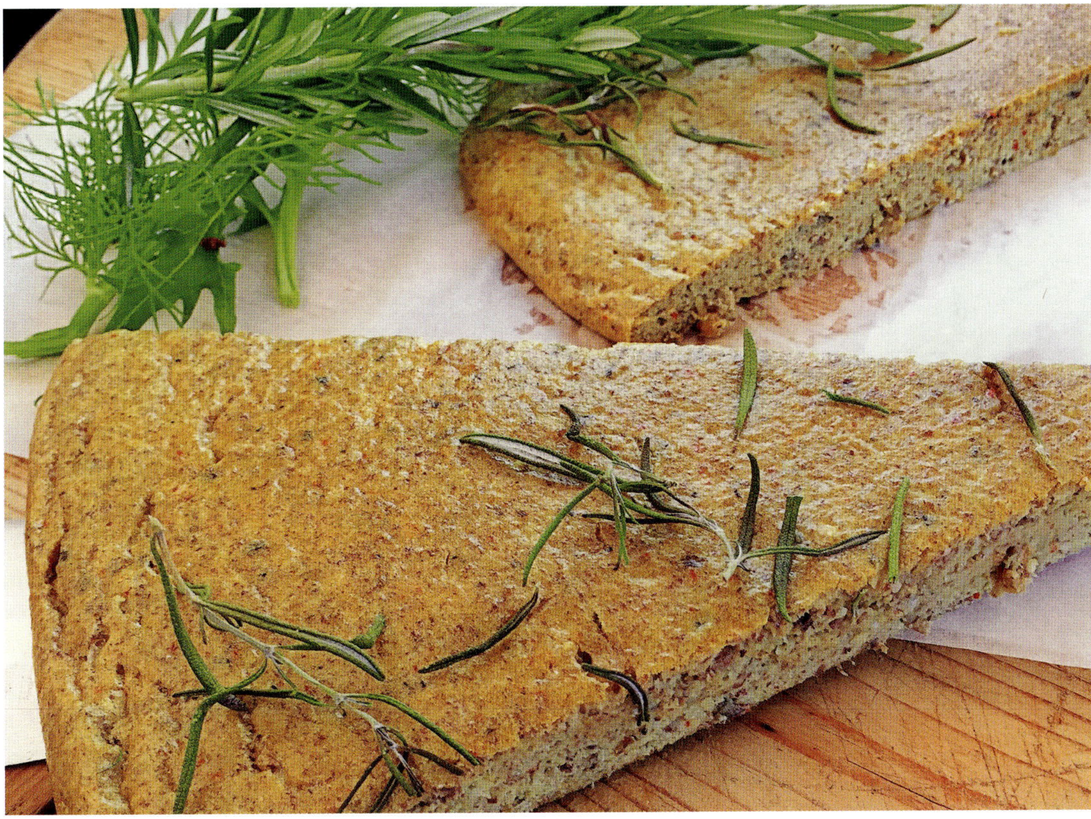

VORBEREITUNG 5 Minuten | **KOCHEN** 15 Minuten | **PORTIONEN** 10–12

Zutaten

- 2 Dosen Makrelenfilets in Olivenöl à 125 g
- 10 Eier à 70 g
- 24 Weinbergschnecken aus der Dose
- 20 g Gelatine (Nahrungsergänzung)
- 1 TL Piment D'Espelette
- 1 EL getrocknete Schalotten
- 1 TL Knoblauchgranulat
- 1 TL Früchtepfeffer
- 120 g geriebener Gruyère (Greyerzer Käse)
- 50 g Leinsamenmehl
- 1 TL Salz

- frischer Rosmarin

Zubereitung

Die Makrelenfilets mit dem Öl und den Eiern in der Küchenmaschine kräftig pürieren. Die restlichen Zutaten, bis auf den Rosmarin, zufügen und alles gut verrühren.

Den Teig auf ein mit 2 Bögen Backpapier ausgelegtes Backblech gießen. Großzügig frischen Rosmarin darüber verteilen und im vorgeheizten Ofen bei 180 Grad Umluft 15 Minuten backen. Zum Servieren in große Stücke schneiden.

MEERESTELLER

O-H, perfekt zum Frühstück

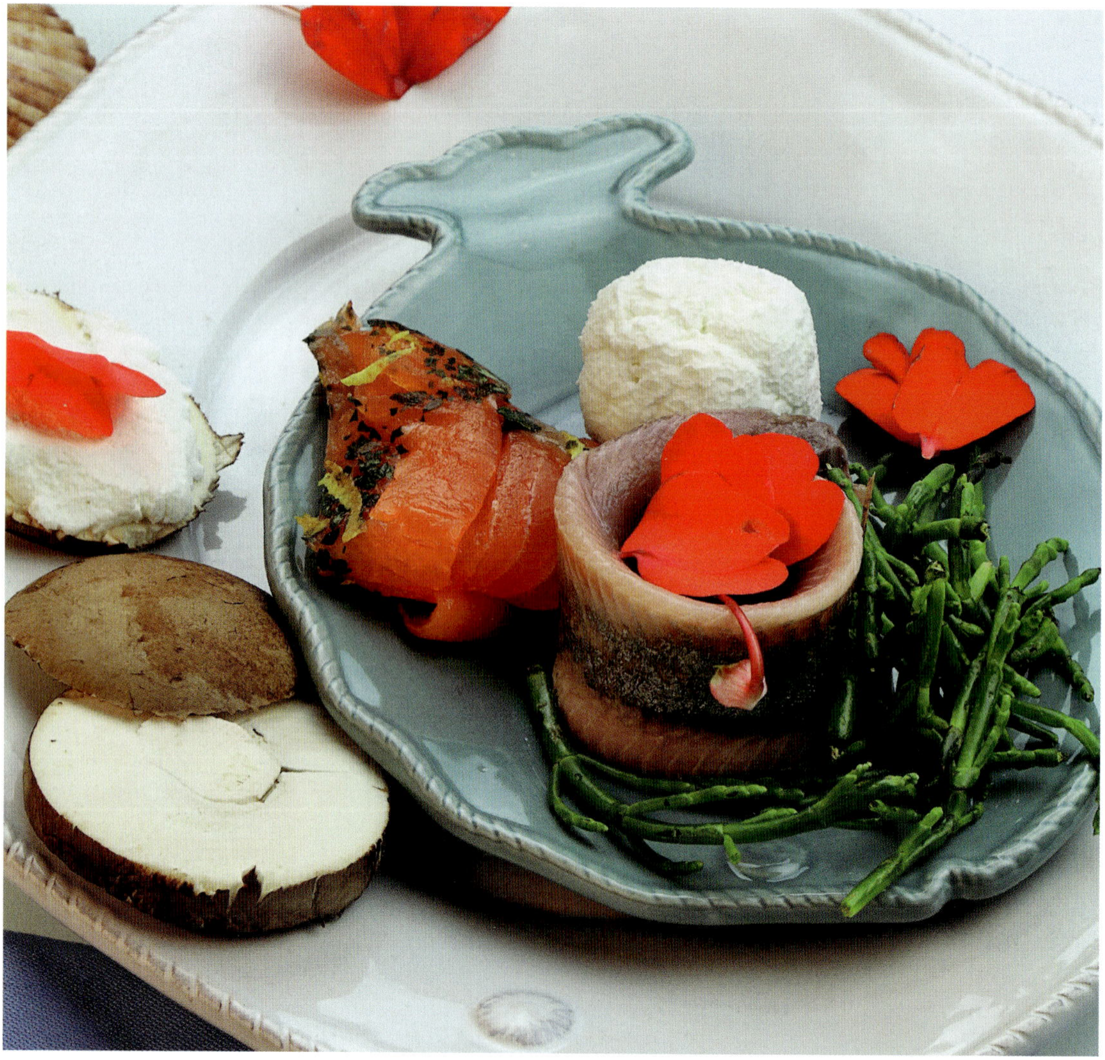

VORBEREITUNG 5 Minuten	KOCHEN –	PORTIONEN 1

Zutaten

- *1 großer brauner Champignon, in Scheiben geschnitten*
- *40 g Chrèvremousse Ziegenfrischkäse*
- *1 Matjesfilet*
- *50 g gebeizter Lachs a l'Orange*
- *30 g Salicornia (Queller)*

Zubereitung

Die Champignonscheiben mit dem Ziegenfrischkäse bestreichen und zusammen mit den anderen Zutaten auf einem Teller schön anrichten.

MINI-PULPO

O-H, perfekt für Mittag- und Abendessen

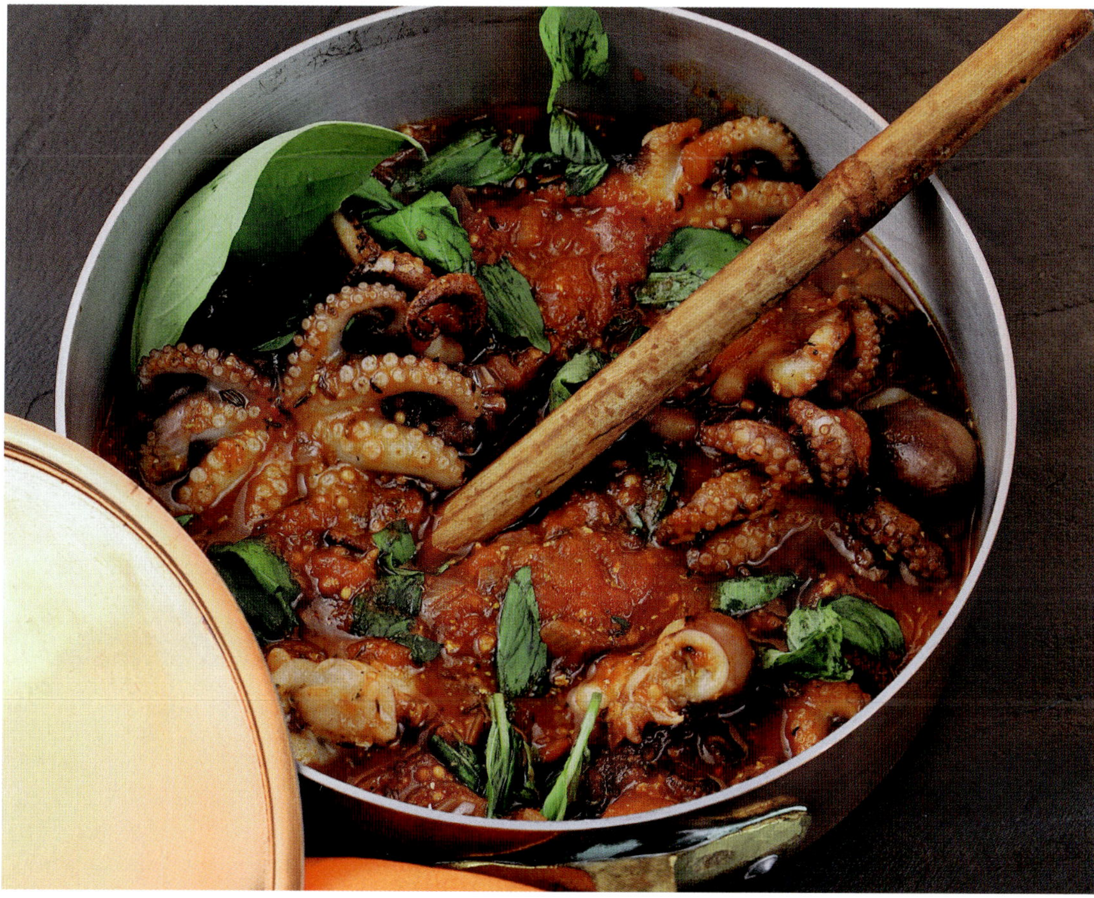

VORBEREITUNG	5 Minuten	**KOCHEN**	13 Minuten	**PORTIONEN**	2

Zutaten

- *120 g Zwiebel, fein gehackt*
- *1 EL gelbe Senfkörner*
- *1 EL Kümmel*
- *1 EL Kokosöl*
- *300 g Mini-Pulpo, aufgetaut*
- *2 Dosen Tomaten, gehackt (800 g)*
- *1 Stange Zimt*
- *Bio-Kräutersalz*
- *Pfeffer*
- *1 Bund frisches Basilikum*

Zubereitung

Die Zwiebel mit Senfkörnern und Kümmel im Kokosöl andünsten. Die Mini-Pulpos dazugeben und anbraten. Mit den Tomaten ablöschen, die Zimtstange zufügen, mit Salz und Pfeffer würzen und 10 Minuten köcheln lassen. Die Zimtstange herausnehmen. Basilikum klein zupfen und unterheben. Sofort servieren.

OKTOPUS-BURGER

O-H, perfekt für Mittagessen, Abendessen und Lunchbox

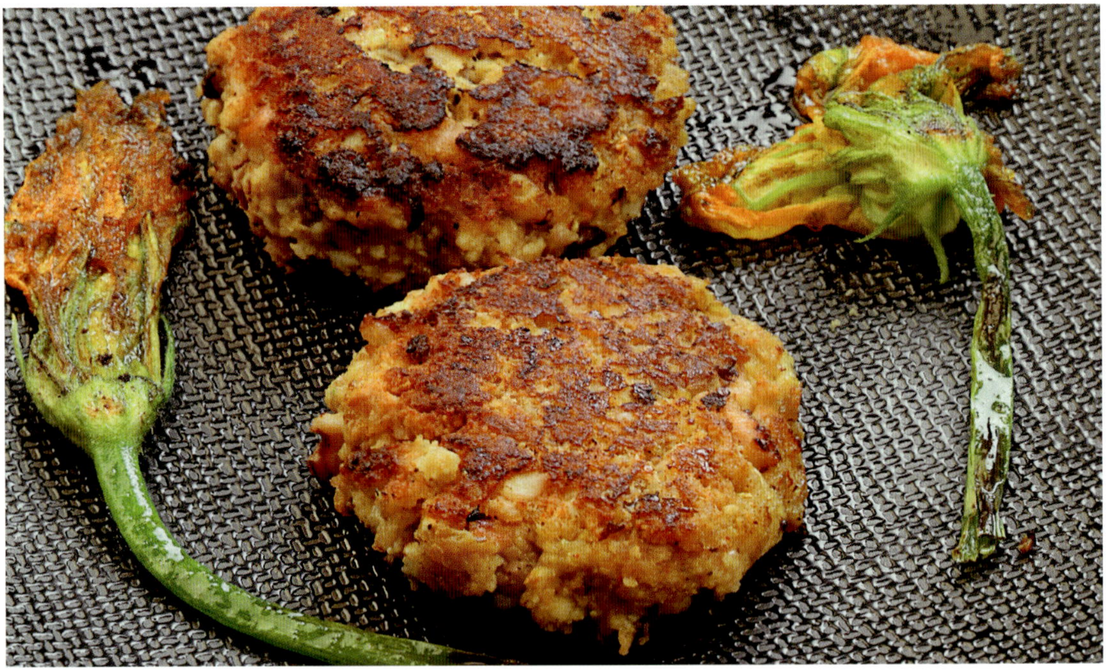

VORBEREITUNG	10 Minuten	KOCHEN	50 Minuten	PORTIONEN	4

Zutaten

- *1½ kg frischer Oktopus, Arme vom Kopf getrennt*
- *750 ml Fischbouillon*
- *750 ml Wasser*
- *700 g Auberginen, in Scheiben geschnitten*
- *Würzöl Kräuter der Provence (Ölmühle Solling)*
- *Flor do Algarve mit mediterranen Kräutern*
- *130 g Parmesan, gerieben*
- *2 EL Gelatine (Nahrungsergänzung)*
- *2 Eier à 70 g*
- *2 TL Veggie-Panko (siehe Seite 265) oder Gemüsebouillonpulver*
- *1 TL gemahlener Pfeffer*
- *1 TL Piment d'Espelette*
- *100 g glutenfreie Semmelbrösel (Schär)*
- *Ghee*
- *Kokosöl*

Zubereitung

Die Arme des Oktopus 40 Minuten in Fischbouillon und Wasser garen. Herausnehmen und in kleine Stücke schneiden. In der Zwischenzeit die Auberginenscheiben auf ein Backblech legen, großzügig mit dem Würzöl beträufeln und mit Flor do Algarve würzen. Im vorgeheizten Grill bei 250 Grad ca. 10 Minuten grillen, bis kleine verbrannte Punkte auf den Auberginen erscheinen. Zur Seite stellen und abkühlen lassen.
Die Auberginen mit Parmesan und Gelatine pürieren. Den klein geschnittenen Oktopus dazugeben und mit Eiern, Veggie-Panko, Pfeffer, Piment und den Semmelbröseln zu einem Teig vermengen. Daraus kleine Burger formen und in einer Pfanne mit Ghee und Kokosöl braten. Dabei mehrmals vorsichtig wenden.
Die Burger können kalt und warm genossen werden.

OKTOPUSSY

O-H, perfekt für Mittag- und Abendessen

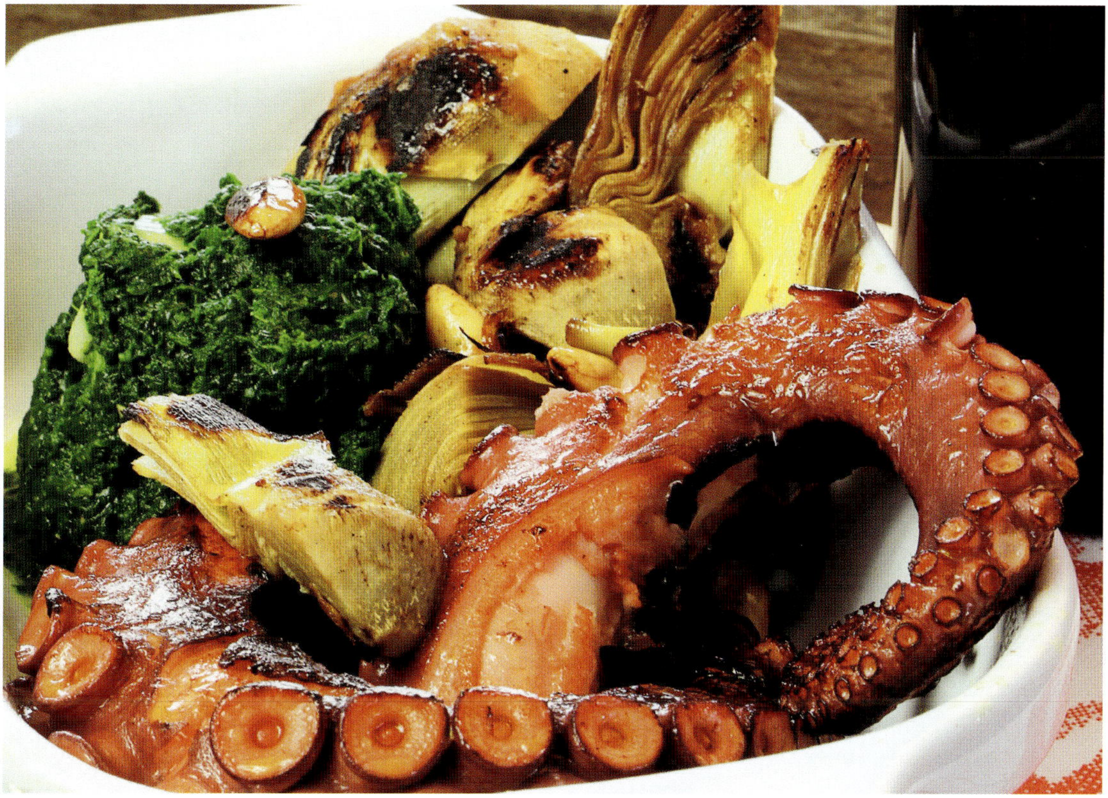

VORBEREITUNG 10 Minuten | **KOCHEN** 35 Minuten | **PORTIONEN** 3

Zutaten

- 1 ganzer Oktopus, die Arme vom Kopf abgeschnitten
- 1 Tasse Weißwein
- 1 kleine Portion Suppengrün
- 250 g Artischockenherzen, gefroren oder aus dem Glas
- 50 g ganze Mandeln
- 2 EL Würzöl Zwiebel-Knoblauch (Ölmühle Solling)
- 1 TL Pinienhonig
- 500 g gefrorener Spinat
- 3 frische Knoblauchzehen, in feine Scheiben geschnitten
- 1 EL Tandoori-Kokos-Würzöl (Ölmühle Solling)
- Salz und Pfeffer
- 2 EL Zwiebel-Knoblauch-Würzöl (Ölmühle Solling)

Zubereitung

Die Oktopusarme mit ausreichend Wasser bedecken und mit Weißwein und etwas Suppengrün 30 Minuten lang köcheln.

Sobald der Oktopus gar ist, die Artischockenherzen zusammen mit den Mandeln im Würzöl anbraten und mit Pinienhonig aromatisieren.

Den Spinat mit Knoblauch im Tandoori-Kokos-Würzöl garen. Nach Geschmack salzen und pfeffern.

Die Arme kurz im Zwiebel-Knoblauch-Würzöl anbraten und je nach Hunger 1–3 Stück zusammen mit den Artischockenherzen und dem Spinat auf einem Teller anrichten.

OPTICURRY

O-H, perfekt für Mittag- und Abendessen

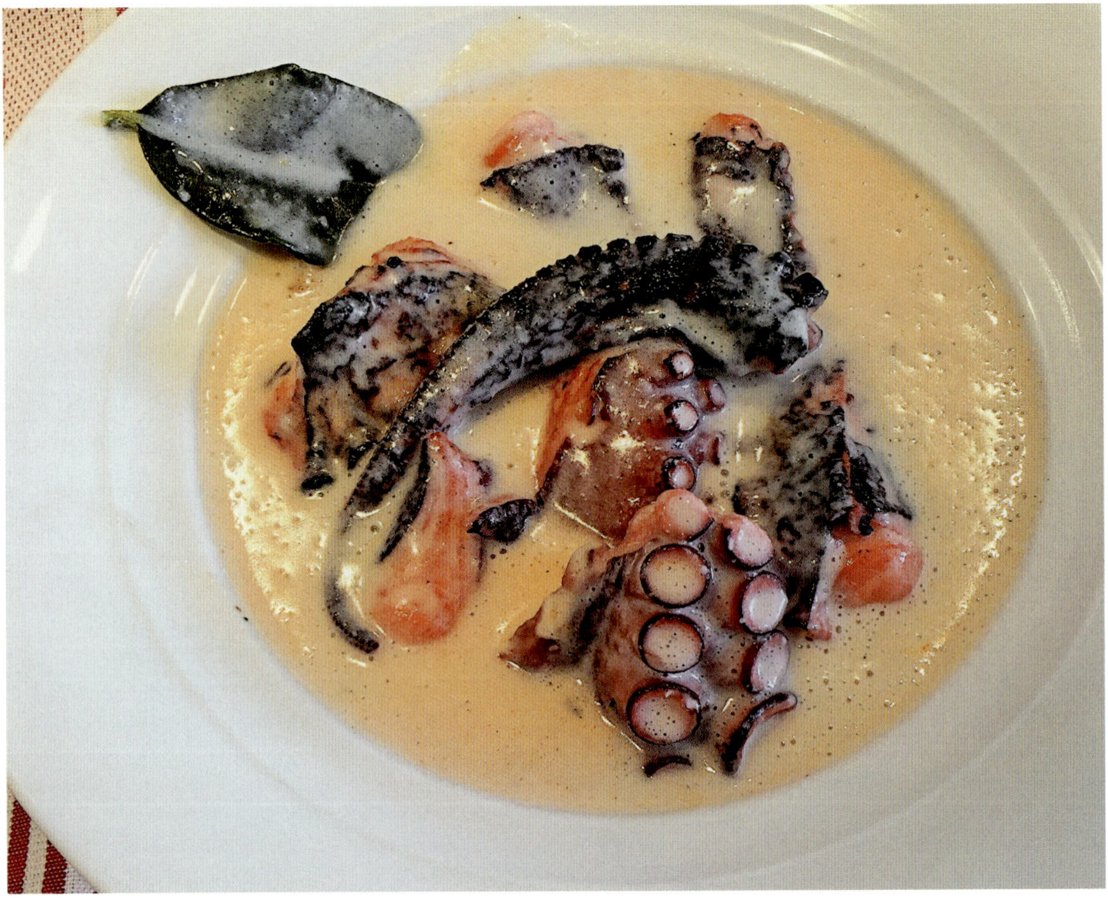

VORBEREITUNG	3 Minuten	**KOCHEN**	8 Minuten	**PORTIONEN**	2

Zutaten

- *1 EL Kokosöl*
- *300 g Mini-Pulpo (kleine Kraken/Oktopoden)*
- *150 g Grünlippmuscheln*
- *2 EL Curry*
- *125 g Artischockenherzen, gefroren oder aus dem Glas*
- *1 Dose Thunfisch in Salzwasser (abgetropft 160 g)*
- *400 ml Coconut Cream*
- *1 EL Gelatine (Nahrungsergänzung)*
- *Salz*
- *Pfeffer*

Zubereitung

Kokosöl in einer tiefen Pfanne erhitzen und Pulpo und Muscheln darin knusprig anbraten. Das Currypulver, die Artischockenherzen und den Thunfisch dazugeben und kurz mitbraten. Mit Coconut Cream ablöschen. Die Gelatine unterrühren und mit Salz und Pfeffer abschmecken. Noch 2 Minuten auf niedriger Hitze köcheln lassen.

PIZZA FRUTTI DI MARE

O-H, perfekt für Mittag- und Abendessen

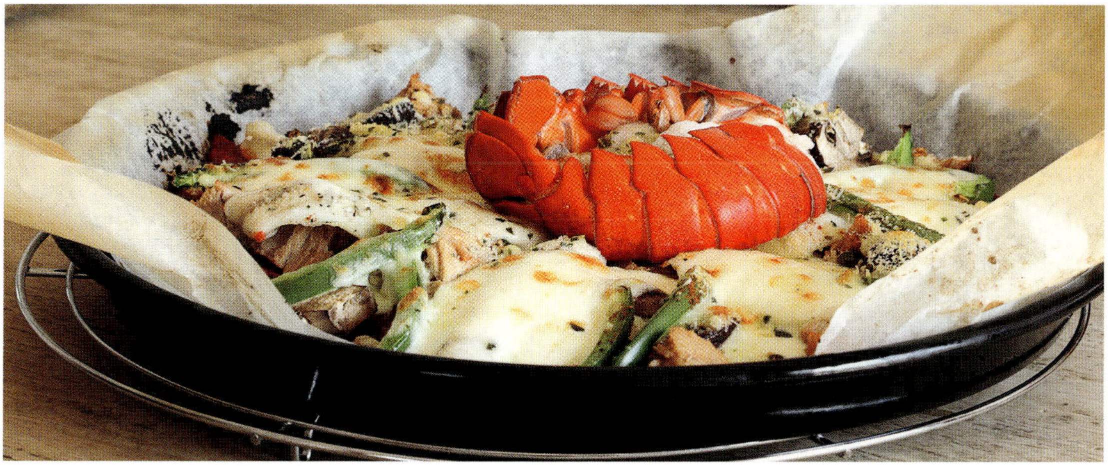

VORBEREITUNG *10 Minuten* | **KOCHEN** *35 Minuten* | **PORTIONEN** *1 Pizza*

Zutaten

Boden

- *200 g Mozzarella, gerieben*
- *30 g Parmesan, gerieben*
- *30 g Kokosmehl*
- *½ TL Knoblauchgranulat*
- *1 TL getrocknetes Basilikum*
- *¼ TL Fleur de Sel*
- *2 Eier à 70 g oder 1 Gänseei*

Belag

- *1 Dose Tomatenmark (140 g)*
- *1 EL getrockneter Oregano*
- *1 Dose Thunfisch in Salzwasser (abgetropft 160 g)*
- *6 kleine Egli-Filets*
- *1 Mini-Pulpo*
- *4 braune Champignons, in Scheiben geschnitten, oder Streifen von grüner Paprika (je nach Geschmack)*
- *1 Prise Flor do Algarve mit mediterranen Kräutern*
- *1 Prise Chili*
- *270 g Mozzarella, in Scheiben geschnitten*
- *30–50 g Käsemischung, gerieben*
- *30 g Parmesan, gerieben*
- *etwas frischer Oregano*
- *1 Hummerschwanz (optional)*

Zubereitung

Die Zutaten für den Boden mit einer Gabel in einer Schüssel zu einem knetbaren Teig verrühren. Ein rundes Pizzablech mit Backpapier auslegen und den Teig darauf festdrücken. Im vorgeheizten Backofen bei 180 Grad Umluft 20 Minuten backen und dann gut abkühlen lassen.
Den Pizzaboden mit Tomatenmark bestreichen und den getrockneten Oregano darüberstreuen. Die restlichen Zutaten nach Geschmack und Vorliebe auf dem Boden verteilen. Die Pizza im vorgeheizten Ofen bei 200 Grad Umluft mit Grill 10–15 Minuten backen.
Optional: einen Hummerschwanz 5 Minuten in Wasser kochen und längs halbieren. Die Hummerschwanzhälften auf die fertige Pizza legen und servieren.

PULPO IN TOMATENSUGO

O-H, perfekt für Mittag- und Abendessen

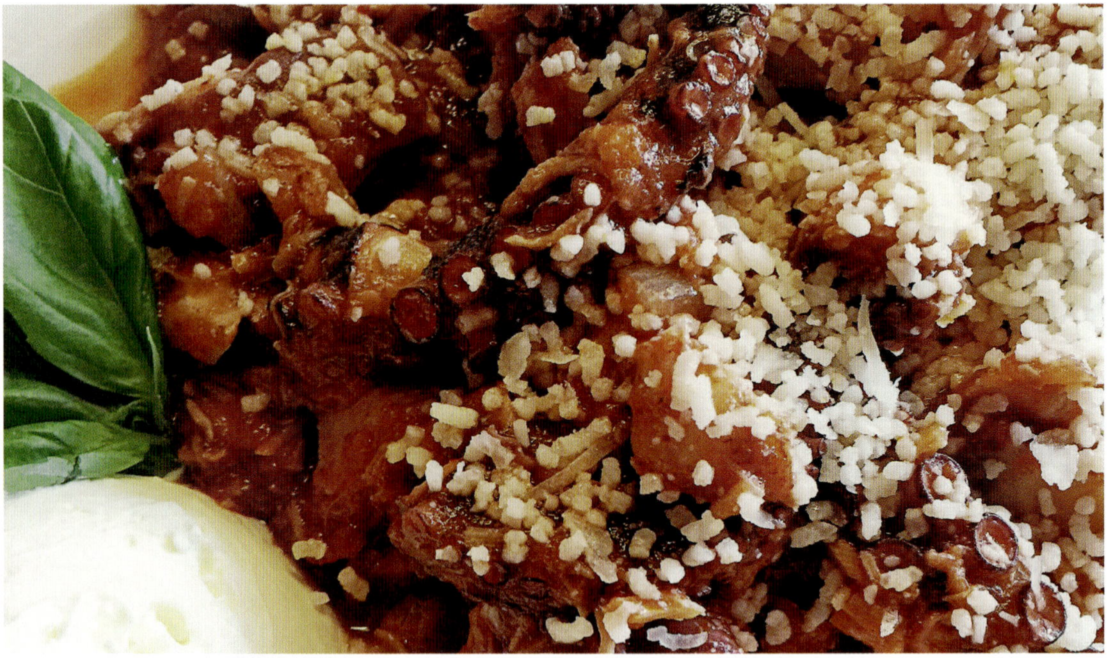

VORBEREITUNG	15 Minuten	KOCHEN	60 Minuten	PORTIONEN	4

Zutaten

- *1 großer ganzer Oktopus*
- *2 Knoblauchzehen*
- *1 Stange Lauch*
- *1 großes Stück frischer Ingwer*
- *1 Bund frische Petersilie*

- *1 EL Kokosöl*
- *1 Knoblauchzehe, fein gehackt*
- *1 Frühlingszwiebel, klein geschnitten*
- *1 Stück frischer Ingwer, fein gehackt*
- *1 rote Paprika, in kleine Stücke geschnitten*
- *1 l Tomatensugo oder passierte Tomaten*
- *Salz und Pfeffer*
- *Cayennepfeffer*
- *1 EL Fond de Poisson Concentré (konzentrierter Fischfond)*
- *3 EL Marsala*
- *frisches Basilikum*
- *Crème fraîche*

Zubereitung

Den Oktopus und das Gemüse in einen großen Topf geben und mit genügend heißem Wasser füllen, sodass alles bedeckt ist. Alles zusammen 30 Minuten köcheln.

In einem Wok oder großen Topf das Kokosöl erhitzen und darin Knoblauch, Frühlingszwiebel, Ingwer und Paprika glasig andünsten. Mit dem Sugo ablöschen und mit Salz, Pfeffer, Cayennepfeffer und Fond de Poisson Concentré würzen. Den Oktopus aus dem Sud nehmen, die Arme vom Kopf abtrennen und in Stücke schneiden. Die Arme in den Tomatensugo geben und weitere 10 Minuten köcheln lassen. Mit Marsala abschmecken und einige klein gezupfte Basilikumblättchen dazugeben.

Mit Crème fraîche servieren.

REGENBOGENFORELLE MIT KARAMELLISIERTEN CHILI-MANDELN

O-H, perfekt für Mittag- und Abendessen

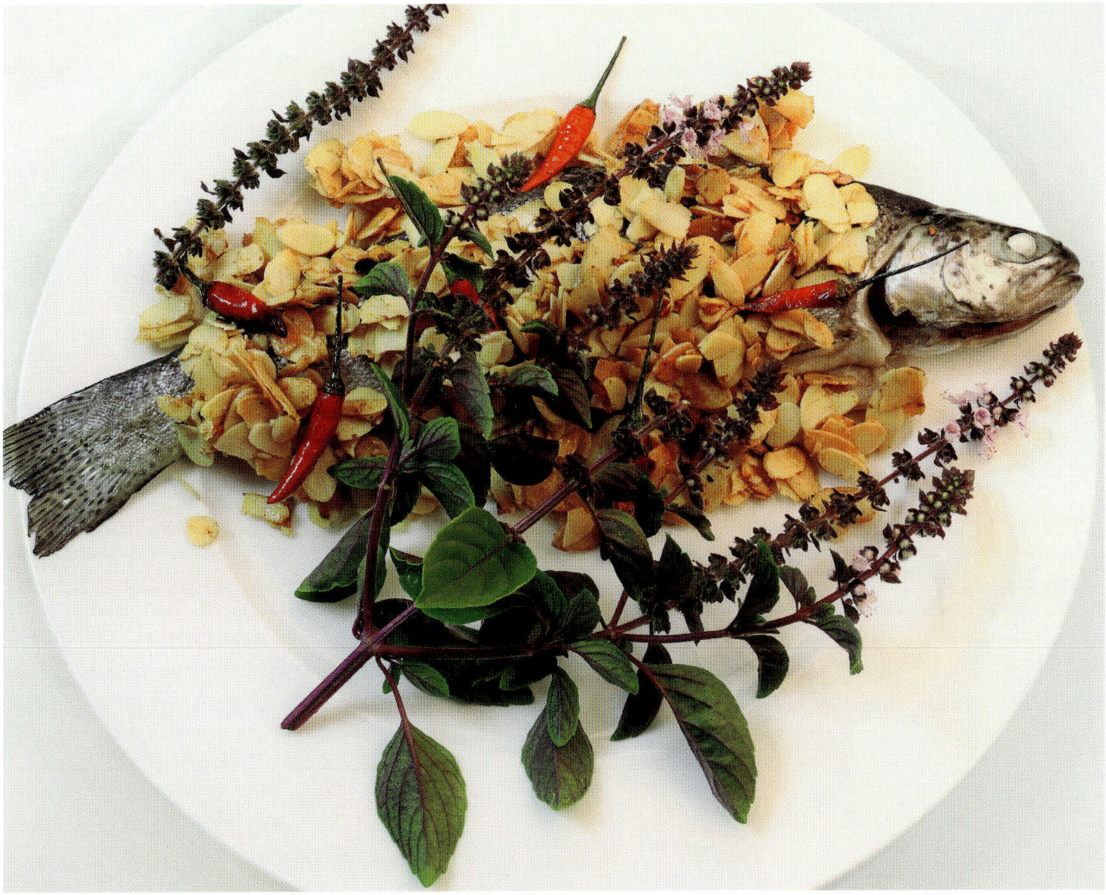

VORBEREITUNG 2 Minuten	KOCHEN 25 Minuten	PORTIONEN 1

Zutaten

- *1 Regenbogenforelle*
- *1 großes Stück Butter*
- *100 g Mandelblättchen*
- *5 Mini-Chilis, ganz*
- *1 TL Ahornsirup*

Zubereitung

Die Forelle im Dampfgarer 20–25 Minuten dämpfen.
Inzwischen die Butter in einer Pfanne erhitzen und die Mandelblättchen zusammen mit den Chilis goldgelb anbraten.
Zum Schluss kurz mit dem Ahornsirup karamellisieren, dann beiseitestellen.
Die Forelle auf einem Teller anrichten und mit den karamellisierten Chili-Mandeln bedecken. Die Chilis sind nicht zum Essen gedacht, sondern als Geschmacksinfusion.

ROLLMOPS IN PFIRSICH

O-H, perfekt für Mittagessen, Abendessen und Lunchbox

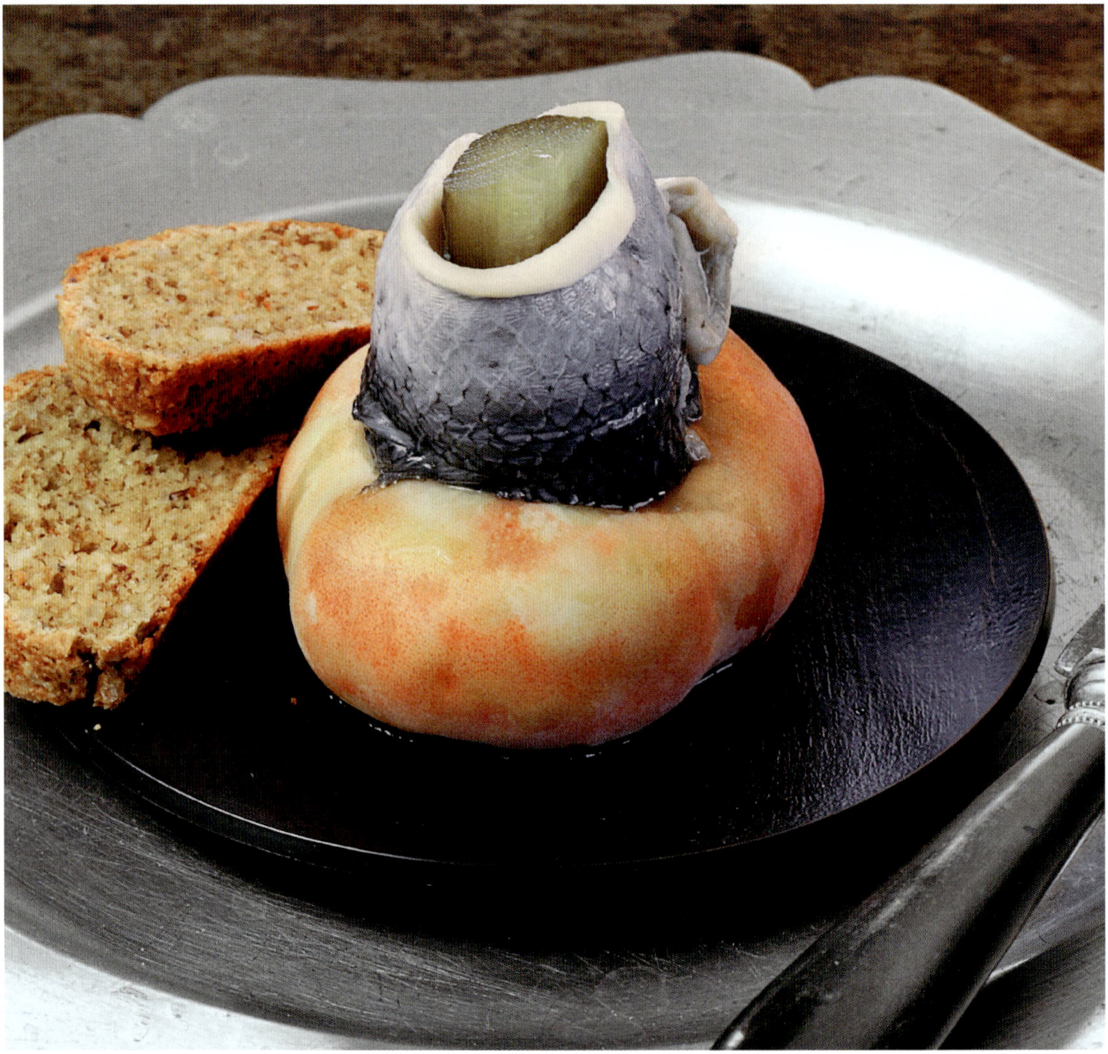

VORBEREITUNG	3 Minuten	KOCHEN	–	PORTIONEN	1

Zutaten

- *1 flacher Pfirsich*
- *1 eingelegter Rollmops aus dem Glas*
- *2 Scheiben eines Ziegenmilchbrötchens (siehe Seite 267)*
- *Weidebutter*

Zubereitung

Mit einem Messer den Stein aus dem Pfirsich herausschneiden, sodass die Öffnung die Größe des Rollmopses hat. Den Rollmops hineinklemmen, Brötchenscheiben und Butter dazu reichen.

ROTBARBE MIT FENCHEL-LACHS-TATAR

O-H, perfekt für Mittag- und Abendessen

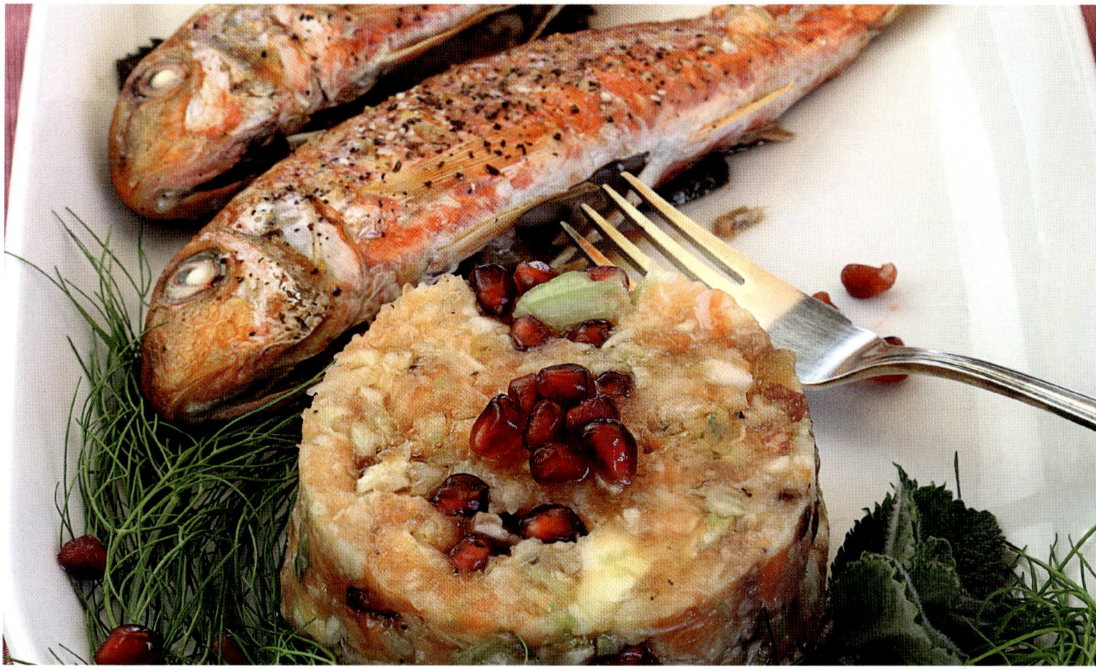

VORBEREITUNG *10 Minuten* | **KOCHEN** *15 Minuten* | **PORTIONEN** *3*

Zutaten

- *Olivenöl*
- *6 kleine geputzte Rotbarben à 100–150 g (2 pro Person)*
- *6 große Pfefferminzblätter*
- *½ TL Kokoswürzöl Kaffirlimette (Ölmühle Solling)*
- *Meersalz mit Algen oder Meersalz*

Tatar

- *300 g rohes Lachsfilet*
- *300 g frischer Jungfenchel, klein gewürfelt*
- *1 Pfefferminzblatt, fein gehackt*
- *2 TL Ingwermarmelade*
- *frisch gemahlener Pfeffer*
- *Fleur de Sel*
- *Cayennepfeffer*
- *100 g frische Granatapfelkerne*
- *Granatapfelkernöl, nativ (Ölmühle Solling)*

Zubereitung

Den Ofen auf 200 Grad mit Grill und Umluft vorheizen.

Ein Ofenblech leicht mit Olivenöl einölen. Die Fische mit jeweils einem Pfefferminzblatt auf dem Blech unterlegen. Jeden Fisch innen mit dem Würzöl ausreiben, außen mit etwas Algensalz würzen, mit Olivenöl beträufeln und ca. 15 Minuten grillen.

Den Lachs in sehr kleine Würfel schneiden und mit Fenchel, Pfefferminze, Granatapfelkernen und der Ingwermarmelade vermischen. Mit Pfeffer, Salz und Cayennepfeffer abschmecken, in Speiseringe füllen und festdrücken. Zum Anrichten das Tatar aus den Speiseringen lösen und mit 2–3 Granatapfelkernen dekorieren. Vor dem Servieren mit Granatapfelkernöl beträufeln und den gegrillten Fisch dazu anrichten.

RÜHREI

O-H, perfekt zum Frühstück

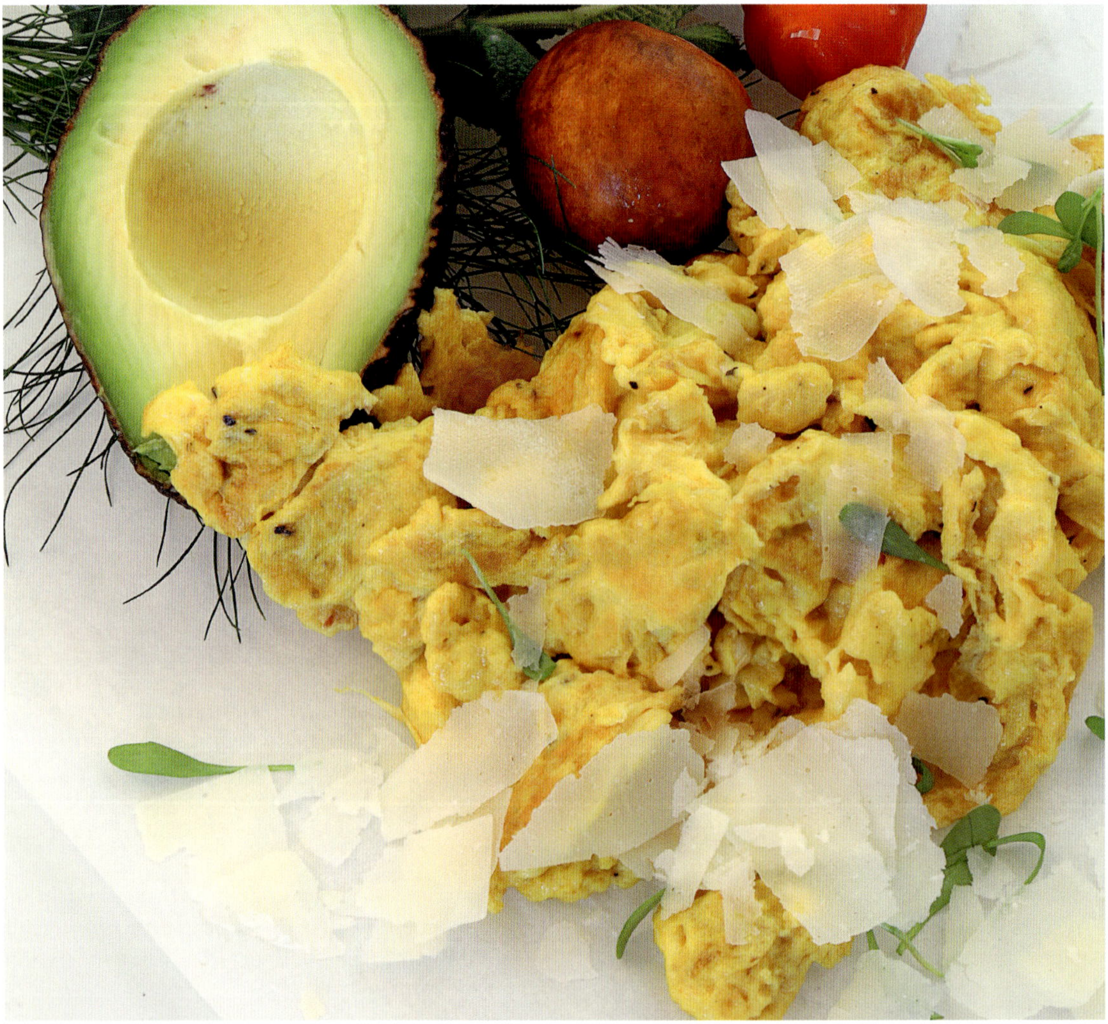

VORBEREITUNG *3 Minuten*	**KOCHEN** *2 Minuten*	**PORTIONEN** *1*

Zutaten

- *4 Hühnereier à 70 g*
- *30 ml Sahne*
- *Meersalz und Pfeffer*
- *1 EL Kokoswürzöl Harissa*
- *1 Avocado*
- *frische Kräuter*

Zubereitung

Eier, Sahne, Salz und Pfeffer miteinander verrühren und in einer Pfanne mit dem Harissa-Würzöl unter Rühren braten. Mit der Avocado und frischen Kräutern anrichten.

SALICORNIA-SALAT

O-H, perfekt für Mittagessen, Abendessen und Lunchbox

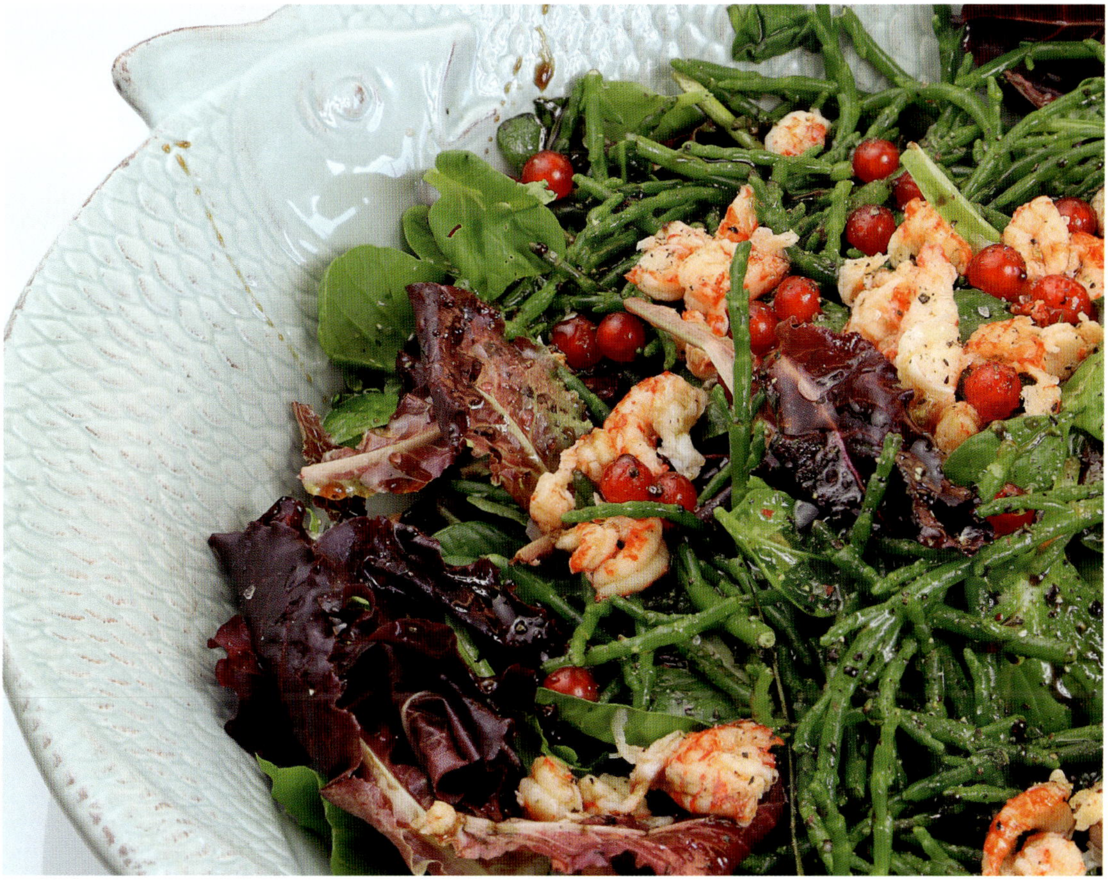

VORBEREITUNG	3 Minuten	**KOCHEN**	–	**PORTIONEN**	4

Zutaten

- *gemischte Salatblätter*
- *100 g Salicornia (Queller)*
- *100 g Flusskrebse in Lake, abgetropft*
- *frische Johannisbeeren*

Salatsoße

- *3 EL Rumi-Tree-Olivenöl (von sehr alten palästinensischen Bäumen)*
- *2 EL Essig Schwarze Johannisbeere (Ölmühle Solling)*
- *ein paar Spritzer Granatapfelkonzentrat oder -sirup*
- *Salz und Pfeffer*

Zubereitung

Alle Salatzutaten in eine Salatschüssel geben. Die Soßenzutaten miteinander mischen, über den Salat verteilen und gut unterheben.

SCHARFE DORSCHLEBER-TORTILLA

O-H, perfekt für Mittag- und Abendessen

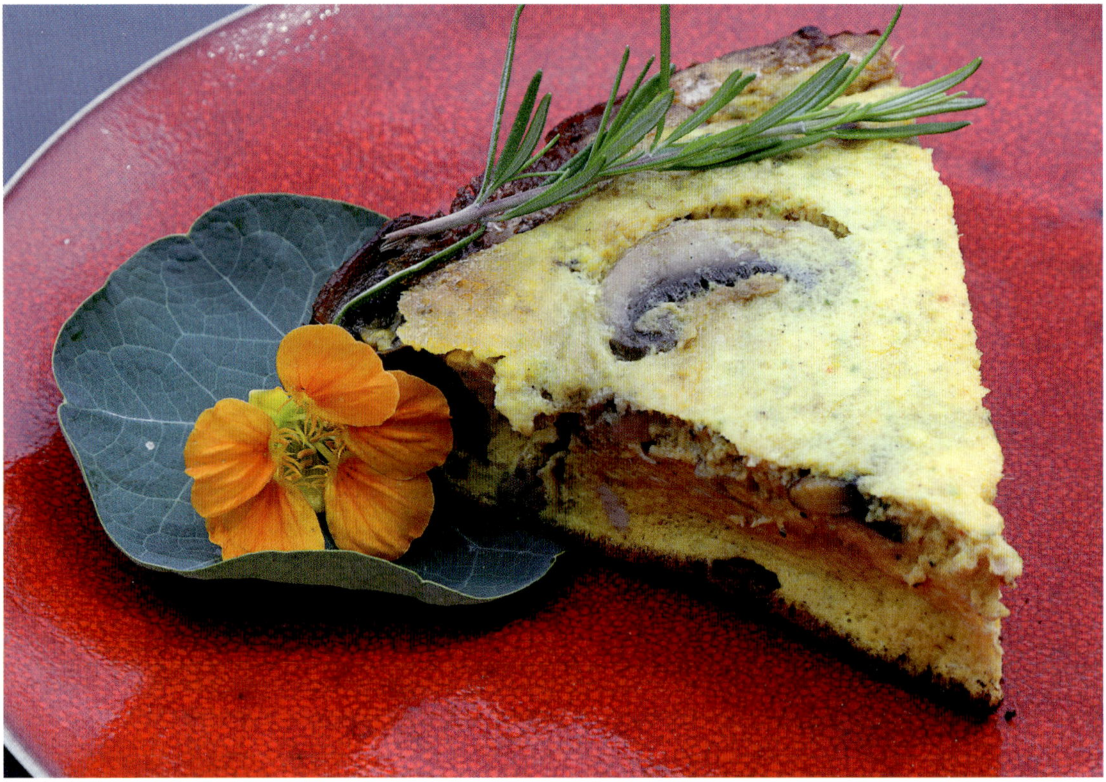

VORBEREITUNG	5 Minuten	KOCHEN	30 Minuten	PORTIONEN	4

Zutaten

- 2 EL Kokoswürzöl 5 Gewürze (Ölmühle Solling)
- 6 Champignons, in Scheiben geschnitten
- 3 Schalotten, in Scheiben geschnitten
- 2 Dosen Dorschleber inklusive Öl (Einwaage je 115 g)

- 12 Eier à 70 g
- 30 g Parmesan, gerieben
- 70 ml Sahne
- 2 EL Kokoswürzöl 5 Gewürze (Ölmühle Solling)
- 2 EL Veggie-Panko (siehe Seite 265) oder Gemüsebouillonpulver
- etwas frischer Ingwer, klein gehackt
- 1 TL Salz
- 1 kräftige Prise Pfeffer

Zubereitung

Das Kokoswürzöl in einer großen Pfanne erhitzen und die Champignons und Schalotten darin anbraten. Die Dorschleber mit dem Öl dazugeben. Die Eier mit den restlichen Zutaten verquirlen und über die Dorschleber gießen. Einen Deckel auflegen und die Tortilla ca. 20–30 Minuten bei mittlerer Hitze stocken lassen.
Wer es weniger scharf möchte, reduziert die Menge des 5-Gewürze-Kokosöls.

SCHARFER FANGKORB

O-H, perfekt für Mittag- und Abendessen

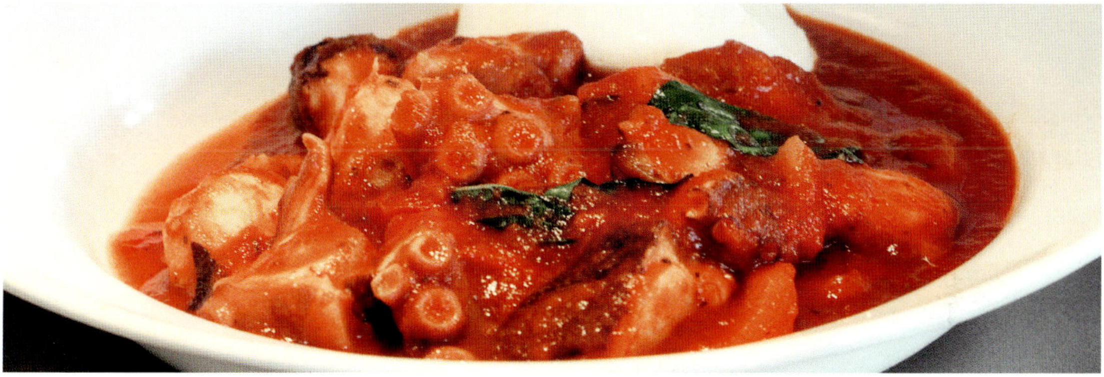

VORBEREITUNG *5 Minuten* | **KOCHEN** *50 Minuten* | **PORTIONEN** *4–6*

Zutaten

Oktopus

- *1 ganzer Oktopus*
- *1 Fenchelknolle, in Stücke geschnitten*
- *1 Knoblauchzehe*
- *2 EL Fischfondpulver*
- *1 TL Salz*
- *2 Schalotten, in Stücke geschnitten*
- *1 TL Pfeffer*
- *1 EL Honig*

Fischtopf

- *2 EL Olivenöl*
- *2 EL Ghee*
- *2 Fenchelknollen, in Streifen geschnitten*
- *2 Schalotten, in Streifen geschnitten*
- *500 g Kabeljaufilet*
- *700 g Tomatensugo*
- *400 g gehackte Tomaten aus der Dose*
- *1 Dose Thunfisch in Salzwasser (abgetropft 200 g)*
- *3 TL Piment de Basque*
- *1 TL Fleur de Sel*
- *1 TL gemahlener Ingwer*
- *1 EL Oregano*
- *1 kräftige Prise Cayennepfeffer*
- *1 TL Thymian*
- *1 Prise Zimt*
- *1 starker Espresso*

Beilagen

- *Crème fraîche*
- *Parmesan, gerieben*

Zubereitung

Die Arme vom Kopf des Oktopus trennen, den Kopf entsorgen. Die Oktopusarme in einem Topf mit Wasser bedecken und die restlichen Zutaten dazugeben. 35 Minuten köcheln lassen.

In der Zwischenzeit den Fischtopf vorbereiten. Dazu Olivenöl und Ghee in einer großen, tiefen Pfanne oder in einem Wok erhitzen und den Fenchel und die Schalotten darin andünsten. Den Kabeljau zufügen und kross anbraten, dabei mehrmals wenden. Tomatensugo, Tomaten und Thunfisch dazugeben. Die Oktopusarme aus dem Sud nehmen, in Stücke schneiden und ebenfalls zum Fischtopf geben. Zuletzt die Gewürze und den Espresso untermischen und alles nochmals 10–15 Minuten köcheln lassen.

Mit Crème fraîche und Parmesan servieren.

SCHOTTISCHER LACHS AUF SPECK

O-H, perfekt für Frühstück, Mittagessen, Abendessen und Lunchbox

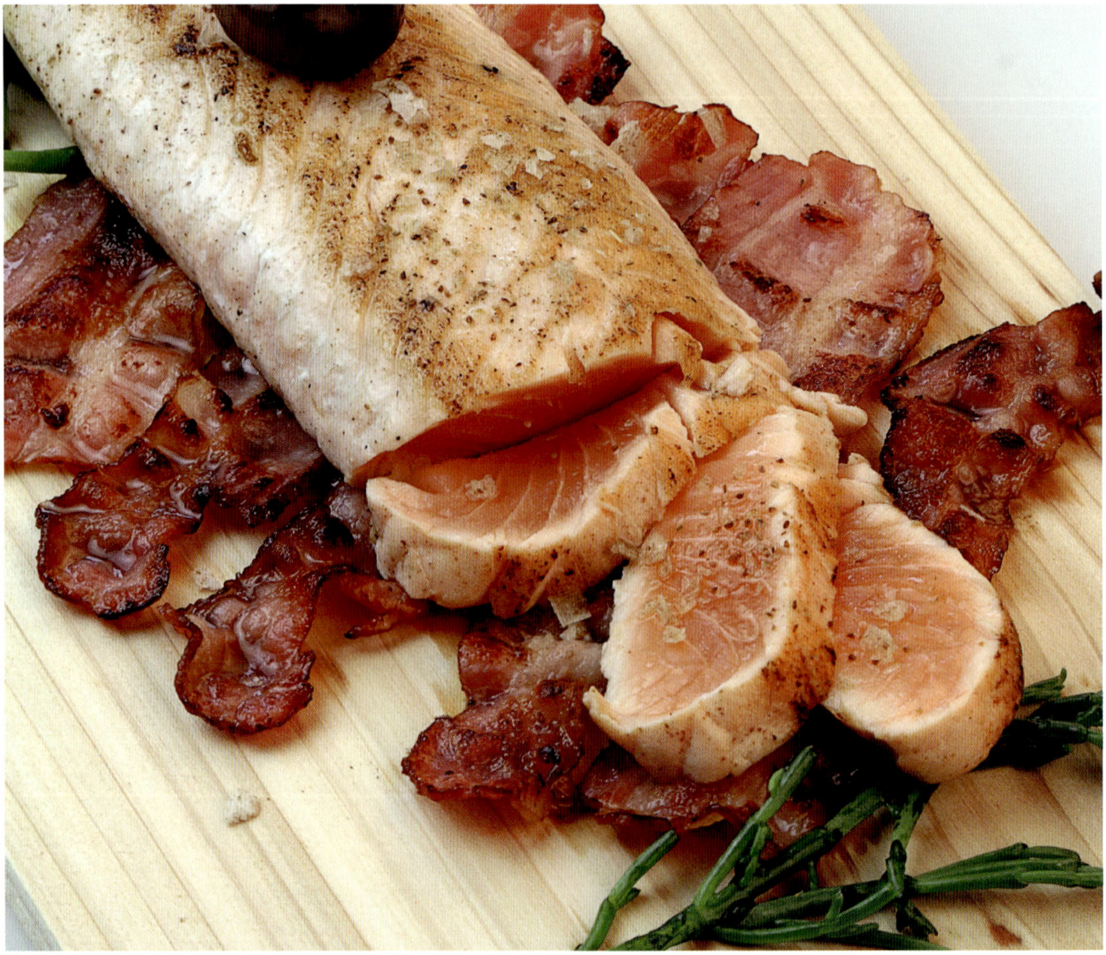

VORBEREITUNG *2 Minuten* | **KOCHEN** *5 Minuten* | **PORTIONEN** *1*

Zutaten

- *5 Scheiben Bauchspeck oder Bacon*
- *1 schottisches Lachsrückenfilet (ca. 200 g)*
- *etwas Zitronen-Petersilien-Öl (Weber)*
- *Halen Môn Sea Salt with Cellery (Meersalz mit Sellerie)*
- *1–3 Cipolle Borettane (Borettana-Zwiebeln in Balsamico-Aufguss)*
- *Salicornia (Queller), optional*

Zubereitung

Den Speck in einer Pfanne knusprig ausbraten und auf einem Teller anrichten. In der gleichen Pfanne den Lachs mit Zitronen-Petersilien-Öl einsprühen und auf beiden Seiten kurz anbraten. Er soll in der Mitte roh bleiben.

Das Lachsrückenfilet auf dem Speck anrichten. Mit Sellerie-Meersalz bestreuen, die Zwiebeln auf den Lachs setzen und etwas Salicornia (Queller) dazudekorieren.

SCHWERTMUSCHELN

O-H, perfekt für Mittag- und Abendessen

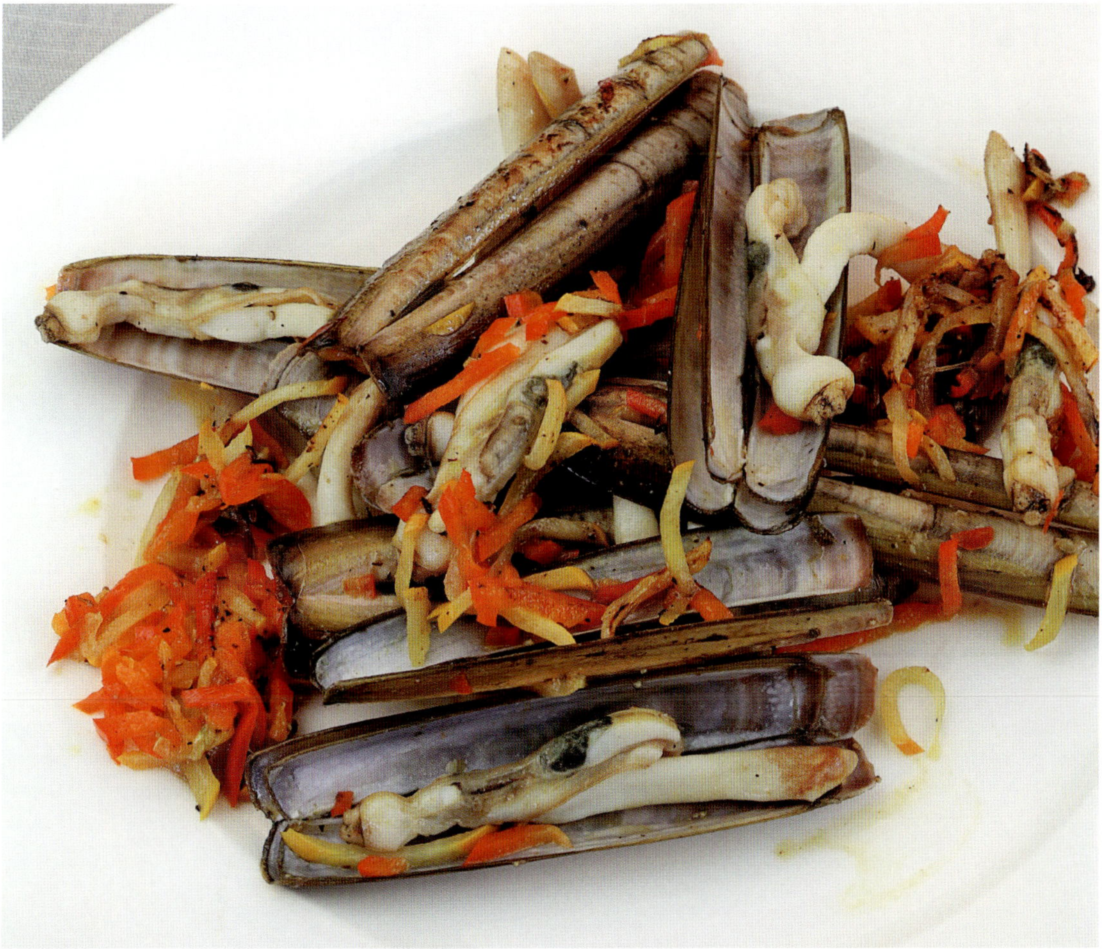

VORBEREITUNG *120 Minuten* **KOCHEN** *3 Minuten* **PORTIONEN** *1*

Zutaten

- *10 Schwertmuscheln*
- *1 EL Würzöl Ingwer-Lemongras (Ölmühle Solling)*
- *1 EL Olivenöl*
- *50 g gelbe Zucchini, in dünne Streifen gehobelt*
- *50 g rote Paprika, in dünne Streifen gehobelt*
- *Salz und Pfeffer*

Zubereitung

Die Muscheln 2 Stunden wässern. Dabei das Wasser mehrmals wechseln und bewegen, um den Sand aus den Muscheln zu spülen.
In einer Pfanne die beiden Öle erhitzen und die Muscheln mit dem Gemüse maximal 3 Minuten anbraten. Die Muscheln öffnen sich vollständig. Mit Salz und Pfeffer würzen und sofort servieren.

SEETEUFEL MIT PESTO

O-H, perfekt für Mittag- und Abendessen

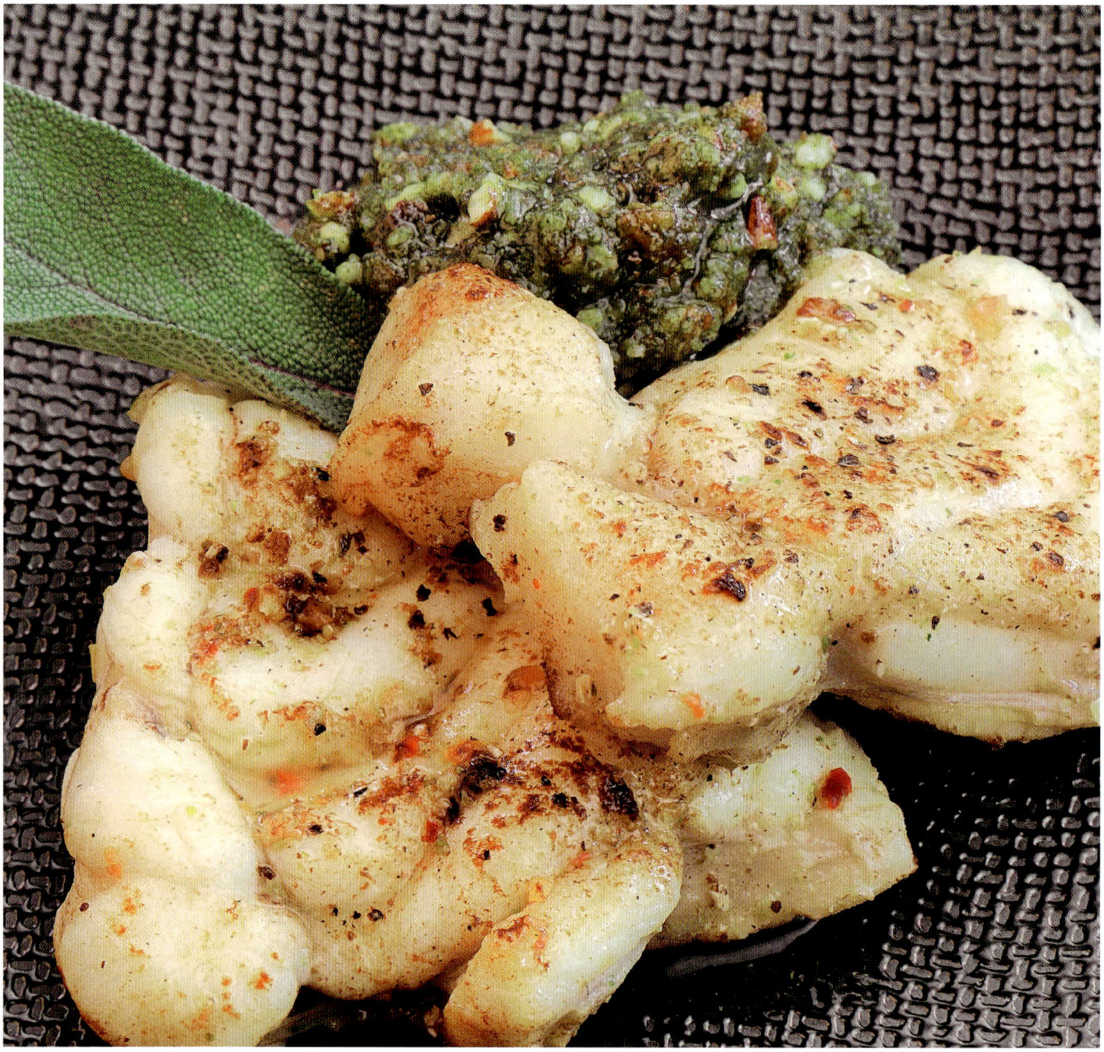

VORBEREITUNG 5 Minuten	KOCHEN 5 Minuten	PORTIONEN 1

Zutaten

- 2 Seeteufel-Medaillons à 100 g
- 1 TL Kokosöl
- 1 TL Ghee
- Salz und Pfeffer
- Mandel-Salbei-Pesto (siehe Seite 259)

Zubereitung

Die Medaillons in Kokosöl und Ghee 5 Minuten anbraten und mit Salz und Pfeffer würzen. Mit frischem Mandel-Salbei-Pesto servieren.

SEETEUFEL ÜBERBACKEN

O-H, perfekt für Mittag- und Abendessen

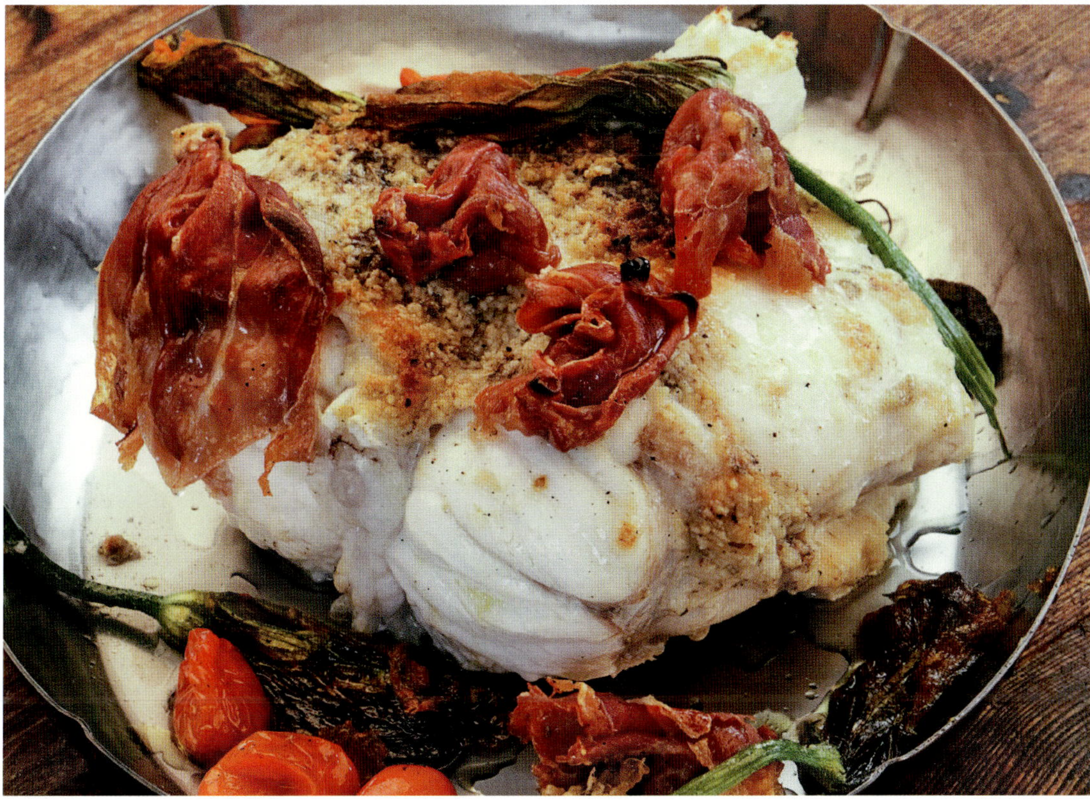

VORBEREITUNG *5 Minuten* | **KOCHEN** *30 Minuten* | **PORTIONEN** *4*

Zutaten

- *1 EL Kokosöl*
- *1 EL Olivenöl*
- *1,3–1,5 kg Seeteufel, gehäutet, am Stück*

Marinade

- *4 EL Olivenöl*
- *1–1½ TL Halen Môn Seasalt Cellery (Meersalz mit Sellerie)*
- *1 EL getrockneter Frühlingsoregano*
- *Pfeffer*
- *130 g Parmesan, gerieben*

- *100 g Prosciutto (italienischer Rohschinken), hauchdünn geschnitten*

Zubereitung

Den Ofen auf 200 Grad Umluft mit Grill vorheizen.
Das Kokosöl erwärmen, zusammen mit dem Olivenöl auf ein Backblech geben und den Seeteufel darauflegen. Die Zutaten für die Marinade miteinander verrühren und auf dem Fisch verteilen. Im vorgeheizten Ofen 15 Minuten grillen.
Den Prosciutto zu Röschen aufrollen und auf den Fisch setzen. Weitere 15 Minuten grillen.
Im Sommer mit etwas Salat der Saison, im Winter mit Avocado oder Feldsalat servieren.

SESAM-ERDBEER-LACHS

O-H, perfekt zum Frühstück und für die Lunchbox

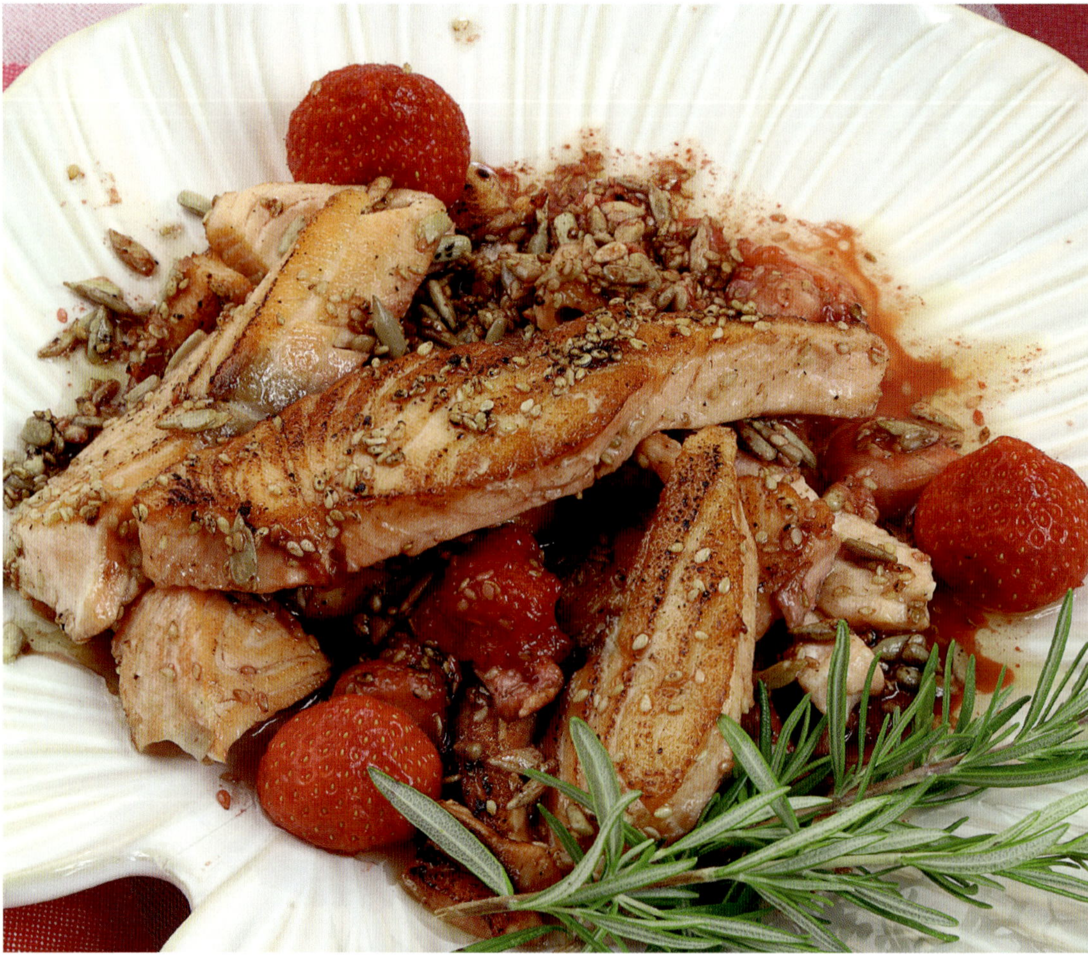

VORBEREITUNG 4 Minuten	**KOCHEN** 2 Minuten	**PORTIONEN** 1

Zutaten

- *10 reife Erdbeeren*
- *200 g schottisches Lachsfilet, in Streifen geschnitten*
- *1 EL Ghee*
- *1 EL Sesamsamen*
- *1 EL Sonnenblumenkerne*
- *1 EL Sesamöl, geröstet (Ölmühle Solling)*
- *Salz*
- *Pfeffer*

Zubereitung

7 der Erdbeeren halbieren und zusammen mit dem Lachs im Ghee anbraten. Sesamsamen und Sonnenblumenkerne dazugeben und max. 1 Minute braten. Das Sesamöl dazugeben und mit Salz und Pfeffer würzen.
Sofort servieren. Die restlichen 3 Erdbeeren dekorativ auf dem Teller anrichten.

SKREI AN WILDEM INGWER

O-H, perfekt für Mittag- und Abendessen

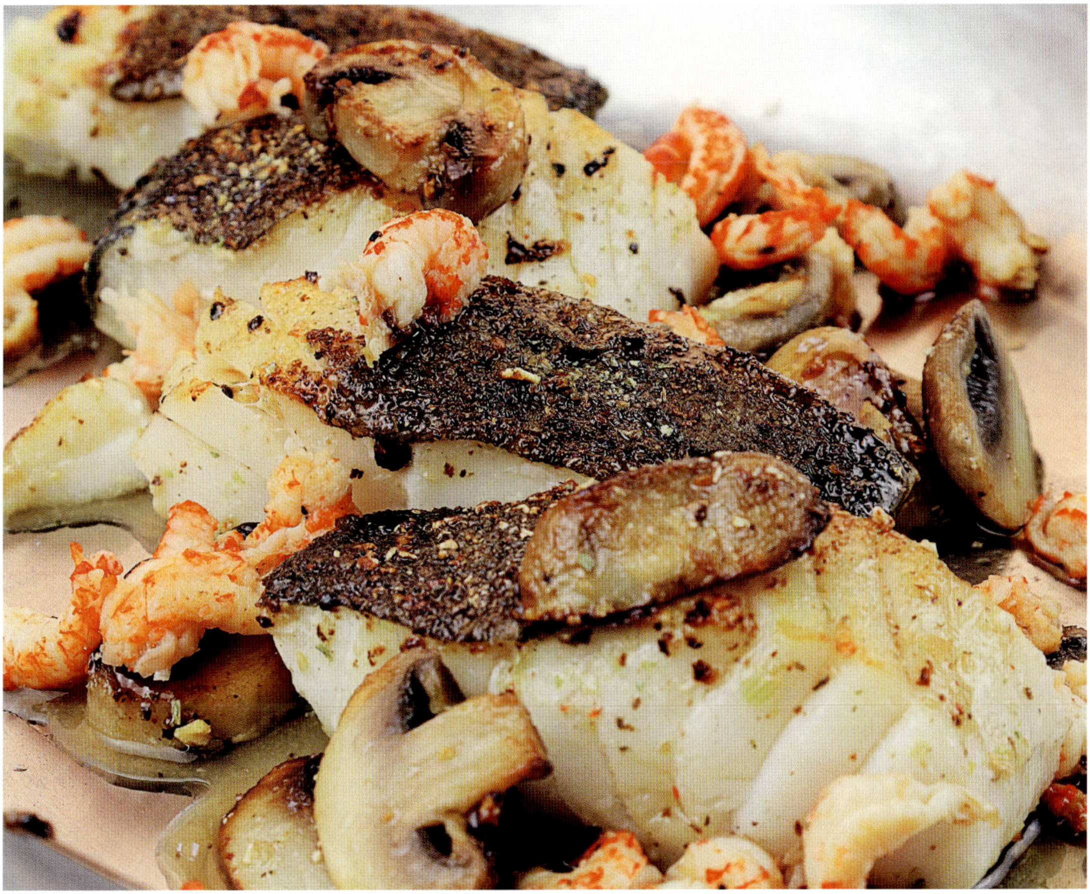

VORBEREITUNG *5 Minuten* | **KOCHEN** *7 Minuten* | **PORTIONEN** *3–4*

Zutaten

- *1 kg Skrei-Filet mit Haut*
- *6 große Champignons, in Scheiben geschnitten*
- *1 EL Kokosöl*
- *1 EL Ghee*
- *1 EL Veggie-Panko (siehe Seite 265) oder Gemüsebouillonpulver*
- *Fleur de Sel au Piment*
- *2 EL wilder Ingwersirup oder Ingwersirup*
- *250 g Flusskrebse in Lake, abgetropft*
- *Ghee*

Zubereitung

Den Skrei in 3 oder 4 gleich große Stücke schneiden und zusammen mit den Pilzen in Kokosöl und Ghee anbraten. Mit Veggie-Panko und Salz würzen. Den Fisch in ca. 7 Minuten knusprig braten und dabei mehrmals wenden. Mit Ingwersirup ablöschen. Die Flusskrebse in etwas Ghee in einer separaten Pfanne kurz erwärmen und zusammen mit dem Fisch anrichten.

SKREI-BURGER

O-H, perfekt für Mittagessen, Abendessen und Lunchbox

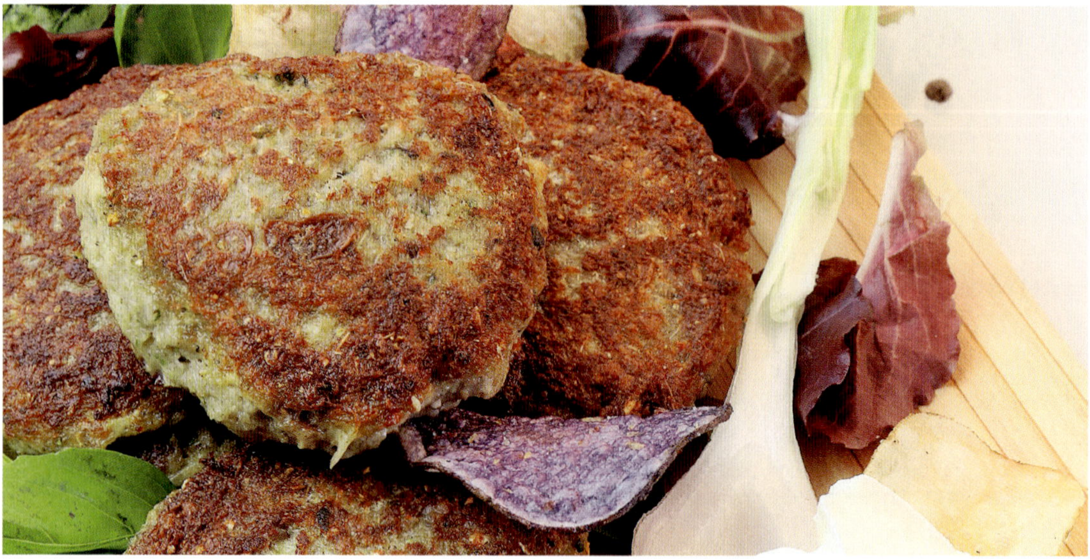

VORBEREITUNG 10 Minuten	**KOCHEN** 20 Minuten	**PORTIONEN** 6

Zutaten

- *60 g frischer Ingwer, klein gehackt*
- *150 g Champignons*
- *3 EL Veggie-Panko (siehe Seite 265) oder Gemüsebouillonpulver*
- *15 g frisches Basilikum*
- *50 g Bio-Zitrone, mit Schale in Stücke geschnitten*
- *50 g Gelatine (Nahrungsergänzung)*
- *1 kg Skrei-Filet ohne Haut*
- *5 Eier à 70 g*
- *1 EL getrocknete Schalotten*
- *Salz*
- *1 TL Früchtepfeffer*
- *70 g glutenfreie Semmelbrösel (Schär)*
- *50 g Saatenmix*
- *Kokosöl*
- *Kokoswürzöl Kaffirlimette (Ölmühle Solling)*

- *Crème fraîche*
- *Gemüse-Chips*

Zubereitung

Ingwer, Champignons, Veggie-Panko, Basilikum, Zitrone und Gelatine in einer Küchenmaschine zerkleinern und pürieren. Den Skrei mit der Schere in Stücke schneiden, zusammen mit den Eiern, Schalotten, Salz und Pfeffer zugeben und nochmals alles zusammen fein pürieren. Die Fischmasse in eine Schüssel umfüllen, Semmelbrösel und den Saatenmix mit den Händen unterkneten und mindestens 15 Minuten ruhen lassen.

Dann kleine Burger formen. Eine Pfanne mit Kokosöl und sehr wenig Würzöl erhitzen und die Burger darin ausbraten, dabei viermal vorsichtig wenden. Im Ofen warm halten, bis alle Burger gebraten sind.

Die Masse kann auch im Kühlschrank aufbewahrt werden, falls nicht alle Burger an einem Tag gebraucht werden. Fertige Burger können gekühlt aufbewahrt oder eingefroren werden. Mit Crème fraîche und Gemüse-Chips servieren.

SPIEGELEI MIT DORSCHLEBER

O-H, perfekt zum Frühstück

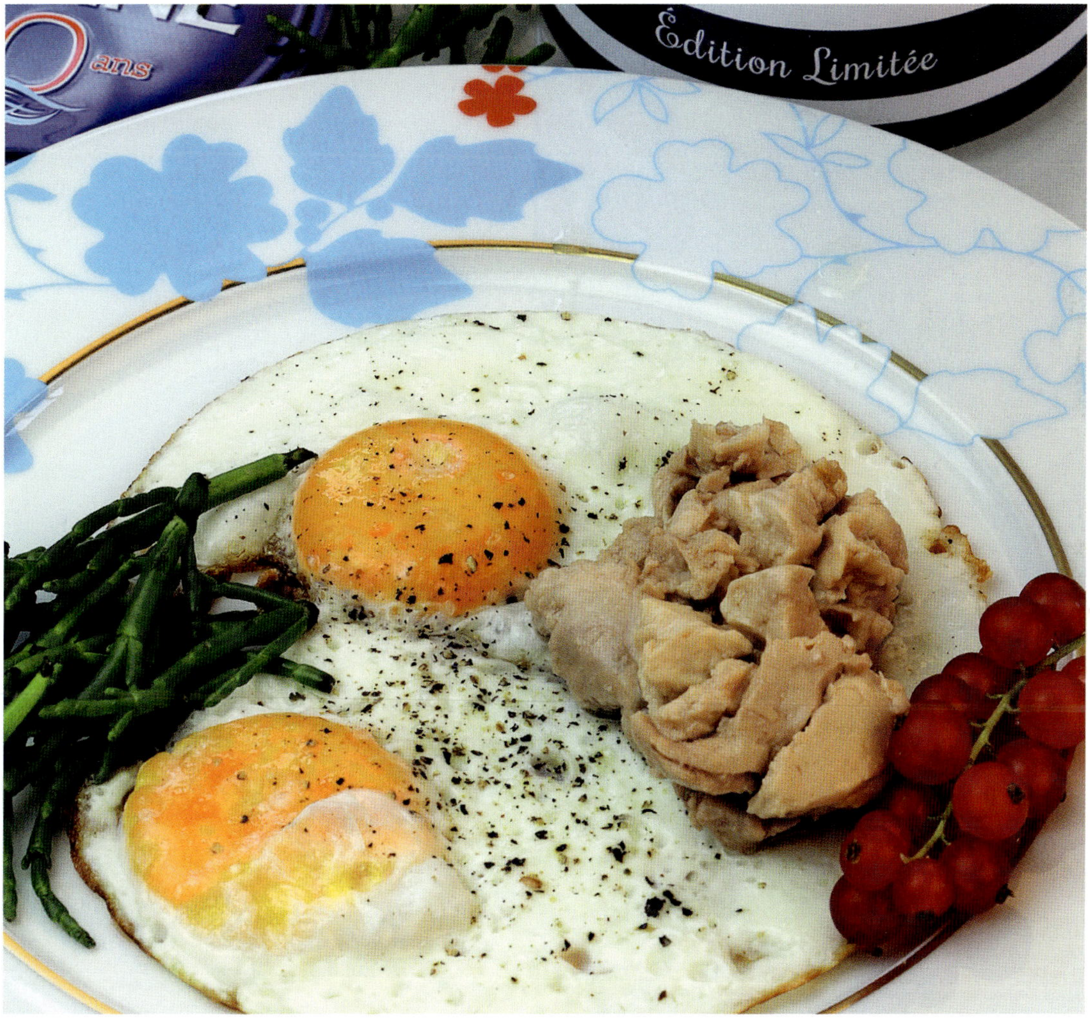

VORBEREITUNG *2 Minuten* | **KOCHEN** *3 Minuten* | **PORTIONEN** *1*

Zutaten

- *2 Eier*
- *Kokosöl*
- *Salz und Pfeffer*
- *1 Dose Dorschleber (Einwaage 115 g)*
- *50 g Salicornia (Queller)*

Zubereitung

Die Eier in Kokosöl braten, salzen und pfeffern und auf einem Teller mit der Dorschleber und dem Queller anrichten.
Die Flüssigkeit aus der Dorschleberdose nicht wegwerfen, denn in ihr befinden sich noch wertvolle Omega-3-Fettsäuren. Man kann sie entweder für andere Speisen aufbewahren oder seinen Haustieren etwas Gutes tun.

SPIEGELEI MIT SPECK

O-H, perfekt zum Frühstück

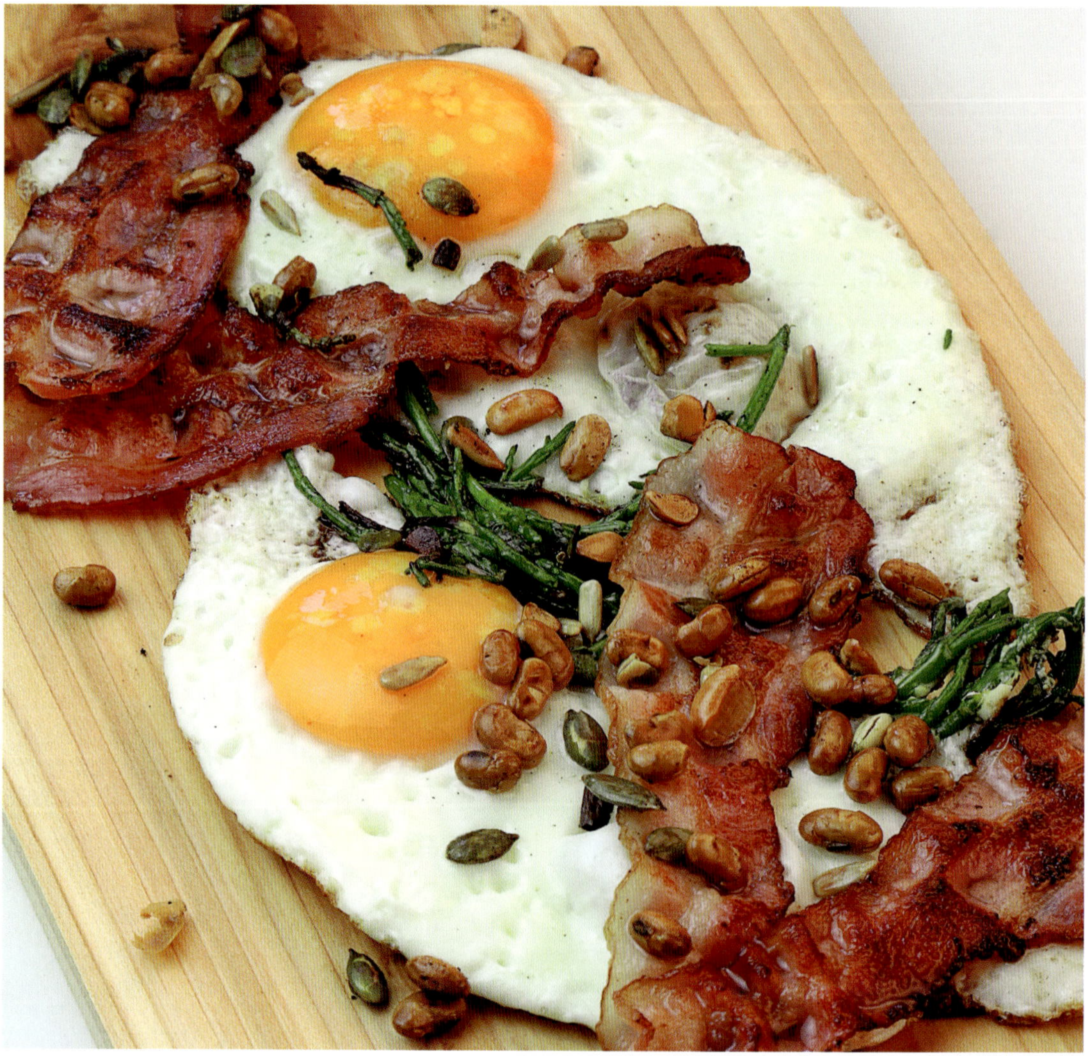

VORBEREITUNG 2 Minuten	KOCHEN 5 Minuten	PORTIONEN 1

Zutaten

- *5 Scheiben Bauchspeck oder Bacon*
- *etwas Zitronen-Petersilien-Öl (Weber)*
- *2 große Eier*
- *etwas Salicornia (Queller)*
- *1 EL Saatenmix*

Zubereitung

Den Speck in einer Pfanne knusprig braten und auf einem Teller anrichten. Etwas Zitronen-Petersilien-Öl in die gleiche Pfanne sprühen und die Eier mit dem Queller darin braten. Eier und Queller auf dem Speck anrichten. Den Saatenmix kurz in der Pfanne rösten und auf den Eiern verteilen.

TARAMAS-THUNFISCH

O-H, perfekt zum Frühstück und für die Lunchbox

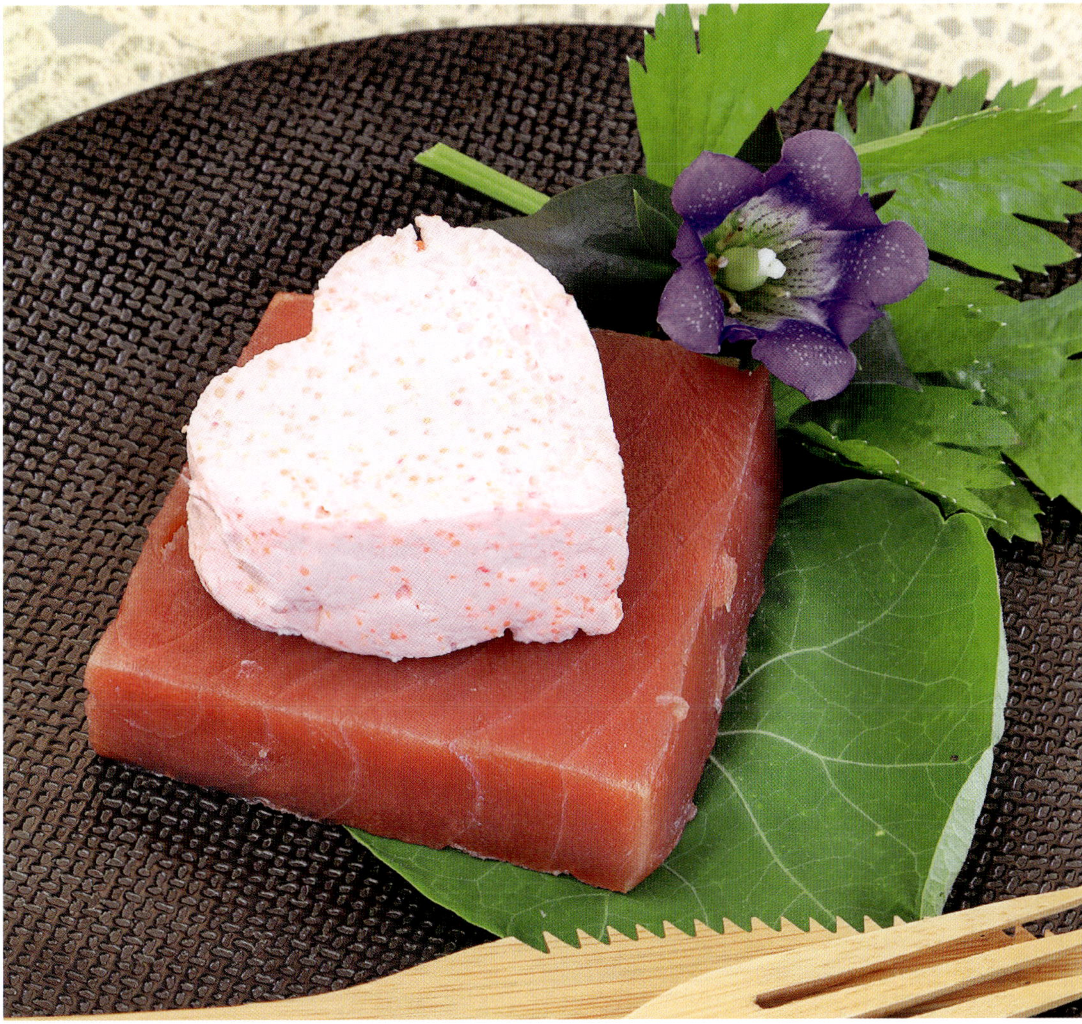

VORBEREITUNG 1 Minute	KOCHEN –	PORTIONEN 1

Zutaten

- *150 g roher Thunfisch*
- *frische Kräuter oder Sprossen*
- *50 g Taramas (griechische Karpfenrogencreme)*

Zubereitung

Den Thunfisch mit den Kräutern anrichten und mit dem Taramas krönen.
Taramas lässt sich ganz einfach in kleine Ausstechförmchen streichen. Die Ausstechform einfach über dem Thunfisch platzieren und das Taramas herausgleiten lassen. So kann man sein Essen ganz nach Wunsch dekorieren.

THUNFISCH-BRUSCHETTA

O-H, perfekt für Mittagessen, Abendessen und Lunchbox

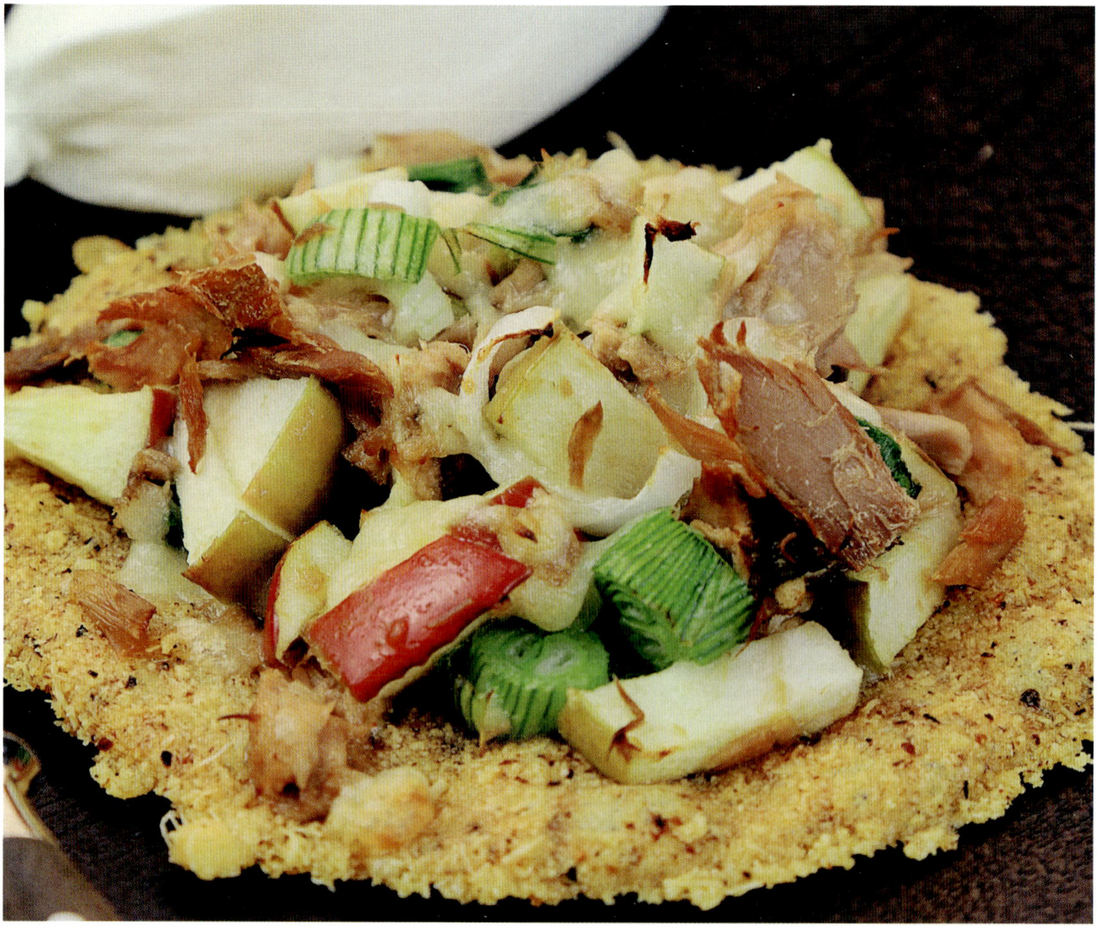

VORBEREITUNG *15 Minuten* | **KOCHEN** *6 Minuten* | **PORTIONEN** *2–3*

Zutaten

- *6 Parmesan-Cracker (siehe Seite 261)*
- *1 Dose Thunfisch in Salzwasser (abgetropft 200 g)*
- *100 g Käsemischung, gerieben*
- *1 Frühlingszwiebel, mit Grün in Streifen geschnitten*
- *2 EL kalt gepresstes Olivenöl*
- *½ säuerlicher Apfel, klein geschnitten*

Dip

- *Sauerrahm*

Zubereitung

Die Parmesan-Cracker auf ein Backblech mit Backpapier legen. Den Ofen auf 200 Grad Umluft vorheizen.

Den Thunfisch abtropfen lassen und mit den restlichen Zutaten vermischen. In kleinen Häufchen auf den Parmesan-Crackern verteilen und 6 Minuten auf der mittleren Schiene des Ofens backen. Mit einem großen Spatel auf Teller schieben und mit Sauerrahm servieren.

THUNFISCH-FLAMMKUCHEN

O-H, perfekt für Mittag- und Abendessen

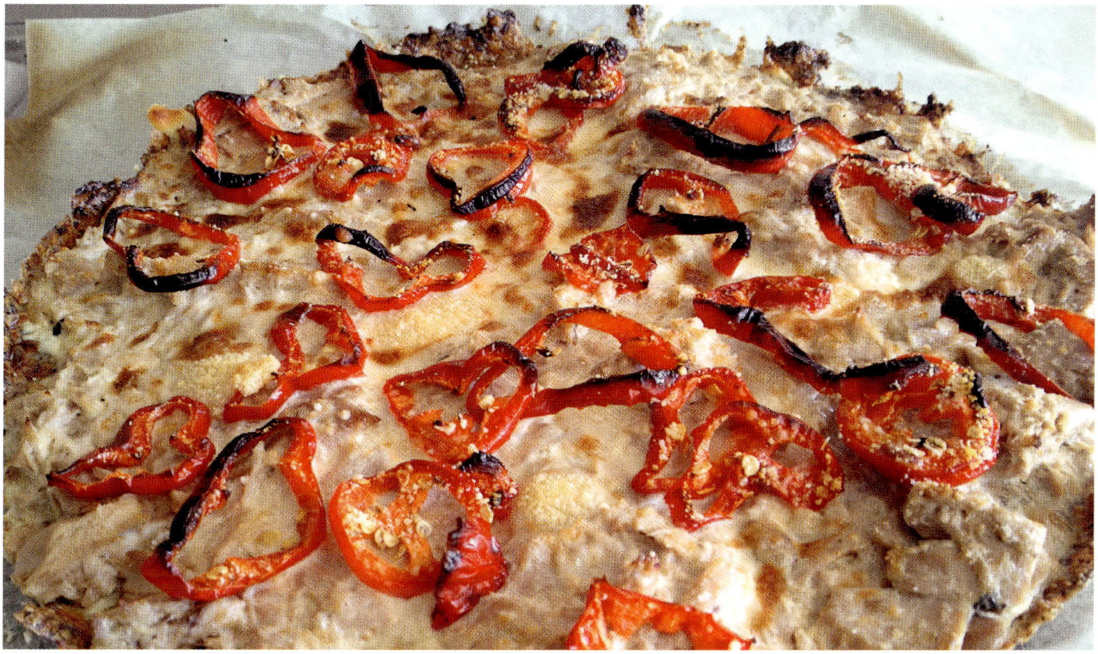

VORBEREITUNG 10 Minuten | **BACKEN** 32 Minuten | **PORTIONEN** 4

Zutaten

Boden:

- *50 g Leinsamen, geschrotet*
- *100 g Nierenfett, pulverisiert*
- *30 g Parmesan, gerieben*
- *1 TL Knoblauchgranulat*
- *1 TL Flor do Algarve mit mediterranen Kräutern*
- *250 g Mozzarella, gerieben*
- *3 Eier*

Belag:

- *2 rote Paprika oder Chili, in Streifen geschnitten*
- *2 Dosen Thunfisch in Salzwasser (abgetropft je 200 g)*
- *3 EL Crème fraîche*
- *Cayennepfeffer*
- *2 EL Parmesan, gerieben*

Zubereitung

Alle Zutaten für den Boden zu einem Teig verkneten. Ein rundes Pizzablech oder eine Kuchenform mit Backpapier bespannen und den Teig hineindrücken. Den Boden im vorgeheizten Ofen bei 180 Grad Umluft 20 Minuten backen.
Nach 8 Minuten die Paprikastreifen auf einem kleinen, separaten Blech mit in den Ofen geben und 12 Minuten rösten. Anschließend den Boden und die gerösteten Paprikastreifen abkühlen lassen.
Thunfisch abtropfen lassen, mit Crème fraîche und Cayennepfeffer verrühren und auf dem Boden verteilen. Darauf die Paprikastreifen anrichten, alles mit Parmesan bestreuen und 12 Minuten im vorgeheizten Ofen bei 180 Grad Umluft backen.

THUNFISCH-FRITTATA

O-H, perfekt für Mittagessen, Abendessen und Lunchbox

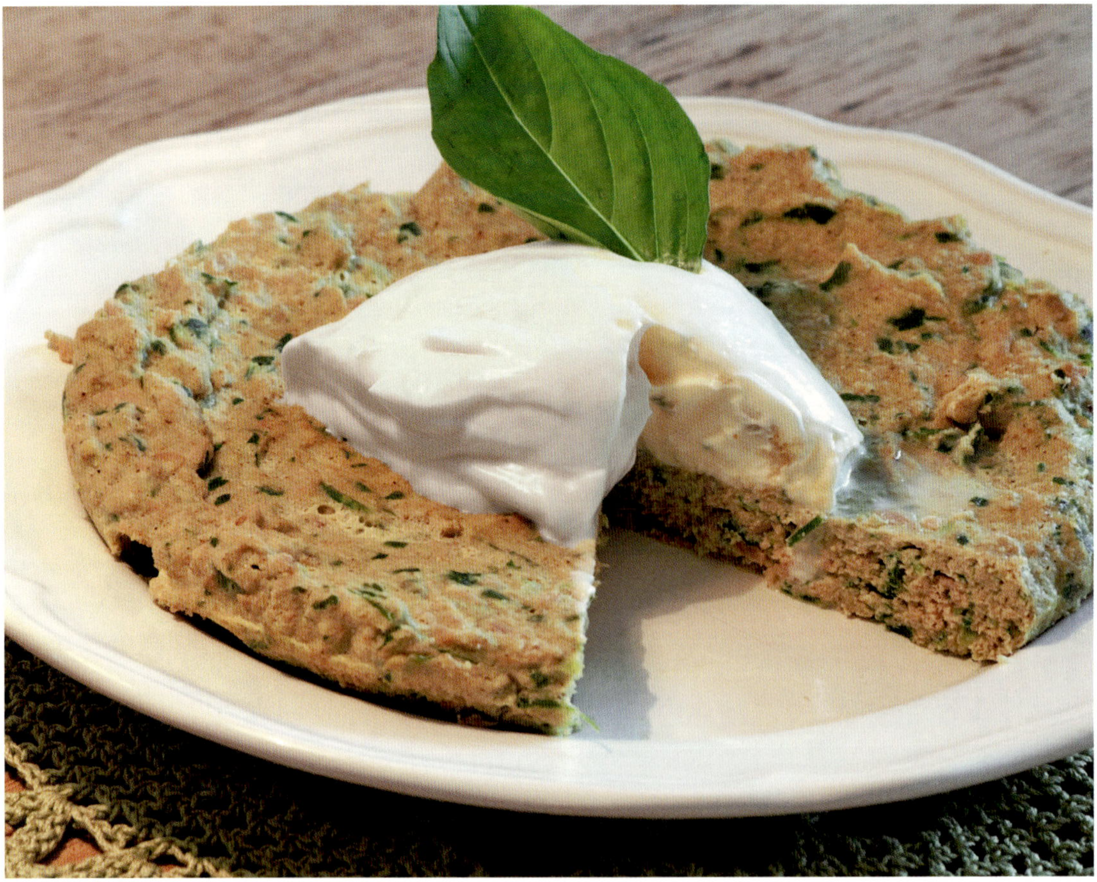

VORBEREITUNG *5 Minuten* | **KOCHEN** *20 Minuten* | **PORTIONEN** *2*

Zutaten

- *50 g Sesamsamen, sehr fein gemahlen*
- *10 g Petersilie oder Basilikum, klein gehackt*
- *2 Eier*
- *½ Avocado*
- *Salz*
- *Cayennepfeffer*
- *1 Dose Thunfisch in Salzwasser (abgetropft 160 g)*
- *etwas Kokosöl*
- *2 EL Sauerrahm*

Zubereitung

Sesam, Petersilie, Eier, Avocado und Gewürze in der Küchenmaschine gut miteinander verrühren. Den Thunfisch abtropfen lassen und unter die Eiermasse geben. Eine kleine Quiche-Form leicht einölen und den Frittata-Teig hineinfüllen. 20 Minuten dampfgaren und mit Sauerrahm servieren.

THUNFISCH MIT KERNEN

O-H, perfekt für die Lunchbox

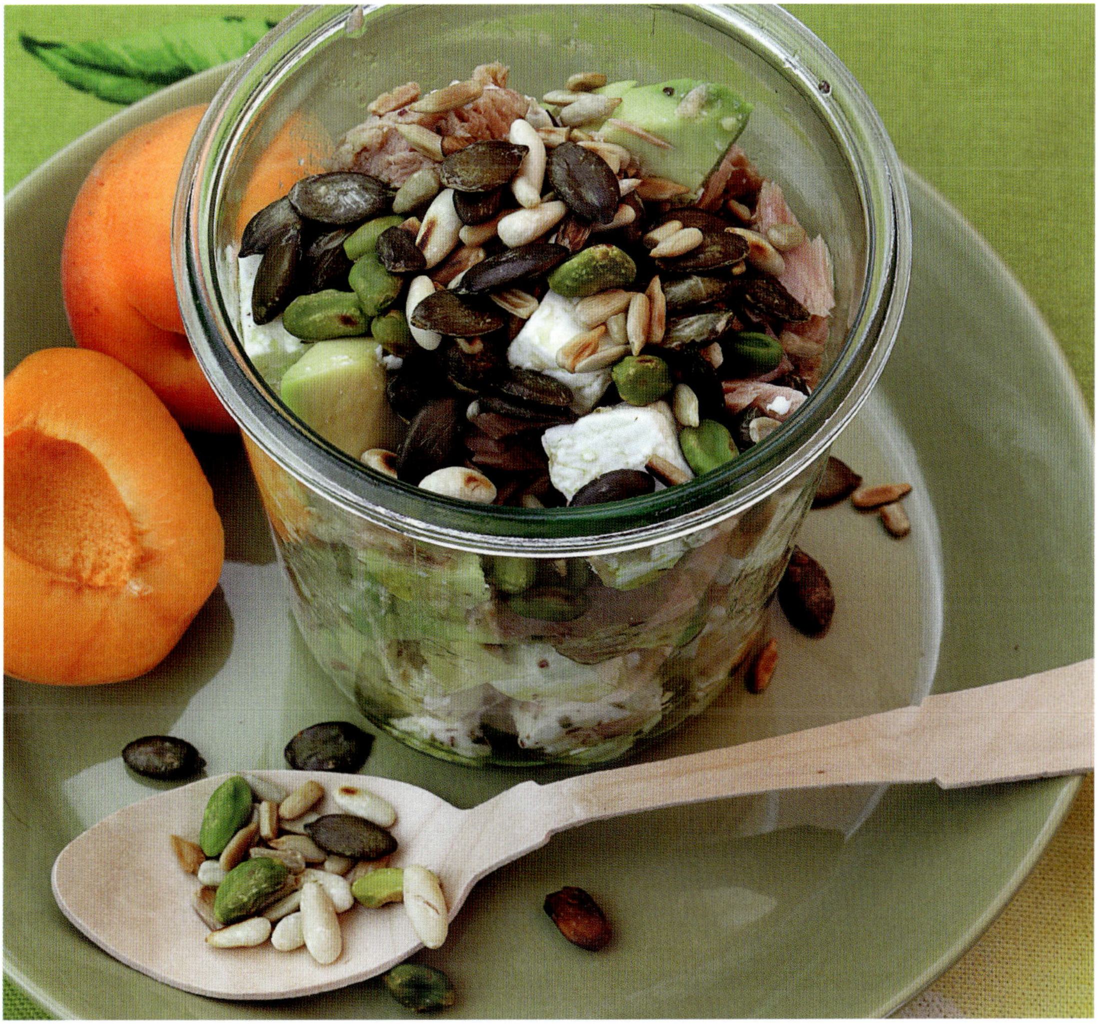

VORBEREITUNG 3 Minuten	**KOCHEN** 2 Minuten	**PORTIONEN** 1

Zutaten

- *je 1 EL Sonnenblumenkerne, Kürbiskerne, Pinienkerne und Pistazien*
- *1 Dose Thunfisch (abgetropft 160 g)*
- *200 g eingelegter Bloderkäse oder Fetakäse oder lokaler Sauerkäse*
- *1 Avocado, in Stückchen geschnitten*

Zubereitung

Die Kerne und Nüsse kurz in einer Pfanne anrösten.

Thunfisch, Käse und Avocado mischen und in ein Weckglas oder eine Lunchbox füllen. Die Nüsse darüber verteilen.

THUNFISCH MIT SCHNECKEN

O-H, perfekt für Mittagessen, Abendessen und Lunchbox

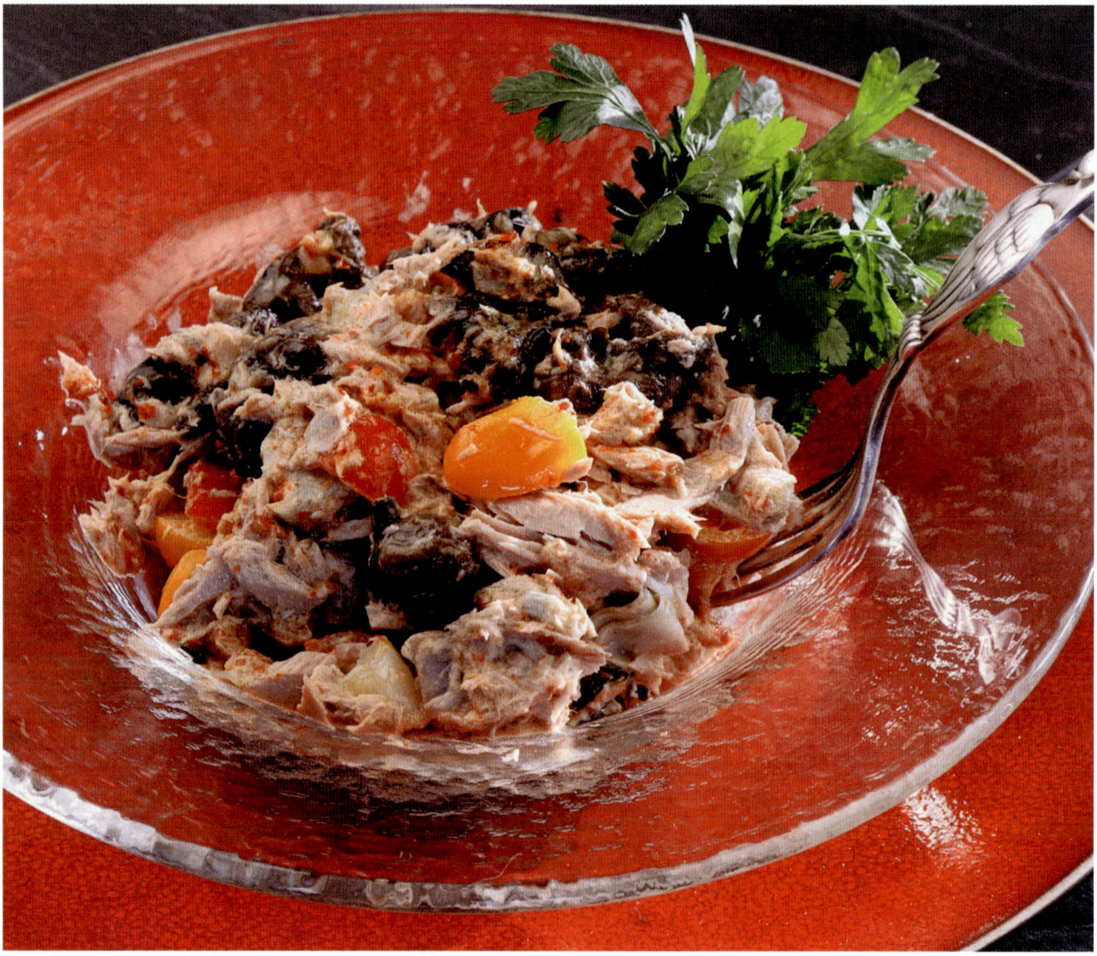

VORBEREITUNG	5 Minuten	KOCHEN	–	PORTIONEN	2

Zutaten

- *1 Dose Thunfisch in Salzwasser (abgetropft 160 g)*
- *2 eingelegte Artischockenherzen, klein geschnitten*
- *24 Weinbergschnecken aus der Dose*
- *1 Knoblauchzehe, fein gehackt*
- *1 EL Ghee*
- *4 Cherry-Tomaten, rot und gelb, geviertelt*
- *1 TL Piment D'Espelette*
- *Salz*

Zubereitung

Den Thunfisch abtropfen lassen und mit den Artischocken vermengen. Die Schnecken mit dem Knoblauch kurz im Ghee anbraten und zusammen mit den Tomaten unter den Thunfisch heben. Mit Piment und Salz abschmecken und anrichten.

THUNFISCH MIT SÜDFRÜCHTEN

O-H, perfekt zum Frühstück und für die Lunchbox

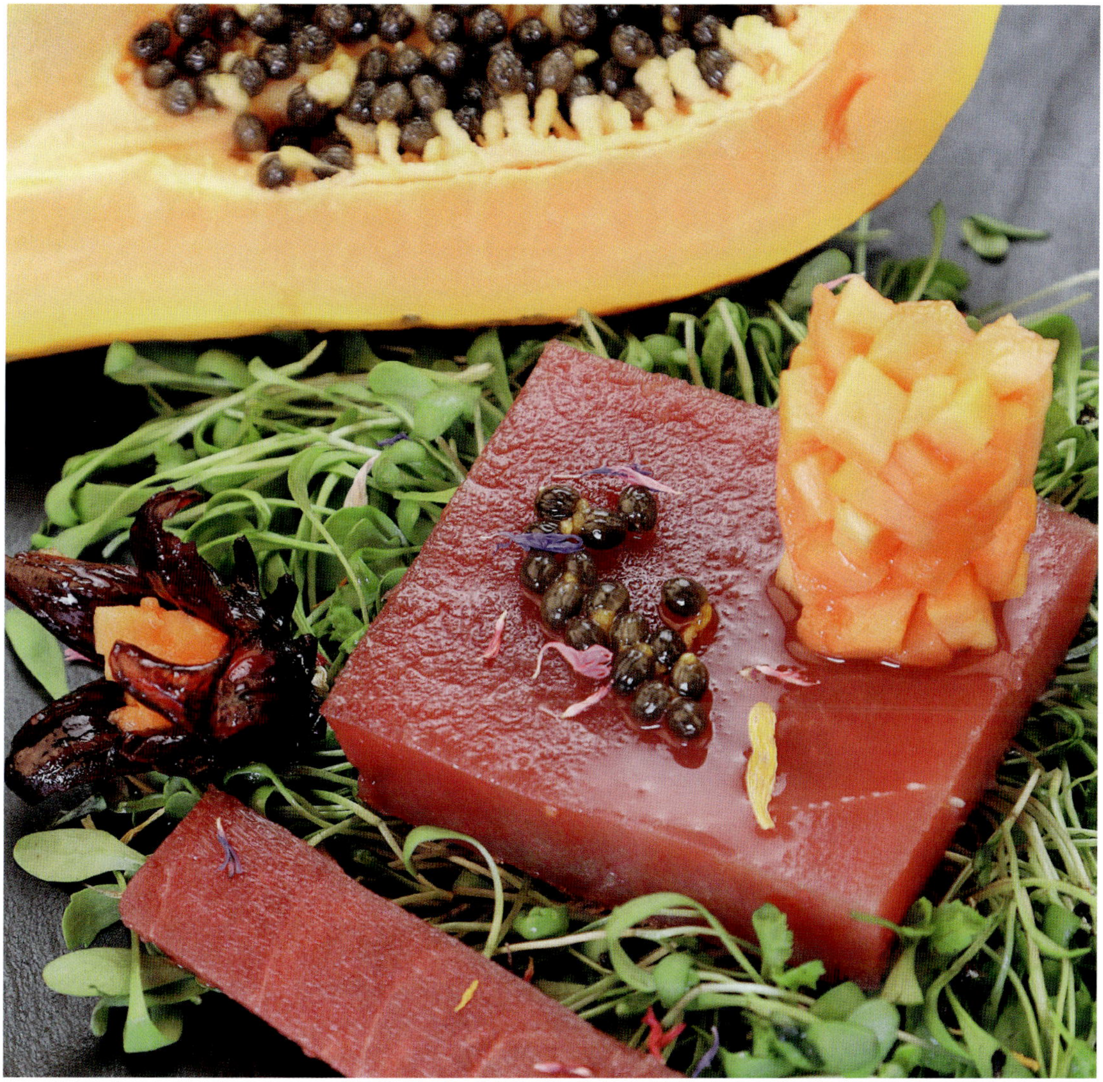

VORBEREITUNG 5 Minuten	KOCHEN –	PORTIONEN 1

Zutaten

- *1 Scheibe roher Thunfisch, ca. 150–200 g*
- *¼ frische Papaya, in kleine Würfel geschnitten*
- *etwas Kresse*

Zubereitung

Alle Zutaten schön anrichten. Wer es würzig mag, verwendet die Samen der Papaya als Pfefferkörner.
Zur Deko wurde hier noch eine eingelegte Hibiskusblüte verwendet, die ebenfalls fein zum Thunfisch schmeckt.

THUNFISCH-SANDWICH

O-H, perfekt zum Frühstück und für die Lunchbox

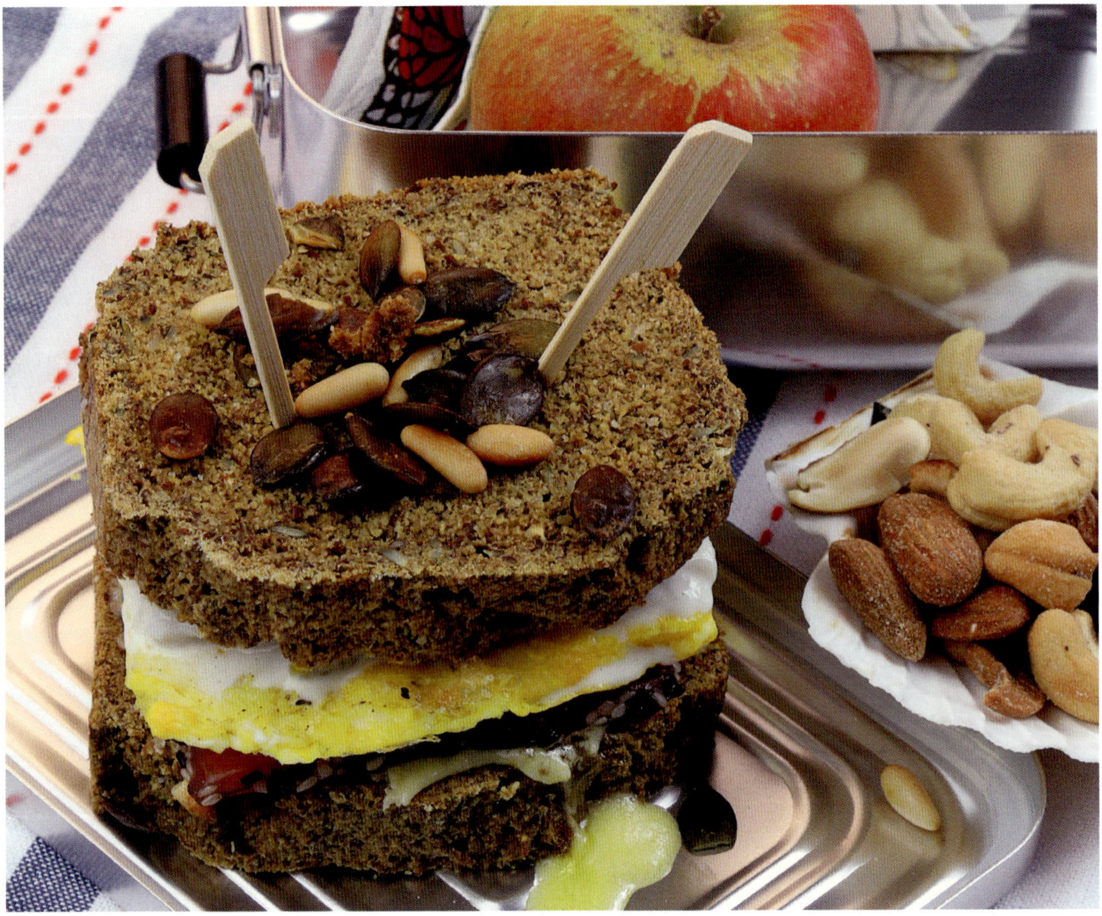

VORBEREITUNG 3 Minuten | **KOCHEN** 3 Minuten | **PORTIONEN** 1

Zutaten

Omelette

- 2 Eier
- etwas Vollmilch
- Salz, Pfeffer
- Avocadoöl

- 2 Scheiben Kürbis-Kelp-Brot (siehe Seite 258)
- Weidebutter
- 2 Scheiben Thunfisch im Sesammantel, kalt geräuchert
- 1 Sahne-Heringsfilet, halbiert

Zubereitung

Für das Omelette alle Zutaten miteinander verquirlen und im Avocadoöl ausbacken.
Eine Brotscheibe großzügig buttern, den Thunfisch und das Omelette darauflegen und mit den Heringsfilethälften toppen. Den Sandwichturm mit der anderen Brotscheibe abschließen und mit Holzspießchen fixieren.

THUNFISCH-SCHNITZEL

O-H, perfekt für Mittag- und Abendessen

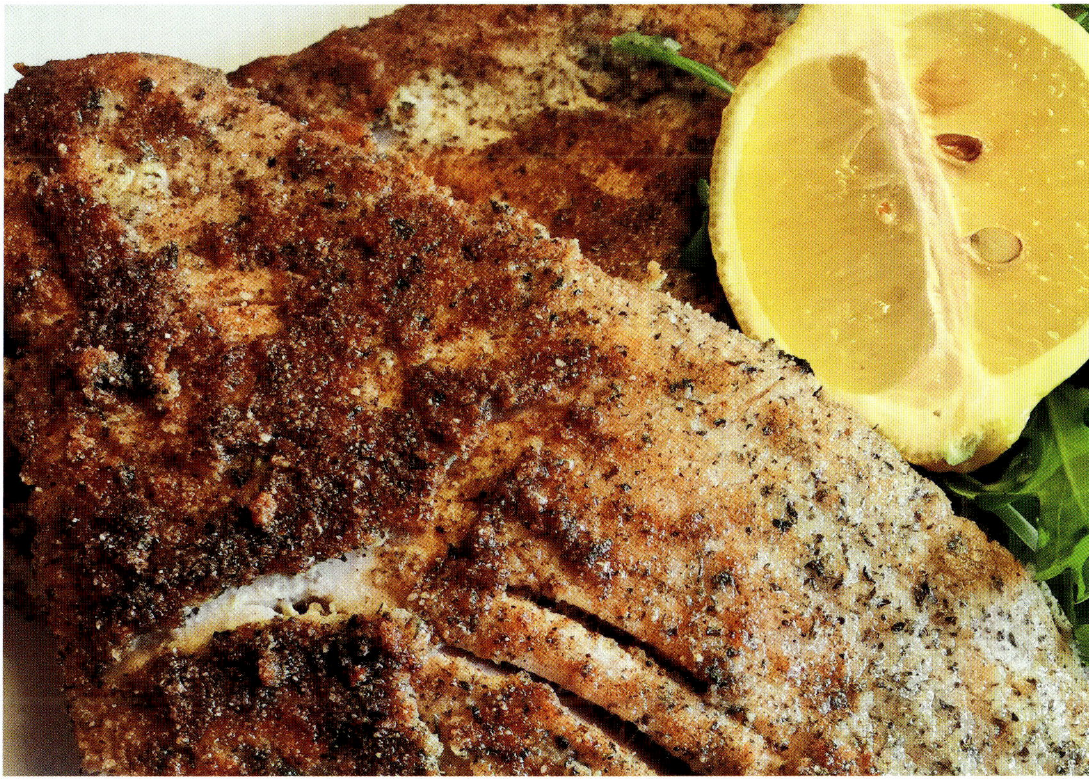

VORBEREITUNG	3 Minuten	KOCHEN	2 Minuten	PORTIONEN	1

Zutaten

Algenpanade

- *5 g getrocknete Algen*
- *1 TL Salz*
- *20 g Kokosmehl*
- *10 g glutenfreies Paniermehl (Schär)*
- *15 g Parmesan, gerieben*
- *½ TL Kalbsfondpulver*
- *10 g Sonnenblumenkerne*

- *1 Ei*
- *200–300 g Thunfisch*
- *1 EL Ghee*
- *1 EL Kokosöl*
- *Zitronenschnitze*

Zubereitung

Die Zutaten für die Algenpanade in einer Küchenmaschine pulverisieren und in einen tiefen Teller geben. Das Ei in einem zweiten Teller verrühren. Den Thunfisch zuerst im Ei, dann in der Algenpanade wenden. In einer Pfanne Ghee und Kokosöl heiß werden lassen und den Thunfisch darin maximal 2 Minuten anbraten, sodass die Panade kross ist, der Thunfisch aber innen noch roh.

Mit frischer Zitrone servieren.

TIGER PRAWNS

O-H, perfekt für Mittag- und Abendessen

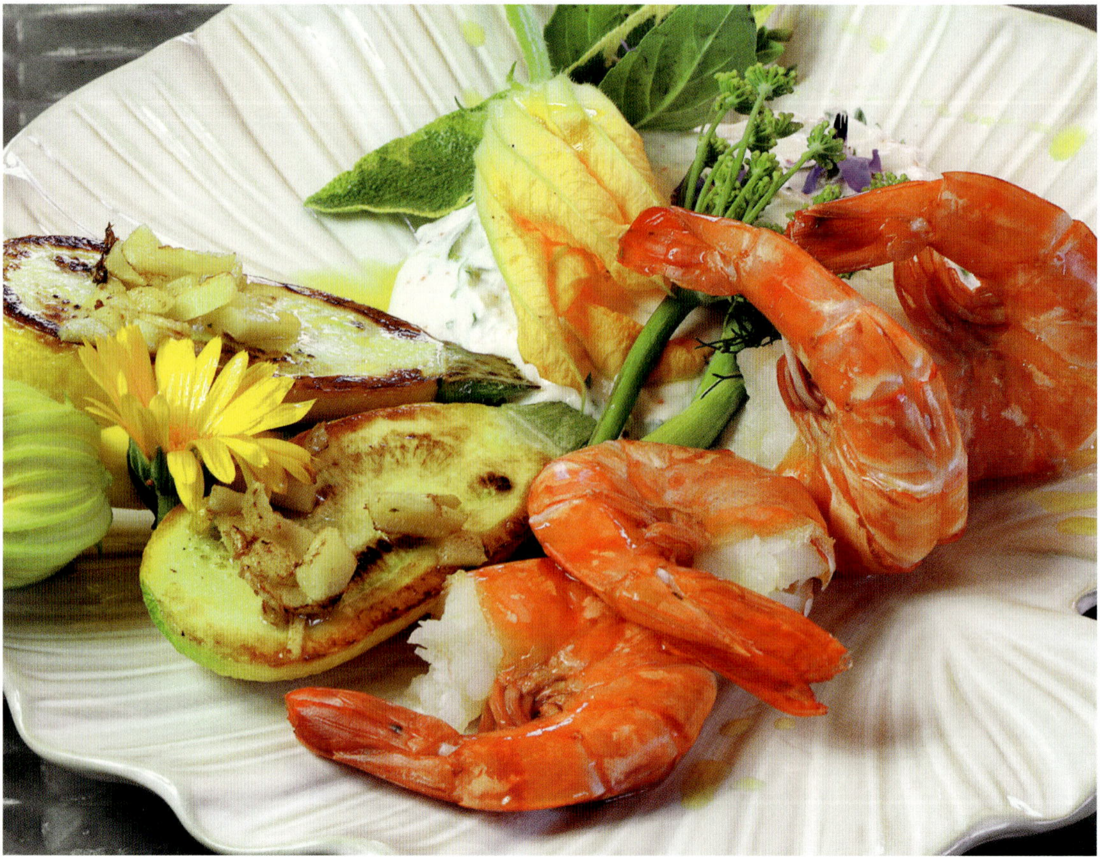

VORBEREITUNG	10 Minuten	KOCHEN	10 Minuten	PORTIONEN	1

Zutaten

- *4 große gefrorene Tiger Prawns (Riesengarnelen)*

Dip:

- *150 g Sahnequark*
- *1 EL Taramas (griechische Karpfenrogencreme)*
- *1 EL Gartenkräuter, frisch gehackt*
- *½ TL Fleur de Sel au Piment*

- *1 Mini-Zucchino, halbiert*
- *1 EL Ghee*
- *1 EL frischer Ingwer, geschält und klein gehackt*
- *Würzöl Kräuter-Knoblauch (Ölmühle Solling)*

Zubereitung

Die Tiger Prawns 10 Minuten dämpfen oder in Wasser köcheln lassen.

Die Zutaten für den Dip miteinander verrühren.

Die Zucchini in einer Pfanne in Ghee anbraten. Zum Schluss den Ingwer dazugeben und kurz mit anrösten.

Zucchinihälften, Dip und Garnelen auf einem Teller anrichten und mit etwas Würzöl beträufeln.

TRÜFFEL-SCHNECKEN-EIER

O-H, perfekt zum Frühstück

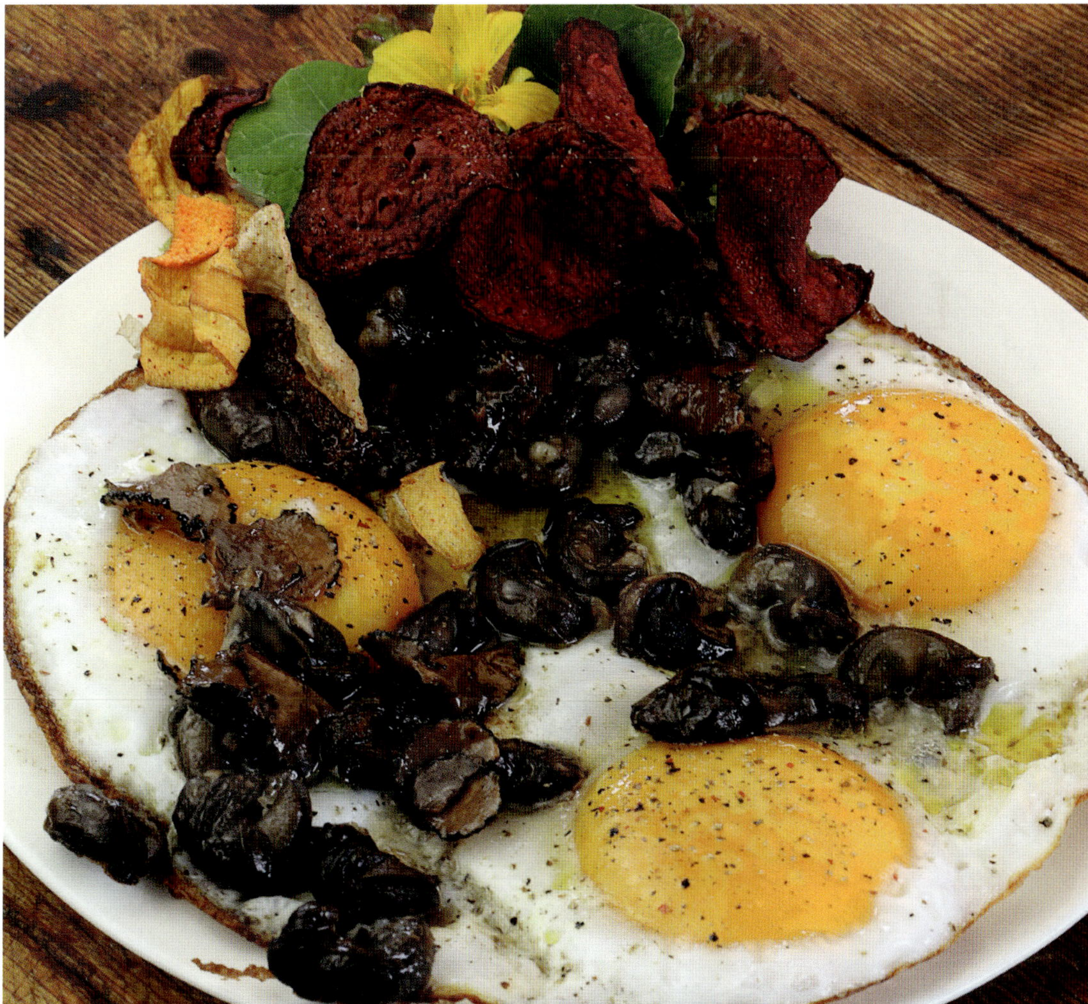

VORBEREITUNG 2 Minuten	KOCHEN 7 Minuten	PORTIONEN 2

Zutaten

- *2–3 Gänseeier oder 5–6 Hühnereier*
- *Kokosöl*
- *Salz und Pfeffer*
- *24 Schnecken aus der Dose, abgetropft*
- *Carpaccio di Tartufi d'estate*
- *1 EL Würzöl Zwiebel-Knoblauch (Ölmühle Solling)*

Zubereitung

Die Eier im Kokosöl braten, salzen und pfeffern. Die Schnecken darüber verteilen und mitgaren. Die Schnecken-Eier auf einem Teller anrichten und großzügig Trüffelscheiben und Würzöl darüber verteilen.

TURBO-GAZPACHO

O-H, perfekt für Mittagessen, Abendessen und Lunchbox

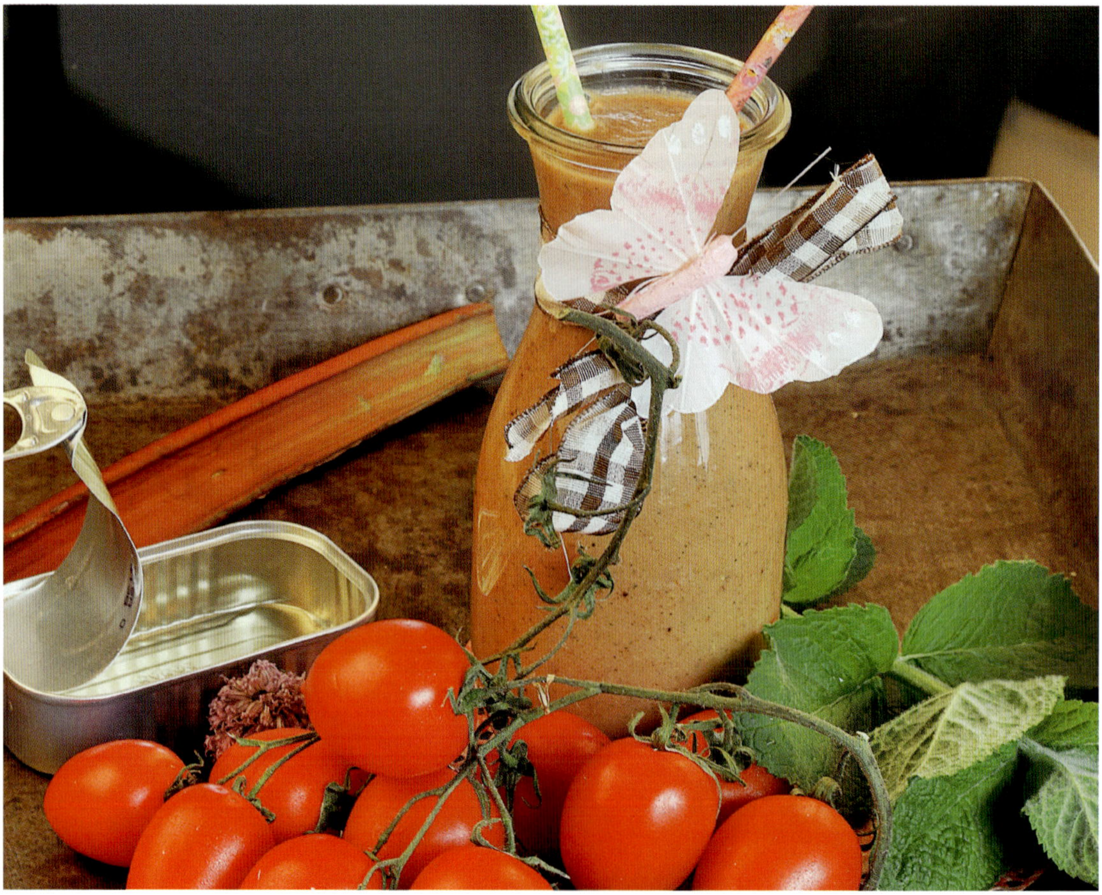

VORBEREITUNG	5 Minuten	**KOCHEN**	–	**PORTIONEN**	2

Zutaten

- 1 Dose gehackte Tomaten
- 100 g Rhabarber (frisch oder gefroren), in Stücke geschnitten
- 90 g Sardinen aus der Dose ohne Öl
- 100 ml Wasser
- 100 g Eiswürfel
- 1 TL Früchtepfeffer
- 1 TL getrocknete Pfefferminze, gemahlen
- 1 TL Fleur de Sel
- 1 EL kalt gepresstes Olivenöl

Zubereitung

Alle Zutaten in der Küchenmaschine auf hoher Stufe mixen und eisgekühlt als Smoothie oder kalte Suppe servieren.

VEGGIE-BOLOGNESE

O-H, perfekt für Mittag- und Abendessen

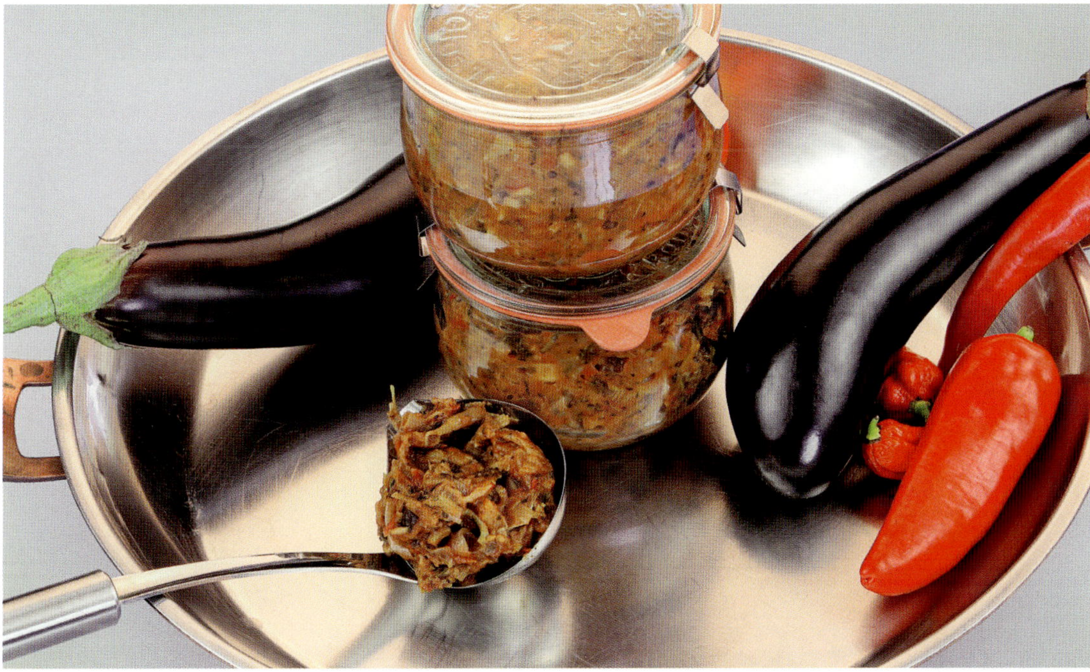

VORBEREITUNG 10 Minuten | **KOCHEN** 20 Minuten | **PORTIONEN** 2 Weckgläser à 500 g

Zutaten

- *300 g gefrorene oder frische Steinpilze, in Scheiben geschnitten*
- *150 g Brokkoli, in Röschen zerteilt*
- *3 Schalotten, geschält und halbiert*
- *3 Knoblauchzehen, geschält und halbiert*
- *1 kg Tomaten, geviertelt*
- *1 gelbe Paprikaschote, geviertelt*
- *1 kleine Aubergine (ca. 200 g), in Scheiben geschnitten*
- *50 g frischer Ingwer, geschält und gewürfelt*
- *1 Chilischote (optional), halbiert*
- *1 Stange Lauch, in Scheiben geschnitten*
- *50 ml Olivenöl*
- *2 EL getrocknete Gartenkräuter*
- *1 TL Salz*
- *Pfeffer*
- *1 EL Honig*

Zubereitung

Das vorbereitete Gemüse auf ein Backblech geben und mit dem Olivenöl übergießen. Mit den Kräutern würzen und im vorgeheizten Ofen bei 180 Grad Umluft 45 Minuten rösten.

Die Gemüsemischung (ergibt ca. 1100 g) mit Salz, Pfeffer und Honig würzen und grob pürieren. Anschließend einmal kurz aufkochen lassen und noch heiß in Weckgläser füllen. Gut verschließen und 15 Minuten lang in einem Dampfgarer einkochen.

Die Veggie-Bolognese kann auch eingefroren werden.

ZANDERBÄCKCHEN-CURRY

O-H, perfekt für Mittag- und Abendessen

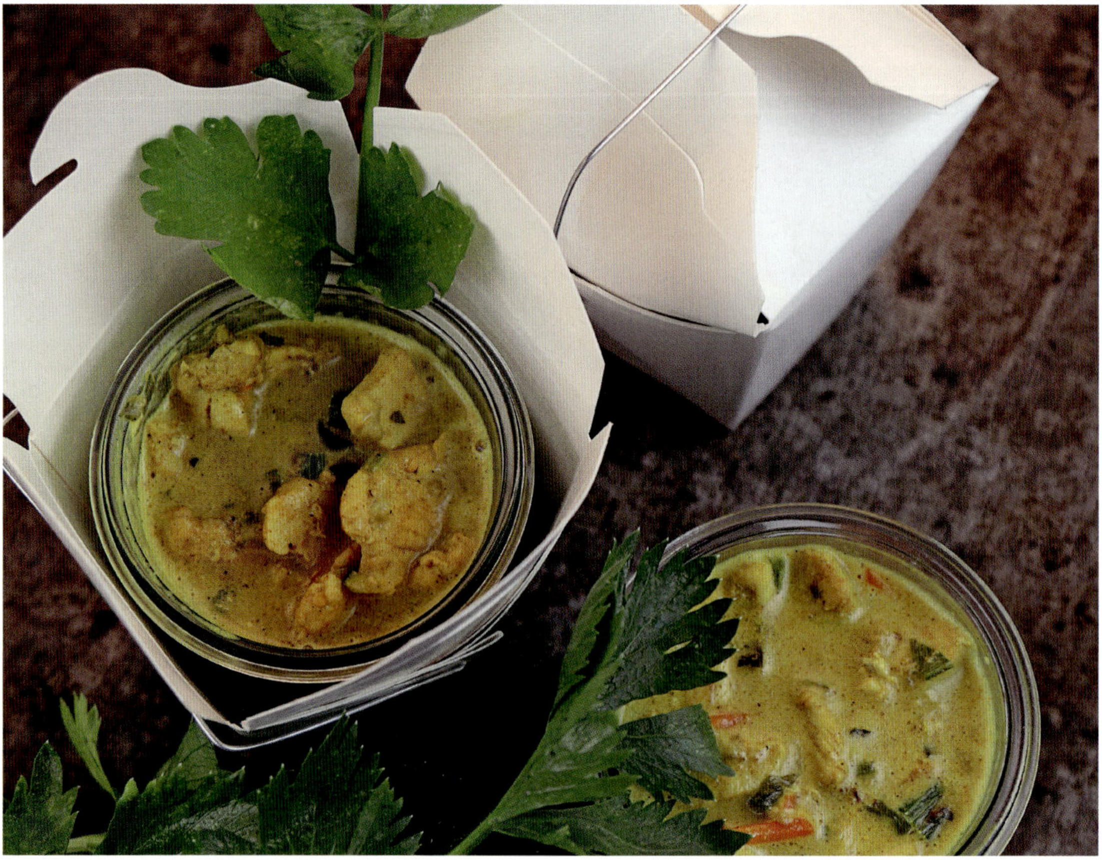

VORBEREITUNG *10 Minuten* | **KOCHEN** *15 Minuten* | **PORTIONEN** *4*

Zutaten

- *1 EL Kokosöl*
- *1 EL Woköl Ingwer & Lemongras (Sabo), optional*
- *1 EL Ghee*
- *3–4 Stangen Staudensellerie, klein geschnitten*
- *1 Möhre, in Stifte gehobelt*
- *1 kleine Aubergine, in Stifte gehobelt*
- *2–3 EL Curry*
- *500 g Zanderbäckchen*
- *500 ml Kokosmilch*
- *1 TL Kalbsfondkonzentrat, flüssig*
- *Salz und Pfeffer*

Zubereitung

Die Öle und das Ghee in einer tiefen Pfanne erhitzen. Das Gemüse zusammen mit dem Curry ca. 3 Minuten darin anschwitzen. Die Zanderbäckchen zugeben und eine weitere Minute braten. Mit Kokosmilch ablöschen und Kalbsfond unterrühren. 10 Minuten bei kleiner Hitze köcheln lassen. Vor dem Servieren mit Salz und Pfeffer abschmecken.

ZANDERBÄCKCHEN MIT CHAMPIGNONS

O-H, perfekt für Mittagessen, Abendessen und Lunchbox

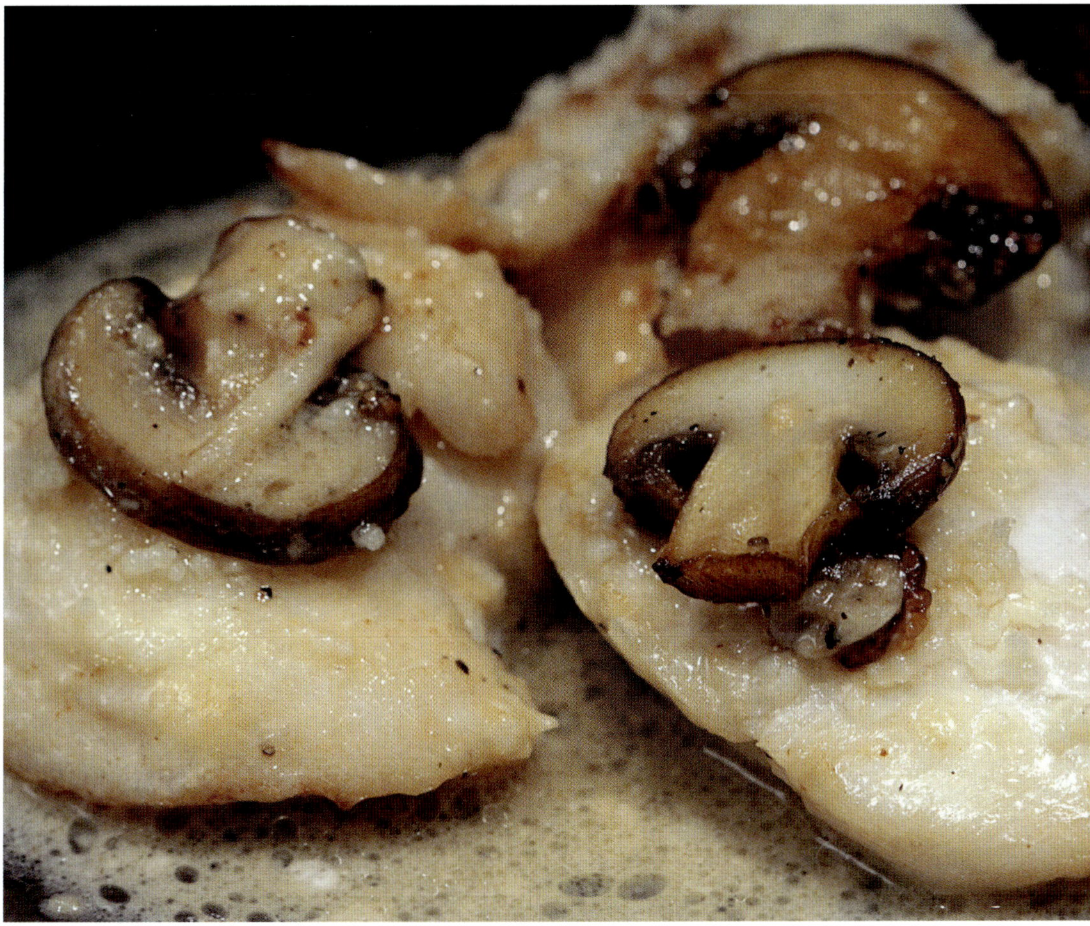

VORBEREITUNG 5 Minuten	**KOCHEN** 5 Minuten	**PORTIONEN** 2

Zutaten

- *200 g braune Champignons*
- *2 EL Kokosöl*
- *Salz und Pfeffer*
- *1 TL Kalbsfondpulver*
- *400 g Zanderbäckchen*
- *3 EL Sahne*
- *50 g Parmesan, gerieben*

Zubereitung

Die Champignons putzen, in Scheiben schneiden und im Kokosöl braun anbraten. Mit Salz, Pfeffer und Kalbsfondpulver würzen. Die Zanderbäckchen dazugeben und kurz anbraten. Mit der Sahne ablöschen. Den Parmesan zugeben und kurz schmelzen lassen, dann die Zanderbäckchen gleich servieren.

ZANDERLASAGNE

O-H, perfekt für Mittag- und Abendessen

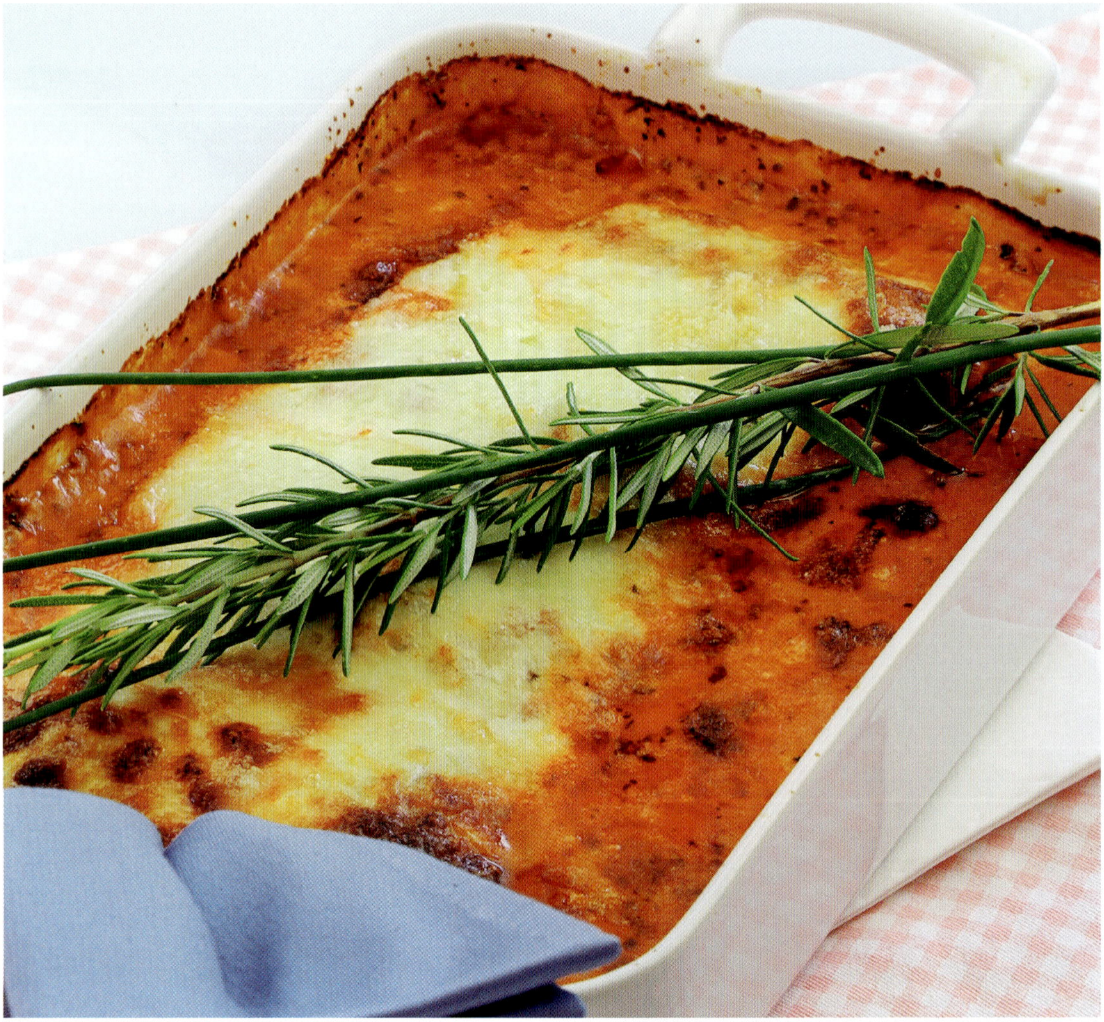

VORBEREITUNG 5 Minuten	KOCHEN 25 Minuten	PORTIONEN 2

Zutaten

- *2 Zanderrückenfilets mit Haut, je 200 g*
- *Gewürz- oder Kräutersalz*
- *250 g Sauce bolognese (Morga) oder 250 g Veggie-Bolognese (Seite 251)*
- *300 g Mozzarella, in Scheiben geschnitten*
- *100 g Parmesan, gerieben*

Zubereitung

Die Zanderfilets in eine Gratinform legen und mit dem Gewürzsalz bestreuen. Sauce bolognese darübergeben, die Mozzarellascheiben darüber verteilen und großzügig mit Parmesan bestreuen. Im vorgeheizten Ofen bei 180 Grad Umluft 20–25 Minuten garen.

ZIEGENMILCHBRÖTCHEN MIT THUNFISCH

O-H, perfekt für das Frühstück

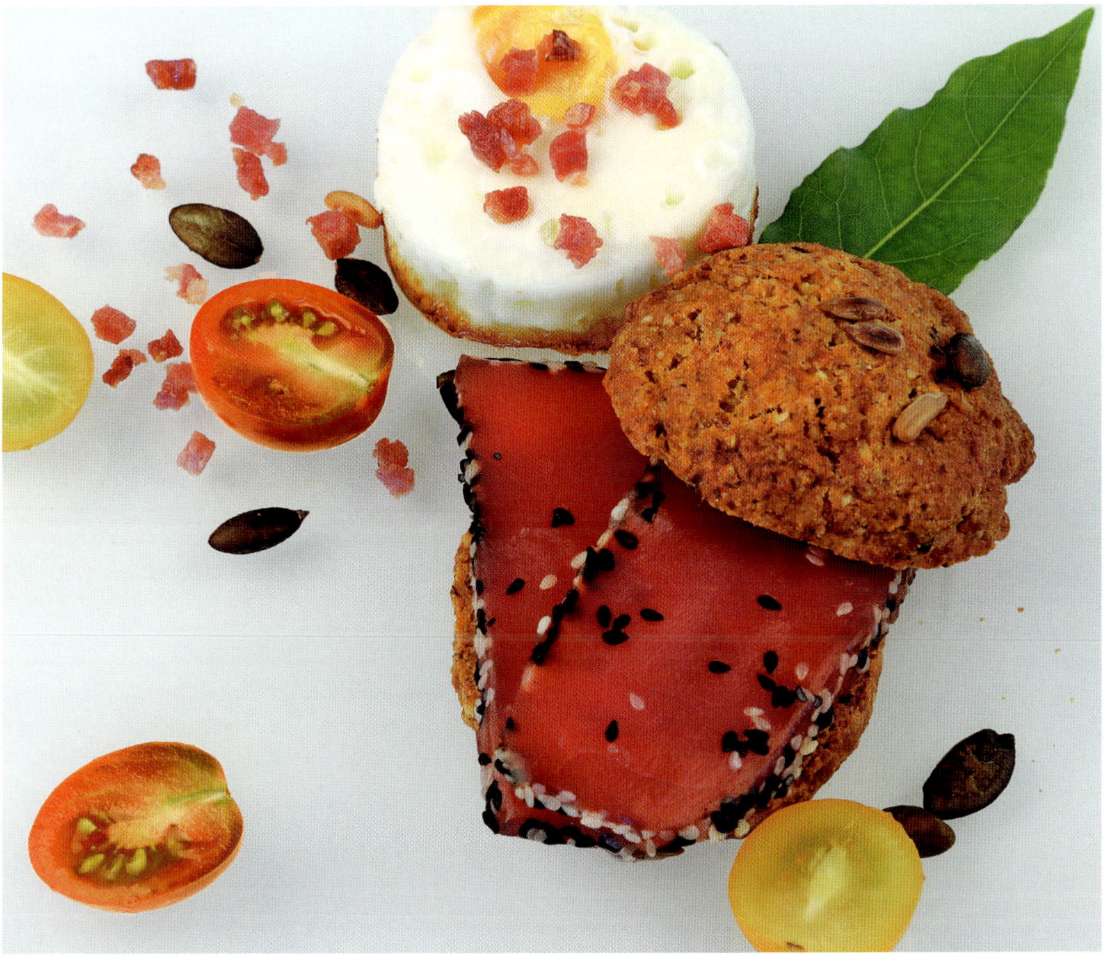

VORBEREITUNG 3 Minuten	**KOCHEN** 10 Minuten	**PORTIONEN** 1

Zutaten

- *1 Spiegelei*
- *Kokosöl*
- *1 EL Speckwüfel*
- *1 Ziegenmilchbrötchen (siehe Seite 267)*
- *2 dünne Scheiben roher Thunfisch*
- *2 Cherry-Tomaten*

Zubereitung

Besonders schön wird das Spiegelei, wenn es in einem Speisering gebraten wird. Dazu den Speisering vorher mit etwas Kokosöl ausreiben.

Die Speckwürfel mit dem Ei oder separat braten.

Das Brötchen mit dem Thunfisch belegen und zusammen mit dem Ei und den Tomaten anrichten.

OPTI-BEILAGEN

EXOTISCHE BRÖTCHEN

O-B, perfekt für das Frühstück und als Leckerei

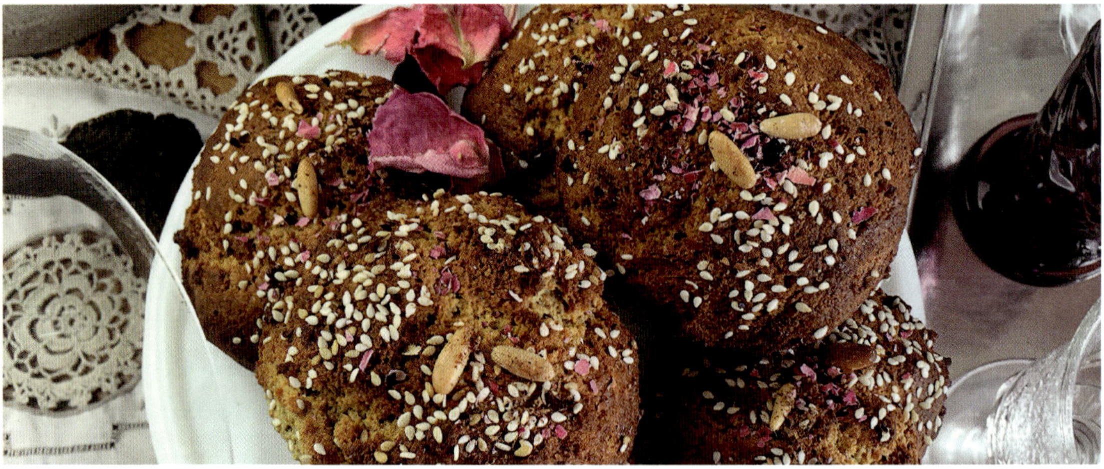

VORBEREITUNG	5 Minuten	**KOCHEN**	25 Minuten	**PORTIONEN**	10

Zutaten

Teig

- *120 g Mandelmehl*
- *100 g Sesammehl*
- *100 g Paniermehl, glutenfrei (Schär)*
- *50 g Whey-Proteinpulver, natur*
- *50 g Würzöl Ingwer-Lemongras (Ölmühle Solling)*
- *150 g Sahnequark*
- *5 Eier à 70 g*
- *1 EL Pinienhonig*
- *1 TL Meersalz*
- *1 TL Anissamen*
- *20 g Gelatine (Nahrungsergänzung)*
- *1 EL Backpulver*

Topping

- *Würzöl Mandel-Vanille (Ölmühle Solling), in eine Sprayflasche gefüllt*
- *Sesamsamen*
- *Pinienkerne*
- *getrocknete Rosen- oder andere Blütenblätter*

Zubereitung

Alle Teigzutaten zu einem festen, klebrigen Teig verkneten. Ein Backblech mit Backpapier belegen. Mit feuchten Händen 10 Brötchen in Turbanform (nach oben leicht spitz zulaufend) rollen und auf das Backblech setzen. Mit Mandel-Vanille-Würzöl besprühen, Sesamsamen darüberstreuen und auf die Turbanspitze 2–3 Pinienkerne geben. Im vorgeheizten Ofen bei 180 Grad Umluft 25 Minuten backen. Auf einem Kuchengitter abkühlen lassen und mit getrockneten, grob gemahlenen Blütenblättern bestreuen.

EXOTISCHE NÜSSE

O-B, perfekt als Leckerei und für die Lunchbox

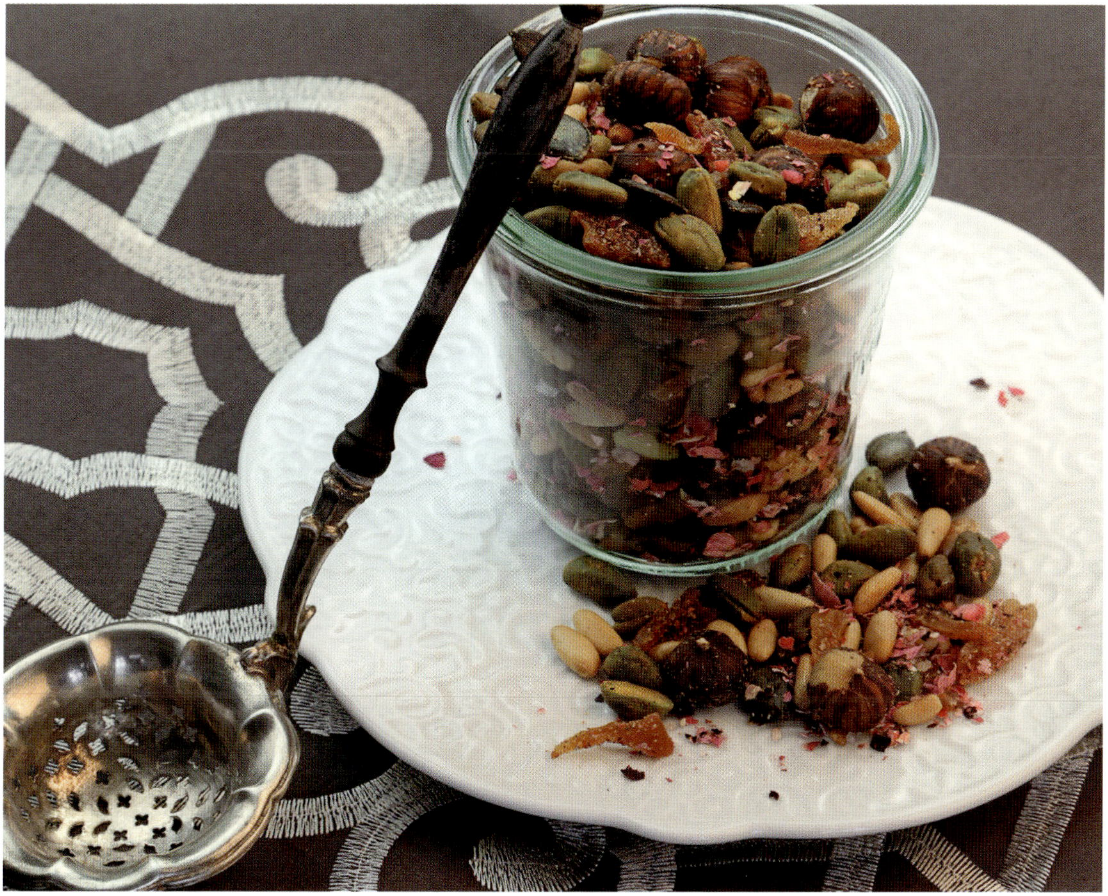

VORBEREITUNG	5 Minuten	**KOCHEN**	15 Minuten	**PORTIONEN**	20

Zutaten

- 150 g Pistazien
- 50 g Kürbiskerne
- 200 g Haselnüsse
- 80 g Pinienkerne
- 60 g kandierter Ingwer, in feine Streifen geschnitten
- 2 EL kalt gepresstes Ingweröl (Ölmühle Hartmann)
- 2 TL Fleur de Sel
- 3 EL getrocknete Rosenblätter, gemahlen
- 1 TL Koriander, gemahlen

Zubereitung

Nüsse, Kerne, Ingwer, Ingweröl und Salz vermischen und auf einem Backblech 15 Minuten bei 180 Grad Umluft rösten. Auf Haushaltspapier abkühlen lassen.

Die geröstete Nussmischung mit Rosenblättern und Koriander mischen und in ein dekoratives Glas mit Löffel füllen.

Die Mischung dient als köstlicher Snack, kann aber auch zur Verfeinerung von Salaten verwendet werden.

KÜRBIS-KELP-BROT

O-B, perfekt zum Frühstück und für die Lunchbox

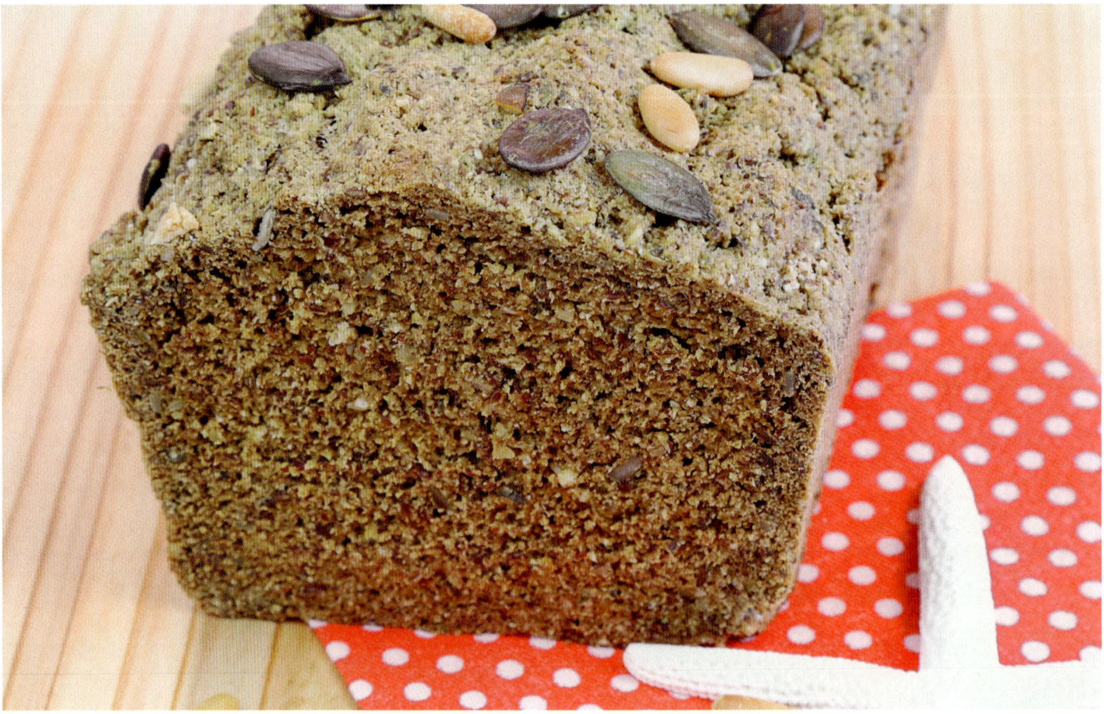

VORBEREITUNG	3 Minuten	KOCHEN	60 Minuten	PORTIONEN	10

Zutaten

Teig
- 200 g Sesammehl
- 150 g Leinsamen, geschrotet
- 50 Whey-Proteinpulver, natur
- 50 g Gelatine (Nahrungsergänzung)
- 50 g Kelp-Pulver (Braunalgenpulver)
- 1 EL Anissamen
- 1 TL Meersalz
- 50 g Kürbiskerne
- 20 g Backpulver
- 50 ml Würzöl mediterran (Ölmühle Solling) oder ein anderes Würzöl
- 6 Eier à 70 g
- 100 ml Wasser

Topping
- Zitronen-Petersilien-Öl (Weber) oder ein anderes Würzöl
- Kürbiskerne
- Pinienkerne

Zubereitung

Alle Teigzutaten in der Küchenmaschine zu einem Teig verarbeiten. Mit den Händen zu einem Brot formen und in eine mit Backpapier ausgelegte Brotform von 25–30 cm legen. Mit Zitronen-Petersilien-Öl einsprühen und mit Nüssen und Kernen dekorieren. Im vorgeheizten Ofen bei 180 Grad Umluft 60 Minuten backen.

MANDEL-SALBEI-PESTO

O-B, perfekt für Mittagessen, Abendessen und Lunchbox

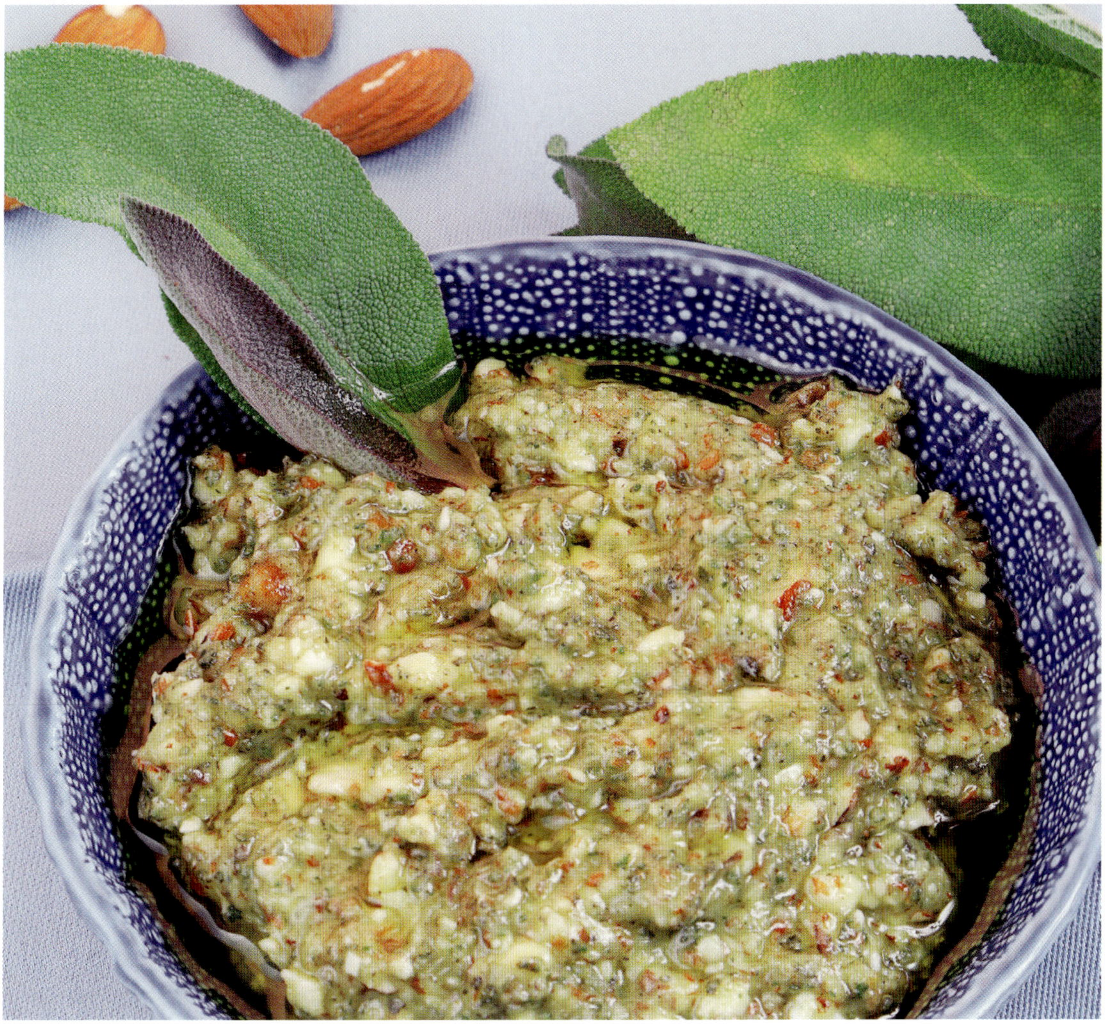

VORBEREITUNG	3 Minuten	**KOCHEN**	–	**PORTIONEN**	6

Zutaten

- *20 g frischer Salbei*
- *100 g ganze Mandeln*
- *100 ml Olivenöl Mediterraneo (Ölmühle Solling)*
- *10 ml Ingwer Cordial oder Ingwersirup*
- *2 kleine getrocknete Aprikosen, in feine Streifen geschnitten*
- *40 g Parmesan, gerieben*

Zubereitung

Den Salbei in der Küchenmaschine fein hacken. Die restlichen Zutaten zugeben und zu einem körnigen Pesto zerkleinern. In ein verschließbares Gefäß füllen und mit Olivenöl abdecken.

OMEGA-3-BASILIKUM-PESTO

O-B, perfekt für Mittagessen, Abendessen und Lunchbox

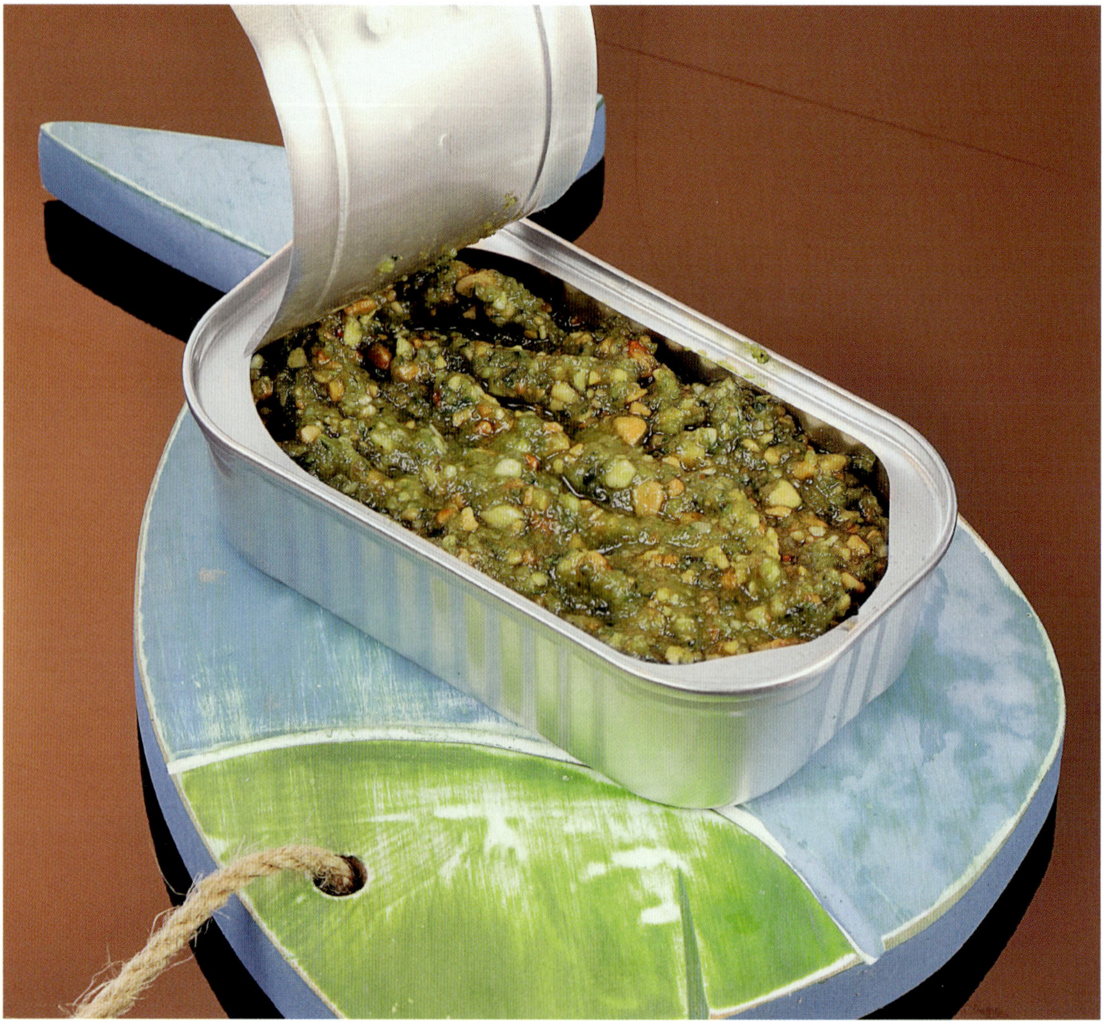

VORBEREITUNG 3 Minuten	KOCHEN 6 Minuten	PORTIONEN 1 Glas

Zutaten

- *200 g ganze Mandeln*
- *50 g frisches Basilikum*
- *1 Dose Dorschleber mit Öl (Einwaage 115 g)*
- *70 ml Olivenöl*
- *1 TL Meersalz*
- *40 g Parmesan, gerieben*

Zubereitung

Die Mandeln im Ofen bei 180 Grad Umluft 6 Minuten rösten, dann etwas abkühlen lassen.
Das Basilikum in der Küchenmaschine zerkleinern. Mandeln, Dorschleber, Olivenöl und Salz dazugeben und alles grob hacken. Zuletzt den Parmesan unterrühren. Das Pesto in ein verschließbares Glas füllen und mit Olivenöl bedecken.

PARMESAN-CRACKER

O-B, perfekt für Mittagessen, Abendessen und Lunchbox

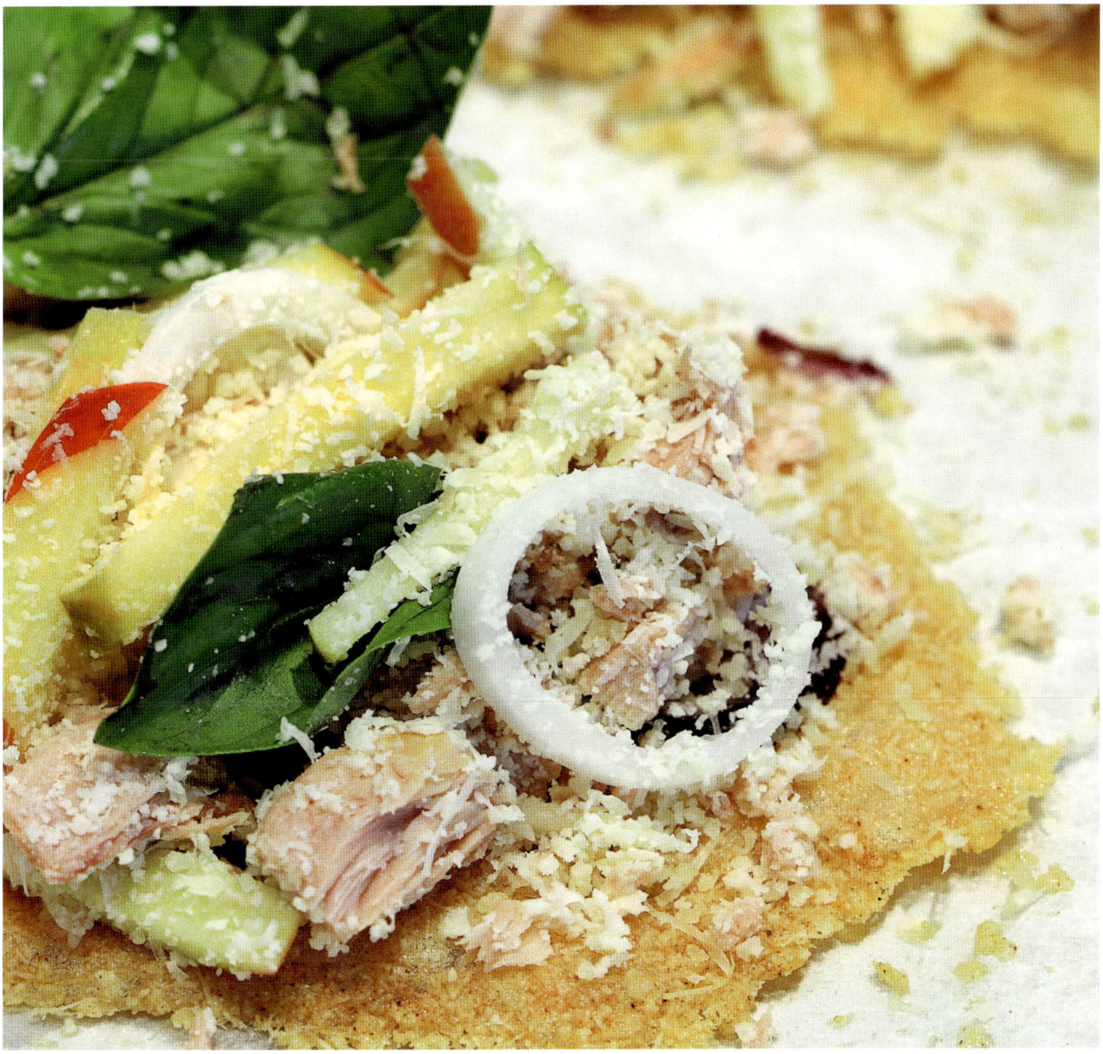

VORBEREITUNG *1 Minute* | **KOCHEN** *7 Minuten* | **PORTIONEN** *ca. 6 kleine Cracker*

Zutaten

- *120 g Parmesan, gerieben*
- *1 kräftige Prise Pfeffer*
- *½ TL Piment D'Espelette oder Chili*

Zubereitung

Den Backofen auf 180 Grad Umluft vorheizen.
Den Käse mit den Gewürzen vermischen. Ein Backblech mit Backpapier belegen und je 2 EL der Käsemischung, zu 6 kleinen Kreisen geformt, darauf verteilen. Die Parmesan-Cracker in ca. 7 Minuten goldgelb backen. Auf dem Backpapier erkalten lassen.

SAATENBROT

O-B, perfekt zum Frühstück und für die Lunchbox

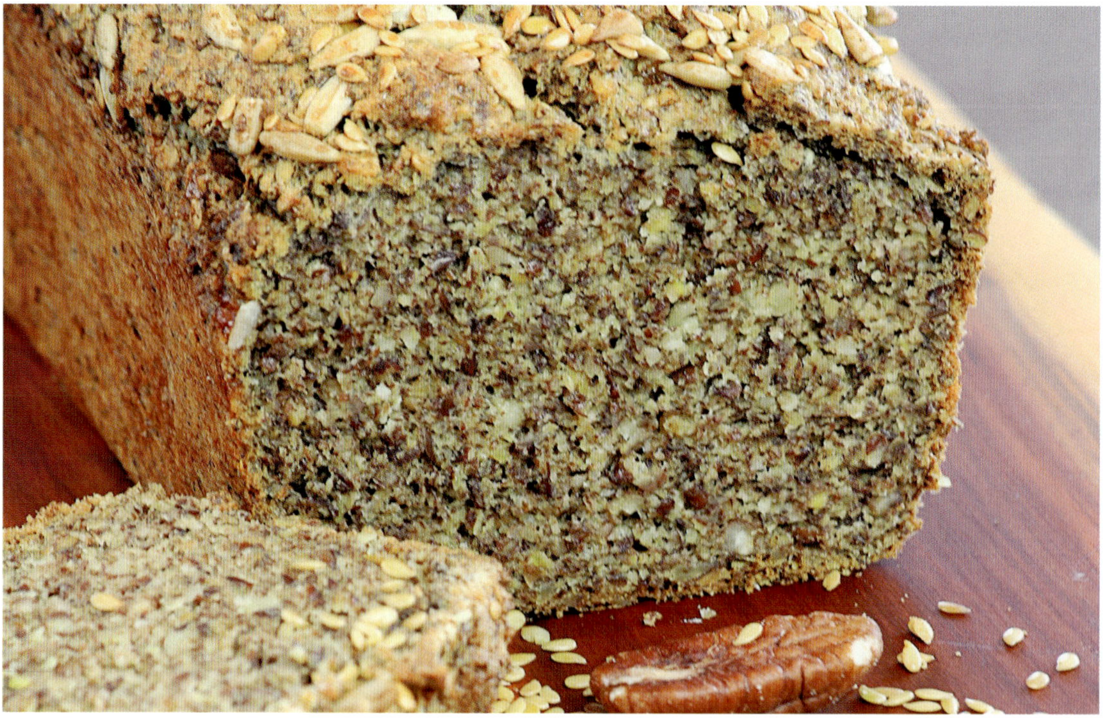

VORBEREITUNG *5 Minuten* | **BACKEN** *60 Minuten* | **PORTIONEN** *12*

Zutaten

Teig

- *250 g Leinsamen*
- *1 Avocado*
- *150 g Pekannüsse*
- *1 TL Salz*
- *3 EL Gelatine (Nahrungsergänzung)*
- *1 Päckchen Backpulver*
- *2 EL Würzöl Thymian-Salbei (Ölmühle Solling)*
- *150 g Sauerrahm*
- *50 g geriebener Gruyere (Greyerzer Käse)*
- *5 Eier*

Topping

- *1 EL Sonnenblumenkerne*
- *1 EL goldener Leinsamen*
- *1 EL Würzöl Thymian-Salbei (Ölmühle Solling)*

Zubereitung

Den Leinsamen grob schroten. Die restlichen Teigzutaten zufügen und alles in einer Küchenmaschine mit Schneidefunktion (Cutter) zu einem Teig verarbeiten. Der Teig ist relativ schwer, die Nüsse sollten dabei nur zerhackt worden sein. Eine Kastenform (25 cm) mit Backpapier auslegen und den Teig hineinfüllen. Etwas glatt streichen. Die Zutaten für das Topping miteinander vermischen und gleichmäßig auf dem Brotteig verteilen. Die Oberfläche sollte überall ölig und mit Samen versehen sein. Im vorgeheizten Backofen bei 180 Grad Umluft 60 Minuten backen. Gut auskühlen lassen.

SARDELLEN-CRISPS

O-B, perfekt als Leckerei und für die Lunchbox

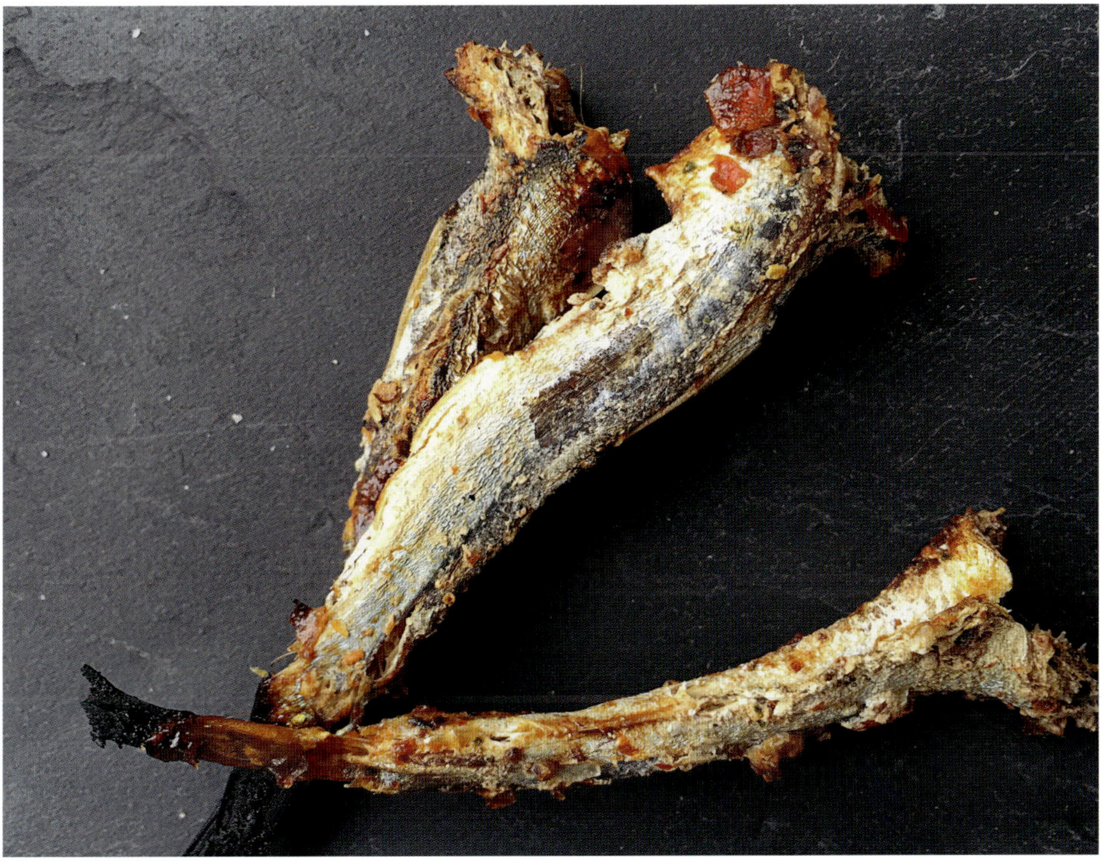

VORBEREITUNG *15 Minuten*	**KOCHEN** *17 Stunden*	**PORTIONEN** *30*

Zutaten

- *30 frische Sardellen*

Marinade

- *30 ml Olivenöl*
- *30 ml Thai-Sweet-Chili-Soße*
- *1 EL Piment de Basque*
- *Salz und Pfeffer*

Zubereitung

Die Sardellen mit den Fingernägeln köpfen und zugleich ausnehmen. Die Marinade anrühren und die Sardellen 1 Stunde darin ziehen lassen. Den Grill auf 250 Grad vorheizen, die Sardellen nebeneinander auf einem Backblech mit Backpapier auslegen und ca. 8 Minuten grillen.

Man kann die Sardellen so essen oder sie weiter zu Crisps dehydrieren. Dazu legt man sie in einen Dehydrator (alternativ in den Ofen mit leicht geöffneter Tür) und lässt sie bei 68 Grad rund 17 Stunden trocknen.

Luftdicht verschlossen sind die Sardellen-Crisps 3–4 Wochen haltbar.

SARDINENBUTTER

O-B, perfekt für Mittagessen, Abendessen und Lunchbox

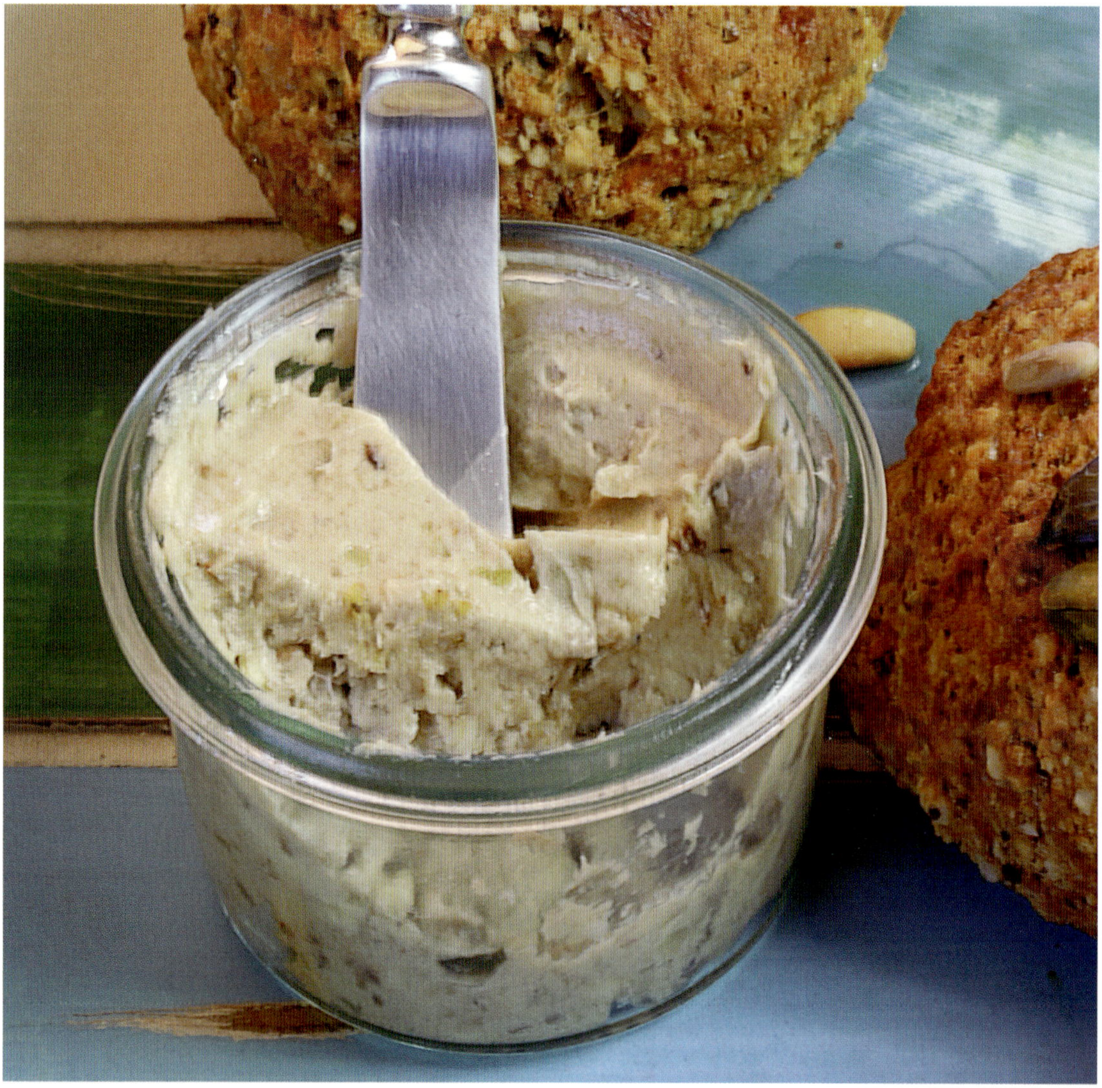

VORBEREITUNG	5 Minuten	KOCHEN	–	PORTIONEN	6

Zutaten

- *150 g gesalzene Weidebutter (z. B. Kerrygold)*
- *40 g eingelegte Gurke*
- *90 g Sardinen in Olivenöl aus der Dose, abgetropft*
- *½ TL Fleur de Sel au Piment*

Zubereitung

Alle Zutaten in der Küchenmaschine pürieren und in kleine Weckgläser füllen. Im Kühlschrank aufbewahren oder einfrieren.

VEGGIE-PANKO (GEMÜSEPULVER)

O-B, perfekt für das Frühstück, Mittag- und Abendessen

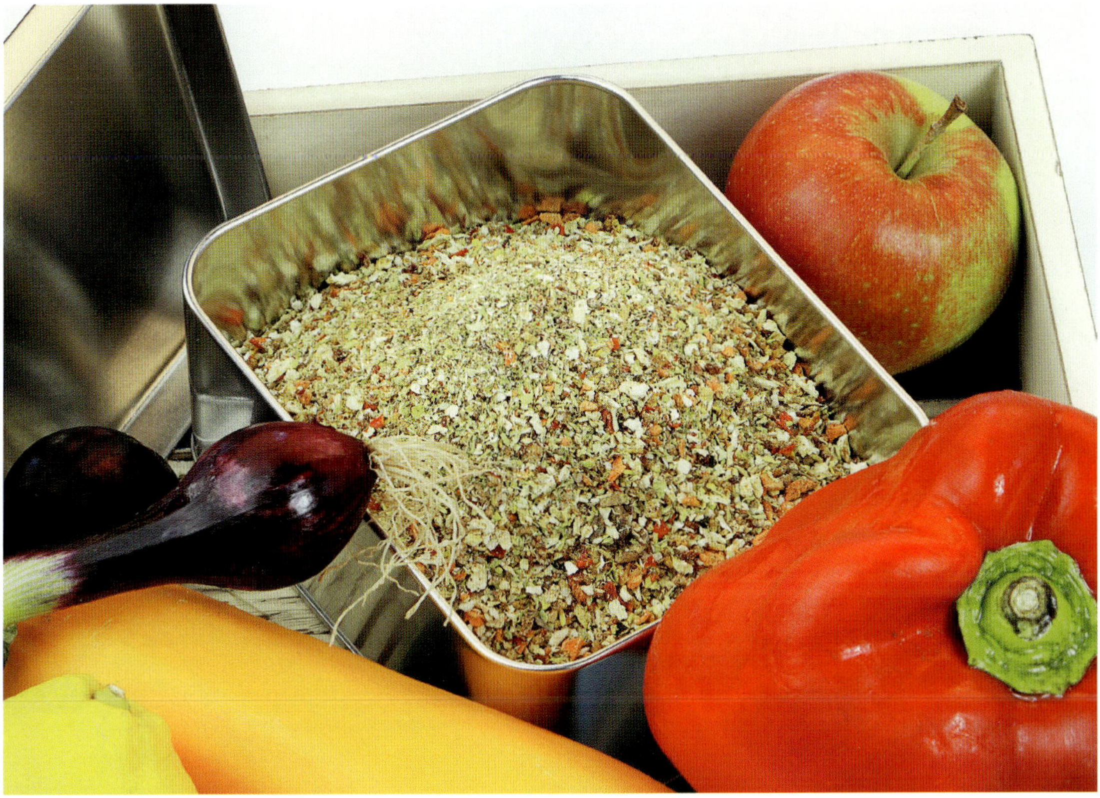

VORBEREITUNG	30 Minuten	**KOCHEN**	16 Stunden	**PORTIONEN**	40

Zutaten

- *250 g braune Champignons, in Scheiben geschnitten*
- *3 rote Peperoni, in Streifen geschnitten*
- *1 Braeburn-Apfel, in dünne Scheiben geschnitten*
- *4 Frühlingszwiebeln, mit dem Grün in Scheiben geschnitten*
- *1 Zucchini, in Scheiben geschnitten*
- *1 rote und gelbe Paprika, in Streifen geschnitten*
- *2 Fenchelknollen, in Scheiben geschnitten*
- *3 Karotten, in Scheiben geschnitten*
- *1 Grünkohl oder Wirsing, in Streifen geschnitten*
- *1 Knollensellerie, in Stäbchen geschnitten*
- *½ Bio-Zitrone, in Scheiben geschnitten*
- *2 große Stücke frischer Ingwer, geschält und in Scheiben geschnitten*

Zubereitung

Das Gemüse in einem Dehydrator oder im Backofen mit leicht geöffneter Tür bei 50–55 Grad Umluft rund 17 Stunden trocknen. Anschließend in einer Küchenmaschine pulverisieren und in gut verschließbare Gefäße geben. Trocken aufbewahren.

WÜRZPULVER FISCH

O-B, perfekt zum Mittag- und Abendessen

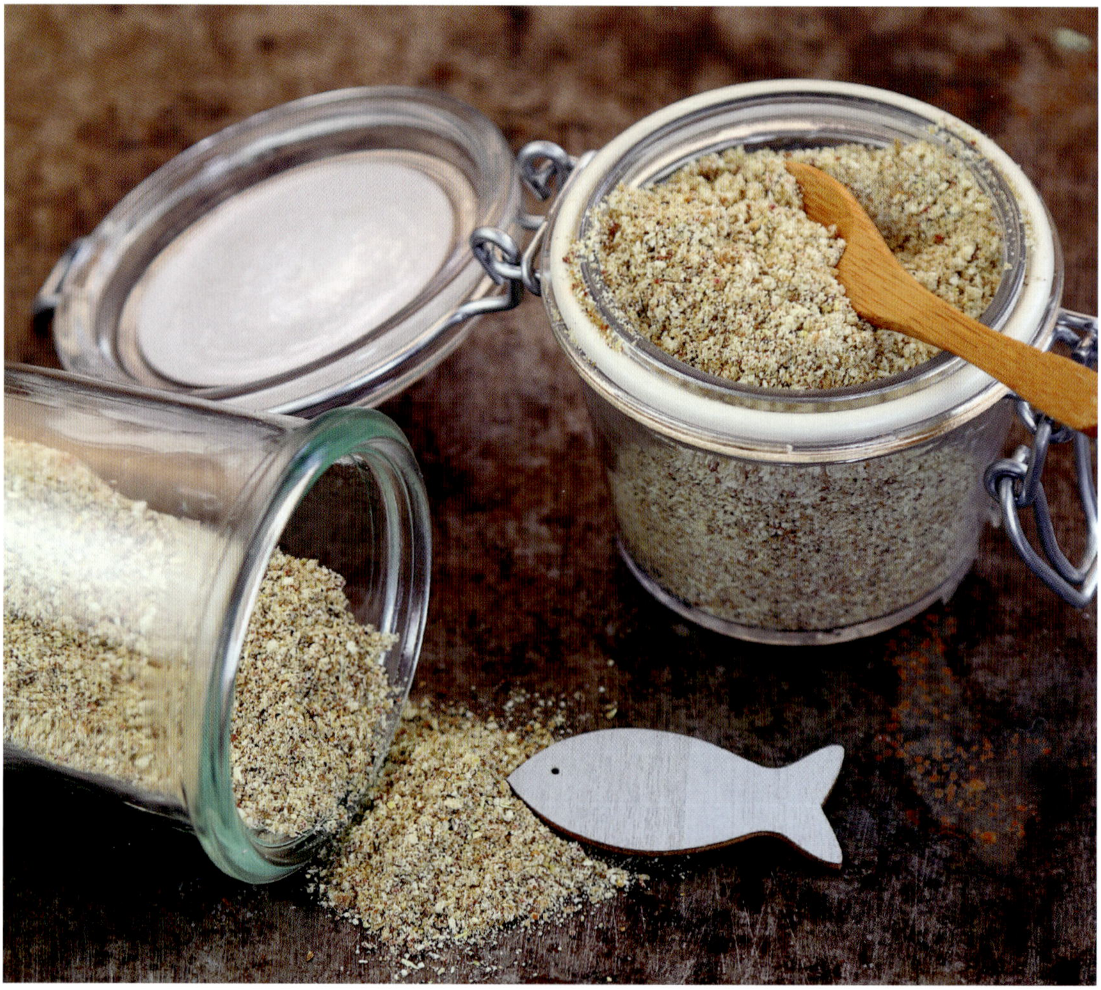

VORBEREITUNG 3 Minuten | **KOCHEN** – | **PORTIONEN** 15

Zutaten

- *20 g getrocknete Bio-Zitrone oder Cedri-Zitrone*
- *1 EL gemischte Pfefferkörner*
- *1 TL Fleur de Sel au Piment*
- *1 TL Anis*
- *5 g getrockneter Ingwer*
- *1 TL getrocknete Granatapfelkerne*

Zubereitung

Alle Zutaten in einer Küchenmaschine pulverisieren. In gut verschließbare Gefäße füllen und trocken aufbewahren.

ZIEGENMILCHBRÖTCHEN

O-B, perfekt zum Frühstück und für die Lunchbox

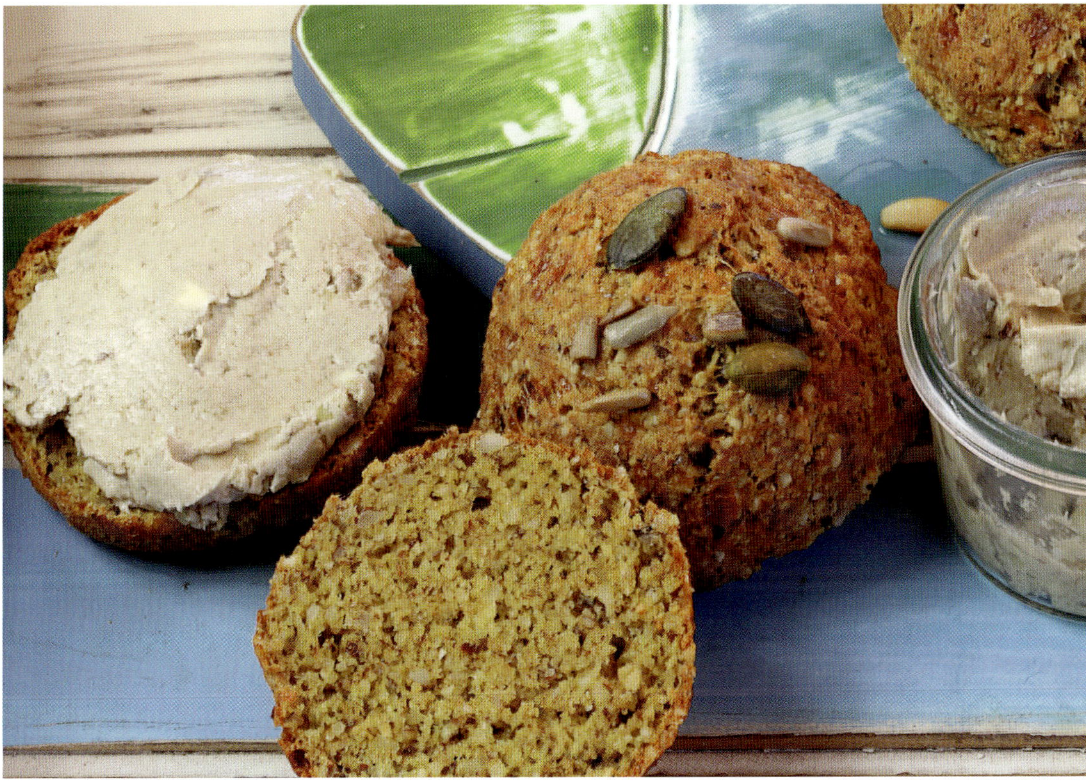

VORBEREITUNG 10 Minuten | **KOCHEN** 22 Minuten | **PORTIONEN** 14

Zutaten

- *200 g gemischte Nüsse*
- *100 g Haselnüsse*
- *1 TL getrocknete Schalotten*
- *1 TL Meersalz*
- *2 TL Kelp-Pulver*
- *1 TL Cayennepfeffer*
- *40 g Gelatine (Nahrungsergänzung)*
- *20 g Ziegenmilchpulver*
- *50 g glutenfreie Semmelbrösel (Schär)*
- *100 g Mozzarella, gerieben*
- *1 gehäufter TL Backpulver*
- *5 Eier à 70 g*

- *Würzöl Kräuter-Knoblauch (Ölmühle Solling)*

Zubereitung

Nüsse, Schalotten, Salz, Kelp-Pulver, Cayennepfeffer, Gelatine und Ziegenmilchpulver in der Küchenmaschine fein vermahlen. Die restlichen Zutaten zugeben und alles zu einem Teig verarbeiten. Jeweils ca. 1 gehäuften Esslöffel Teig zu einem Brötchen formen und großzügig mit dem Würzöl einpinseln. Auf einem Backblech mit Backpapier im vorgeheizten Ofen bei 180 Grad Umluft 20–22 Minuten backen.

OPTI-SÜSSSPEISEN

APRIKOSEN-PFANNKUCHEN SOMMER

O-S, perfekt für das Frühstück und als Leckerei

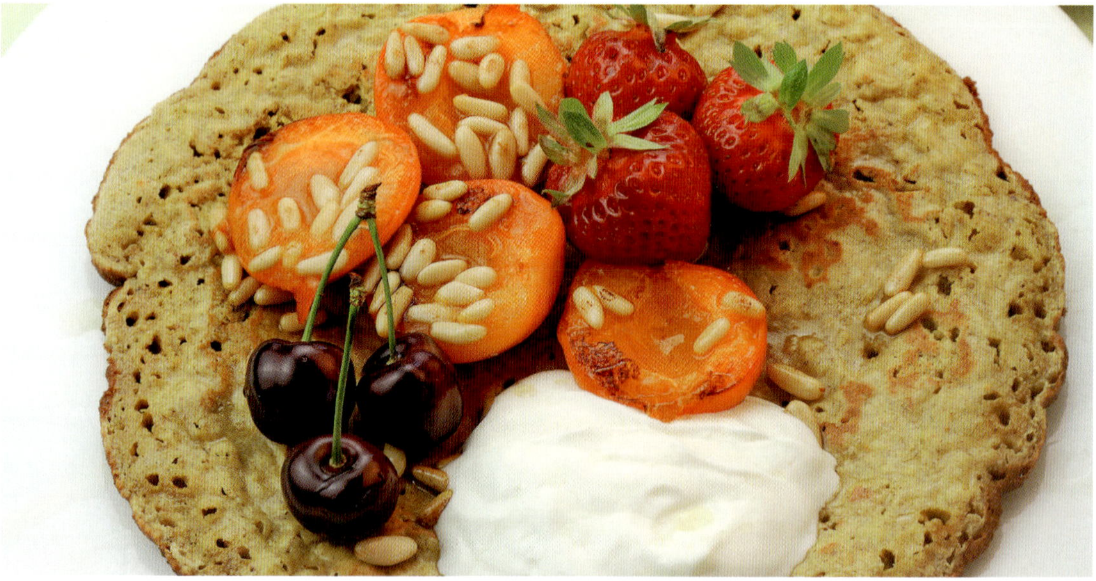

VORBEREITUNG	3 Minuten	KOCHEN	10 Minuten	PORTIONEN	2

Zutaten

- *4 frische Aprikosenhälften*
- *2 EL Pinienkerne*
- *1 TL Ghee*
- *Würzöl Mandel-Vanille (Ölmühle Solling)*

Teig

- *4 Eier à 70 g*
- *60 g Sesammehl*
- *40 g Whey-Proteinpulver, natur*
- *8 g Xylit*
- *15 g getrocknete Aprikosen*
- *70 ml Sahne*
- *100 g Haselnüsse, gemahlen*
- *50 ml Wasser*

- *Kokosöl*
- *Ghee*

Zubereitung

Die Aprikosenhälften mit den Pinienkernen in Ghee anbraten und mit dem Würzöl verfeinern. Zur Seite stellen.

Alle Teigzutaten miteinander pürieren. In einer Pfanne Kokosöl und Ghee erwärmen. Aus dem Teig nacheinander zwei dünne Pfannkuchen backen. Auf einem Teller mit den gedünsteten Aprikosen anrichten.

Nach Wunsch Joghurt dazu reichen.

ERDNUSSBUTTER-OBST-AUFLAUF

O-S, perfekt als Leckerei

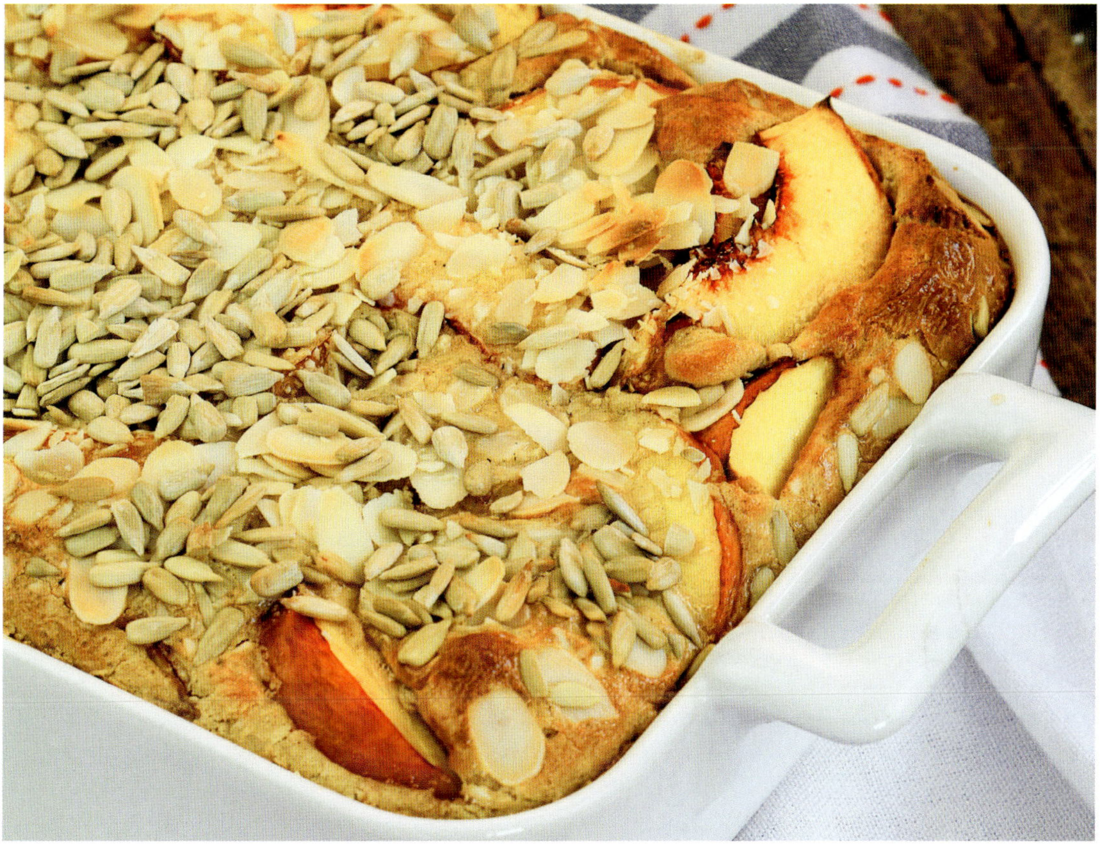

VORBEREITUNG *10 Minuten* | **KOCHEN** *35 Minuten* | **PORTIONEN** *4–6*

Zutaten

- *Obst der Saison, z. B. Äpfel oder Nektarinen, in Stücke geschnitten*
- *150 g Quark*
- *150 g Sahne*
- *150 g Crème fraîche*
- *150 g Erdnussbutter*
- *3 Eier à 70 g*
- *1 TL Zimt*

Topping

- *Mandelblättchen*
- *Sonnenblumenkerne*

Zubereitung

Eine Gratinform zur Hälfte mit Obststücken füllen. Quark, Sahne, Crème fraîche, Erdnussbutter, Eier und Zimt gut verrühren und über das Obst gießen. Großzügig mit Mandelblättchen und Sonnenblumenkernen bestreuen und im vorgeheizten Ofen bei 180 Grad Umluft 35 Minuten goldbraun backen.

FRÜHSTÜCKSKUCHEN

O-S, perfekt für das Frühstück

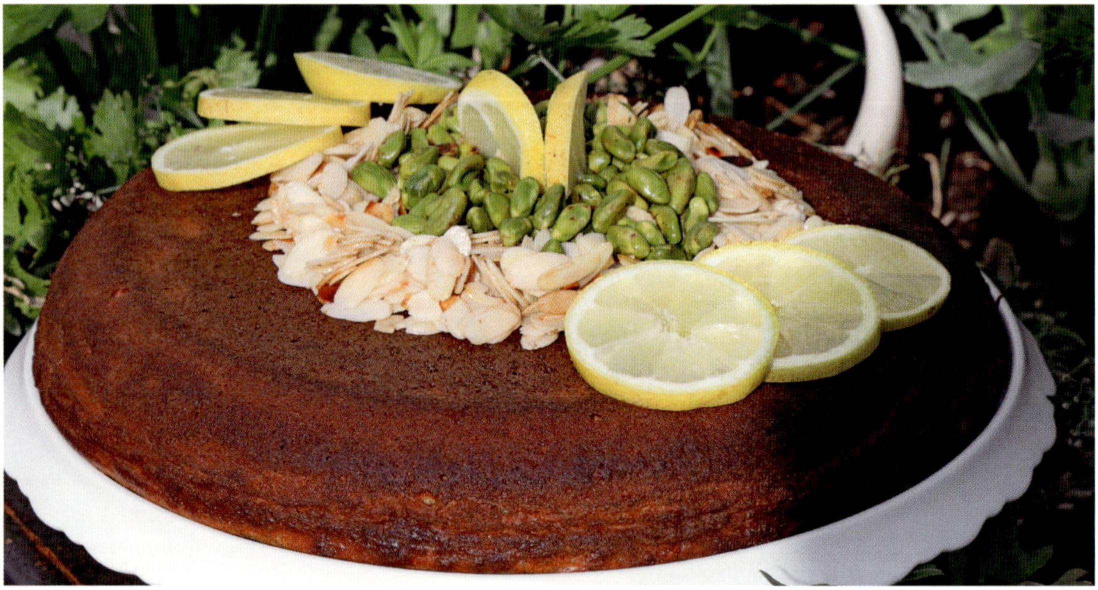

VORBEREITUNG 5 Minuten **KOCHEN** 25 Minuten **PORTIONEN** 12

Zutaten

Teig

- 2 Scheiben getrocknete/gefrorene Cedri-Zitrone oder Bio-Zitrone
- 30 g Gelatine (Nahrungsergänzung)
- 40 g Whey-Proteinpulver, natur
- 40 g Whey-Proteinpulver, Vanille
- 1 Vanilleschote, in Stücke geschnitten
- 80 g Leinsamenmehl
- 150 g Sahnequark
- 50 ml Avocadoöl
- 200 ml Sahne
- 5 Eier à 70 g
- 1 TL Backpulver
- 15 g Pinienhonig

- Ghee
- Kokosöl
- 200 g Mandelblättchen
- 1 EL Ahornsirup
- 30 g Pistazien, im Ofen geröstet

Zubereitung

Zitrone, Gelatine, Proteinpulver und Vanilleschote in der Küchenmaschine fein mahlen. Die restlichen Teigzutaten dazugeben und gut verrühren. Ghee und Kokosöl in der Pfanne erhitzen und den Teig hineingießen. Abdecken und bei schwacher bis mittlerer Hitze garen.
In einer anderen kleinen Pfanne nochmals etwas Ghee erhitzen und die Mandelblättchen anrösten. Den Ahornsirup unterrühren und zur Seite stellen.
Den fertigen Kuchen auf einen Teller gleiten lassen. Die gerösteten Mandelblättchen und Pistazienkerne mittig auf dem Kuchen verteilen.
Den Kuchen in Stücke schneiden und mit Joghurt oder Butter servieren.

FRÜHSTÜCKS-PFANNENKUCHEN

O-S, perfekt für das Frühstück

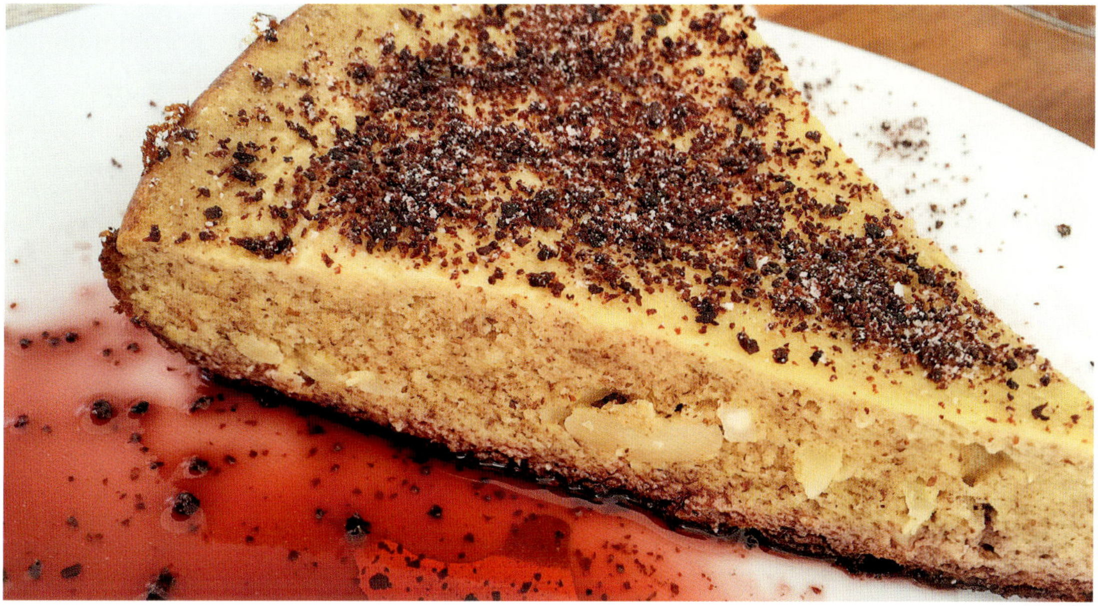

VORBEREITUNG *5 Minuten* | **KOCHEN** *20 Minuten* | **PORTIONEN** *10*

Zutaten

Teig
- *1 Orange, geschält und in Schnitze zerteilt*
- *500 ml Sahne*
- *20 g Gelatine (Nahrungsergänzung)*
- *40 g Whey-Proteinpulver, natur*
- *30 g Whey-Proteinpulver, Vanille*
- *50 g Leinsamenmehl*
- *2 EL Mandelöl*
- *5 Eier à 70 g*
- *40 ml Wasser*
- *1 TL Backpulver*

- *1 TL Kokosöl*
- *1 TL Ghee*
- *3–4 EL Mandelsplitter*

Soße
- *10 g Gelatine (Nahrungsergänzung)*
- *200 ml sortenreiner Sauerkirsch-Direktsaft*

Zubereitung

Die Orangenschnitze mit der Sahne in der Küchenmaschine pürieren. Die restlichen Teigzutaten zugeben und alles gut verrühren.
Ein tiefe Bratpfanne mit Kokosöl und Ghee erhitzen und den Teig hineinfüllen. Die Mandelsplitter darübergeben und mit einem Glasdeckel abgedeckt auf mittlerer Hitze 20 Minuten garen. Fühlt sich der Pfannenkuchen fest an, ist er fertig. Vorsichtig auf einen Teller gleiten lassen.
Die Gelatine im Kirschsaft erwärmen, bis sie sich aufgelöst hat. Im Kühlschrank abkühlen lassen oder mit 2–3 Eiswürfeln abkühlen, sodass der Saft leicht geliert.
Etwas vom Kirschsaft in ein Glas geben und je ein Kuchenstück ganz oder in Streifen geschnitten in den Kirschsaft getunkt servieren.

GENUSSRIEGEL

O-S, perfekt für das Frühstück, als Leckerei und für die Lunchbox

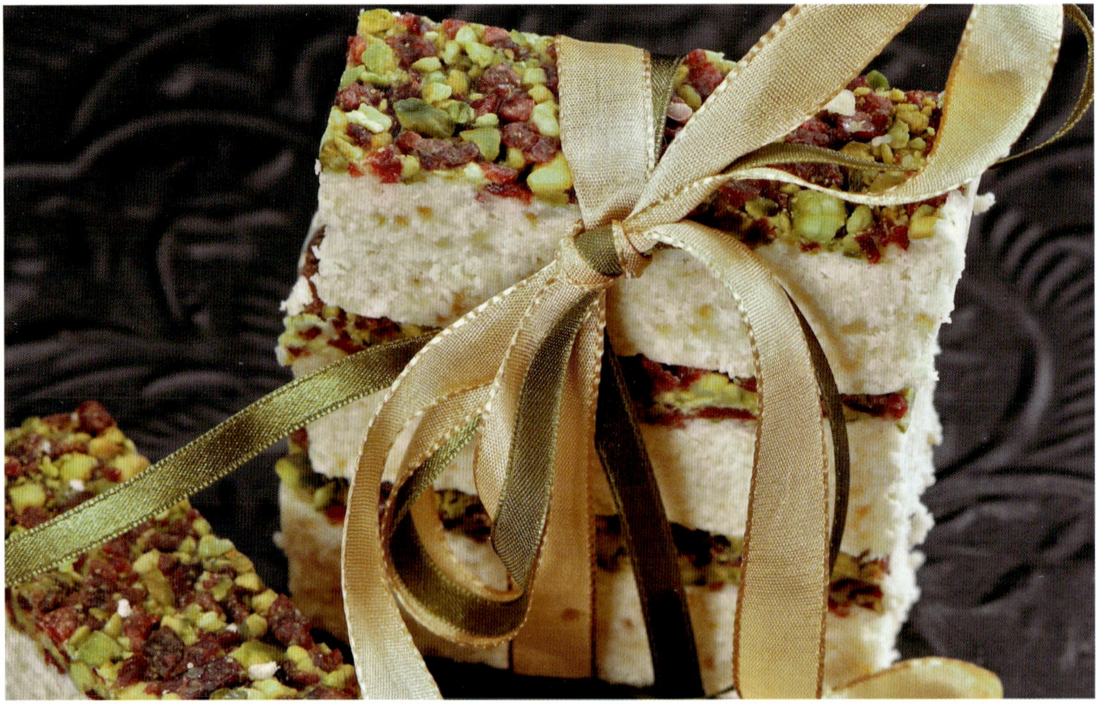

VORBEREITUNG *5 Minuten* | **KOCHEN** *4 Minuten* | **PORTIONEN** *10*

Zutaten

- *100 g Kokosflocken*
- *40 g Whey-Proteinpulver, Vanille*
- *1 EL Lezithin*
- *1 EL Gelatine (Nahrungsergänzung)*
- *25 g getrocknete Ananas, klein gehackt*
- *40 g geschälte Mandeln, gemahlen*
- *40 g Sesamsamen*
- *165 g Coconut Cream*
- *40 g Kakaobutter*
- *40 g Kokosöl*
- *50 g geröstete Pistazienkerne, grob gehackt*
- *50 g getrocknete Cranberrys, grob gehackt*
- *10 g flüssige Kakaobutter*

Zubereitung

Kokosflocken, Proteinpulver, Lezithin, Gelatine, Ananas, gemahlene Mandeln, Sesam und Coconut Cream in einer Schüssel miteinander verrühren. Die Kakaobutter mit dem Kokosöl bei max. 50 Grad schmelzen und unter die Riegelmasse kneten.

Eine flache Form (16 x 32 cm) mit einem Bogen Backpapier auslegen. Den Riegelteig in die Form geben und festdrücken. Die Pistazien mit den Cranberrys vermischen und auf der Riegelmasse festdrücken. Etwas flüssige Kakaobutter darübergeben, sodass die Nussmischung besser zusammenhält. Das Backpapier oben zusammenfalten und den Riegelteig damit abdecken. Für mindestens 2 Stunden kalt stellen.

Nach Wunsch in Riegel oder Würfel schneiden. Die Genussriegel sind im Kühlschrank mindestens 1 Woche haltbar und können auch eingefroren werden.

Für größere Mengen die Zutaten verdoppeln und in eine Brownie-Backform (28 x 19 x 3 cm) füllen.

GRIECHISCHER JOGHURT SUMMERTIME

O-S, perfekt für das Frühstück

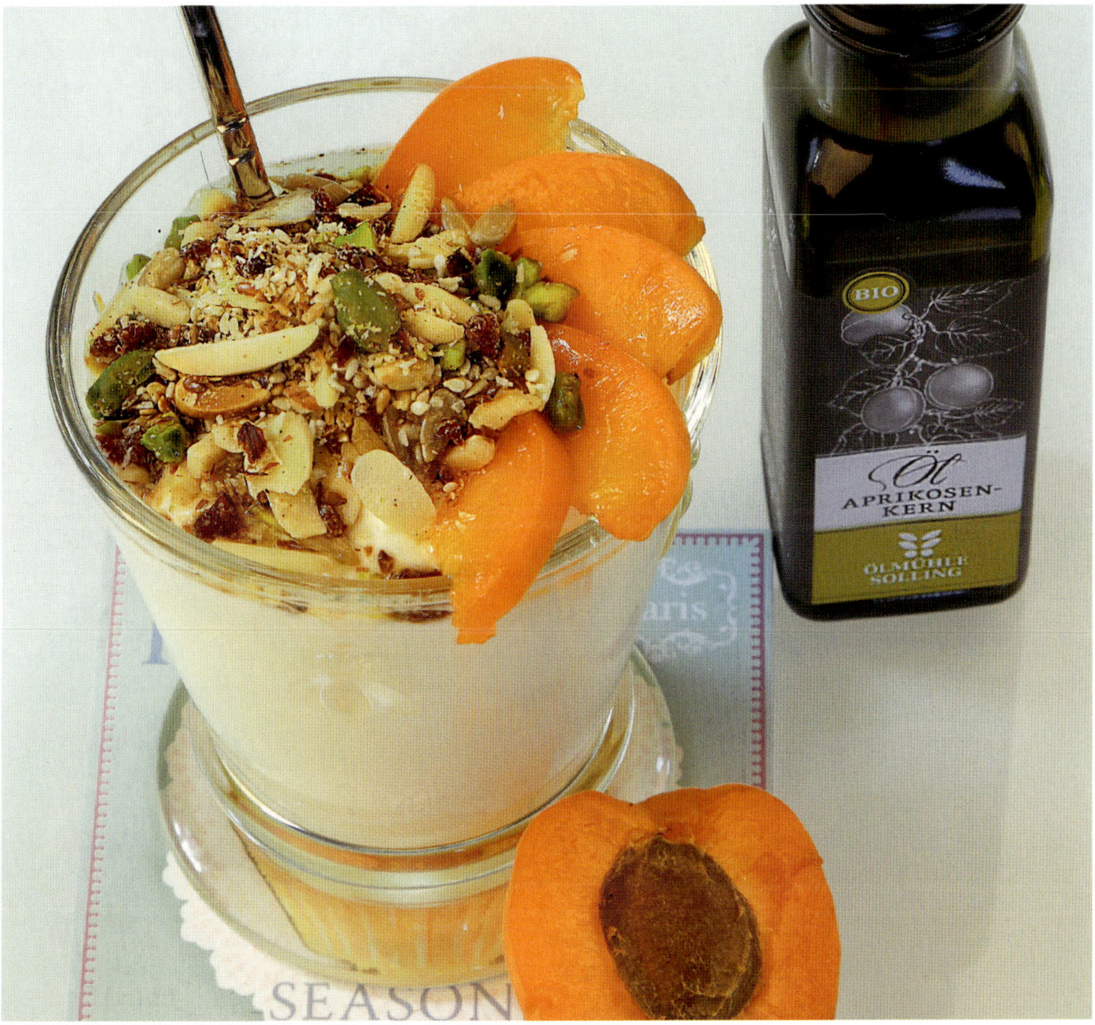

VORBEREITUNG 1 Minute	**KOCHEN** –	**PORTIONEN** 1

Zutaten

- *½ frische Aprikose*
- *150–200 g griechischer Joghurt*
- *1 EL Müsli nach Wahl aus diesem Buch*
- *1–2 EL kalt gepresstes Aprikosenkernöl*

Zubereitung

Die Aprikose in dünne Scheiben schneiden und zusammen mit dem Joghurt und dem Müsli anrichten. Mit Aprikosenkernöl übergießen.

JOHANNISBEERFLAN

O-S, perfekt als Leckerei

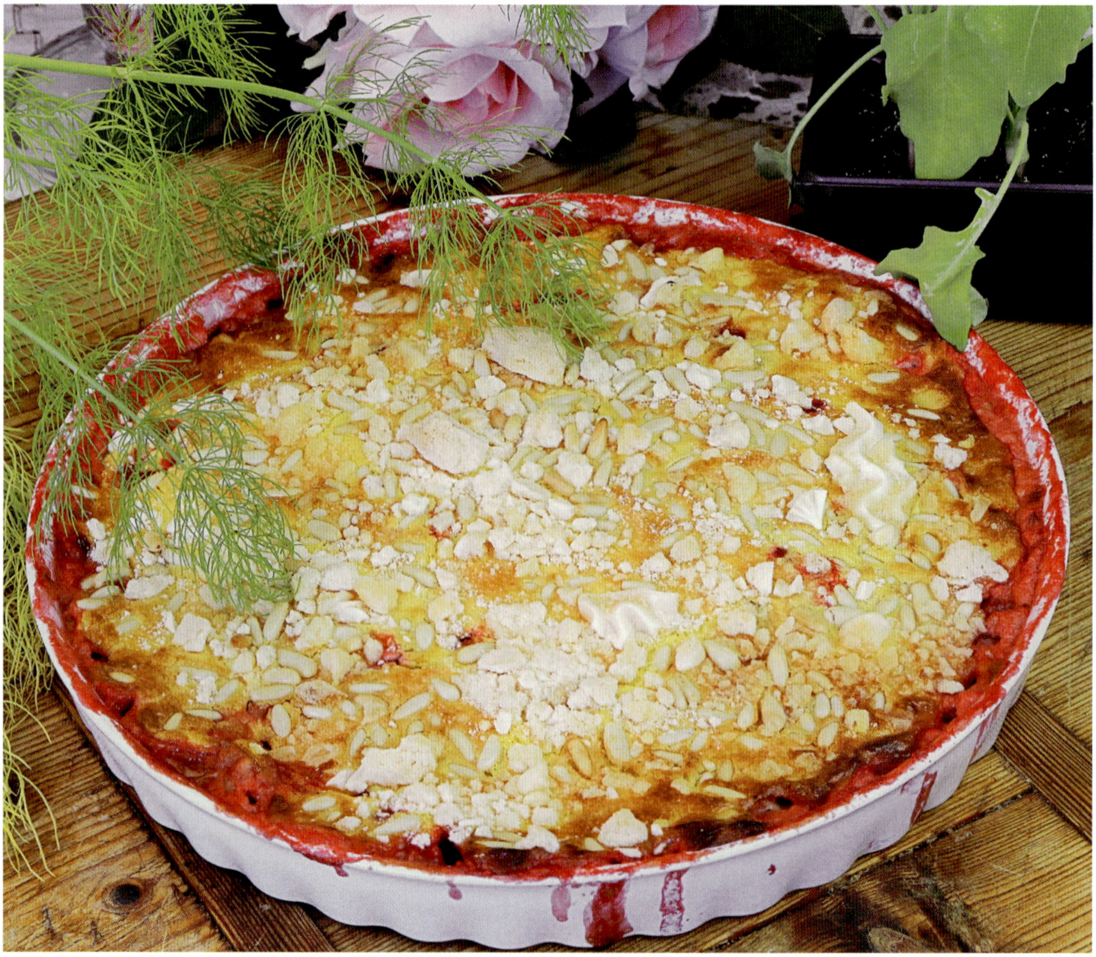

VORBEREITUNG	5 Minuten	KOCHEN	30 Minuten	PORTIONEN	12

Zutaten

- *500 g frische Rote Johannisbeeren*
- *6 Eigelb*
- *250 ml Sahne*
- *30 g Whey-Proteinpulver, Vanille*
- *1 EL fein gemahlene Bio-Zitronenschale oder Cedri-Zitrone*
- *2 Meringues (Baisers), zerbröselt*
- *50 g Pinienkerne*
- *1 EL Würzöl Kaffee-Vanille (Ölmühle Solling)*

Zubereitung

Die Johannisbeeren in eine Quiche-Form (30 cm) füllen. Die Eigelbe mit Sahne, Proteinpulver und der Zitronenschale verrühren und darübergießen. Darüber die Meringuebrösel und die Pinienkerne verteilen und mit Würzöl beträufeln. Im vorgeheizten Ofen bei 180 Grad Umluft 30 Minuten goldgelb backen.

KNUSPER KNUSPER KNÄUSCHEN

O-S, perfekt für das Frühstück

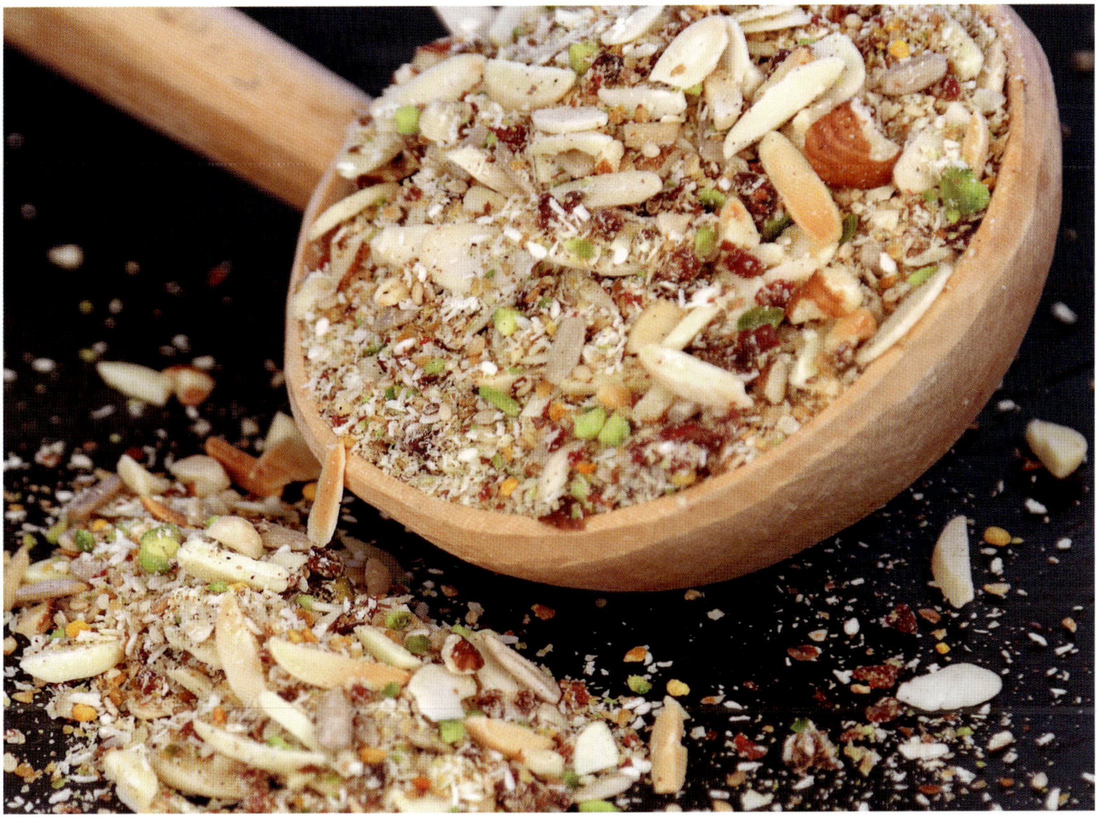

VORBEREITUNG *5 Minuten* | **KOCHEN** *10 Minuten* | **PORTIONEN** *30*

Zutaten

Nussmischung

- *200 g Pekannüsse, fein gehackt*
- *100 g Pistazien, grob gehackt*
- *200 g Mandelstifte*
- *100 g Mandelblättchen*
- *100 g Sesamsamen*
- *200 g Kokosraspel*
- *100 g Sonnenblumenkerne*

- *100 g Leinsamen*
- *100 g getrocknete Cranberrys*
- *1 gehäufter TL gemahlene Vanille*
- *1 EL Blütenpollen (optional), ganz*

Zubereitung

Den Ofen auf 180 Grad Umluft vorheizen. Alle Zutaten für die Nussmischung vermischen und auf ein Backblech geben. Im Ofen 10 Minuten rösten, dabei nach der Hälfte der Zeit noch einmal durchmischen.

Den Leinsamen in der Küchenmaschine fein mahlen. Die Cranberrys dazugeben und alles zusammen nochmals fein mahlen. Die Leinsamen-Cranberry-Mischung in eine große Schüssel geben, Vanille und Pollen untermischen. Die gerösteten Nüsse dazugeben und alles gut verrühren. Abkühlen lassen und in verschließbaren Dosen aufbewahren.

MANDELBROT

O-S, perfekt für das Frühstück und als Leckerei

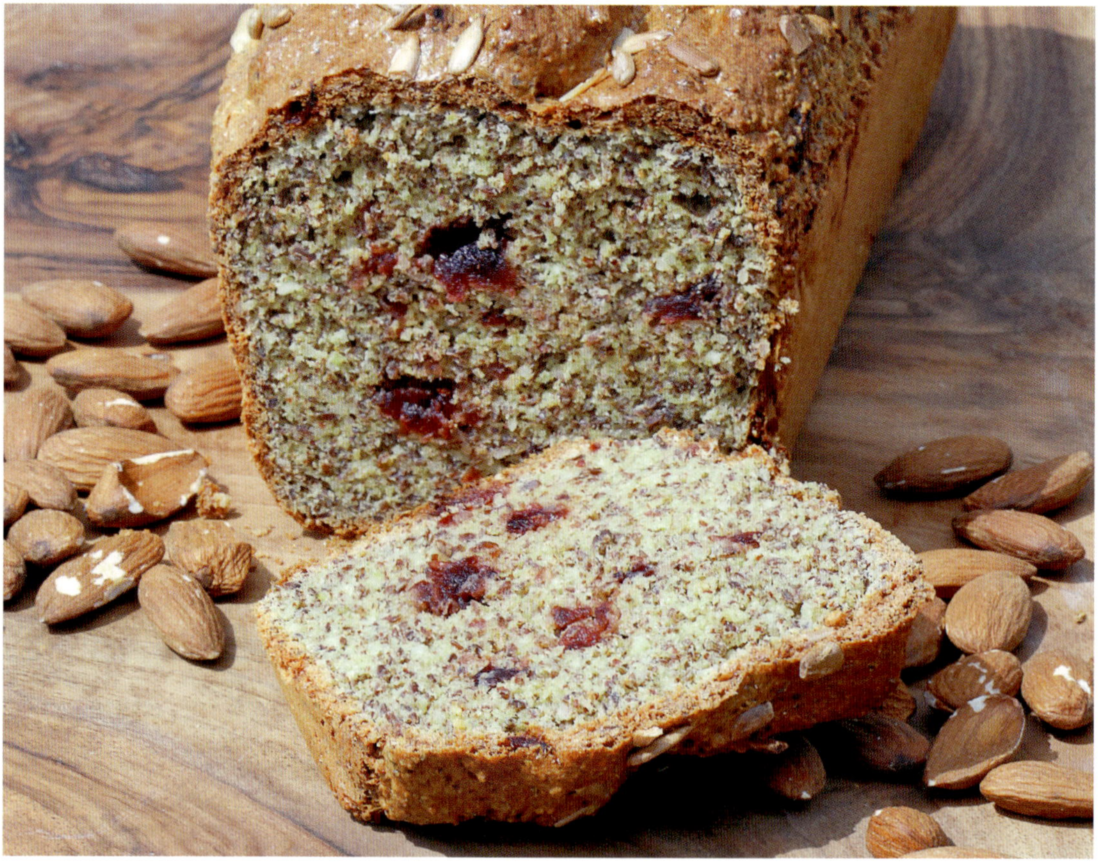

VORBEREITUNG 3 Minuten	KOCHEN 60 Minuten	PORTIONEN 10

Zutaten

- *200 g ganze Mandeln*
- *200 g Leinsamen, geschrotet*
- *50 g Gelatine (Nahrungsergänzung)*
- *50 g Whey-Proteinpulver, natur*
- *2 TL Backpulver*
- *1 TL Anissamen*
- *40 g getrocknete Cranberrys*
- *1 EL Ahornsirup*
- *250 g Crème fraîche*
- *50 g Avocadoöl*
- *4 Eier à 70 g*

Zubereitung

Die Mandeln mit dem Leinsamen in der Küchenmaschine fein mahlen. Die restlichen Zutaten dazugeben und zu einem Teig verrühren. Eine Brotbackform (25 cm) mit Backpapier auslegen und den Teig hineinfüllen. Im vorgeheizten Ofen bei 180 Grad Umluft 60 Minuten backen.

MASCARPONE-ZIEGENKÄSE-FLAN

O-S, perfekt als Leckerei

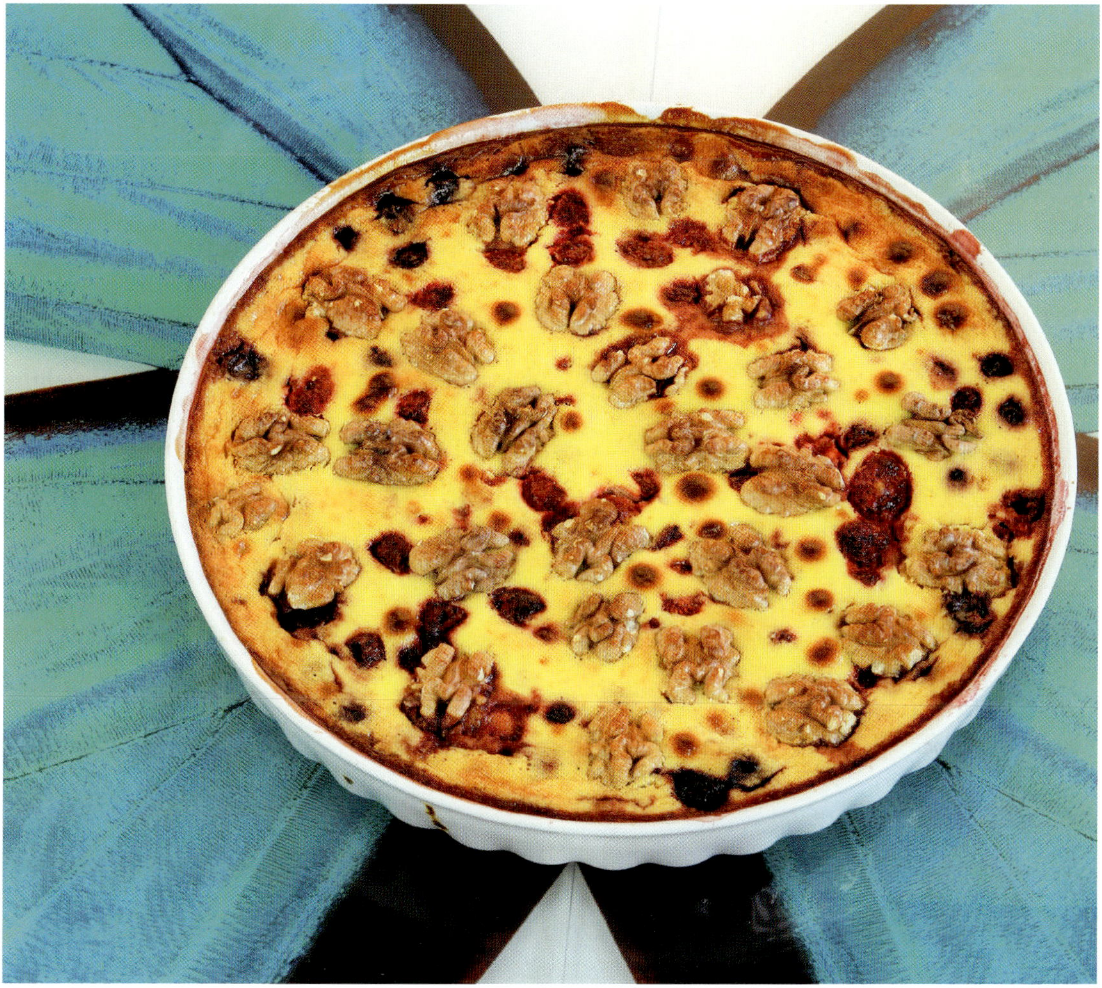

VORBEREITUNG 5 Minuten	**KOCHEN** 35 Minuten	**PORTIONEN** 8

Zutaten

- *500 g gefrorene Kirschen*
- *250 g Mascarpone*
- *150 g Ziegenkäse mit Feigen (Chavroux)*
- *100 ml Sahne*
- *2 große Eier*
- *1½–2 EL Pinienhonig*
- *100 g Walnusshälften (optional)*

Zubereitung

Die Kirschen in eine runde Gratinform geben. Mascarpone, Ziegenkäse, Sahne, Eier und Honig miteinander verrühren und über die Kirschen gießen. Nach Wunsch Walnusshälften mit der flachen Seite nach unten kreisförmig auf der Masse verteilen. Den Flan im vorgeheizten Ofen bei 180 Grad Umluft 35 Minuten backen.

MORNING GLORY CRUNCH

O-S, perfekt für das Frühstück

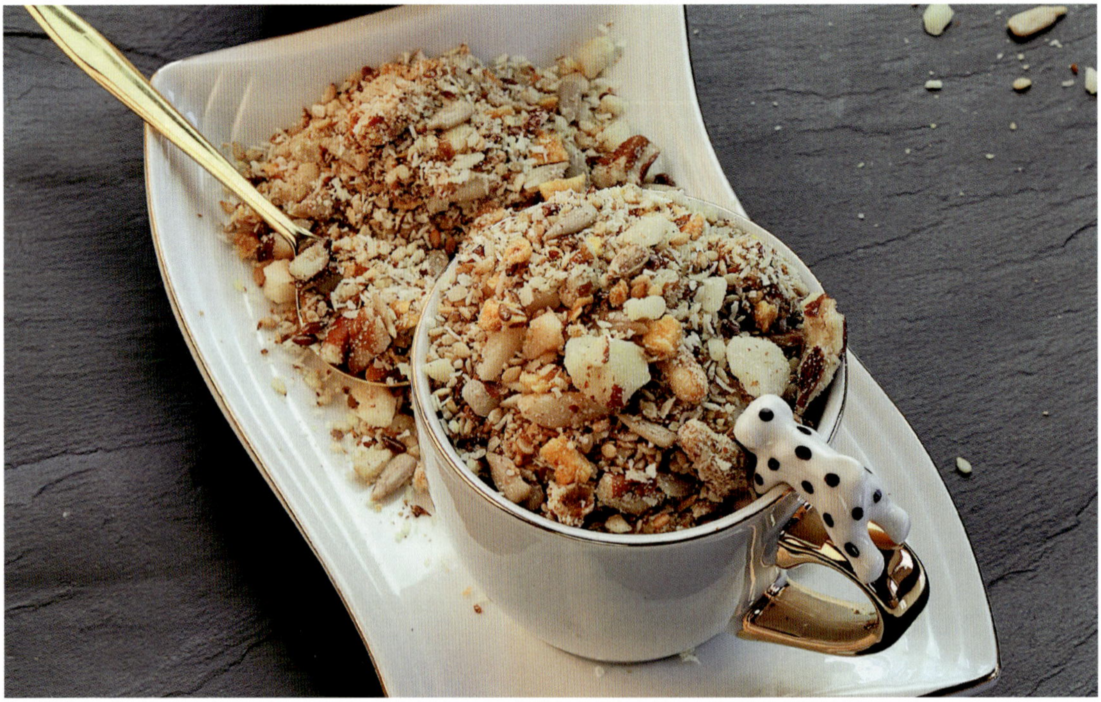

VORBEREITUNG *5 Minuten* | **KOCHEN** *10 Minuten* | **PORTIONEN** *25–30*

Zutaten

Nussmischung
- *200 g Kokosflocken*
- *200 g Sesamsamen*
- *150 g Pekannüsse, grob gehackt*
- *250 g Paranüsse, grob gehackt*
- *15 g getrocknete Ingwerstücke (Ostmann)*
- *100 g Sonnenblumenkerne*

- *100 g getrocknete Mango*
- *2 Tonkabohnen*
- *30 g getrocknete Apfelbananen*
- *40 g Gelatine (Nahrungsergänzung)*
- *100 g Leinsamen*

- *100 g Pinienkerne*
- *1 TL Ghee*
- *1 TL Pinienhonig*

Zubereitung

Die Zutaten für die Nussmischung auf ein Backblech geben und 10 Minuten bei 180 Grad Umluft im vorgeheizten Backofen rösten, dabei einmal wenden.

Mango, Tonkabohnen, Apfelbananen und Gelatine in der Küchenmaschine zerkleinern, sodass noch kleine Stückchen vorhanden sind. Den Leinsamen zugeben und alles zusammen grob schroten.

Die Pinienkerne mit Ghee und Honig in einer Pfanne anrösten. Alles miteinander vermischen, abkühlen lassen und in geschlossenen Dosen aufbewahren.

Wer keinen Ingwer mag, kann ihn weglassen.

NEKTARINENKUCHEN

O-S, perfekt als Leckerei

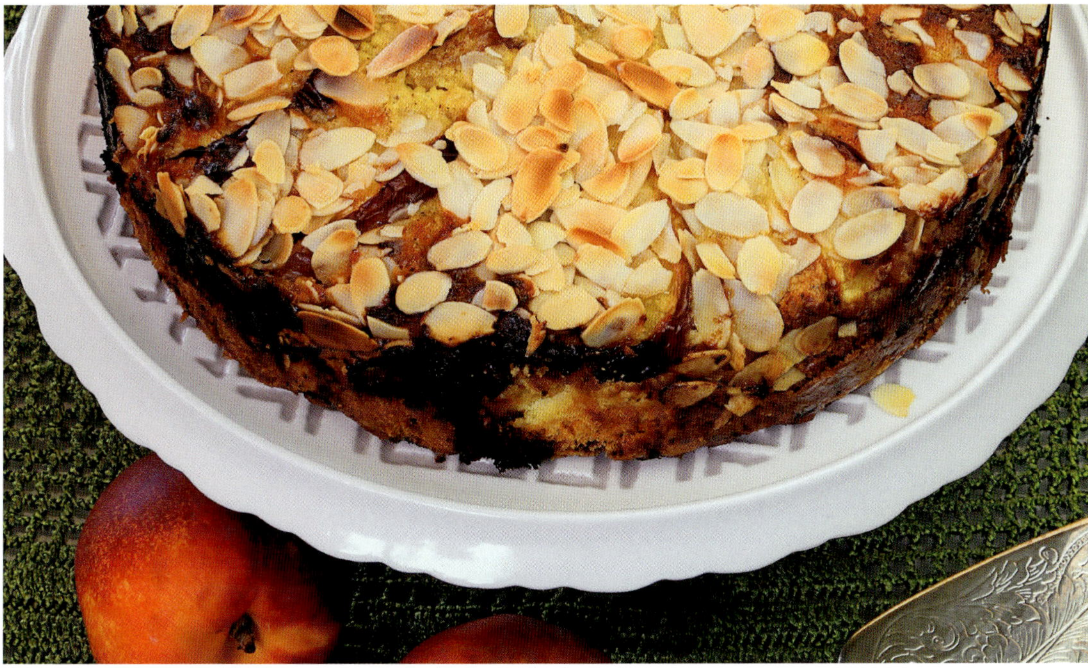

VORBEREITUNG *10 Minuten* | **BACKEN** *45 Minuten* | **PORTIONEN** *8*

Zutaten

Teig

- *200 g Mandelmehl*
- *100 g Whey-Proteinpulver, natur*
- *50 g kandierter Ingwer, zuckerreduziert*
- *1 TL Backpulver*
- *1 Prise Salz*
- *3 Eier*
- *130 g Butter*

- *3 Nektarinen*

- *200 g Sahnequark*
- *1 Ei*
- *1 EL Gelatine (Nahrungsergänzung)*
- *1 TL gemahlene Vanille*
- *2 EL Ingwermarmelade*
- *100 g Mandelblättchen*
- *Würzöl Kaffee-Mandel (Ölmühle Solling)*

Zubereitung

Die Zutaten für den Teig in der Küchenmaschine zerkleinern und zu einem Teig verarbeiten. Eine Springform (26 cm) mit Backpapier bespannen und den Teig hineinfüllen. Danach die Küchenmaschine nicht säubern. Die Nektarinen achteln und kreisförmig auf den Teig setzen.
Quark, Ei, Gelatine, Vanille und Ingwermarmelade in der Küchenmaschine verrühren. Der restliche Kuchenteig vermischt sich nun mit dem Guss. Den Guss über den Nektarinen verteilen, eventuell etwas glatt streichen und mit den Mandelblättchen bestreuen. Das Kaffee-Mandel-Öl darüberträufeln und im vorgeheizten Backofen bei 180 Grad Umluft 45 Minuten backen. In der Form auskühlen lassen.

RHABARBERTÖRTCHEN

O-S, perfekt als Leckerei

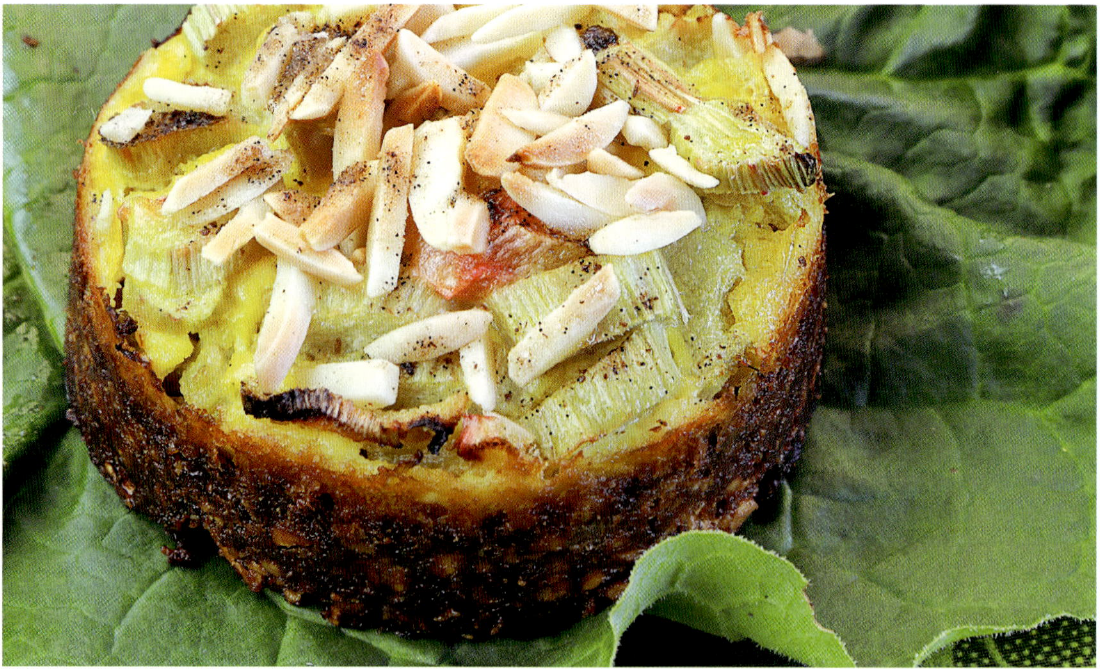

VORBEREITUNG 10 Minuten	**KOCHEN** 35 Minuten	**PORTIONEN** 4

Zutaten

Teig

- 100 g geschälte Mandeln
- 50 g kandierter Ingwer, in Scheiben geschnitten
- 50 g Pistazien
- 60 g Butter

- 2 große Rhabarberstangen, geschält und in kleine Stücke geschnitten
- 1 Ei à 70 g
- 50 ml Sahne
- 1 EL Würzöl Kaffee-Mandel (Ölmühle Solling)
- 8 g Xylit
- Mandelstifte
- etwas Bourbon-Vanillezucker
- Würzöl Kaffee-Mandel (Ölmühle Solling)

Zubereitung

Die Teigzutaten in der Küchenmaschine zu einem grob gehackten Streuselteig verarbeiten. Vier Speiseringe auf ein Backblech mit Backpapier stellen und den Streuselteig gleichmäßig darin verteilen. Leicht festdrücken und im vorgeheizten Ofen bei 180 Grad Umluft 10 Minuten backen. Danach die Rhabarberstücke gleichmäßig auf den gebackenen Böden verteilen. Ei, Sahne, Würzöl und Xylit verrühren und auf den Rhabarbertörtchen verteilen. Die Mandelstifte darüberstreuen und je nach Geschmack mit etwas Vanillezucker aromatisieren. Weitere 25 Minuten im Ofen backen, dabei tritt etwas Öl aus den Speiseringen aus. Die gebackenen Rhabarbertörtchen mit einem Spatel auf ein frisches Backpapier heben und abkühlen lassen. Vor dem Servieren mit etwas Kaffee-Mandel-Würzöl beträufeln.

SCHOKOLADENPUDDING

O-S, perfekt als Leckerei

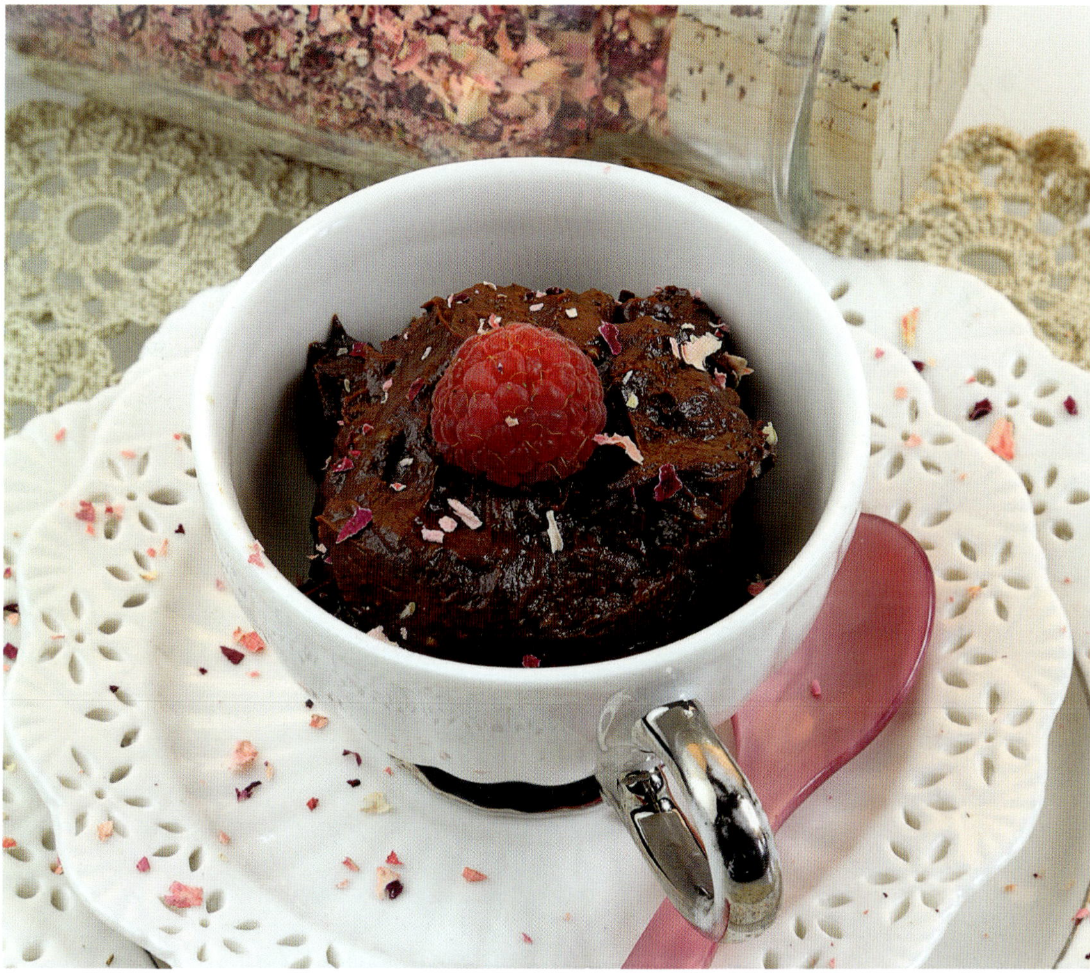

VORBEREITUNG 2 Minuten	**KOCHEN** –	**PORTIONEN** 3

Zutaten

- *2 weiche Avocados*
- *1–2 EL Pinienhonig*
- *40 g Criollo-Rohkakaopulver oder 70%iges Kakaopulver*
- *1 TL gemahlene Vanille*
- *etwas Fleur de Sel*
- *getrocknete Rosenblüten (optional)*

Zubereitung

Die Zutaten für den Pudding cremig rühren und in 3 Gefäße füllen. Mit etwas Fleur de Sel verfeinern und gekühlt servieren. Kann mit getrockneten Blüten dekoriert werden.

Verwendete Quellen und Lesematerial zur Vertiefung der Thematik

BÜCHER

- Adam, O.: *Omega-3: Fitness durch Fische und Öle.* NaturaViva, Weil der Stadt 2006.
- Al-Khalili, J.; McFadden, J.: *Der Quantenbeat des LebenS. Wie Quantenbiologie die Welt neu erklärt.* Ullstein, Berlin 2015.
- Beare, S.: *50 Secrets of the World`s Longest Living People.* Da Capo Press, 2003.
- Cunnane, S. C.: *Survival of the Fattest – the Key to Human Brain Evolution.* World Scientific Publishing, Singapore 2006.
- Cunnane, S. C.; Stewart, K. M.: *Human Brain Evolution – the Influence of Freshwater and Marine Food ResourceS.* Wiley Blackwell, Hoboken 2010.
- Ellinger, F. P.: *Medical Radiation Biology.* Charles C. Thomas, Springfield 1957.
- Farrow, L.: *Die Jodkrise.* Mobiwell Verlag, Immenstadt 2015.
- *Fish to 2030. Prospects for Fisheries and Aquaculture.* World Bank Report Number 83177-GLB, Dezember 2013.
- Ganten, D., et al.: *Leben, Natur, Wissenschaft; Alles, was man wissen musS.* Eichborn Lexikon, Frankfurt am Main 2003.
- Gonder, U.: *Fett! Unterhaltsames und Informatives über fette Lügen und mehrfach ungesättigte Versprechungen.* Hirzel Verlag, Stuttgart 2009.
- Gonder, U.; Leitz, A.: *KetoKüche kennenlernen.* systemed Verlag, Lünen 2015.
- Hamm, M.; Neuberger, D.: *Gesunde Augen – ein Leben lang.* Goldmann Verlag München 2012.
- Hildebrand, G.; Moser, M.; Lehofer, M.: *Chronobiologie und Chronomedizin.* gesundheitsleitsystem, Weiz 2013.
- Hobday, R.: *The Healing Sun – Sunlight and Health in the 21st Century.* Findhorn Press, Findhorn 1999.
- Hobday, R.: *The Light Revolution – Health, Architecture and the Sun.* Findhorn Press, Findhorn 2006.
- Kruse, J.: *EPI-Paläo RX – the Prescription for Disease Reversal and Optimal Health.* Optimized Life, 2013.
- Kadereit, J. W., et al.: *Straßburger Lehrbuch der Pflanzenwissenschaften.* Springer, Berlin Heidelberg 2014.
- Keller, M. (Hrsg.): *Handbuch Fisch, Krebs- und Weichtiere.* Behr's Verlag, Hamburg 2014.
- Kennedy, J.: *Das Okinawa Prinzip : gesund bleiben, länger leben.* Kösel Verlag, München 2009.
- Latif, M.: *Das Ende der Ozeane – Warum wir ohne die Meere nicht überleben werden.* Herder, Freiburg 2014.
- Leitz, A.; Gonder, U.: *Backen low carb,* Riva, München 2015.
- Liberman, J.: *Light – Medicine of the Future.* Bear & Company, Rochester 1991.
- Liebke, F.: *Fisch auf Rezept.* Remerc & Lheiw, Holm 2009.
- Liebke, F.: *Meer Gesundheit!.* Remerc & Lheiw, Holm 2007.
- Lindberg, M.: *The Orgasmic Diet.* Three Rivers Press, New York 2007.
- Ott, J.: *Risikofaktor Kunstlicht – Stress durch falsche Beleuchtung.* Knaur Verlag, München 1989.
- Pierpaoli, W.: *The Melatonin Miracle,* Pocket Books, New York 1995.
- Pollack, G. H.: *Wasser – viel mehr als H2O.* VAK, Kirchzarten bei Freiburg 2014.
- Popp, F.-A.: *Biophotonen – Neue Horizonte in der Medizin.* Haug, Stuttgart 2006.
- Popp, F.-A.: *Die Botschaft der Nahrung – Unsere Lebensmittel in neuer Sicht.* Zweitausendeins, Frankfurt/Main 2011.
- Schmiedel, V.: *Natürlich Fisch! Was Sie über Omega-3-Fettsäuren wirklich wissen müssen.* Trias, Stuttgart 2015.
- Schmitt-Homm, R. und S.: *Handbuch Anti-Aging und Prävention.* VAK, Kirchzarten bei Freiburg 2013.
- Schrödinger, E.: *Was ist Leben?.* Serie Piper, München, Zürich 1987.
- Sikorski, Z. E.; Kolakowska, A. (Hrsg.): *Chemical and Functional Properties of Food LipidS.* CRC Press, Boca Raton 2003.
- Simopoulos, A. P.; Bazan, N. G. (Hrsg.): *Omega-3 Fatty Acids, the Brain and Retina. World Review of Nutrition and DieteticS.* Vol. 99, Karger, Basel 2009.
- Simopoulos, A. P.; De Meester, F. (Hrsg): *A Balanced Omega-6/Omega-3 Fatty Acid Ratio, Cholesterol and Coronary Heart Disease. World Review of Nutrition and DieteticS.* Vol. 100, Karger, Basel 2009.
- Spitz, J.: *Superhormon Vitamin D.* Gräfe und Unzer Verlag, München 2011.
- Spitzer, N. und V.: *Super-Vitamin D.* VAK, Kirchzarten bei Freiburg 2009.
- Spork, P.: *Wake up! Aufbruch in eine ausgeschlafene Gesellschaft.* Carl Hanser Verlag, München 2014.
- Souci, S. W.; Fachmann, W.; Kraut, H.: *Die Zusammensetzung der Lebensmittel. Nährwert-Tabellen.* 7. Auflage 2008.
- Subdivision on Resources; The Council for Science and Technology; Ministry of Education, Culture, Sports, Science, and Technology, Japan: *Standard Tables of Food Composition in Japan,* 5. revidierte und ergänzte Auflage 2005 (Japanisch mit Englisch).
- van Wijk, R.: *Light in Shaping Life – Biophotons in Biology and Medicine.* Meluna, Geldermalsen 2014.
- Walther, H. und T.: *Was ist Licht? Von der klassischen Optik zur Quantenphysik.* C.H. Beck, München 2010.
- Watson, R. R.; De Meester, F. (Hrsg.): *Omega-3 Fatty Acids in Brain and Neurological Health.* Academic Press, London 2014.
- Weill, P.: *Sind wir morgen alle dick? 40 Jahre Ernährungslügen – 10 Kilo Übergewicht.* systemed, Lünen 2009.
- Wiley, T. S.: *Sex, Lies, and Menopause.* Harper, New York 2004.
- Wiley, T. S. (mit Formby, B.): *Lights Out – Sleep, Sugar, and Survival.* Atria, New York 2000.
- *World Ocean Review 2. Die Zukunft der Fische – die Fischerei der Zukunft.* maribus, Hamburg 2013.
- Worm, T.; Karstedt, C.: *Lügendes Licht. Die dunklen Seiten der Energiesparlampe.* Hirzel, Stuttgart 2011.
- Zulley, J.; Knab, B.: *Unsere Innere Uhr – Natürliche Rhythmen nutzen und der Non-Stop-Belastung entgehen.* Mabuse-Verlag, Frankfurt/Main 2014.

WISSENSCHAFTLICHE ARTIKEL

- Abd Allah, E.S., et al.: »The Effect of Omega-3 on Cognition in Hypothyroid Adult Male Rats«, in: *Acta Physiol Hung,* 2014, 101 (3), S. 362–376 (*http://www.ncbi.nlm.nih.gov/pubmed/25183510*).
- Algvere, P. V.; Marshall, J.; Seregard, S.: »Age-Related Maculopathy and the Impact of Blue Light Hazard«, in: *Acta Ophthalmologica Scandinavica,* 2006, 84, S. 4–15.
- Alhola, P.; Polo-Kantola, P.: »Sleep Deprivation: Impact on Cognitive Performance«, in: *Neuropsychiatr Dis Treat.,* 2007, 3 (5), S. 553–367 (*http://www.ncbi.nlm.nih.gov/pmc/articles/PMC2656292/*).
- Angeloni, C.; Zambonin, L.; Hrelia, S.: »Role of Methylglyoxal in Alzheimer's Disease«, BioMed research international, abstract published on website of US National Library of Medicine National Institutes of Health (*https://www.ncbi.nlm.nih.gov/pubmed/24734229?dopt=Abstract*).
- Blask, D. E., et al.: »Light Exposure at Night Disrupts Host/Cancer Circadian Regulatory Dynamics: Impact on the

Warburg Effect, Lipid Signaling and Tumor Growth Prevention«, in: *PLOS ONE*, 2014, 9 (8), S. 1–14.

- »Blue Light Hazard: New Knowledge, New Approaches to Maintaining Ocular Health«, Report of a Roundtable, 2013, New York (*http://www.pointsdevue.com/sites/default/files/blue_light_hazard_-_new_knowledge_new_approaches_0.pdf*).
- Bluhm, B. A., et al.: »Occurrence of the Auto Fluorescent Pigment, Lipofuscin, in Polar Crustaceans and its Potential as an Age Marker«, in: *Polar Biol*, 2001, 24, S. 642–649 (http://epic.awi.de/3775/1/Blu2001a.pdf).
- Bourre, J. M.; Galea, F.: »An Important Source of Omega-3 Fatty Acids, Vitamins D and E, Carotenoids, Iodine and Selenium: a New Natural Multi-Enriched Egg«, in: *J Nutr Health Aging*, 2006, 10 (5), S. 371–376 (*http://www.ncbi.nlm.nih.gov/pubmed/17066208*).
- Bradbury, J.: »Docosahexaenoic Acid (DHA): An Ancient Nutrient for the Modern Human Brain«, in: *Nutrients*, 2011, 3, S. 529–554 (*http://www.ncbi.nlm.nih.gov/pmc/articles/PMC3257695/*).
- Brennan, R., et al.: »Light, Dark, and Melatonin: Emerging Evidence for the Importance of Melatonin in Ocular Physiology«, in: *Eye*, 2007, 21, S. 901–908 (*http://www.nature.com/eye/journal/v21/n7/full/6702597a.html*).
- Brenner, I. K. M.: »Immune Changes in Humans During Cold Exposure: Effects of Prior Heating and Exercise«, in: *Journal of Applied Physiology*, 1999, 87 (2), S. 699–710 (*http://jap.physiology.org/content/87/2/699*).
- Brown, T. M., et al.: »The Melanopic Sensitivity Function Accounts for Melanopsin-Driven Responses in Mice under Diverse Lighting Conditions«, in: *PLoS ONE*, 2013, 8 (1) (*http://journals.plos.org/plosone/article?id=10.1371/journal.pone.0053583*).
- Buhr, E. D., et al.: »Neuropsin (OPN5)-Mediated Photoentrainment of Local Circadian Oscillators in Mammalian Retina and Cornea«, in: *Proceedings of the National Academy of Sciences of the United States of America*, 2015, 112 (42), S. 13 093–13 098 (*www.pnas.org/cgi/doi/10.1073/pnas.1516259112*).
- Cai, S. J., et al.: »The Effect of Blue Light on Mitochondrial Membrane Potential and Cytochrome C of Cultured Human Retinal Pigment Epithelium Cells«, in: *Sichuan Da Xue Xue Bao Yi Xue Ban*, 2005, 36 (1), S. 57–59 (abstract: *http://www.ncbi.nlm.nih.gov/pubmed/15702781*).
- Cajochen, C.: »Chronobiologie: Licht- und Wachtherapie bei psychiatrischen Erkrankungen«, in: *PSYCH up2date* 7, 2013, S. 173–184 (*http://www.chronobiology.ch/wp-content/uploads/publications/Cajochen_Psychup2date_13.pdf*).
- Castro, R., et al.: »The Effect of Light on Critical Illness«, in: *Crit Care*, 2011, 15 (2), S. 218 (*http://www.ncbi.nlm.nih.gov/pmc/articles/PMC3219304/*).
- Crawford, M. A., et al.: »The Role of Docosahexanenoic and Arachidonic Acids as Determinants of Evolution and Hominid Brain Development«, in: *Mol. Nutr. Food Res.*, 2010, 54, S. 1148–1163 (*http://www.terrapub.co.jp/onlineproceedings/fs/wfc2008/pdf/wfcbk_057.pdf*).
- Cypess, A. M., et al.: »Cold but not Sympathomimetics Activates Human Brown Adipose Tissue in Vivo«, in: *Proceedings of the National Academy of Sciences of the United States of America*, 2012, 109 (25), S. 10 001–10 005 (abstract: *http://www.pnas.org/content/109/25/10001.abstract*).
- Dasarathy, S.: »Alcohol Induces Muscle Autophagy by a Novel AMPK Independent PI3K Mediated Mechanism«, Cleveland Clinic Lerner (abstract: *http://grantome.com/grant/NIH/R21-AA022742-01A1*).
- Del Olmo-Aquado, S., et al.: »Light Might Directly Affect Retinal Ganglion Cell Mitochondria to Potentially Influence Function«, in: *Photochem Photobiol.*, 2012, 88 (6), S. 1346–1355 (abstract: *http://www.ncbi.nlm.nih.gov/pubmed/22364266*).
- Dolganiuc, A., et al.: »Autophagy in Alcohol-Induced Liver Diseases«, in: *Alcohol Clin Exp Res*, Aug 2012, 36 (8), S. 1301–1308 (*http://www.ncbi.nlm.nih.gov/pubmed/22551004*).
- Dos Santos, C. G., et al.: »UV-Light Effects on Cytochrome C Modulated by the Aggregation State of Phenothiazines«, in: *PLOS ONE*, 2013 8 (10) (*http://journals.plos.org/plosone/article?id=10.1371%2Fjournal.pone.0076857*).
- Dunbar, M.; Melton, R.: »The Lowdown on Blue Light: Good vS. Bad, and Its Connection to AMD«, in: *Review of Optometry* (continuing education) (*http://www.reviewofoptometry.com/continuing_education/tabviewtest/lessonid/109744/*).
- Figueiro, M. G.; Rea, M. S.: »The Effects of Red and Blue Lights on Circadian Variations in Cortisol, Alpha Amylase, and Melatonin«, in: *International Journal of Endocrinology*, 2010 (*http://www.hindawi.com/journals/ije/2010/829351/*).
- Figueiro, M. G.; Rea, M. S.: »Short-Wavelength Light Enhances Cortisol Awakening Response in Sleep-Restricted Adolescents«, in: *International Journal of Endocrinology*, 2012 (*http://www.hindawi.com/journals/ije/2012/301935/*).
- Friede, R.: »The Relation of the Formation of Lipofuscin to the Distribution of Oxidative Enzymes in the Human Brain«, in: *Aeta Neuropathologica*, 1962, 2, S. 113–125 (*http://deepblue.lib.umich.edu/bitstream/handle/2027.42/47222/401_2004_Article_BF00685170.pdf?sequence=1&isAllowed=y*).
- Gärtner, W.: »Licht als regulatorischer Umweltfaktor«, Forschungsbericht 2010 – Max-Planck-Institut für chemische Energiekonversion (*http://www.mpg.de/357708/forschungsSchwerpunkt?c=147242*).
- »Gesundheitliche Wirkung von Infrarot-Strahlung«, in: *UMID* 4, 2010 (*https://www.umweltbundesamt.de/sites/default/files/medien/515/publikationen/umid0410.pdf*).
- Gillie, O.: »Sunlight Robbery: A Critique of Public Health Policy on Vitamin D in the UK«, in: *Mol. Nutr. Food Res.*, 2010, 54, S. 1148–1163.
- Godar, D. E.; Landry, R. J.; Lucas, A. D.: »Increased UVA Exposures and Decreased Cutaneous Vitamin D_3 Levels May Be Responsible for the Increasing Incidence of Melanoma«, in: *Med Hypotheses*, 2009, 72, S. 434–443.
- Gagnon, D. D., et al.: »The Effects of Cold Exposure on Leukocytes, Hormones and Cytokines during Acute Exercise in Humans«, in: *PLoS ONE*, 9 (10), 2014 (*http://journals.plos.org/plosone/article?id=10.1371/journal.pone.0110774*).
- Gilman, C. L., et al.: »Umbilical Cord Blood and Placental Mercury, Selenium and Selenoprotein Expression in Relation to Maternal Fish Consumption«, in: *J Trace Elem Med Biol.*, 2015, 30, S. 17–24 (abstract: *http://www.ncbi.nlm.nih.gov/pubmed/25744505*).
- Godley, B. F., et al.: »Blue Light Induces Mitochondrial DNA Damage and Free Radical Production in Epithelial Cells«, in: *J. Biol. Chem.*, 2005, 280, S. 21 061–21 066.
- Goel, N., et al.: »Circadian Rhythm Profiles in Women with Night Eating Syndrome«, in: *J Biol Rhythms*, Feb 2009, 24 (1), S. 85–94 (*http://www.ncbi.nlm.nih.gov/pmc/articles/PMC3564642/*).
- Greco, J. A.: »Differential Effects of Omega-3 Fatty Acid Docosahexaenoic Acid and Palmitate on the Circadian Transcriptional Profile of Clock Genes in Immortalized Hypothalamic Neurons«, in: *Am J Physiol Regul Integr Comp Physiol*, 2014, 307 (8) (*http://www.ncbi.nlm.nih.gov/pubmed/25144192*).
- Gür, A., et al.: »Effects of Low Power Laser and Low Dose Amitriptyline Therapy on Clinical Symptoms and Quality

of Life in Fibromyalgia: a Single-Blind, Placebo-Controlled Trial«, in: *Rheumatol Int.*, Sep 2002, 22 (5), S. 188–193.

- Guerin, M., et al.: »Haematococcus Astaxanthin : Applications for Human Health and Nutrition«, in: *Trends in Biotechnology*, May 2003, 21 (5), S. 210–206 (*http://www.ruscom.com/cyan/web02/pdfs/bioastin/batl09.pdf*).
- Hockberger, P. E.: »A History of Ultraviolet Photobiology for Humans, Animals and Microorganisms«, in: *Photochemistry and Photobiology*, 2002, 76 (6), S. 561–579 (*http://homepage.univie.ac.at/mario.barbatti/papers/review/uv-radiation.pdf*).
- Holzman, D. C.: »What's in a Color? The Unique Human Health Effects of Blue Light«, in: *Environmental Health Perspectives*, 2010, 118 (1), S. A22–7
- Hünig, S.; Ritsche, A.: »Optimierter Augenlichtschutz – Das Gebot der Stunde, Teil 1«, in: *DOZ* 6-2009, S. 52–60.
- Jung, C. H., et al.: »mTOR Regulation of Autophagy«, in: *FEBS Lett.*, 2010, 584 (7), S. 1287–1295 (abstract: *http://www.ncbi.nlm.nih.gov/pubmed/20083114*).
- Jung, C., et al.: »Acute Effects of Bright Light Exposure on Cortisol Levels«, in: *J Biol Rhythms*, 2010, 25 (3), S. 208–216 (*http://www.ncbi.nlm.nih.gov/pmc/articles/PMC3686562/*).
- Karu, T.: »Is It Time to Consider Photobiomodulation as a Drug Equivalent?«, in: *Photomedicine and Laser Surgery*, 2013, 31 (5), S. 189–191.
- Korkmaz, V., et al.: »Relationship Between the Body Iodine Status and Menopausal Symptoms During Postmenopausal Period«, in: *Gynecological Endocrinology*, 2015, 31 (1) (abstract: *http://www.tandfonline.com/doi/full/10.3109/09513590.2014.958986*).
- Lavialle, M., et al.: »An (n-3) Polyunsaturated Fatty Acid-Deficient Diet Disturbs Daily Locomotor Activity, Melatonin Rhythm, and Striatal Dopamine in Syrian Hamsters«, in: *J Nutr.*, 2008, 138 (9), S. 1719–1724 (*http://www.ncbi.nlm.nih.gov/pubmed/18716175*).
- Leproult, R., et al.: »Transition from Dim to Bright Light in the Morning Induces an Immediate Elevation of Cortisol Levels«, in: *The Journal of Clinical Endocrinology & Metabolism*, online gestellt am 02.07.2013 (*http://press.endocrine.org/doi/full/10.1210/jcem.86.1.7102*).
- LeSauter, J.: »Stomach Ghrelin-Secreting Cells as Food-Entrainable Circadian Clocks«, in: *Proc Natl Acad Sci USA*, 2009, 106 (32), S. 13 582–13 587 (*http://www.ncbi.nlm.nih.gov/pubmed/19633195*).
- Liu, M., et al.: »Grb10 Promotes Lipolysis and Thermogenesis by Phosphorylation-Dependent Feedback Inhibition of mTORC1«, in: *Cell Metabolism*, 2014, 19 (6), S. 967–980 (*http://www.sciencedirect.com/science/article/pii/S1550413114001235*).
- Lubkin, V., et al.: »The Eye as Metronome of the Body«, in: *Survey of Ophthalmology*, 2002, 47 (*http://www.ncbi.nlm.nih.gov/pubmed/11801266*).
- Mattson, M., et al.: »Beneficial Effects of Intermittent Fasting and Caloric Restriction on the Cardiovascular and Cerebrovascular Systems«, in: *Journal of Nutritional Biochemistry*, 2005 (*http://www.jnutbio.com/article/S0955-2863%2804%2900261-X/fulltext*).
- Meesters, Y.: »Prophylactic Treatment of Seasonal Affective Disorder (SAD) by Using Light Visors: Bright White or Infrared Light?«, in: *Biol Psychiatry*, 1999, 46 (2), S. 239–246.
- Meffert, B. und H.: »Optische Strahlung und ihre Wirkungen auf die Haut«, in: *Biomed. Technik*, 2009, 45, S. 98–104.
- Meffert, B. und H.; Scherf, H.-P.: »Milde Infrarot-A-Hyperthermie. Grundlagen, Bestrahlungstechnik, biologische Effekte und therapeutische Anwendungen«, in: *Akt. Dermatol.*, 1994, 20, S. 25–30.
- Melnik, B. C.: »Milk – The Promoter of Chronic Western Diseases«, in: *Medical Hypotheses*, 2009, 72 (6), S. 631–639 (*http://www.sciencedirect.com/science/article/pii/S0306987709000073*).
- Meng, S.; Kaxiras, E.: »Theoretical Models of Eumelanin Protomolecules and their Optical Properties«, in: *Biophys J.*, 2008, 94 (6), S. 2095–2105 (*http://www.ncbi.nlm.nih.gov/pmc/articles/PMC2257886/*).
- Moody, J.: »From Dawn Till Dusk: The Dangers of Blue Light«, in: *Wise Traditions in Food, Farming and the Healing Arts*, Sommer 2015 (*http://www.westonaprice.org/health-topics/from-dawn-till-dusk-the-dangers-of-blue-light/*).
- Motyl, K. J.; Rosen, C. J.: »Temperatures Rising: Brown Fat and Bone«, in: *Discovery Medicine*, 09.03.2011 (*http://www.discoverymedicine.com/Katherine-J-Motyl/2011/03/09/temperatures-rising-brown-fat-and-bone/*).
- Myerson, A.; Neustadt, R.: »Influence of Ultraviolet Irradiation Upon Excretion of Sex Hormones in the Male«, in: *Endocrinology*, online gestellt am 01.07.2013 (http://press.endocrine.org/doi/abs/10.1210/endo-25-1-7?journalCode=endo).
- Nadjarzadeh, A., et al.: »The Effect of Omega-3 Supplementation on Androgen Profile and Menstrual Status in Women with Polycystic Ovary Syndrome: A Randomized Clinical Trial«, in: *Iranian Journal of Reproductive Medicine*, 2013, 11 (8), S. 665–672 (*http://www.ncbi.nlm.nih.gov/pmc/articles/PMC3941370/*).
- Odermatt, A., et al.: »Sarcolipin Regulates the Activity of SERCA1, the Fast-twitch Skeletal Muscle Sarcoplasmic Reticulum Ca2+-ATPase«, in: *Journal of Biological Chemistry*, 1998, 273 (20), S. 12360–12369.
- Ogushi, Y., et al.: »Blood Cholesterol as a Good Marker of Health in Japan«, in: *World Review of Nutrition and Dietics*, 100, 2009.
- Ouellet, V., et al.: »Brown Adipose Tissue Oxidative Metabolism Contributes to Energy Expenditure During Acute Cold Exposure in Humans«, in: *Journal of Clinical Investigation*, 2012, 122 (2), S. 545–552 (*http://www.jci.org/articles/view/60433*).
- Peuhkuri, K., et al.: »Dietary Factors and Fluctuating Levels of Melatonin«, in: *Food Nutr ReS.* 2012, 56 (abstract: *http://www.ncbi.nlm.nih.gov/pmc/articles/PMC3402070/*).
- Saldeen, P., et al.: »Women and Omega-3 Fatty Acids«, in: *Obstet Gynecol Surv*, 2004, 59 (10), S. 722–730 (*http://www.ncbi.nlm.nih.gov/pubmed/15385858*).
- Siems, W. G., et al.: »Uric Acid and Glutathione Levels During Short-Term Whole Body Cold Exposure«, in: *Free Radic Biol Med.*, 1994, 16 (3), S. 299–305 (abstract: *http://www.ncbi.nlm.nih.gov/pubmed/8063192?ordinalpos=1&itool=EntrezSystem2.PEntrez.Pubmed.Pubmed_ResultsPanel.Pubmed_DiscoveryPanel.Pubmed_Discovery_RA&linkpos=1&log$=relatedarticles&logdbfrom=pubmed*).
- Schiffer, F., et al.: »Psychological Benefits 2 and 4 Weeks after a Single Treatment with Near Infrared Light to the Forehead: a Pilot Study of 10 Patients with Major Depression and Anxiety«, in: *Behav Brain Funct.*, 2009, 5, S. 46.
- Shibata, R., et al.: »Adiponectin and Cardiovascular Disease«, in: *Circ J.*, 2009, 73 (4), S. 608–614 (abstract: *http://www.ncbi.nlm.nih.gov/pubmed/19261992*).
- Simopoulos, A. P.: »Omega-6/Omega3 Essential Fatty Acids : Biological Effects«, in: Artemis P. Simopoulos, Nicolas G. Bazan (Hrsg): *Omega-3 Fatty Acids, the Brain and Retina. World Review of Nutrition and Dietetics* vol. 99, Karger, 2009, S. 1–16.
- Singh, V. P., et al.: »Advanced Glycation End Products and Diabetic Complications«, in: *Korean Journal of Physiology & Pharmacology* 2014, 18, S. 1–14 (*http://www.ncbi.nlm.nih.gov/pmc/articles/PMC3951818/*).

- Smolensky, M. H., et al.: »Nocturnal Light Pollution and Underexposure to Daytime Sunlight: Complementary Mechanisms of Circadian Disruption and Related Diseases«, in: *Chronobiology International.: The Journal of Biological and Medical Rhythm Research*, 2015, 32 (8), S. 1029–1048.
- Souza, L. L., et al.: »Effects of Dietary Fish Oil on Thyroid Hormone Signaling in the Liver«, in: *J Nutr Biochem.*, 2010, 21 (10), S. 935–940 (*http://www.ncbi.nlm.nih.gov/pubmed/19793640*).
- Spector, R. H.: »The Pupils«, in: Walker, H. K., et al. (Hrsg.): *Clinical Methods: The History, Physical, and Laboratory ExaminationS*. Boston, Butterworths 1990 (*https://www.youtube.com/watch?v=DRtW1MAZ32M*).
- Tajuddin, N., et al.: »Neuroinflammation and Neurodegeneration in Adult Rat Brain from Binge Ethanol Exposure: Abrogation by Docosahexaenoic Acid«, in: *PLoS One*, 2014, 9 (7) (*http://www.ncbi.nlm.nih.gov/pubmed/25029343*).
- Tan, D.-X., et al.: »Significance and Application of Melatonin in the Regulation of Brown Adipose Tissue Metabolism: Relation to Human Obesity«, in: *Obesity Reviews*, 2011, 12 (3), S. 167–188 (abstract: *http://onlinelibrary.wiley.com/doi/10.1111/j.1467-789X.2010.00756.x/abstract*).
- Widhalm, K., et al.: »Welcher Fisch soll auf den Tisch? Omega-3-Fettsäuren versus Quecksilberbelastung«, in: *Journal für Ernährungsmedizin*, 2007, 9 (3) S. 6–13 (*http://www.kup.at/kup/pdf/6696.pdf*).
- Yoon, M. J., et al.: »Adiponectin Increases Fatty Acid Oxidation in Skeletal Muscle Cells by Sequential Activation of AMP-Activated Protein Kinase, p38 Mitogen-Activated Protein Kinase, and Peroxisome Proliferator-Activated Receptor Alpha«, in: *Diabetes*, 2006, 55 (9), S. 2562–2570 (abstract: *http://www.ncbi.nlm.nih.gov/pubmed/16936205*).
- Wang, H. Y.; Sun, Y.; Tang, B.: »Study on Fluorescence Property of Dopamine and Determination of Dopamine by Fluorimetry«, in: *Talanta*, 2002, 57 (5), S. 899–907.
- Yi, J. H.; Li, R. R.: »Influence of Near-Work and Outdoor Activities on Myopia Progression in School Children«, in: *Zhongguo Dang Dai Er Ke Za Zhi*, 2011, 13 (1), S. 32–35 (abstract: http://www.ncbi.nlm.nih.gov/pubmed/21251384).
- Zhang, J., et al.: »Cryotherapy Suppresses Tendon Inflammation in an Animal Model«, in: *Journal of Orthopaedic Translation*, 2014, 2 (2), S. 75–81 (*http://www.sciencedirect.com/science/article/pii/S2214031X14000163*).
- Zhou, J., et al.: »Complement Activation by Photooxidation Products of A2E, a Lipofuscin Constituent of the Retinal Pigment Epithelium«, in: *Proceedings of the National Academy of Sciences of the United States of America*, 103 (44), S. 16182–16187 (http://www.pnas.org/content/103/44/16182.abstract?ck=nck).
- Zug, P. A., et al.: »Human Adipose Tissue Is a Source of Multipotent Stem Cells«, in: *Mol Biol Cell.*, 2002, 13 (12), S. 4279–4295 (*http://www.ncbi.nlm.nih.gov/pmc/articles/PMC138633/*).

MEDIENBERICHTE, BLOGS ETC.

Allgemein

- »Deutschland, wie es isst«, BMEL-Ernährungsbericht 2016 (*http://www.bmel.de/SharedDocs/Downloads/Broschueren/Ernaehrungsreport2016.pdf;jsessionid=6D443319409EE5B3A109A9FDC1B45A0D.2_cid376?__blob=publicationFile*)
- *www.swissinfo.ch/eng/alpine-goodness-gives-clean-bill-of-health/3721448*
- *http://www.20min.ch/wissen/gesundheit/story/95-Prozent-der-Weltbevoelkerung-sind-krank-29051423*
- *http://time.com/3727071/alzheimers-young-brains/*
- *http://www.dailymail.co.uk/sport/football/article-3076630/Tim-Nicot-dead-Second-Belgian-footballer-dies-cardiac-arrest-two-weeks-death-Gregory-Mertens.html*
- *http://www.theguardian.com/world/2013/oct/20/young-people-japan-stopped-having-sex*
- *http://www.20min.ch/wissen/gesundheit/story/Schweizer-erkranken-oefter-an-Hodenkrebs-10617332*
- *http://www.forbes.com/sites/currentevents/2012/10/16/warning-bell-for-developed-countries-declining-birth-rates/*
- Universität Fribourg (CH): »Autophagie: Saubermachen in der Zelle«, online gestellt am 23.04.2015 (*http://www.unifr.ch/news/de/14187/*)
- *http://de.statista.com/statistik/daten/studie/2913/umfrage/fernsehkonsum-der-deutschen-in-minuten-nach-altersgruppen/*
- *http://www.alzheimers.net/3-16-15-alzheimers-signs-found-in-young-adults/*
- *http://prolaktin.net/*
- *http://www.ursachen-schlafstoerungen.de/gutschlafen/schlafapnoe/unser-schlaf-in-zahlen-ausgedruckt/*
- *http://www.real.de/meine-familie/wie-stillen-sich-auf-die-psyche-von-mutter-und-kind-auswirkt/stichwort/baby.html*
- *http://www.oktogon.at/TV/Adlbrecht_Focus.pdf*
- *http://www.nyu.edu/classes/keefer/waoe/aminmattoo.pdf*
- *http://universal_lexikon.deacademic.com/209231/Augen_und_Gehirn*
- *http://www.health.harvard.edu/heart-health/premature-heart-disease*
- *http://www.bfs.admin.ch/bfs/portal/de/index/themen/16/01/pan.html*

Lipide

- *http://www.eurekalert.org/pub_releases/2014-05/dgms-rdh051314.php*
- *http://caloriesproper.com/vegetable-oil-fatty-acids-are-not-essential/*
- *http://www.pcosdietsupport.com/diet-tips/pcos-omega-3-lower-testosterone/*
- *http://elib.uni-stuttgart.de/opus/volltexte/2000/629/pdf/Diss_Ulrike_Schmid.pdf*
- *http://drbentonresearch.blogspot.ch/2013/03/can-type-ii-diabetes-be-prevented.html*
- *http://www.presseportal.de/pm/79578/2064304*
- *http://www.ever.ch/PDF/Hitliste_Fettsaeuren_mit_Graphik.pdf*

Licht

- *http://www.welt.de/regionales/nrw/article134314921/Die-gefaehrliche-Sucht-nach-dem-Smartphone.html*
- *http://www.berliner-zeitung.de/wissen/handy-sucht-die-sucht-nach-dem-smartphone,10808894,25902844.html*
- *http://derstandard.at/2000008472590/26-Stunden-haengen-Unter-18Jaehrige-pro-Tag-am-Handy*
- *http://www.evita-magazin.de/licht-setzt-dopamin-in-der-netzhaut-frei-1761/*
- *http://www.nature.com/news/the-myopia-boom-1.17120*
- *http://www.spiegel.de/einestages/geschichte-der-sonnenbrille-a-948372.html*
- *http://medicalxpress.com/news/2015-09-retina.html*
- *http://medicalxpress.com/news/2015-09-retina.html*
- *http://becklog.zeitgeist-online.de/2009/05/15/unser-augenlicht-%E2%80%93-gehutet-wie-unser-augapfel/*
- *http://www.uv-index.ch/images/Brosch_Solarium.pdf*
- *www.goloy33.com/ueber-uns/news/news-ansicht/news/sonne-vitalfaktor-oder-gefahr.html*
- *http://www.healingtheeye.com/Articles/UV_light.html*
- *http://lifestylelaboratory.com/articles/ott/animal-response-light.html*
- *https://idw-online.de/de/news641768*
- *http://photobiology.info/Roberts-CR.html*

- http://valtsus.blogspot.fi/2015/05/the-therapeutic-effects-of-red-and-near.html
- https://www.sein.de/schaedliches-licht-warum-energiesparlampen-krank-machen/
- http://www.ncbi.nlm.nih.gov/pmc/articles/PMC3686562/
- http://m.medicalxpress.com/news/2014-04-people-exposed-earlier-sunlight-leaner.html

Chronobiologie
- http://www.n24.de/n24/Wissen/Gesundheit/d/5404018/warum-zu-wenig-schlaf-so-gefaehrlich-ist.html
- http://www.welt.de/gesundheit/article7953132/Wer-zu-wenig-schlaeft-bringt-sich-selbst-in-Gefahr.html
- http://arthritisdigest.co.uk/osteoarthritis-symptoms-linked-to-the-human-body-clock-new-research-findings/
- http://www.nzz.ch/wissenschaft/medizin/jeder-vierte-schweizer-schlaeft-schlecht-1.18545279
- http://www.weather.com/health/news/cold-weather-torches-body-fat-study-shows-20131017
- http://www.scripps.edu/newsandviews/e_20061106/conti.html
- http://news.sciencemag.org/2013/07/fat-cells-feel-cold-burn-calories-heat
- http://www.welt.de/gesundheit/article123986511/Wir-Buerger-einer-uebermuedeten-Nation.html
- http://www.medicalnewstoday.com/articles/278646.php
- Kruse, J., »Sleep ya big dummy«, online gestellt am 17.07.2011 (https://www.jackkruse.com/sleep-ya-big-dummy/)
- http://www.bizjournals.com/buffalo/news/2015/05/12/study-melanin-a-viable-as-alternative-battery.html
- http://www.healthline.com/health/sleep-deprivation/effects-on-body
- https://astro.uni-bonn.de/~deboer/eida/erdemond.html
- http://www.welt.de/gesundheit/article1959012/Essens-Faustregel-muss-neu-geschrieben-werden.html

Nahrung
- Mercola, J.: »Two Meals a Day Is Ideal, But Which Two Is Up to You«, online gestellt am 21.09.2015 (http://articles.mercola.com/sites/articles/archive/2015/09/21/intermittent-fasting-calorierestriction.aspx?e_cid=20150921Z2_DNL_art_1&utm_source=dnl&utm_medium=email&utm_content=art1&utm_campaign=20150921Z2&et_cid=DM86189&et_rid=1131382780)
- »Some nuances of Intermittent Fasting«, online gestellt am 08.09.2015 auf: The poor misunderstood calorie (http://caloriesproper.com/some-nuances-of-intermittent-fasting/)
- http://www.rund-ums-schwein.at/fileadmin/_/schwein/download/Lehrpfad_Herbst_09/Schweinefleisch_Linschinger.pdf
- http://www.whfoods.com/genpage.php?tname=foodspice&dbid=117
- http://www.gaensepeter.de/produkte/gaenseeier.html
- http://www.spiegel.de/wissenschaft/mensch/biophotonen-das-raetselhafte-leuchten-allen-lebens-a-370918.html

Fisch
- https://www.uni-hohenheim.de/wwwin140/INFO/LM/tlmns.htm
- http://www.nzz.ch/wissen/wissenschaft/fische-vor-fukushima-1.18097154
- http://www.spiegel.de/wissenschaft/natur/fangquoten-fisch-bestaende-im-mittelmeer-sind-ueberfischt-a-1036786.html
- https://sustainabledevelopment.un.org/futurewewant.html
- Interview mit Hans-Otto Pörtner, Spektrum.de, 08.07.2015
- http://www.spiegel.de/wissenschaft/natur/artensterben-meere-koennten-bis-2048-leergefischt-sein-a-445889.html
- http://www.spiegel.de/wissenschaft/natur/fangquoten-fisch-bestaende-im-mittelmeer-sind-ueberfischt-a-1036786.html
- http://www.srf.ch/wissen/natur/thunfische-auf-den-teller
- http://www.srf.ch/konsum/services/interaktiv/espresso-aha/buechsen-thunfisch-wirklich-mit-der-angel-gefangen
- http://www.daserste.de/information/politik-weltgeschehen/weltspiegel/sendung/ndr/2013/spanien-152.html
- http://www.coopzeitung.ch/3084088
- http://www.spektrum.de/news/grundschleppnetze-verbieten/1367185
- https://msc.org/ueber-uns/fischerei-in-zahlen
- http://ec.europa.eu/newsroom/mare/itemlongdetail.cfm?item_id=24553&lang=de
- http://ec.europa.eu/fisheries/cfp/illegal_fishing/index_de.htm
- www.mri.bund.de
- http://www.fao.org/newsroom/en/news/2008/1000931/index.html
- http://www.ti.bund.de/de/fi/aktuelles-und-service/veranstaltungen/detail/news/detail/News/futter-fuer-die-zuchtfische/
- https://ec.europa.eu/commission/2014-2019/vella/announcements/one-ocean-symposium-new-york-1-july-2015-speech-commissioner-vella-delivered-eu-ambassador-un_en
- http://www.meeresbiologie-studieren.de/blog
- www.fair-fisch.ch
- http://www.fische.info/speisefische
- http://nutritiondata.self.com/facts/finfish-and-shellfish-products/4051/2
- http://albert-schweitzer-stiftung.de/meerestiere/fische-aquakultur
- http://www.lebensmittellexikon.de/c0000310.php
- http://www.greenpeace.org/switzerland/Global/austria/dokumente/Factsheets/meere_Tunfisch-Haendlerempfehlung_Jan2009.pdf
- http://www.lebensmittellexikon.de/k0001640.php
- http://www.fischmarkt-burbach.de/index.php?option=com_content&view=article&id=59:admin&catid=11:admin&Itemid=9
- http://www.alaskaseafood.de/pages-de/uploads/pdf/saumons/buckellachs.pdf
- http://www.queller.org/
- http://www.edenshrimps.ch/ch/Garten_Eden
- http://www.live2agewell.com/Eel.html
- http://www.fair-fish.ch/files/pdf/aktuell/schw_zeitsch_ern_medizin_3-4-2006.pdf
- http://fischbestaende.portal-fischerei.de/fischarten/?c=stockgroup&a=detail&sgroup_id=7
- http://www.hotelfach.de/speisenkunde/fisch.htm#herkunft
- http://www.deutschesee.de/wissen/fischlexikon/
- http://www.pauliph.com/data/html/pauli_herbst04_24-25.pdf
- http://www.hoio.info/index.php?id=388
- http://www.fen.org.es/mercadoFen/pdfs/navaja.pdf
- http://lifestyle.iloveindia.com/lounge/health-benefits-of-eel-7423.html
- http://www.mri.bund.de/fileadmin/Veroeffentlichungen/Archiv/Weiteres/ern_fisch.pdf
- http://www.eelgeitonas.com/en/eels/%CF%87%CE%B5%CE%BB%CE%B9-%CE%BA%CE%B1%CF%80%CE%BD%CE%B9%CF%83%CF%84%CE%BF-%CF%86%CE%B9%CE%BB%CE%B5%CF%84%CE%BF-100gr-id3

EXPERTEN

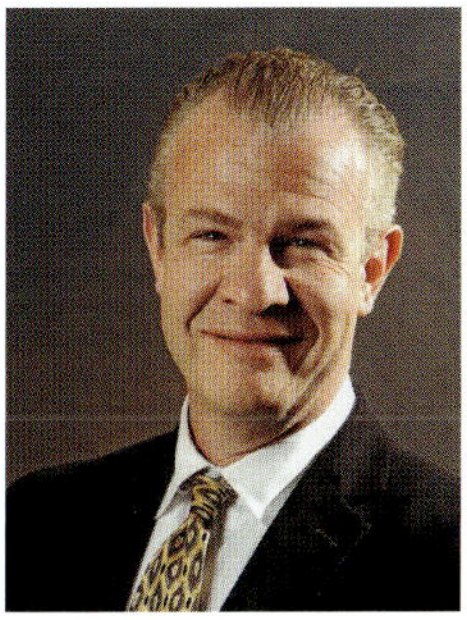

Dr. Jack Kruse ist ein anerkannter Neurochirurg und Geschäftsführer von Optimized Life, einem Unternehmen im Gesundheits- und Wellnessbereich, dessen Ziel es ist, Patienten dabei zu helfen, gesundheitliche Belastungen des Alterungsprozesses zu vermeiden. Er ist Mitglied der American Association of Neurological Surgeons, des Congress of Neurologic Surgeons und der Age Management Medicine Group. Als Autor von *The Epi Paläo RX* bloggt er auf *www.jackkruse.com*

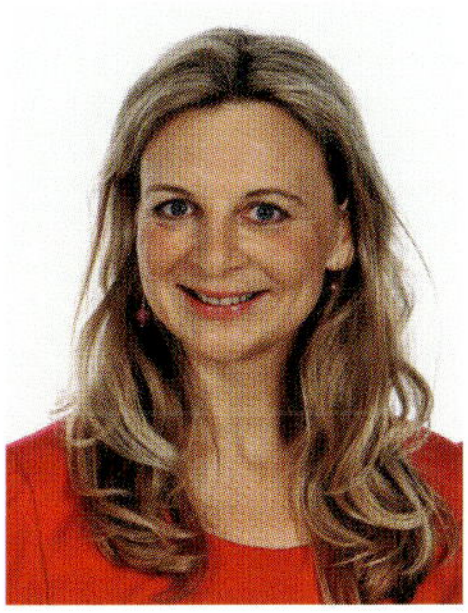

Kyra Hoffmann ist Heilpraktikerin in Hofheim am Taunus mit Schwerpunkt Mitochondriale Erkrankungen und Umweltmedizin. Sie ist aktiv als Referentin und Dozentin und ist Koautorin von *Der Burnout-Irrtum*, *Kryptopyrrolurie*, *Die Anti-Stress-Ernährung*, *Kryptopyrrolurie – 101 Fragen und Antworten* sowie *Jod – Schlüssel zur Gesundheit* (erscheint Juni 2016).

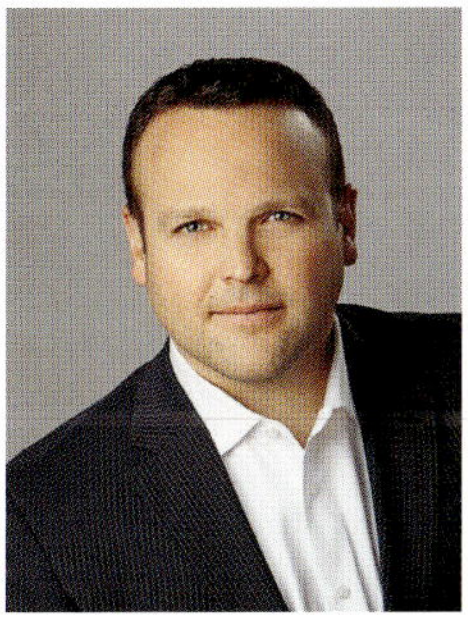

Ruben Salinas (MBA, Harvard Business School, BS, Instituto Tecnológico y de Estudios Superiores de Monterrey) ist Mitgründer, Präsident und Geschäftsführer von Parsagen Diagnostics, einem Unternehmen mit Fokus auf der Entwicklung und Verbreitung von innovativen In-vitro-Diagnostika im Bereich der Gesundheit von Frauen. Er ist ein anerkannter Lichttherapie-Experte und Autor von *Limitless*, das demnächst erscheinen soll.

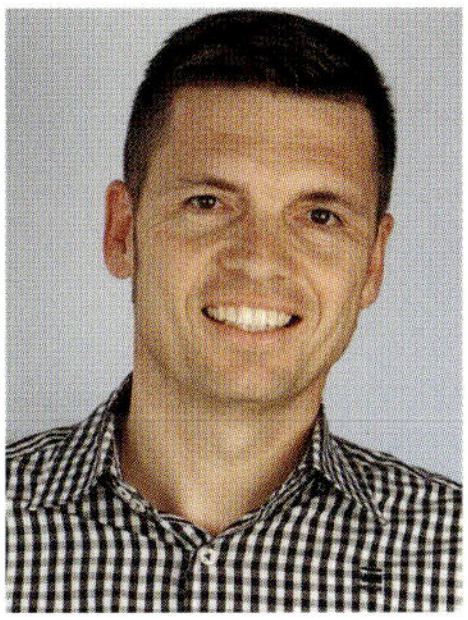

Dr. Christian Leitz (Dr. Phil., University of Oxford, BA (Hons), University of the West of England) beschäftigt sich seit über zehn Jahren mit den Chancen und Herausforderungen der Nachhaltigkeit bei einer global tätigen Bank mit Sitz in der Schweiz. Zuvor lehrte und forschte er an verschiedenen Universitäten in England und Neuseeland im Bereich europäische Geschichte des 20. Jahrhunderts. Seine Publikationen umfassen mehrere Bücher und verschiedenste Beiträge in Fachzeitschriften.

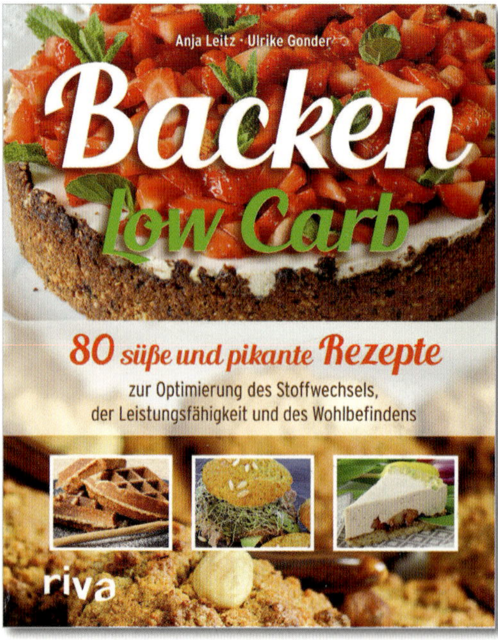

Auch als **E-Book** erhältlich

224 Seiten
19,99 € (D) | 20,60 € (A)
ISBN 978-3-86883-703-2

Anja Leitz, Ulrike Gonder

Backen Low Carb

80 süße und pikante Rezepte zur Optimierung des Stoffwechsels, der Leistungsfähigkeit und des Wohlbefindens

Kuchen, Kekse, Torten und Cracker haben in einer gesunden Ernährung nichts verloren – das glauben viele ernährungsbewusste Menschen. Doch Anja Leitz und Ulrike Gonder beweisen mit diesem Buch das Gegenteil. Wenn man Zucker, Mehl und andere industriell verarbeitete Billigzutaten weglässt und nur hochwertige Rohstoffe bester Qualität verwendet, lassen sich leckere Kuchen, nahrhafte Brote und effektive Power-Riegel herstellen, die Körper und Geist optimal mit Nähr- und Wirkstoffen versorgen. Das Buch enthält 80 farbig bebilderte Rezepte vom rustikalen Tomatenbrot bis hin zur spektakulären Kokostorte – alle kohlenhydratarm und glutenfrei.

riva